U0255749

The Pediatric Surgery Volume

Interpretation
of Clinical Pathway
2018年 版

临床路径释义
INTERPRETATION OF CLINICAL PATHWAY
小儿外科分册

倪鑫　孙琳　主编

中国协和医科大学出版社

图书在版编目（CIP）数据

临床路径释义·小儿外科分册/倪鑫，孙琳主编. —北京：中国协和医科大学出版社，2018.7

ISBN 978-7-5679-1080-5

Ⅰ. ①临… Ⅱ. ①倪… ②孙… Ⅲ. ①临床医学-技术操作规程 ②小儿疾病-外科-诊疗-技术操作规程 Ⅳ. ①R4-65

中国版本图书馆 CIP 数据核字（2018）第 104725 号

临床路径释义·小儿外科分册

主　　编：倪　鑫　孙　琳
责 任 编 辑：许进力　王朝霞
丛书总策划：林丽开
本 书 策 划：张晶晶　许进力

出版发行：**中国协和医科大学出版社**
　　　　　（北京东单三条九号　邮编100730　电话65260431）
网　　址：www. pumcp. com
经　　销：新华书店总店北京发行所
印　　刷：北京文昌阁彩色印刷股份有限公司

开　　本：787×1092　　1/16 开
印　　张：37.5
字　　数：850 千字
版　　次：2018 年 7 月第 1 版
印　　次：2018 年 7 月第 1 次印刷
定　　价：188.00 元

ISBN 978-7-5679-1080-5

《临床路径释义》丛书指导委员会名单

主任委员　王贺胜

副主任委员（按姓氏笔画排序）

王　辰	刘志红	孙颖浩	吴孟超	邱贵兴	陈香美	陈赛娟	郎景和
赵玉沛	赵继宗	郝希山	胡盛寿	钟南山	高润霖	曹雪涛	葛均波
韩德民	曾益新	詹启敏	樊代明				

委　　员（按姓氏笔画排序）

丁燕生	于　波	马　丁	马芙蓉	马晓伟	王兴	王杉	王群
王大勇	王天有	王宁利	王伊龙	王行环	王拥军	王宝玺	王建祥
王春生	支修益	牛晓辉	文卫平	方贻儒	方唯一	巴一光	石远凯
申昆玲	田伟	田光磊	代华平	冯华	冯涛	宁光	母义明
邢小平	吕传真	吕朝晖	朱兰	朱军	向阳	庄建	刘波
刘又宁	刘玉兰	刘宏伟	刘俊涛	刘洪生	刘惠亮	刘婷婷	刘潮中
闫永建	那彦群	孙琳	杜立中	李明	李立明	李仲智	李单青
李树强	李晓明	李陵江	李景南	杨爱明	杨慧霞	励建安	肖毅
吴新宝	吴德沛	邹和建	沈铿	沈颖	宋宏程	张伟	张力伟
张为远	张在强	张学军	张宗久	张星虎	张振忠	陆林	岳林
岳寿伟	金力	金润铭	周兵	周一新	周利群	周宗玫	郑捷
郑忠伟	单忠艳	房居高	房静远	赵平	赵岩	赵金垣	赵性泉
胡豫	胡大一	侯晓华	俞光岩	施慎逊	姜可伟	姜保国	洪天配
晋红中	夏丽华	夏维波	顾晋	钱家鸣	倪鑫	徐一峰	徐建明
徐保平	殷善开	黄晓军	葛立宏	董念国	曾小峰	蔡广研	黎晓新
霍勇							

指导委员会办公室

主　任　王海涛

秘　书　张　萌

《临床路径释义》丛书编辑委员会名单

主任委员

赵玉沛　中国医学科学院北京协和医院

副主任委员

于晓初　中国医学科学院北京协和医院

郑忠伟　中国医学科学院

袁　钟　中国医学科学院

高文华　中国医学科学院北京协和医院

王海涛　中国医学科学院

刘爱民　中国医学科学院北京协和医院

委　员

俞桑丽　中国医学科学院

韩　丁　中国医学科学院北京协和医院

王　怡　中国医学科学院北京协和医院

吴欣娟　中国医学科学院北京协和医院

孙　红　中国医学科学院北京协和医院

李志远　中国医学科学院阜外医院

李　琳　中国医学科学院阜外医院

李庆印　中国医学科学院阜外医院

郝云霞　中国医学科学院阜外医院

王　艾　中国医学科学院肿瘤医院

何铁强　中国医学科学院肿瘤医院

徐　波　中国医学科学院肿瘤医院

李　睿　中国医学科学院血液病医院

马新娟　中国医学科学院血液病医院

吴信峰　中国医学科学院皮肤病医院

曹春燕　中国医学科学院皮肤病医院

《临床路径释义·小儿外科分册》编审专家名单

编写指导委员会委员（按姓氏笔画排序）

王维林　中国医科大学盛京医院

叶　辉　首都儿科研究所

孙　宁　首都医科大学附属北京儿童医院

李小松　首都医科大学附属北京儿童医院

李仲智　首都医科大学附属北京儿童医院

肖现民　复旦大学附属儿科医院

金先庆　重庆医科大学附属儿童医院

袁继炎　华中科技大学同济医学院附属同济医院

夏慧敏　广州市儿童医院

主　编

倪　鑫　孙　琳

副主编

刘婷婷　宋宏程　王大勇

编　委（按姓氏笔画排序）

王大勇　首都医科大学附属北京儿童医院

刘　晖　首都医科大学附属北京儿童医院

刘爱民　中国医学科学院北京协和医院

刘婷婷　首都医科大学附属北京儿童医院

刘　璐　首都医科大学附属北京儿童医院

孙保胜　首都医科大学附属北京儿童医院

孙　琳　首都医科大学附属北京儿童医院

李丽静　天津市儿童医院

李晓峰　广西医科大学第二附属医院

李樱子　首都医科大学附属北京儿童医院

吴韫宏　广西医科大学第二附属医院

宋宏程　首都医科大学附属北京儿童医院

张　丹　首都医科大学附属北京儿童医院

张　迪　首都医科大学附属北京儿童医院

陈诚豪　首都医科大学附属北京儿童医院

庞文博　首都医科大学附属北京儿童医院

屈彦超　首都医科大学附属北京儿童医院

秦安京　首都医科大学附属复兴医院
高荣轩　首都医科大学附属北京儿童医院
郭　健　首都医科大学附属北京儿童医院
郭　萍　华北油田点医院
唐力行　首都医科大学附属北京儿童医院
彭春辉　首都医科大学附属北京儿童医院
韩　炜　首都医科大学附属北京儿童医院
曾　骐　首都医科大学附属北京儿童医院

总 序

作为公立医院改革试点工作的重要任务之一，实施临床路径管理对于促进医疗服务管理向科学化、规范化、专业化、精细化发展，落实国家基本药物制度，降低不合理医药费用，和谐医患关系，保障医疗质量和医疗安全等都具有十分重要的意义，是继医院评审、"以患者为中心"医院改革之后第三次医院管理的新发展。

临床路径是应用循证医学证据，综合多学科、多专业主要临床干预措施所形成的"疾病医疗服务计划标准"，是医院管理深入到病种管理的体现，主要功能是规范医疗行为、增强治疗行为和时间计划、提高医疗质量和控制不合理治疗费用，具有很强的技术指导性。它既包含了循证医学和"以患者为中心"等现代医疗质量管理概念，也具有重要的卫生经济学意义。临床路径管理起源于西方发达国家，至今已有30余年的发展历史。美国、德国等发达国家以及我国台湾、香港地区都已经应用了大量常见病、多发病的临床路径，并取得了一些成功的经验。20世纪90年代中期以来，我国北京、江苏、浙江和山东等部分医院也进行了很多有益的尝试和探索。截至目前，全国8400余家公立医院开展了临床路径管理工作，临床路径管理范围进一步扩大；临床路径累计印发数量达到1212个，涵盖30余个临床专业，基本实现临床常见、多发疾病全覆盖，基本满足临床诊疗需要。国内外的实践证明，实施临床路径管理，对于规范医疗服务行为，促进医疗质量管理从粗放式的质量管理，进一步向专业化、精细化的全程质量管理转变具有十分重要的作用。

经过一段时间临床路径试点与推广工作，对适合我国国情的临床路径管理制度、工作模式、运行机制以及质量评估和持续改进体系进行了探索。希望通过《临床路径释义》一书，对临床路径相关内容进行答疑解惑及补充说明，帮助医护人员和管理人员准确地理解、把握和正确运用临床路径，起到一定的作用。

中华医学会　会长

序 言

　　依据《制定/修订〈临床路径释义〉的基本方法与程序》，我们组织在临床路径应用方面经验比较丰富的小儿外科的专家和医师编写了第三版《临床路径释义·小儿外科分册》。相较于之前的版本，第三版内容更丰富更贴合临床实践。

　　小儿外科临床路径从 2009 年的 4 个病种，至 2012 年的 16 个病种，本次释义增加到了 37 个病种，说明小儿外科临床路径在国家主管部门的大力推动下，在小儿外科同行的多年不懈努力下，已经取得了很大的进步，临床路径的实施在规范医疗行为，提高医疗质量，以及提高卫生经济学效益方面发挥了积极的作用。

　　但是，纵观全国小儿外科的情况，临床路径的实施和其他专业相比，无论是临床路径的数量还是质量都有差距，在自身实施过程中也存在认识不足，执行不力，效益不够显著、科研意识不足等诸多问题。所以，在今后的临床路径实施过程中，希望小儿外科同行们加强认识，加强培训，加强科研。

　　在本次释义之后，各位同仁如遇到问题，请及时记录、交流、反馈和总结，为完善小儿外科的临床路径释义工作共同努力。

2018 年 5 月

前 言

开展临床路径工作是我国医药卫生改革的重要举措。临床路径在医疗机构中的实施为医院管理提供标准和依据，是医院管理的抓手，是实实在在的医院内涵建设的基础，是一场重要的医院管理革命。

为更好地贯彻国务院办公厅医疗卫生体制改革的有关精神，帮助各级医疗机构开展临床路径管理，保证临床路径试点工作顺利进行，自 2011 年起，受国家卫生和计划生育委员会委托，中国医学科学院承担了组织编写《临床路径释义》的工作。

在医院管理实践中，提高医疗质量、降低医疗费用、防止过度医疗是世界各国都在努力解决的问题。重点在于规范医疗行为，抑制成本增长与有效利用资源。研究与实践证实，临床路径管理是解决上述问题的有效途径，尤其在整合优化资源、节省成本、避免不必要检查与药物应用、建立较好医疗组合、提高患者满意度、减少文书作业、减少人为疏失等诸多方面优势明显。因此，临床路径管理在医改中扮演着重要角色。2016 年 11 月，中共中央办公厅、国务院办公厅转发《国务院深化医药卫生体制改革领导小组关于进一步推广深化医药卫生体制改革经验的若干意见》，提出加强公立医院精细化管理，将推进临床路径管理作为一项重要的经验和任务予以强调。国家卫生计生委也提出了临床路径管理"四个结合"的要求，即：临床路径管理与医疗质量控制和绩效考核相结合、与医疗服务费用调整相结合、与支付方式改革相结合、与医疗机构信息化建设相结合。

到目前为止，临床路径管理工作对绝大多数医院而言，是一项有挑战性的工作，不可避免地会遇到若干问题，既有临床方面的问题，也有管理方面的问题，最主要是对临床路径的理解一致性问题。这就需要统一思想，在实践中探索解决问题的最佳方案。《临床路径释义》是对临床路径的答疑解惑及补充说明，通过解读每一个具体操作流程，提高医疗机构和医务人员对临床路径管理工作的认识，帮助相关人员准确地理解、把握和正确运用临床路径，解读每一个具体操作流程，合理配置医疗资源规范医疗行为，提高医疗质量，保证医疗安全。

本书由倪鑫、孙琳教授等数位知名专家亲自编写审定。编写前，各位专家认真研讨了临床路径在试行过程中各级医院所遇到的有普遍性的问题，在专业与管理两个层面，从医师、药师、护士、患者多个角度进行了释义和补充，供临床路径管理者和实践者参考。

对于每个病种，我们补充了"疾病编码"和"检索方法"两个项目，将临床路径表单细化为"医师表单""护士表单"和"患者表单"，并对临床路径及释义中涉及的"给药方案"进行了详细地解读，即细化为"给药流程图""用药选择""药学提示""注意事项"，并附以参考文献。同时，为帮助实现临床路径病案质量的全程监控，我们在附录中增设"病案质量监控表单"，作为医务人员书写病案时的参考，同时作为病案质控人员在监控及评估时评定标准的指导。

疾病编码可以看作适用对象的释义，兼具标准化意义，使全国各医疗机构能够有统一标准，明确进入临床路径的范围。对于 2009 版临床路径公布时个别不准确的编码我们也给予了修正和补充。增加"检索方法"是为了使医院运用信息化工具管理临床路径时，可以全面考虑所有因素，避免漏检、误检数据。这样医院检索获取的数据能更完整，也有助于卫生行政部门的统计和考核。

依国际惯例，表单细化为"医师表单""护士表单""患者表单"，责权分明，便于使用。这些仅为专家的建议方案，具体施行起来，各医疗单位还需根据实际情况修改。

根据最新公布的《医疗机构抗菌药物管理办法》，2009 年路径中涉及的抗菌药物均应按照要求进行调整。

实施临床路径管理意义重大，但也艰巨而复杂。在组织编写这套释义的过程中，我们对此深有体会。本书附录对制定/修订《临床路径释义》的基本方法与程序进行了详细的描述。因时间和条件限制，书中不足之处难免，欢迎同行诸君批评指正。

编　者
2018 年 5 月

目 录

第一章　小儿气管（支气管）异物临床路径释义 ·· 1

　　一、小儿气管（支气管）异物编码 ·· 1

　　二、临床路径检索方法 ·· 1

　　三、小儿气管（支气管）异物临床路径标准住院流程 ································· 1

　　四、小儿气管（支气管）异物给药方案 ·· 5

　　五、推荐表单 ··· 7

第二章　婴儿型先天性膈疝或膈膨升临床路径释义 ·· 13

　　一、婴儿型先天性膈疝或膈膨升编码 ·· 13

　　二、临床路径检索方法 ··· 13

　　三、婴儿型先天性膈疝或膈膨升临床路径标准住院流程 ····························· 13

　　四、婴儿型先天性膈疝或膈膨升给药方案 ·· 17

　　五、推荐表单 ·· 18

第三章　先天性漏斗胸临床路径释义 ·· 25

　　一、先天性漏斗胸编码 ··· 25

　　二、临床路径检索方法 ··· 25

　　三、先天性漏斗胸临床路径标准住院流程 ·· 25

　　四、先天性漏斗胸给药方案 ··· 29

　　五、推荐表单 ·· 30

第四章　先天性脐膨出临床路径释义 ·· 38

　　一、先天性脐膨出编码 ··· 38

　　二、临床路径检索方法 ··· 38

　　三、先天性脐膨出临床路径标准住院流程 ·· 38

　　四、先天性脐膨出给药方案 ··· 41

　　五、推荐表单 ·· 42

第五章　小儿隐匿性阴茎临床路径释义 ··· 49

　　一、小儿隐匿性阴茎编码 ·· 49

　　二、临床路径检索方法 ··· 49

　　三、小儿隐匿性阴茎临床路径标准住院流程 ··· 49

　　四、小儿隐匿性阴茎给药方法 ·· 52

　　五、推荐表单 ·· 53

第六章　小儿鞘膜积液临床路径释义 ·· 61

　　一、小儿鞘膜积液编码 ··· 61

　　二、临床路径检索方法 ··· 61

三、小儿鞘膜积液临床路径标准住院流程 ······················· 61
四、小儿鞘膜积液给药方法 ··································· 64
五、推荐表单 ··· 65

第七章 小儿腹股沟斜疝临床路径释义 ··························· 71
一、小儿腹股沟斜疝编码 ··································· 71
二、临床路径检索方法 ····································· 71
三、小儿腹股沟斜疝临床路径标准住院流程 ······················· 71
四、给药方案 ··· 73
五、推荐表单 ··· 74

第八章 手术后恶性肿瘤化学治疗（Ⅰ期肾母细胞瘤术后化疗）临床路径释义 ······· 79
一、手术后恶性肿瘤化学治疗（Ⅰ期肾母细胞瘤术后化疗）编码 ············ 79
二、临床路径检索方法 ····································· 79
三、手术后恶性肿瘤化学治疗（Ⅰ期肾母细胞瘤术后化疗）临床路径标准住院流程 ····· 79
四、推荐表单 ··· 83

第九章 小儿颅骨凹陷性骨折临床路径释义 ······················· 91
一、小儿颅骨凹陷性骨折编码 ································· 91
二、临床路径检索方法 ····································· 91
三、小儿颅骨凹陷性骨折临床路径标准住院流程 ····················· 91
四、推荐表单 ··· 96

第十章 先天性脑积水临床路径释义 ··························· 104
一、先天性脑积水编码 ···································· 104
二、临床路径检索方法 ···································· 104
三、先天性脑积水临床路径标准住院流程 ························· 104
四、推荐表单 ·· 107

第十一章 肠闭锁临床路径释义 ····························· 114
一、肠闭锁编码 ·· 114
二、临床路径检索方法 ···································· 114
三、肠闭锁临床路径标准住院流程 ····························· 114
四、肠闭锁给药方案 ····································· 118
五、推荐表单 ·· 119

第十二章 胆道闭锁临床路径释义 ··························· 127
一、胆道闭锁编码 ······································ 127
二、临床路径检索方法 ···································· 127
三、胆道闭锁临床路径标准住院流程 ··························· 127
四、胆道闭锁给药方案 ···································· 131
五、推荐表单 ·· 132

第十三章 食管闭锁临床路径释义 ··························· 144
一、食管闭锁编码 ······································ 144
二、临床路径检索方法 ···································· 144
三、食管闭锁临床路径标准住院流程 ··························· 144
四、食管闭锁给药方案 ···································· 147

　　五、推荐表单 ……………………………………………………………………… 148

第十四章　腹膜后神经母细胞瘤（Ⅰ～Ⅱ期）临床路径释义 ……………… 160

　　一、腹膜后神经母细胞瘤（Ⅰ～Ⅱ期）编码 …………………………………… 160

　　二、临床路径检索方法 …………………………………………………………… 160

　　三、腹膜后神经母细胞瘤（Ⅰ～Ⅱ期）临床路径标准住院流程 …………… 160

　　四、推荐表单 ……………………………………………………………………… 171

第十五章　神经源性膀胱临床路径释义 …………………………………………… 187

　　一、神经源性膀胱编码 …………………………………………………………… 187

　　二、临床路径检索方法 …………………………………………………………… 187

　　三、神经源性膀胱临床路径标准住院流程 ……………………………………… 187

　　四、神经源性膀胱给药方案 ……………………………………………………… 191

　　五、推荐表单 ……………………………………………………………………… 192

第十六章　后尿道瓣膜临床路径释义 …………………………………………… 227

　　一、后尿道瓣膜编码 ……………………………………………………………… 227

　　二、临床路径检索方法 …………………………………………………………… 227

　　三、后尿道瓣膜临床路径标准住院流程 ………………………………………… 227

　　四、后尿道瓣膜给药方法 ………………………………………………………… 230

　　五、推荐表单 ……………………………………………………………………… 232

第十七章　发育性髋脱位（2岁以上）临床路径释义 ………………………… 249

　　一、发育性髋脱位（2岁以上）编码 …………………………………………… 249

　　二、临床路径检索方法 …………………………………………………………… 249

　　三、发育性髋脱位（2岁以上）临床路径标准住院流程 ……………………… 249

　　四、发育性髋脱位（2岁以上）给药方案 ……………………………………… 253

　　五、推荐表单 ……………………………………………………………………… 254

第十八章　小儿房间隔缺损临床路径释义 ……………………………………… 265

　　一、小儿房间隔缺损编码 ………………………………………………………… 265

　　二、临床路径检索方法 …………………………………………………………… 265

　　三、小儿房间隔缺损临床路径标准住院流程 …………………………………… 265

　　四、推荐表单 ……………………………………………………………………… 270

第十九章　小儿室间隔缺损临床路径释义 ……………………………………… 278

　　一、小儿室间隔缺损编码 ………………………………………………………… 278

　　二、临床路径检索方法 …………………………………………………………… 278

　　三、小儿室间隔缺损直视修补术临床路径标准住院流程 ……………………… 278

　　四、推荐表单 ……………………………………………………………………… 284

第二十章　单侧隐睾（腹股沟型）临床路径释义 ……………………………… 292

　　一、单侧隐睾（腹股沟型）编码 ………………………………………………… 292

　　二、临床路径检索方法 …………………………………………………………… 292

　　三、单侧隐睾（腹股沟型）临床路径标准住院流程 …………………………… 292

　　四、单侧隐睾（腹股沟型）给药方案 …………………………………………… 295

　　五、推荐表单 ……………………………………………………………………… 296

第二十一章　先天性胆管扩张症临床路径释义 ………………………………… 303

一、先天性胆管扩张症编码 ……………………………………………………… 303

二、临床路径检索方法 ……………………………………………………………… 303

三、先天性胆管扩张症临床路径标准住院流程 ………………………………… 303

四、先天性胆管扩张症给药方案 ………………………………………………… 307

五、推荐表单 ………………………………………………………………………… 308

第二十二章　肾母细胞瘤（Ⅰ～Ⅱ期）临床路径释义 ……………………… 318

一、肾母细胞瘤（Ⅰ～Ⅱ期）编码 ……………………………………………… 318

二、临床路径检索方法 ……………………………………………………………… 318

三、肾母细胞瘤（Ⅰ～Ⅱ期）临床路径标准住院流程 ………………………… 318

四、推荐表单 ………………………………………………………………………… 324

第二十三章　肾盂输尿管连接部梗阻性肾积水临床路径释义 ……………… 340

一、肾盂输尿管连接部梗阻性肾积水编码 ……………………………………… 340

二、临床路径检索方法 ……………………………………………………………… 340

三、肾盂输尿管连接部梗阻性肾积水临床路径标准 …………………………… 340

四、肾盂输尿管连接部梗阻性肾积水给药方法 ………………………………… 344

五、推荐表单 ………………………………………………………………………… 346

第二十四章　小儿先天性动脉导管未闭临床路径释义 ……………………… 354

一、小儿先天性动脉导管未闭编码 ……………………………………………… 354

二、临床路径检索方法 ……………………………………………………………… 354

三、小儿先天性动脉导管未闭临床路径标准住院流程 ………………………… 354

四、推荐表单 ………………………………………………………………………… 360

第二十五章　小儿先天性肺动脉瓣狭窄临床路径释义 ……………………… 368

一、小儿先天性肺动脉瓣狭窄编码 ……………………………………………… 368

二、临床路径检索方法 ……………………………………………………………… 368

三、小儿先天性肺动脉瓣狭窄临床路径标准住院流程 ………………………… 368

四、推荐表单 ………………………………………………………………………… 374

第二十六章　法洛四联症临床路径释义 ……………………………………… 383

一、法洛四联症编码 ………………………………………………………………… 383

二、临床路径检索方法 ……………………………………………………………… 383

三、法洛四联症临床路径标准住院流程 ………………………………………… 383

四、推荐表单 ………………………………………………………………………… 389

第二十七章　先天性肠旋转不良临床路径释义 ……………………………… 398

一、先天性肠旋转不良编码 ……………………………………………………… 398

二、临床路径检索方法 ……………………………………………………………… 398

三、先天性肠旋转不良临床路径标准住院流程 ………………………………… 398

四、先天性肠旋转不良给药方案 ………………………………………………… 402

五、推荐表单 ………………………………………………………………………… 403

第二十八章　甲状舌管囊肿或鳃源性囊肿临床路径释义 …………………… 417

一、甲状舌管囊肿或鳃源性囊肿编码 …………………………………………… 417

二、临床路径检索方法 ……………………………………………………………… 417

三、甲状舌管囊肿或鳃源性囊肿临床路径标准住院流程 ……………………… 417

　　四、甲状舌管囊肿或鳃源性囊肿给药方案 ……………………………… 421
　　五、推荐表单 ……………………………………………………………… 422
第二十九章　急性化脓性阑尾炎临床路径释义 ………………………………… 431
　　一、急性化脓性阑尾炎编码 ……………………………………………… 431
　　二、临床路径检索方法 …………………………………………………… 431
　　三、急性化脓性阑尾炎临床路径标准住院流程 ………………………… 431
　　四、急性化脓性阑尾炎给药方案 ………………………………………… 434
　　五、推荐表单 ……………………………………………………………… 435
第三十章　先天性马蹄内翻足临床路径释义 …………………………………… 446
　　一、先天性马蹄内翻足编码 ……………………………………………… 446
　　二、临床路径检索方法 …………………………………………………… 446
　　三、先天性马蹄内翻足临床路径标准住院流程 ………………………… 446
　　四、先天性马蹄内翻足给药方案 ………………………………………… 449
　　五、推荐表单 ……………………………………………………………… 450
第三十一章　梅克尔憩室临床路径释义 ………………………………………… 460
　　一、梅克尔憩室编码 ……………………………………………………… 460
　　二、临床路径检索方法 …………………………………………………… 460
　　三、梅克尔憩室临床路径标准住院流程 ………………………………… 460
　　四、梅克尔憩室给药方案 ………………………………………………… 465
　　五、推荐表单 ……………………………………………………………… 466
第三十二章　先天性肛门直肠畸形（中低位）临床路径释义 ………………… 478
　　一、先天性肛门直肠畸形（中低位）编码 ……………………………… 478
　　二、临床路径检索方法 …………………………………………………… 478
　　三、先天性肛门直肠畸形（中低位）临床路径标准住院流程 ………… 478
　　四、先天性肛门直肠畸形（中低位）给药方案 ………………………… 481
　　五、推荐表单 ……………………………………………………………… 483
第三十三章　先天性肌性斜颈临床路径释义 …………………………………… 497
　　一、先天性肌性斜颈编码 ………………………………………………… 497
　　二、临床路径检索方法 …………………………………………………… 497
　　三、先天性肌性斜颈临床路径标准住院流程 …………………………… 497
　　四、给药方案 ……………………………………………………………… 500
　　五、推荐表单 ……………………………………………………………… 501
第三十四章　先天性巨结肠临床路径释义 ……………………………………… 510
　　一、先天性巨结肠编码 …………………………………………………… 510
　　二、临床路径检索方法 …………………………………………………… 510
　　三、先天性巨结肠临床路径标准住院流程 ……………………………… 510
　　四、先天性巨结肠给药方案 ……………………………………………… 514
　　五、推荐表单 ……………………………………………………………… 515
第三十五章　先天性幽门肥厚性狭窄临床路径释义 …………………………… 528
　　一、先天性幽门肥厚性狭窄编码 ………………………………………… 528
　　二、临床路径检索方法 …………………………………………………… 528

　　三、先天性幽门肥厚性狭窄临床路径标准住院流程 ……………………………… 528
　　四、先天性幽门肥厚性狭窄给药方案 …………………………………………… 531
　　五、推荐表单 …………………………………………………………………… 532
第三十六章　尿道下裂临床路径释义 ………………………………………………… 540
　　一、尿道下裂编码 ……………………………………………………………… 540
　　二、临床路径检索方法 ………………………………………………………… 540
　　三、尿道下裂临床路径标准住院流程 ………………………………………… 540
　　四、尿道下裂给药方案 ………………………………………………………… 544
　　五、推荐表单 …………………………………………………………………… 545
第三十七章　急性肠套叠临床路径释义 ………………………………………………… 553
　　一、急性肠套叠编码 …………………………………………………………… 553
　　二、临床路径检索方法 ………………………………………………………… 553
　　三、急性肠套叠临床路径标准住院流程 ……………………………………… 553
　　四、急性肠套叠给药方案 ……………………………………………………… 556
　　五、推荐表单 …………………………………………………………………… 557
参考文献 ……………………………………………………………………………… 567
附录1　小儿气管（支气管）异物临床路径病案质量监控表单 ………………………… 568
附录2　制定/修订《临床路径释义》的基本方法与程序 ……………………………… 576

第一章

小儿气管（支气管）异物临床路径释义

一、小儿气管（支气管）异物编码

1. 原编码：

疾病名称及编码：小儿气管（支气管）异物（ICD-10：T17.401/T17.501）

2. 修改编码：

疾病名称及编码：气管内异物（ICD-10：T17.4）

支气管内异物（ICD-10：T17.5）

细支气管内异物（ICD-10：T17.802）

手术操作名称及编码：内镜下支气管异物取出术（ICD-9-CM-3：33.7801）

非切开气管异物取出术（ICD-9-CM-3：98.1501）

非切开支气管异物取出术（ICD-9-CM-3：98.1502）

气管镜支气管异物取出术（ICD-9-CM-3：98.1503）

气管镜气管异物取出术（ICD-9-CM-3：98.1504）

二、临床路径检索方法

（T17.4/T17.5/T17.802）伴（98.15/33.7801）　　出院科别：儿科

三、小儿气管（支气管）异物临床路径标准住院流程

（一）适用对象

第一诊断为小儿气管（支气管）异物（ICD-10：T17.401/T17.501）（无并发症患儿）。

> **释义**
>
> ■ 适用对象编码参见第一部分。
> ■ 本路径适用对象为临床诊断为气管（支气管）异物的患儿，如合并气胸、纵隔气肿、皮下气肿、重症肺炎等并发症，需排除在本路径之外，进入其他相应路径。

（二）诊断依据

根据《临床诊疗指南·耳鼻喉科分册》（中华医学会编著，人民卫生出版社）、《实用小儿耳鼻咽喉科学》（人民卫生出版社）等国内、外临床诊疗指南。

1. 临床症状：误呛异物后咳嗽或突发咳嗽、慢性咳嗽治疗无好转、反复发作同侧气管炎（肺炎）或突发气喘及呼吸困难，严重者可出现窒息、呼吸衰竭等表现。

2. 体征：支气管异物肺部听诊常有一侧呼吸音降低或消失，气管内活动异物可听到声门撞击声，玩具哨类异物可闻哨鸣音，肺部听诊双侧呼吸音粗，可闻及干湿啰音及喘鸣音。

3. 胸透可见一侧肺气肿、肺不张以及纵隔摆动等表现。

4. 胸部 CT 可见主气管或支气管内异物影。

5. 纤维内镜检查见气管或支气管内异物存在。

> **释义**
>
> ■ 本路径的制订主要参考国内权威参考书籍和诊疗指南。
> ■ 病史和临床症状是诊断小儿气管（支气管）异物的主要依据，多数患儿依据典型的异物呛咳病史；明显的肺部体征；胸透下纵隔摆动；胸部CT或纤维内镜发现气管内异物影可明确诊断。部分患儿异物史不典型，但有迁延性肺部炎症治疗效果不好，或胸部CT提示气管或支气管阻塞征象，纤维内镜检查怀疑气管内异物时，亦可进入路径。

（三）治疗方案的选择

根据《临床诊疗指南·耳鼻喉科分册》（中华医学会编著，人民卫生出版社）、《实用小儿耳鼻咽喉科学》（人民卫生出版社）等国内、外临床诊疗指南。

1. 气管异物的治疗原则是尽早取出异物。
2. 根据不同情况，选择不同手术方式：
（1）经直接喉镜异物取出术。
（2）经支气管镜异物取出术。
（3）经纤维支气管镜异物取出术。
（4）必要时气管切开或胸外科开胸取异物。

> **释义**
>
> ■ 针对有明显呼吸困难的喉部异物，可采用局部麻醉直视喉镜下钳取异物的方法。
> ■ 目前小儿临床广泛应用的是金属硬质支气管镜经口异物取出的方法，此法可以取出绝大部分气道内异物，辅以潜窥镜，更可达到将3~4级支气管内异物取出的目的，此方法建议在全身麻醉情况下进行。
> ■ 在某些特殊情况下，如咽喉畸形、下颌关节或颈椎病变、细小支气管内的残留异物等情况时，可考虑纤维支气管镜下将异物取出。纤维镜操作可在局部麻醉下进行，亦可在麻醉设备完善后在全身麻醉下进行。
> ■ 对于一些特殊类型的异物，如笔帽、别针、二极管等，嵌入支气管黏膜内，周围肉芽组织包裹严密，在其他术式不能取出异物的情况下，可考虑开胸取异物。
> ■ 对于异物较大，形状特殊，估计难以通过声门的异物（如大的圆珠笔笔帽、玻璃珠、轴承滚珠等），可经气管切开口取异物。

（四）标准住院日≤4天

> **释义**
>
> ■ 怀疑气管（支气管）异物后，气管镜术前准备1~2天，第2~3天行气管镜检查及异物取出，术后留院观察1~2天，主要观察患儿咳喘症状缓解情况及有无并发症出现，总住院时间不超过4天符合本路径要求。

（五）进入路径标准

1. 第一诊断必须符合 ICD-10：T17.401/T17.501 气管（支气管）异物疾病编码。
2. 当患儿同时具有其他疾病诊断，但在住院期间不需要特殊处理也不影响第一诊断的临床路径流程实施时，可以进入路径。

> **释义**
>
> ■ 进入本路径的患儿为第一诊断为气管（支气管）异物，需除外气胸、皮下气肿、纵隔气肿、严重肺炎等异物并发症。
>
> ■ 入院后常规检查发现有基础疾病，如先天性心脏病、糖尿病、肝肾功能不全等，经系统评估后对气管（支气管）异物诊断治疗无特殊影响者，可进入路径。但可能增加医疗费用，延长住院时间。

（六）住院期间检查项目

1. 必需的检查项目：
（1）血常规、尿常规。
（2）肝功能、心肌酶、电解质、凝血功能、感染性疾病筛查（乙型肝炎、丙型肝炎、艾滋病、梅毒等）。
（3）胸透，胸部正侧位 X 线片。
（4）心电图。
2. 诊断有疑问者可查：
（1）气管及支气管 CT 平扫+重建。
（2）纤维内镜检查。

> **释义**
>
> ■ 血常规、尿常规是最基本的常规检查，进入路径的患儿均需完成。肝功能、心肌酶、凝血功能、心电图可评估有无基础疾病，是否影响住院时间、费用及其治疗预后；感染性疾病筛查用于气管镜检查前准备；对于考虑患儿伴有并发症时，应完善胸部正侧位 X 线片，对于特殊异物，术前应完善气管及支气管 CT 平扫+重建或纤维内镜检查，明确异物位置及异物嵌顿情况。
>
> ■ 本病需与其他引起气管支气管梗阻的疾病相鉴别，异物呛咳史在疾病诊断中有至关重要的意义，如病史不明确时，更应借助 CT、内镜等影像学等辅助手段，与支气管肺炎、气管内肿物、先天性气管狭窄等鉴别。

（七）术前预防性抗菌药物使用及雾化吸入治疗

1. 抗菌药物：按照《抗菌药物临床应用指导原则》（卫医发〔2015〕43 号）执行。
2. 术前可使用雾化吸入治疗。

> **释义**
>
> ■气管（支气管）异物患儿多伴有局部炎症，术前建议预防性抗菌药物，如无特殊过敏药物，建议选用青霉素或头孢菌素类抗菌药物。
>
> ■为缓解患儿术前咳喘症状，减少术中气道痉挛的发生概率，可使用气道雾化治疗，建议使用布地奈德混悬液联合沙丁胺醇溶液雾化。

（八）手术日为入院2天内

1. 麻醉方式：全身麻醉或局部麻醉。
2. 术前用药：阿托品等。
3. 手术：见治疗方案的选择。
4. 术中处理。

> **释义**
>
> ■为减少手术并发症的发生，建议小儿在全身麻醉下行气管镜检查，其优点在于：①保证正确体位，使术者从容进行操作；②减少组织损伤，降低喉水肿发生率；③防止由于挣扎使呼吸肌及呼吸中枢处于疲劳状态而导致呼吸衰竭；④克服由于刺激喉部引起的迷走神经兴奋产生喉痉挛及心搏骤停；⑤使全身肌肉松弛，减少手术困难，缩短手术时间；⑥克服手术造成的精神创伤及手术痛苦，有助于术后顺利恢复。
>
> ■术中全身麻醉一般选择静脉复合麻醉或静脉复合加吸入麻醉。
>
> ■根据异物特点，术前选择适当的手术器械，条件允许时可应用潜窥镜辅助，在直视下将异物取出，防止异物残留及并发症发生。
>
> ■异物取出后，应观察患儿呼吸情况，在患儿自主呼吸未恢复情况下可考虑气管插管或插入喉罩辅助呼吸，直到患儿自主呼吸恢复。患儿术后如持续出现呼吸困难、血氧下降，应考虑有无手术并发症出现，并作出及时准确的处置，确保患儿呼吸平稳。

（九）出院标准

咳喘症状缓解，异物无残留，无并发症出现。

> **释义**
>
> ■患儿出院前应完成相应检查，确定气管（支气管）内无异物残留，并无气胸、纵隔气肿、皮下气肿等并发症出现。如患儿术后伴有较轻气管炎症状，在安排好随诊计划的前提下，可出院。

（十）变异及原因分析

1. 气管镜术后患儿出现并发症，导致住院时间延长。

2. 患儿病情复杂，导致异物未能一次性取出，需要进一步诊治，导致住院时间延长。

3. 遇严重并发症，退出本路径，转入相应临床路径。

释义

■ 小儿气管（支气管）异物属于小儿气道急症之一，病情有时较为复杂，如遇到患儿病史较长，造成异物周围黏膜炎症肿胀明显，会影响异物的完整取出，患儿可于第一次术后予以积极抗炎治疗，视异物位置决定再次手术的时机和方式。

■ 如遇特殊尖锐异物，气管异物围手术期极易发生气胸、纵隔气肿、皮下气肿等并发症，应在维持生命体征稳定的前提下，尽早取出异物，避免因异物存在产生活瓣效应，加重并发症程度。

■ 异物经开胸或气管切开口取出时，均会大大增加术后恢复时间，可退出本路径。

■ 患儿并发症的出现，势必会增加患儿的住院时间，故对待较严重并发症患儿，应退出本临床路径，转入其他路径。

四、小儿气管（支气管）异物给药方案

【用药选择】

1. 气管异物患儿多伴有一定程度的气管内炎症，故在围手术期可以使用适当的抗菌药物治疗，推荐使用青霉素族或头孢菌素类抗菌药物，除非遇到严重并发症，如脓胸、肺炎败血症等，不建议抗菌药物联合使用。

2. 为缓解患儿围手术期的咳喘症状，减少术中气管痉挛的发生，建议在气道异物取出术患儿围手术期使用吸入用布地奈德混悬液联合沙丁胺醇雾化。吸入用布地奈德混悬液是一种强效糖皮质激素活性和弱盐皮质激素活性的抗炎性皮质类固醇药物，与糖皮质激素受体的亲和力较强，因而具有较强的局部抗炎作用。局部用布地奈德混悬液，具有显著的抗炎、抗过敏及抗渗出作用。同时可改善肺功能，降低气道高反应性，另外，布地奈德可减轻气道黏膜水肿和充血，抑制气道黏液腺分泌，减少支气管黏膜的厚度，减少气道阻力。沙丁胺醇为速效 β_2 选择性受体激动药，松弛支气管平滑肌作用强，通常在 5 分钟内起效，疗效维持 4~6 小时，同时抑制炎症介质释放，增加支气管纤毛运动，并且能抑制内源性致痉物质的释放及内源性介质引起的水肿，减少黏液分泌，保证了患儿的安全。

3. 对于气管异物病史较长，气管内炎症明显或局部肺不张的病例，可在取异物之前或同时给予气管镜下注药、灌洗治疗。气管内灌洗治疗能够加强局部的消炎作用，减轻局部水肿，利于下呼吸道分泌物的引流，改善局部肺功能。全身麻醉的患儿在手术中均进行气管镜下灌洗治疗，在异物取出前，多采用 1% 利多卡因支气管镜下灌洗，这样既起到和生理盐水同样的灌洗效果，又能对局部支气管黏膜起到浸润麻醉的作用，有利于异物取出时减少气管痉挛的发生。术中若气管黏膜充血肿胀明显，气管镜触碰肿胀气管黏膜易出血而影响手术视野，使用 1:10 000 肾上腺素液气管内灌洗（1~2ml），可明显减轻出血，同时也可减轻黏膜肿胀，暴露异物，便于寻找和钳取异物。异物取出后，如气管内分泌物较多，为了充分引流，减轻气管黏膜炎症，可使用 0.9% 生理盐水或 0.5% 甲硝唑注射液支气管镜下灌洗，改善肺部感染。

【药学提示】

1. 吸入用布地奈德混悬液雾化，安全性好，极少不良反应，少数患儿出现轻度咽喉刺激症

状，在与安慰剂的比较当中，吸入用布地奈德混悬液并未表现出更多的不良反应。

2. 沙丁胺醇溶液雾化，不良反应较少，不良反应包括：①低钾血症；②震颤、头痛；③心动过速；④口腔、咽喉的刺激症状。

【注意事项】

1. 吸入用布地奈德混悬液雾化时，小儿剂量为1次0.5~1mg，1天2次。

2. 沙丁胺醇溶液雾化的使用剂量为2.5毫克/次。

3. 吸入用布地奈德混悬液可与0.9%的氯化钠溶液以及沙丁胺醇的雾化液混合使用，应在混合后30分钟内使用。

4. 利多卡因、生理盐水进行气管（支气管）局部灌洗时，应视患儿情况进行，每次灌洗量在2~3ml，并于灌洗后将气道内分泌物一并吸净。

五、推荐表单

（一）医师表单

气管（支气管）异物临床路径医师表单

适用对象：第一诊断为小儿气管（支气管）异物（ICD-10：T17.401/T17.501）（无并发症患儿）

患儿姓名：	性别：　年龄：　门诊号：	住院号：
住院日期：　　年　月　日	出院日期：　　年　月　日	标准住院日：4 天

时间	住院第 1 天	住院第 1~2 天 （手术日）	住院第 2~4 天 （出院日）
主要诊疗工作	□ 病史询问与体格检查 □ 完成病历书写 □ 上级医师查房及术前评估 □ 完成术前检查与术前评估 □ 根据检查结果等，进行术前讨论，确定手术方案 □ 完成必要的相关科室会诊 □ 签署手术知情同意书，自费用品协议书等	□ 手术 □ 术者完成手术记录 □ 住院医师完成术后病程记录 □ 上级医师查房 □ 向患儿家属交代病情及术后注意事项 □ 注意观察生命体征变化 □ 注意观察咳嗽、气喘及呼吸情况等	□ 上级医师查房 □ 住院医师完成常规病历书写 □ 若咳嗽、气喘及呼吸困难消失，可予以出院 □ 完成出院记录、出院证明书，向患儿家属交代出院后的注意事项
重点医嘱	**长期医嘱：** □ 护理常规 □ 一级护理 □ 饮食 □ 肺部炎症重者全身抗感染对症治疗 □ 病情危重者下病危通知书 **临时医嘱：** □ 血常规、血型 □ 凝血功能、心电图 □ 胸透，X 线胸片 □ 气管及支气管 CT 平扫+重建（必要时） □ 纤维内镜检查（必要时） □ 请相关科室会诊 □ 拟行支气管镜检查术 □ 术前准备 □ 手术医嘱 □ 其他特殊医嘱	**长期医嘱：** □ 术后护理常规 □ 一级护理 □ 饮食 □ 必要时抗菌药物治疗 □ 雾化吸入治疗 □ 对症治疗 **临时医嘱：** □ 心电监护 □ 酌情吸氧 □ 酌情使用止咳、化痰、平喘药物 □ 其他特殊医嘱	**临时医嘱：** □ 出院医嘱 □ 出院带药 □ 门诊随诊
病情变异记录	□ 无　□ 有，原因： 1. 2.	□ 无　□ 有，原因： 1. 2.	□ 无　□ 有，原因： 1. 2.
医师签名			

（二）护士表单

气管（支气管）异物临床路径护士表单

适用对象：第一诊断为小儿气管（支气管）异物（ICD-10：T17.401/T17.501）（无并发症患儿）

患儿姓名：	性别： 年龄： 门诊号：	住院号：
住院日期： 年 月 日	出院日期： 年 月 日	标准住院日：4天

时间	住院第1天	住院第1~2天 （手术日）	住院第2~4天 （出院日）
健康宣教	□ 入院宣教 □ 介绍主管医师、护士 □ 介绍环境、设施 □ 介绍住院注意事项 □ 介绍探视和陪伴制度 □ 介绍贵重物品制度	□ 术前宣教 □ 介绍术前护理措施 □ 术后宣教 □ 介绍术后护理措施	□ 出院宣教 □ 完成出院指导
护理处置	□ 核对患儿，佩戴腕带 □ 建立入院护理病历 □ 协助患儿留取各种标本 □ 测量体重、体温	□ 术前6小时禁食、禁水 □ 开放静脉通路 □ 备好麻醉床 □ 备好抢救仪器、设备、药品	□ 发放健康处方 □ 指导家长办理出院手续 □ 核对患儿，摘掉腕带
基础护理	□ 一级护理 □ 晨晚间护理 □ 患儿安全管理	□ 一级护理 □ 晨晚间护理 □ 患儿安全管理	□ 二级或一级护理 □ 晨晚间护理 □ 患儿安全管理
专科护理	□ 护理查体 □ 病情观察 □ 呼吸情况观察 □ 需要时，填写跌倒及压疮防范表 □ 心理护理	□ 病情观察 □ 呼吸情况观察 □ 遵医嘱完成相关治疗 □ 心理护理	□ 遵医嘱患儿出院
重点医嘱	□ 详见医嘱执行单	□ 详见医嘱执行单	□ 详见医嘱执行单
病情变异记录	□ 无 □ 有，原因： 1. 2.	□ 无 □ 有，原因： 1. 2.	□ 无 □ 有，原因： 1. 2.
护士签名			

（三）患儿家属表单

气管（支气管）异物临床路径患儿家属表单

适用对象：第一诊断为小儿气管（支气管）异物（ICD-10：T17.401/T17.501）（无并发症患儿）

患儿姓名：			性别：　　年龄：　　门诊号：		住院号：
住院日期：　年　月　日			出院日期：　年　月　日		标准住院日：4 天

时间	住院第 1 天	住院第 1~2 天 （手术日）	住院第 2~4 天 （出院日）
医患配合	□ 配合询问病史、收集资料，务必详细告知既往史、用药史、过敏史 □ 配合进行体格检查 □ 有任何不适告知医师	□ 配合完善气管镜检查前相关检查，如采血、留尿、心电图、X 线胸片 □ 医师与患儿及家属介绍病情及气管镜检查谈话、手术同意单签字	□ 接受出院前指导 □ 知道复查程序 □ 获取出院诊断书
护患配合	□ 配合测量体温、脉搏、呼吸 3 次，血压、体重 1 次 □ 配合完成入院护理评估（简单询问病史、过敏史、用药史） □ 接受入院宣教（环境介绍、病室规定、订餐制度、贵重物品保管等） □ 配合执行探视和陪伴制度 □ 有任何不适告知护士	□ 配合测量体温、脉搏、呼吸 3 次，询问大便 1 次 □ 接受气管镜检查前宣教 □ 送内镜中心前，协助完成核对，带齐影像资料及用药 □ 接受饮食宣教：手术当日禁食 □ 返回病房后，配合接受生命体征的测量 □ 配合检查意识（全身麻醉者） □ 接受药物宣教 □ 接受手术后宣教 □ 有任何不适告知护士	□ 接受出院宣教 □ 办理出院手续 □ 获取出院带药 □ 知道服药方法、作用、注意事项 □ 知道复印病历程序
饮食	□ 遵医嘱饮食	□ 遵医嘱饮食（禁食、禁水） □ 手术后，根据医嘱 4~6 小时后试饮水，无不适进流质饮食或者半流质饮食	□ 遵医嘱饮食
活动	□ 避免剧烈活动	□ 避免剧烈活动，术后卧床 6 小时	□ 正常活动

附：原表单（2009 年版）

气管（支气管）异物临床路径表单

适用对象：第一诊断为小儿气管（支气管）异物（ICD-10：T17.401/T17.501）（无并发症患儿）

患儿姓名：	性别： 年龄： 门诊号：	住院号：
住院日期： 年 月 日	出院日期： 年 月 日	标准住院日：4 天

时间	住院第 1 天	住院第 2 天	住院第 3 天
主要诊疗工作	□ 完成询问病史和体格检查，按要求完成病历书写 □ 评估有无急性并发症（如大出血、穿孔、梗阻等） □ 查血淀粉酶除外胰腺炎 □ 安排完善常规检查	□ 上级医师查房 □ 明确下一步诊疗计划 □ 完成上级医师查房记录 □ 做好行 X 线钡餐检查和（或）胃镜检查准备 □ 对患儿进行有关溃疡病和行胃镜检查的宣教 □ 向患儿及家属交代病情，签署胃镜检查同意书	□ 上级医师查房 □ 完成三级查房记录 □ 行胃镜检查，明确有无溃疡，溃疡部位、大小、形态等，并行幽门螺杆菌检测及组织活检 □ 观察有无胃镜检查后并发症（如穿孔、出血等） □ 予以标准药物治疗（参见标准药物治疗方案） □ 或行 X 线钡餐检查，并行^{13}C 或^{14}C 呼气试验评价有无幽门螺杆菌感染
重点医嘱	**长期医嘱：** □ 消化内科护理常规 □ 二级护理 □ 软质饮食 □ 对症治疗 **临时医嘱：** □ 血、尿、便常规+隐血 □ 肝肾功能、电解质、血糖、凝血功能、血型、RH 因子、感染性疾病筛查 □ 心电图、X 线胸片 □ 其他检查（酌情）：血淀粉酶、胃泌素水平、肿瘤标志物筛查，^{13}C 或^{14}C 呼气试验，腹部超声、立位腹 X 线平片、X 线钡餐、上腹部 CT 或 MRI	**长期医嘱：** □ 消化内科护理常规 □ 二级护理 □ 软质饮食 □ 对症治疗 **临时医嘱：** □ 次晨禁食	**长期医嘱：** □ 消化内科护理常规 □ 二级护理 □ 软质饮食 □ 诊断胃十二指肠溃疡伴幽门螺杆菌感染者，行根除幽门螺杆菌治疗 □ 诊断胃十二指肠溃疡不伴幽门螺杆菌者，行抑酸治疗和（或）胃黏膜保护剂口服 □ 其他对症治疗 **临时医嘱：** □ 复查便常规+隐血 □ 复查血常规
主要护理工作	□ 协助患儿及家属办理入院手续 □ 入院宣教 □ 静脉抽血	□ 基本生活和心理护理 □ 进行关于内镜检查宣教并行内镜检查前准备	□ 基本生活和心理护理 □ 观察胃镜检查后患儿表现，如有异常及时向医师汇报

时间	住院第 1 天	住院第 2 天	住院第 3 天
病情变异记录	□无 □有，原因： 1. 2.	□无 □有，原因： 1. 2.	□无 □有，原因： 1. 2.
护士签名			
医师签名			

时间	住院第 4 天	住院第 5~7 天 （出院日）
主要诊疗工作	□ 观察患儿腹部症状和体征，注意患儿大便情况 □ 上级医师查房及诊疗评估 □ 完成查房记录 □ 对患儿坚持治疗和预防复发进行宣教	□ 上级医师查房，确定能否出院 □ 通知出院处 □ 通知患儿及家属准备出院 □ 向患儿及家属交代出院后注意事项，预约复诊时间，定期复查胃镜、钡餐及 ^{13}C 或 ^{14}C 呼气试验 □ 将出院记录的副本交给患儿 □ 如果患儿不能出院，在病程记录中说明原因和继续治疗的方案
重点医嘱	**长期医嘱：** □ 消化内科护理常规 □ 二级护理 □ 软质饮食 □ 诊断胃十二指肠溃疡伴幽门螺杆菌感染者，此前并未根除治疗者，行相应的根除治疗 □ 诊断胃十二指肠溃疡不伴幽门螺杆菌者，行抑酸治疗（质子泵抑制剂和 H_2 受体拮抗剂）和（或）胃黏膜保护剂口服 □ 其他对症治疗	**临时医嘱：** □ 出院带药（参见标准药物治疗方案，伴发幽门螺杆菌阳性者抗幽门螺杆菌治疗 7~14 天，胃溃疡治疗 6~8 周，十二指肠壶腹溃疡治疗 4~6 周） □ 门诊随诊
主要护理工作	□ 基本生活和心理护理 □ 监督患儿用药 □ 出院前指导	□ 帮助患儿办理出院手续、交费等事宜 □ 出院指导（胃溃疡者需要治疗后复查胃镜和病理）
病情变异记录	□ 无　□ 有，原因： 1. 2.	□ 无　□ 有，原因： 1. 2.
护士签名		
医师签名		

第二章

婴儿型先天性膈疝或膈膨升临床路径释义

一、婴儿型先天性膈疝或膈膨升编码

1. 原编码：

疾病名称及编码：婴儿型先天性膈疝（ICD-10：Q79.001）

手术操作名称及编码：经胸膈疝修补术（ICD-10：53.801）

经腹膈疝修补术（ICD-10：53.702）

经胸腔镜膈疝修补术

经胸、经腹、胸腔镜膈肌折叠术

2. 修改编码：

疾病名称及编码：先天性膈疝（ICD-10：Q79.0）

先天性膈膨升（ICD-10：Q79.102）

手术操作名称及编码：经胸膈疝修补术（ICD-9-CM-3：53.80）

经腹膈疝修补术（ICD-9-CM-3：53.72）

腹腔镜腹入路横膈疝修补术（ICD-9-CM-3：53.71）

胸腔镜下膈疝修补术（ICD-9-CM-3：53.8003）

横膈折叠术（ICD-9-CM-3：53.8100）

经胸膈肌折叠术（ICD-9-CM-3：53.8101）

经腹膈肌折叠术（ICD-9-CM-3：53.8102）

胸腔镜膈肌折叠术（ICD-9-CM-3：53.8103）

二、临床路径检索方法

Q79.0/Q79.102 伴 53.71/53.72/53.80/53.81　　出院科别：儿科

三、婴儿型先天性膈疝或膈膨升临床路径标准住院流程

（一）适用对象

第一诊断为先天性膈疝（ICD-10：Q79.001）或先天性膈膨升的婴幼儿，呼吸平稳，术前不需特殊呼吸支持的患儿，行经胸膈疝修补术（ICD-9-CM-3：53.801）、经腹膈疝修补术（ICD-9-CM-3：53.702）、经胸腔镜膈疝修补术和经胸、经腹、胸腔镜膈肌折叠术。

> **释义**
>
> ■ 本路径适用对象为诊断为先天性膈疝或膈膨升的患儿。先天性膈疝特指先天性后外侧膈疝，不包含其他种类膈肌发育异常导致的胸骨后疝或食管裂孔疝等。
>
> ■ 先天性膈疝患儿因肺发育不良、肺动脉高压导致不同程度缺氧、高碳酸血症和酸中毒，术前呼吸困难，需要持续正压通气（CPAP）或气管插管呼吸支持的患儿不进入本路径。膈膨升需要呼吸支持的患儿亦不进入本路径。

> ■ 先天性膈疝或膈膨升的手术方式包括经胸、经腹及应用胸腔镜手术，本路径中各种手术方式的效果类似，故各种手术方式均可。腔镜手术费用可能稍高。

（二）诊断依据

根据《临床诊疗指南·小儿外科学分册》（中华医学会编著，人民卫生出版社）、《临床技术操作规范·小儿外科学分册》（中华医学会编著，人民军医出版社）。

1. 病史：呼吸道感染或 X 线片偶然发现。
2. 症状：易发生呼吸道感染或呕吐、营养不良、贫血等症状。
3. 体征：可在肺部听到肠鸣音或无特殊体征。
4. 辅助检查：胸部 X 线片、上消化道造影、胸部 CT。
5. 诊断方法：X 线胸片提供诊断，上消化道造影明确诊断。

> **释义**
>
> ■ 膈疝或膈膨升患儿因部分腹腔脏器疝入胸腔，压迫肺组织，易合并呼吸道感染。因肠管疝入，导致不完全性肠梗阻，患儿可以反复呕吐，甚至出现营养不良的表现。有些较大小儿或右侧膈疝肝脏疝入，可无任何症状，仅在拍片时偶然发现，因而查体可无明确体征，当肠管疝入较多时，胸部听诊可闻及肠鸣音。
>
> ■ 有疝囊膈疝与膈膨升患儿诊断不易区分，治疗两者类似，术前无需一定区分开来。
>
> ■ X 线胸片即可见胸部异常组织，在 X 线胸片不能明确诊断时，可行上消化道造影明确肠管疝入胸腔。胸部 CT 检查有助于诊断。

（三）治疗方案的选择

根据《临床诊疗指南·小儿外科学分册》（中华医学会编著，人民卫生出版社）、《临床技术操作规范·小儿外科学分册》（中华医学会编著，人民军医出版社）。

经胸膈疝修补术（ICD-9-CM-3：53.801）、经腹膈疝修补术（ICD-9-CM-3：53.702）、经胸腔镜膈疝修补术或经胸、经腹、胸腔镜膈肌折叠术。

> **释义**
>
> ■ 膈膨升手术可选择经胸或经腹手术，依据手术医师的习惯或技术特点来选择。但多数右侧膈疝或膈膨升因肝脏疝入，经腹手术较困难，选择经胸术式较好。胸腔镜手术对患儿打击较小，术后美观，也可依据技术掌握情况选择经胸腔镜手术。
>
> ■ 膈疝因膈肌缺损，手术修补缺损后纠正畸形。如缺损过大，需用补片治疗，则不能入本路径。
>
> ■ 部分膈疝患儿可以合并先天性肠旋转不良，术前难以明确诊断，经腹手术有一定优势。

（四）标准住院日 6~14 天

> **释义**
>
> ■ 完善术前必需检查后，入院后 1~2 天进行手术治疗。术后依据患儿胃肠道功能恢复情况，能正常饮食，无手术并发症可出院。标准住院日 6~14 天。术前患儿营养状态差可导致住院时间延长。腔镜手术患儿可能减少住院日数。

（五）进入路径标准

1. 第一诊断必须符合 ICD-10：Q79.001 先天性膈疝疾病编码。
2. 有手术适应证，无手术禁忌证。
3. 当患儿同时具有其他疾病诊断，但在住院期间不需要特殊处理也不影响第一诊断的临床路径实施时，可以进入路径。

> **释义**
>
> ■ 第一诊断符合膈疝或膈膨升的患儿，呼吸道感染已基本控制，不影响手术麻醉，可以进入路径。合并营养不良及贫血患儿，可能会增加住院费用。重症膈疝患儿可因肺发育不良生后即需气管插管辅助呼吸。严重肺发育不良患儿手术治疗并不能改善肺功能，治疗难度明显增加，故不进入本路径治疗。
>
> ■ 先天性膈膨升超过 3 个肋间，伴有呼吸困难、反复呼吸道感染或膈肌反向运动，需手术治疗。但术前需呼吸支持患儿不入此路径。
>
> ■ 患儿合并其他脏器畸形，但不会增加手术难度及住院时间的，可以进入本路径。

（六）住院期间检查项目

1. 必需的检查项目：
（1）血常规、尿常规，便常规。
（2）肝肾功能、电解质、血型、凝血功能、感染性疾病筛查（乙型肝炎、丙型肝炎、梅毒、艾滋病等）。
（3）心电图、胸部 X 线片、超声心动图、上消化道造影。
2. 根据患儿病情可选择的检查项目：胸 CT。

> **释义**
>
> ■ 必查项目是确保手术治疗安全、有效开展的基础，在术前必须完成。相关人员应认真分析检查结果，以便及时发现异常情况并采取对应处理。
>
> ■ 患儿合并上呼吸道感染、肺炎，则不宜进入路径治疗。
>
> ■ 为缩短患儿术前等待时间，检查项目可以在患儿入院前于门诊完成。

（七）预防性抗菌药物选择与使用时机

抗菌药物使用：按照《抗菌药物临床应用指导原则（2015 年版）》（国卫办医发〔2015〕

43号）执行，并根据患儿的病情决定抗菌药物的选择与使用时间。

> **释义**
>
> ■ 膈肌修补及膈肌折叠术属于Ⅰ类切口手术，可不使用抗菌药物。术后注意观察，如有感染征象，可使用相应抗菌药物治疗。

（八）手术日

入院后完善术前检查即可手术。

1. 麻醉方式：气管插管全身麻醉。
2. 术中用药：维持生命体征药物及麻醉用药。
3. 手术方式：经胸膈疝修补术、经腹膈疝修补术、胸腔镜下膈疝修补术、经胸膈肌折叠术、经腹膈肌折叠术、胸腔镜膈肌折叠术。

> **释义**
>
> ■ 本路径规定的手术均是在全身麻醉辅助下实施。一般不需输血，对营养不良患儿可根据具体病情输血或血制品。

（九）术后恢复

术后住院恢复5~10天。

基本治疗方案：

1. 胃肠减压，对症治疗，营养支持。
2. 根据术中情况，酌情进监护室或呼吸支持治疗。
3. 必需复查的检查项目：血常规、胸腹X线平片。
4. 抗菌药物使用：按照《抗菌药物临床应用指导原则（2015年版）》（国卫办医发〔2015〕43号）执行，并根据患儿的病情决定抗菌药物的选择与使用时间。

> **释义**
>
> ■ 术后需复查血常规、X线胸片，观察病情变化。如术后患儿胃肠减压量不减少，肠功能恢复欠佳时，可视胃肠减压量进行补充，必要时复查血电解质。
>
> ■ 根据患儿病情需要，检查内容不只限于路径中规定的必须复查项目，可根据需要增加，如血气分析、肝肾功能、血电解质分析等。必要时可增加同一项目的检查频次。
>
> ■ 本病为Ⅰ类手术切口，可不使用抗菌药物。合并肠旋转不良患儿切除阑尾，可按相应的Ⅱ类切口预防使用抗菌药物。
>
> ■ 可酌情应用静脉营养支持治疗。

（十）出院标准

1. 患儿病情稳定，体温正常，手术切口愈合良好，生命体征平稳，完成复查项目。

2. 没有需要住院处理的并发症和（或）合并症。

释义

■ 患儿出院前需确认膈疝修补确切，无器官疝入胸腔，患儿可正常进食，无呕吐；伤口愈合良好，无感染征象。对于检查项目，不仅应完成必须复查的项目，且复查项目应无明显异常；若检查结果明显异常，主管医师应进行仔细分析并作出对应处置。

四、婴儿型先天性膈疝或膈膨升给药方案

膈肌修补及膈肌折叠术属于Ⅰ类切口手术，可不使用抗菌药物。术后注意观察，如有感染征象，可使用相应抗菌药物治疗。合并肠旋转不良患儿切除阑尾，可按相应的Ⅱ类切口预防使用抗菌药物。按照《抗菌药物临床应用指导原则（2015 年版）》（国卫办医发〔2015〕43 号）执行。

五、推荐表单

(一) 医师表单

婴儿型先天性膈疝或膈膨升临床路径医师表单

适用对象：第一诊断为先天性膈疝（ICD - 10：Q79.001）/先天性膈膨升（ICD - 10：Q79.102）

患儿姓名：	性别： 年龄： 门诊号：	住院号：
住院日期： 年 月 日	出院日期： 年 月 日	标准住院日：6~14 天

时间	住院第 1 天	住院第 2~3 天	住院第 3~4 天 （手术日）
主要诊疗工作	□ 病史询问，体格检查 □ 完成入院病历书写 □ 安排相关检查 □ 上级医师查房	□ 汇总检查结果 □ 完成术前准备与术前评估 □ 术前讨论，确定手术方案 □ 完成术前小结、上级医师查房记录等病历书写 □ 向患儿及家属交代病情及围术期注意事项 □ 签署手术知情同意书、自费用品协议书	□ 气管插管 □ 手术 □ 术者完成手术记录 □ 完成术后病程记录 □ 向患儿家属交代手术情况及术后注意事项
重点医嘱	长期医嘱： □ 先天性膈疝护理常规 □ 二级护理 □ 饮食 临时医嘱： □ 血常规、尿常规、便常规 □ 血型、凝血功能、电解质、肝肾功能、感染性疾病筛查 □ X 线胸片、心电图 □ 上消化道造影 □ 超声心动图（酌情） □ 胸部 CT（酌情）	长期医嘱： □ 先天性膈疝护理常规 □ 二级护理 □ 饮食 临时医嘱： □ 拟明日在全身麻醉下行膈疝修补术 □ 备皮 □ 术前禁食、禁水 □ 补液支持 □ 术前下胃管 □ 术前抗菌药物 □ 其他特殊医嘱	长期医嘱： □ 全身麻醉术后护理 □ 禁食、减压 □ 持续血压、心电及血氧饱和度监测 □ 预防用抗菌药物 □ 入监护室和呼吸支持（酌情） □ 胸腔引流管（酌情） 临时医嘱： □ 补液支持（酌情静脉营养） □ 其他特殊医嘱
病情变异记录	□ 无 □ 有，原因： 1. 2.	□ 无 □ 有，原因： 1. 2.	□ 无 □ 有，原因： 1. 2.
医师签名			

时间	住院第4~7天 （术后1~3日）	住院第7~9天 （术后4~6日）	住院第10天 （术后7日）
主要诊疗工作	□ 医师查房 □ 禁食、减压 □ 营养支持 □ 全量补液 □ 胸、腹部查体情况	□ 医师查房 □ 观察切口情况 □ 胸、腹部查体情况	□ 确定患儿可以出院 □ 向患儿交代出院注意事项 　复查日期 □ 通知出院处 □ 开出院诊断书 □ 完成出院记录
重点医嘱	**长期医嘱：** □ 一级护理 □ 禁食、减压 □ 营养支持 □ 预防用抗菌药物 □ 出监护室和撤离呼吸机（酌情） □ 拔除胸腔引流管（酌情） **临时医嘱：** □ 复查血常规 □ 复查X线胸片（酌情） □ 其他特殊医嘱	**长期医嘱：** □ 二级护理（酌情） □ 停胃肠减压，逐渐进食 □ 停抗菌药物（酌情） **临时医嘱：** □ 复查胸部X线平片 □ 伤口换药 □ 酌情拔除胸腔引管	**临时医嘱：** □ 伤口换药（拆线） □ 出院
病情变异记录	□ 无　□ 有，原因： 1. 2.	□ 无　□ 有，原因： 1. 2.	□ 无　□ 有，原因： 1. 2.
医师签名			

（二）护士表单

婴儿型先天性膈疝或膈膨升临床路径护士表单

适用对象：第一诊断为先天性膈疝（ICD-10：Q79.001）/先天性膈膨升（ICD-10：Q79.102）

患儿姓名：	性别：　　年龄：　　门诊号：	住院号：
住院日期：　　年　月　日	出院日期：　　年　月　日	标准住院日：6~14 天

时间	住院第 1 天	住院第 2~3 天	住院第 3~4 天 （手术日）
重点医嘱	**长期医嘱：** □ 先天性膈疝护理常规 □ 二级护理 □ 饮食 **临时医嘱：** □ 血常规、尿常规、便常规 □ 血型、凝血功能、电解质、肝肾功能、感染性疾病筛查 □ X 线胸片、心电图 □ 上消化道造影 □ 超声心动图（酌情） □ 胸部 CT（酌情）	**长期医嘱：** □ 先天性膈疝护理常规 □ 二级护理 □ 饮食 **临时医嘱：** □ 拟明日在全身麻醉下行膈疝修补术 □ 备皮 □ 术前禁食、禁水 □ 补液支持 □ 术前下胃管 □ 术前抗菌药物 □ 其他特殊医嘱	**长期医嘱：** □ 全身麻醉术后护理 □ 禁食、减压 □ 持续血压、心电及血氧饱和度监测 □ 预防用抗菌药物 □ 入监护室和呼吸支持（酌情） □ 胸腔引流管（酌情） **临时医嘱：** □ 补液支持（酌情静脉营养） □ 其他特殊医嘱
主要护理工作	□ 入院宣教（环境、设施、人员等） □ 入院护理评估（营养状况、性格变化等）	□ 术前准备（备皮等） □ 术前宣教（提醒患儿按时禁水等）	□ 随时观察患儿病情变化 □ 记录生命体征 □ 定期记录重要监测指标
病情变异记录	□ 无　□ 有，原因： 1. 2.	□ 无　　□ 有，原因： 1. 2.	□ 无　□ 有，原因： 1. 2.
护士签名			

日期	住院第4~7天 （术后1~3日）	住院第7~9天 （术后4~6日）	住院第10天 （术后7日）
重点医嘱	**长期医嘱：** □ 一级护理 □ 禁食、减压 □ 营养支持 □ 预防用抗菌药物 □ 出监护室和撤离呼吸机（酌情） □ 拔除胸腔引流管（酌情） **临时医嘱：** □ 复查血常规 □ 复查X线胸片（酌情） □ 其他特殊医嘱	**长期医嘱：** □ 二级护理（酌情） □ 停胃肠减压，逐渐进食 □ 停抗菌药物（酌情） **临时医嘱：** □ 复查胸部X线平片 □ 伤口换药 □ 酌情拔除胸腔引管	**临时医嘱：** □ 伤口换药（拆线） □ 出院
主要护理工作	□ 观察患儿情况 □ 术后康复指导 □ 观察胃肠减压及胸引情况	□ 患儿一般状况及切口情况 □ 术后康复指导	□ 帮助患儿办理出院手续 □ 康复宣教
病情变异记录	□ 无 □ 有，原因： 1. 2.	□ 无 □ 有，原因： 1. 2.	□ 无 □ 有，原因： 1. 2.
护士签名			

（三）患儿家属表单

婴儿型先天性膈疝或膈膨升临床路径患儿家属表单

适用对象：第一诊断为先天性膈疝（ICD - 10：Q79.001）/先天性膈膨升（ICD - 10：Q79.102）

患儿姓名：		性别：　　年龄：　　门诊号：		住院号：
住院日期：　　年　月　日		出院日期：　　年　月　日		标准住院日：6~14 天

时间	住院第 1 天	住院第 2~3 天	住院第 4~9 天	住院第 10 天
医患配合	□ 接受入院宣教 □ 接受入院护理评估 □ 接受病史询问 □ 进行体格检查 □ 交代既往用药情况 □ 进行相关体格检查 □ 向患儿家长交代病情，患儿家长签署手术麻醉知情同意书和输血知情同意书	□ 患儿及家属与医师在手术前、后交流了解病情	□ 了解术后病情变化	□ 接受出院前康复宣教 □ 学习出院注意事项 □ 了解复查程序 □ 办理出院手续 □ 获取出院诊断书 □ 获取出院带药
重点诊疗及检查	诊疗： □ 先天性膈疝护理常规 □ 二级护理 □ 饮食 检查： □ 血常规、尿常规、便常规 □ 血型、凝血功能、电解质、肝肾功能、感染性疾病筛查 □ X 线胸片、心电图 □ 上消化道造影 □ 超声心动图（酌情） □ 胸部 CT（酌情）	重点诊疗： □ 手术 □ 补液、支持治疗	重点诊疗： □ 补液、支持治疗 □ 防止电解质平衡紊乱	重点诊疗： □ 出院
病情变异记录	□无 □有，原因： 1. 2.	□无 □有，原因： 1. 2.	□无 □有，原因： 1. 2.	□无 □有，原因： 1. 2.

附：原表单（2016 年版）

先天性膈疝/膈膨升（婴儿型）临床路径表单

适用对象：第一诊断为先天性膈疝（ICD-10：Q79.001）

行膈疝修补术（ICD-9-CM-3：53.801　ICD-9-CM-3：53.702）/膈肌折叠术

患儿姓名：	性别：　年龄：　门诊号：	住院号：
住院日期：　　年　月　日	出院日期：　　年　月　日	标准住院日：6~14 天

时间	住院第 1 天	住院第 2~3 天	住院第 3~4 天（手术日）
主要诊疗工作	□ 病史询问，体格检查 □ 完成入院病历书写 □ 安排相关检查 □ 上级医师查房	□ 汇总检查结果 □ 完成术前准备与术前评估 □ 术前讨论，确定手术方案 □ 完成术前小结、上级医师查房记录等病历书写 □ 向患儿及家属交代病情及围术期注意事项 □ 签署手术知情同意书、自费用品协议书	□ 气管插管 □ 手术 □ 术者完成手术记录 □ 完成术后病程记录 □ 向患儿家属交代手术情况及术后注意事项
重点医嘱	**长期医嘱：** □ 先天性膈疝护理常规 □ 二级护理 □ 饮食 **临时医嘱：** □ 血常规、尿常规、便常规 □ 血型、凝血功能、电解质、肝肾功能、感染性疾病筛查 □ X 线胸片、心电图 □ 上消化道造影 □ 超声心动图（酌情） □ 胸部 CT（酌情）	**长期医嘱：** □ 先天性膈疝护理常规 □ 二级护理 □ 饮食 **临时医嘱：** □ 拟明日在全身麻醉下行膈疝修补术 □ 备皮 □ 术前禁食、禁水 □ 补液支持 □ 术前下胃管 □ 术前抗菌药物 □ 其他特殊医嘱	**长期医嘱：** □ 全身麻醉术后护理 □ 禁食、减压 □ 持续血压、心电及血氧饱和度监测 □ 预防用抗菌药物 □ 入监护室和呼吸支持（酌情） □ 胸腔引流管（酌情） **临时医嘱：** □ 补液支持（酌情静脉营养） □ 其他特殊医嘱
主要护理工作	□ 入院宣教（环境、设施、人员等） □ 入院护理评估（营养状况、性格变化等）	□ 术前准备（备皮等） □ 术前宣教（提醒患儿按时禁水等）	□ 随时观察患儿病情变化 □ 记录生命体征 □ 定期记录重要监测指标
病情变异记录	□ 无　□ 有，原因： 1. 2.	□ 无　□ 有，原因： 1. 2.	□ 无　□ 有，原因： 1. 2.
护士签名			
医师签名			

时间	住院第4~7天 （术后1~3日）	住院第7~9天 （术后4~6日）	住院第10天 （术后7日）
主要诊疗工作	□ 医师查房 □ 禁食、减压 □ 营养支持 □ 全量补液 □ 腹部查体情况	□ 医师查房 □ 观察切口情况 □ 腹部查体情况	□ 确定患儿可以出院 □ 向患儿交代出院注意事项 　复查日期 □ 通知出院处 □ 开出院诊断书 □ 完成出院记录
重点医嘱	长期医嘱： □ 一级护理 □ 禁食、减压 □ 营养支持 □ 预防用抗菌药物 □ 出监护室和撤离呼吸机（酌情） □ 拔除胸腔引流管（酌情） 临时医嘱： □ 复查血常规 □ 复查X线胸片（酌情） □ 其他特殊医嘱	长期医嘱： □ 二级护理（酌情） □ 停胃肠减压，逐渐进食 □ 停抗菌药物（酌情） 临时医嘱： □ 复查胸部X线平片 □ 伤口换药 □ 酌情拔除胸腔引管	临时医嘱： □ 伤口换药/拆线 □ 出院
主要护理工作	□ 观察患儿情况 □ 术后康复指导 □ 观察胃肠减压及胸引情况	□ 患儿一般状况及切口情况 □ 术后康复指导	□ 帮助患儿办理出院手续 □ 康复宣教
病情变异记录	□ 无　□ 有，原因： 1. 2.	□ 无　□ 有，原因： 1. 2.	□ 无　□ 有，原因： 1. 2.
护士签名			
医师签名			

第三章
先天性漏斗胸临床路径释义

一、先天性漏斗胸编码

一、先天性漏斗胸编码

1. 原编码：

疾病名称及编码：先天性漏斗胸（ICD-10：Q67.601）

手术操作名称及编码：行漏斗胸 NUSS 手术（ICD-9-CM-3：34.74008）

胸腔镜下漏斗胸 NUSS 手术（ICD-9-CM-3：34.74010）

2. 修改编码：

疾病名称及编码：先天性漏斗胸（ICD-10：Q67.6）

手术操作名称及编码：漏斗胸畸形矫正术（ICD-9-CM-3：34.7401）

胸腔镜下漏斗胸矫正术（ICD-9-CM-3：34.7402）

二、临床路径检索方法

Q67.6 伴（34.7401/34.7402）　　　出院科别：儿科

三、先天性漏斗胸临床路径标准住院流程

（一）适用对象

第一诊断为先天性漏斗胸（ICD-10：Q67.601），行漏斗胸 NUSS 手术（ICD-9-CM-3：34.74008）或胸腔镜下漏斗胸 NUSS 手术（ICD-9-CM-3：34.74010）。

> 释义
>
> ■ 适用对象编码参见第一部分。
> ■ 本路径适用对象为临床诊断为先天性漏斗胸的患儿，如合并鸡胸、胸骨裂等，需进入其他相应路径。

（二）诊断依据

根据《临床诊疗指南·小儿外科学分册》（中华医学会编著，人民卫生出版社）、《临床技术操作规范·小儿外科学分册》（中华医学会编著，人民军医出版社）。

1. 病史：发现前胸壁凹陷。

2. 症状：胸闷，胸痛，心律不齐，运动耐力下降，易发生呼吸道感染，食欲低下。

3. 体征：胸骨体向背侧下陷，下部肋软骨向背侧弯曲，双侧肋外翻，特殊体形（头颅前伸、两肩前倾、前胸下陷、后背弓状、腹部膨隆）。

4. 辅助检查：胸部 X 线片、胸部 CT 重建、心电图、超声心动图等。

胸部 CT：胸骨体凹陷，胸骨后与脊柱前间隙距离明显缩短，心脏受压移位。

诊断方法：病史+体征可确诊。

5. 病情分级：胸部 CT 测量 Haller 指数（HI）。

轻度：HI<3.2。
中度：3.2≤HI≤3.5。
重度：HI>3.5。

> **释义**
>
> ■ 本路径的制定主要参考国内权威参考书籍和诊疗指南。
> ■ 病史和体征是诊断先天性漏斗胸的主要依据，患儿有前胸壁凹陷病史，表现为胸骨体向背侧下陷，下部肋软骨向背侧弯曲，双侧肋外翻，可伴有胸闷、胸痛、心律不齐、运动耐力下降、易发生呼吸道感染、食欲低下等症状。本病可通过胸部CT重建检查测量 Haller 指数（胸廓凹陷最低点处最大内横径与同一层面前胸壁凹陷最深点后缘至脊柱前缘距离的比值）为患儿病情分度。胸部 X 线片、心电图、超声心动图等可判断患儿有无合并症及手术禁忌证。

（三）选择治疗方案的依据

根据《临床诊疗指南·小儿外科学分册》（中华医学会编著，人民卫生出版社）、《临床技术操作规范·小儿外科学分册》（中华医学会编著，人民军医出版社）。
明确诊断先天性漏斗胸，且程度为中度及以上；或外观畸形改变明显，不能忍受。

> **释义**
>
> ■ 本病确诊后，通过胸部 CT 检查判断 Haller 指数为中度及以上，或胸壁畸形进行性加重，或心电图、肺功能等提示心肺功能损害，或患儿不能忍受畸形的外观改变时，即应通过手术治疗。

（四）标准住院日 5~8 天

> **释义**
>
> ■ 确诊为先天性漏斗胸的患儿入院后，手术前准备 3 天，第 4 天行手术治疗；第 5 天（术后第 1 天）根据体温或血常规等情况，决定停用或延长使用抗菌药物，对患儿进行健康教育及康复指导；第 6~7 天酌情停用抗菌药物，复查胸部 X 线片观察胸部情况，并对伤口换药；第 8 天换药后再次对患儿进行健康教育，通知出院。总住院时间不超过 8 天符合本路径要求。

（五）进入路径标准

1. 第一诊断必须符合 ICD-10：Q67.601 先天性漏斗胸疾病编码。
2. 有手术适应证，无手术禁忌证。
3. 当患儿同时具有其他疾病诊断，但在住院期间不需要特殊处理也不影响第一诊断的临床路径实施时，可以进入路径。

> **释义**
>
> ■ 进入本路径的患儿为第一诊断为先天性漏斗胸，且有手术适应证、无手术禁忌证。
>
> ■ 入院后常规检查发现患儿有其他疾病，经系统评估后对先天性漏斗胸的诊断及手术治疗无特殊影响者，可进入路径。但可能增加医疗费用，延长住院时间。

(六) 住院期间检查项目

1. 必需的检查项目：

(1) 血常规、尿常规，便常规。

(2) 肝肾功能、电解质、血型、凝血功能、感染性疾病筛查（乙型肝炎、丙型肝炎、梅毒、艾滋病等）。

(3) 心电图、胸部 X 线片、超声心动图、肺功能、胸部 CT。

2. 根据患儿病情可选择的检查项目：24 小时动态心电图、心肌酶、脊柱 X 线片。

> **释义**
>
> ■ 血常规、尿常规、肝肾功能、电解质、血型、凝血功能、感染性疾病筛查、心电图、胸部 X 线片、超声心动图、肺功能、胸部 CT 是先天性漏斗胸手术前最基本的常规检查，进入路径的患儿均需完成。如患儿心电图检查发现严重心律失常，或超声心动图检查发现心脏相关疾病，需要行 24 小时动态心电图、心肌酶检查；伴有脊柱侧弯等脊柱相关并发疾病的患儿，需要行脊柱 X 线片检查。

(七) 治疗方案的选择

Nuss 术。

> **释义**
>
> ■ 患儿确诊为先天性漏斗胸，且有手术适应证，无手术禁忌证，需行 Nuss 术治疗。

(八) 预防性抗菌药物选择与使用时机

抗菌药物使用：按照《抗菌药物临床应用指导原则（2015 年版）》（国卫办医发〔2015〕43 号）执行，并根据患儿的病情决定抗菌药物的选择与使用时间。可使用第二代头孢菌素类抗菌药物。

> **释义**
>
> ■先天性漏斗胸 Nuss 术后，常规预防应用抗菌药物，术后根据患儿体温情况及感染相关检查结果，酌情更换或停用抗菌药物。一般情况下，若患儿无头孢菌素类抗菌药物过敏史，常规预防应用第二代头孢菌素类抗菌药物。

（九）手术日

入院后完善术前检查即可手术。
1. 麻醉方式：气管插管全身麻醉。
2. 术中用药：维持生命体征药物及麻醉用药。
3. 手术植入物：Nuss 板。
4. 手术方式：Nuss 术。

> **释义**
>
> ■ 完善手术前相关检查，并确定患儿有手术适应证、无手术禁忌证后，可行手术治疗先天性漏斗胸。手术方式为 Nuss 术，手术于气管插管全身麻醉下进行，手术需应用到内植入物 Nuss 板。

（十）术后恢复

术后住院恢复 4~6 天。
1. 基本治疗方案：嘱患儿术后矫正站姿、坐姿。
2. 必须复查的检查项目：血常规、胸部 X 线片。
3. 抗菌药物使用：按照《抗菌药物临床应用指导原则（2015 年版）》（国卫办医发〔2015〕43 号）执行，并根据患儿的病情决定抗菌药物的选择与使用时间。可使用第二代头孢菌素类抗菌药物。如出现术后感染或排斥，可结合药敏试验结果选择抗菌药物。

> **释义**
>
> ■ 先天性漏斗胸 Nuss 术后需 4~6 天住院恢复，应尽早对患儿进行健康教育及康复指导，嘱其早下地活动，规范其站姿、坐姿。术后按时停用预防用抗菌药物，如术后出现发热等情况，可行血常规检查，酌情延长或更换抗菌药物。如果患儿术后出现感染或排斥，需结合血常规或细菌学等检查选择相应抗菌药物，同时注意伤口换药等处理。定期胸部 X 线片检查，了解有无术后气胸、胸腔积液等并发症，以及内植入支架位置情况。部分大年龄小儿由于疼痛等原因，出院时间可适当延长。

（十一）出院标准

1. 患儿病情稳定，体温正常，手术切口愈合良好，生命体征平稳，完成复查项目。
2. 没有需要住院处理的并发症和（或）合并症。

> **释义**
>
> ■ 患儿生命体征平稳、一般情况良好，手术切口愈合良好，血常规、胸部 X 线片检查无异常，且无需要继续住院治疗的先天性漏斗胸或手术相关并发症，可在对患儿进行健康教育指导后出院。

（十一）变异及原因分析

患儿术后出现感染、排异等并发症，需要继续住院抗感染、伤口换药处理等治疗，导致住院时间延长。

> **释义**
>
> ■ 患儿手术后出现感染或排异等复杂情况，因而延长住院时间，需退出本路径。
> ■ 因患儿方面的主观原因导致执行路径出现变异，需医师在表单中予以说明。

四、先天性漏斗胸给药方案

先天性漏斗胸术前、术后，常规预防应用抗菌药物，术后根据患儿体温情况及感染相关检查结果，酌情更换或停用抗菌药物。一般情况下，若患儿无头孢菌素类抗菌药物过敏史，常规预防应用第二代头孢菌素类抗菌药物。

五、推荐表单

（一）医师表单

先天性漏斗胸临床路径医师表单

适用对象：第一诊断为先天性漏斗胸（ICD-10：Q67.6）
行 Nuss 术（ICD-9-CM-3：34.7401/ICD-9-CM-3：34.7402）

患儿姓名：	性别： 年龄： 门诊号：	住院号：
住院日期： 年 月 日	出院日期： 年 月 日	标准住院日：5~8 天

时间	住院第 1 天	住院第 2~3 天	住院第 4 天（手术日）
主要诊疗工作	□ 病史询问，体格检查 □ 完成入院病历书写 □ 安排相关检查 □ 上级医师查房	□ 汇总检查结果 □ 完成术前准备与术前评估 □ 术前讨论，确定手术方案 □ 完成术前小结、上级医师查房记录等病历书写 □ 向患儿及家属交代病情及围术期注意事项 □ 签署手术知情同意书、自费用品协议书	□ 气管插管 □ 手术 □ 术者完成手术记录 □ 完成术后病程记录 □ 向患儿家属交代手术情况及术后注意事项
重点医嘱	长期医嘱： □ 先天性漏斗胸护理常规 □ 二级护理 □ 饮食 临时医嘱： □ 血常规、尿常规 □ 血型、凝血功能、电解质、肝肾功能、感染性疾病筛查 □ X 线胸片、心电图、超声心动图 □ 肺功能 □ 胸部 CT	长期医嘱： □ 先天性漏斗胸护理常规 □ 二级护理 □ 饮食 临时医嘱： □ 拟于明日在全身麻醉下行 Nuss 术 □ 备皮 □ 术前禁食、禁水 □ 补液支持 □ 术前抗菌药物 □ 其他特殊医嘱	长期医嘱： □ 全身麻醉术后护理 □ 禁食 □ 持续血压、心电及血氧饱和度监测 □ 预防用抗菌药物 临时医嘱： □ 补液支持 □ 其他特殊医嘱
病情变异记录	□ 无 □ 有，原因： 1. 2.	□ 无 □ 有，原因： 1. 2.	□ 无 □ 有，原因： 1. 2.
医师签名			

日期	住院第 5 天 （术后 1 日）	住院第 6~7 天 （术后 2~3 日）	住院第 8 天 （术后 4~6 日）
主要诊疗工作	□ 医师查房 □ 嘱患儿早期下床活动	□ 医师查房 □ 观察切口情况	□ 确定患儿可以出院 □ 向患儿交代出院注意事项 　　复查日期 □ 通知出院处 □ 开出院诊断书 □ 完成出院记录
重点医嘱	长期医嘱： □ 一级护理 □ 饮食 □ 预防用抗菌药物 临时医嘱： □ 复查血常规 □ 其他特殊医嘱	长期医嘱： □ 二级护理（酌情） □ 饮食 □ 停抗菌药物（酌情） 临时医嘱： □ 复查胸部 X 线平片 □ 大换药	临时医嘱： □ 大换药 □ 通知出院
病情变异记录	□ 无　□ 有，原因： 1. 2.	□ 无　□ 有，原因： 1. 2.	□ 无　□ 有，原因： 1. 2.
医师签名			

（二）护士表单

先天性漏斗胸临床路径护士表单

适用对象：第一诊断为先天性漏斗胸（ICD-10：Q67.6）
行 Nuss 术（ICD-9-CM-3：34.7401/ICD-9-CM-3：34.7402）

患儿姓名：	性别： 年龄： 门诊号：	住院号：
住院日期： 年 月 日	出院日期： 年 月 日	标准住院日：5~8 天

时间	住院第 1 天	住院第 2~3 天	住院第 4 天（手术日）
健康宣教	□ 入院宣教 □ 介绍主管医师、护士 □ 介绍环境、设施 □ 介绍住院注意事项 □ 介绍探视和陪伴制度 □ 介绍贵重物品制度	□ 术前宣教 □ 宣教手术前准备及注意事项 □ 告知患儿在术前准备中配合 □ 主管护士与患儿沟通，消除患儿紧张情绪 □ 告知术前、术后可能出现的情况及应对方式	□ 手术当日宣教 □ 告知体位要求 □ 告知术后需禁食、禁水 □ 给予患儿及家属心理支持
护理处置	□ 核对患儿，佩戴腕带 □ 建立入院护理病历 □ 协助患儿留取各种标本 □ 测量体重	□ 协助医师完成术前的相关检查 □ 术前准备 □ 禁食、禁水	□ 完成术前准备 □ 备皮、术前用药 □ 核对患儿资料 □ 接患儿 □ 核对患儿及资料
基础护理	□ 二级护理 □ 术前护理 □ 患儿安全管理	□ 二级护理 □ 术前护理 □ 患儿安全管理	□ 一级护理 □ 术后护理 □ 患儿安全管理
专科护理	□ 护理查体 □ 病情观察 □ 护理评估（营养状况、性格变化等） □ 需要时，填写跌倒及压疮防范表 □ 确定饮食种类 □ 心理护理	□ 遵医嘱完成相关检查及术前准备 □ 心理护理	□ 遵医嘱予心电监护、吸氧、补液等对症支持治疗 □ 病情观察 □ 记录生命体征 □ 记录病情变化 □ 指导患儿睡姿 □ 心理护理
重点医嘱	□ 详见医嘱执行单	□ 详见医嘱执行单	□ 详见医嘱执行单
病情变异记录	□ 无 □ 有，原因： 1. 2.	□ 无 □ 有，原因： 1. 2.	□ 无 □ 有，原因： 1. 2.
护士签名			

时间	住院第5天 （术后1日）	住院第6~7天 （术后2~3日）	住院第8天 （术后4~6日）
健康宣教	□ 术后宣教 □ 术后康复指导 □ 鼓励患儿下床活动	□ 术后宣教 □ 术后康复指导	□ 出院宣教 □ 康复宣教 □ 复查时间 □ 指导办理出院手续
护理处置	□ 遵医嘱完成术后相关检查 □ 遵医嘱完成术后伤口护理 □ 术后用药	□ 遵医嘱完成术后相关检查 □ 遵医嘱完成术后伤口护理 □ 术后用药	□ 办理出院手续 □ 书写出院小结
基础护理	□ 一级护理 □ 术后护理 □ 患儿安全管理	□ 一级或二级护理 □ 术后护理 □ 患儿安全管理	□ 三级护理 □ 协助或指导活动 □ 患儿安全管理
专科护理	□ 病情观察 □ 监测生命体征 □ 出血、感染等并发症的观察 □ 胸部症状、体征的观察 □ 指导患儿术后坐姿、站姿、睡姿 □ 心理护理	□ 病情观察 □ 监测生命体征 □ 出血、感染等并发症的观察 □ 胸部症状、体征的观察 □ 指导患儿术后坐姿、站姿、睡姿 □ 心理护理	□ 病情观察 □ 出血、感染等并发症的观察 □ 胸部症状、体征的观察 □ 出院指导 □ 康复指导（指导患儿术后坐姿、站姿、睡姿及活动注意事项） □ 心理护理
重点医嘱	□ 详见医嘱执行单	□ 详见医嘱执行单	□ 详见医嘱执行单
病情变异记录	□ 无 □ 有，原因： 1. 2.	□ 无 □ 有，原因： 1. 2	□ 无 □ 有，原因： 1. 2.
护士签名			

(三) 患儿家属表单

先天性漏斗胸临床路径表单

适用对象：第一诊断为先天性漏斗胸 (ICD-10：Q67.6)

行 Nuss 术 (ICD-9-CM-3：34.7401/ICD-9-CM-3：34.7402)

患儿姓名：	性别： 年龄： 门诊号：	住院号：
住院日期： 年 月 日	出院日期： 年 月 日	标准住院日：5~8 天

时间	入院	手术前	手术日
医患配合	□ 配合询问病史、收集资料，务必详细告知既往史、用药史、过敏史 □ 配合进行体格检查 □ 有任何不适告知医师	□ 配合完善手术前相关检查，如采血、留尿、心电图、胸部 X 线片等 □ 医师与患儿及家属介绍病情及手术谈话、手术同意书签字	□ 配合完成手术前准备 □ 配合医师摆好手术体位
护患配合	□ 配合测量体温、脉搏、呼吸、血压、体重 □ 配合完成入院护理评估（简单询问病史、过敏史、用药史） □ 接受入院宣教（环境设施介绍、病室规定、探视及陪伴制度、贵重物品保管等） □ 配合执行探视和陪伴制度 □ 有任何不适告知护士	□ 配合测量体温、脉搏、呼吸、血压 □ 接受手术前宣教 □ 接受饮食宣教 □ 配合完成术前准备	□ 配合测量体温、脉搏、呼吸、血压 □ 送手术室前，协助完成核对，带齐影像资料 □ 返回病房后，配合接受生命体征的测量 □ 配合缓解疼痛 □ 接受手术后宣教 □ 接受饮食宣教：手术当日禁食、禁水 □ 有任何不适告知护士
饮食	□ 遵医嘱饮食	□ 遵医嘱饮食 □ 按时禁食、禁水	□ 手术前禁食、禁水 □ 手术后禁食、禁水
活动	□ 正常活动	□ 正常活动	□ 去枕平卧

时间	手术后1日	手术后2~3日	出院
医患配合	□ 配合胸部检查 □ 配合完善手术后检查，如采血等	□ 配合胸部检查 □ 配合完善手术后检查：如胸部 X 线片等 □ 配合伤口换药	□ 配合伤口换药 □ 接受出院指导 □ 接受康复指导 □ 获取出院诊断书
护患配合	□ 配合定时测量生命体征 □ 配合检查胸部 □ 接受输液等治疗 □ 配合伤口护理 □ 接受术后康复指导 □ 配合活动 □ 注意活动安全，避免坠床或跌倒 □ 配合执行探视及陪伴	□ 配合定时测量生命体征 □ 配合检查胸部 □ 接受输液等治疗 □ 配合伤口护理 □ 接受术后康复指导 □ 配合活动 □ 注意活动安全，避免坠床或跌倒 □ 配合执行探视及陪伴	□ 接受出院宣教 □ 办理出院手续 □ 知道手术后坐姿、站姿、睡姿及活动注意事项 □ 知道复印病历程序
饮食	□ 遵医嘱饮食	□ 遵医嘱饮食	□ 遵医嘱饮食
活动	□ 按照指导，规范坐姿、站姿、睡姿 □ 正常适度活动 □ 避免撞击胸部	□ 按照指导，规范坐姿、站姿、睡姿 □ 正常适度活动 □ 避免撞击胸部	□ 按照指导，规范坐姿、站姿、睡姿 □ 正常适度活动 □ 避免撞击胸部

附：原表单（2016年版）

先天性漏斗胸临床路径表单

适用对象：第一诊断为先天性漏斗胸（ICD-10：Q67.601）
行 Nuss 术（ICD-9-CM-3：34.74008　ICD-9-CM-3：34.74010）

患儿姓名：	性别：　　年龄：　　门诊号：	住院号：
住院日期：　　年　月　日	出院日期：　　年　月　日	标准住院日：5~8天

时间	住院第1天	住院第2~3天	住院第4天（手术日）
主要诊疗工作	□ 病史询问，体格检查 □ 完成入院病历书写 □ 安排相关检查 □ 上级医师查房	□ 汇总检查结果 □ 完成术前准备与术前评估 □ 术前讨论，确定手术方案 □ 完成术前小结、上级医师查房记录等病历书写 □ 向患儿及家属交代病情及围术期注意事项 □ 签署手术知情同意书、自费用品协议书	□ 气管插管 □ 手术 □ 术者完成手术记录 □ 完成术后病程记录 □ 向患儿家属交代手术情况及术后注意事项
重点医嘱	**长期医嘱：** □ 先天性漏斗胸护理常规 □ 二级护理 □ 饮食 **临时医嘱：** □ 血常规、尿常规 □ 血型、凝血功能、电解质、肝肾功能、感染性疾病筛查 □ X线胸片、心电图、超声心动图 □ 肺功能 □ 胸部CT	**长期医嘱：** □ 先天性漏斗胸护理常规 □ 二级护理 □ 饮食 **临时医嘱：** □ 拟于明日在全身麻醉下行 Nuss 术 □ 备皮 □ 术前禁食、禁水 □ 补液支持 □ 术前抗菌药物 □ 其他特殊医嘱	**长期医嘱：** □ 全身麻醉术后护理 □ 禁食 □ 持续血压、心电及血氧饱和度监测 □ 预防用抗菌药物 **临时医嘱：** □ 补液支持 □ 其他特殊医嘱
主要护理工作	□ 入院宣教（环境、设施、人员等） □ 入院护理评估（营养状况、性格变化等）	□ 术前准备（备皮等） □ 术前宣教（提醒患儿按时禁水等）	□ 随时观察患儿病情变化 □ 记录生命体征 □ 定期记录重要监测指标
病情变异记录	□无　□有，原因： 1. 2.	□无　□有，原因： 1. 2.	□无　□有，原因： 1. 2.
护士签名			
医师签名			

日期	住院第 5 天 （术后 1 日）	住院第 6~7 天 （术后 2~3 日）	住院第 8 天 （术后 4~6 日）
主要诊疗工作	□ 医师查房 □ 嘱患儿早期下床活动	□ 医师查房 □ 观察切口情况	□ 确定患儿可以出院 □ 向患儿交代出院注意事项 　复查日期 □ 通知出院处 □ 开出院诊断书 □ 完成出院记录
重点医嘱	长期医嘱： □ 一级护理 □ 饮食 □ 预防用抗菌药物 临时医嘱： □ 复查血常规 □ 其他特殊医嘱	长期医嘱： □ 二级护理（酌情） □ 饮食 □ 停抗菌药物（酌情） 临时医嘱： □ 复查胸部 X 线平片 □ 大换药	临时医嘱： □ 大换药 □ 通知出院
主要护理工作	□ 观察患儿情况 □ 术后康复指导 □ 鼓励患儿下床活动，利于恢复	□ 患儿一般状况及切口情况 □ 术后康复指导	□ 帮助患儿办理出院手续 □ 康复宣教
病情变异记录	□ 无　□ 有，原因： 1. 2.	□ 无　□ 有，原因： 1. 2.	□ 无　□ 有，原因： 1. 2.
护士签名			
医师签名			

备注：

1. 院内感染（是/否）院感名称：

2. 预防性使用抗菌药物的原因：抗菌药物名称：使用时间：＿＿天

3. 延长住院时间原因：

4. 退径（是/否）退径原因：

5. 其他特殊事项及原因：

第四章

先天性脐膨出临床路径释义

一、先天性脐膨出编码

1. 原编码：

疾病名称及编码：脐膨出（ICD-10：N43.301）

手术操作名称及编码：一期脐膨出修补术（ICD-9-CM-3：35.51/35.61/35.71）

2. 修改编码：

疾病名称及编码：先天性脐膨出（ICD-10：Q79.201）

手术操作名称及编码：脐膨出修补术（ICD-9-CM-3：53.49）

二、临床路径检索方法

Q79.201 伴 53.49　　出院科别：儿科

三、先天性脐膨出临床路径标准住院流程

（一）适用对象

第一诊断为脐膨出（ICD-10：N43.301），行一期脐膨出修补术。

> **释义**
>
> ■ 适用对象编码参见上文。为临床诊断为脐膨出患儿，不包含巨大脐膨出。
> ■ 本路径适用治疗方法为一期行脐膨出修补术。如因为巨大脐膨出需分期及应用 SILO 袋延期治疗的患儿不进入此路径。同时，合并复杂心脏畸形及染色体异常患儿，可能增加住院时间及治疗难度，也不进入此路径。

（二）诊断依据

根据《临床诊疗指南·小儿外科学分册》（中华医学会编著，人民卫生出版社，2010）。

1. 病史：脐部发育异常伴内脏膨出。

2. 体征：脐部肿块，见内脏膨出。

> **释义**
>
> ■ 本路径的制定主要参考国内权威参考书籍和诊疗指南。
> ■ 病史和体征比较易于诊断，主要注意与腹裂相鉴别。脐膨出患儿为脐部肿物膨出并伴有囊膜包裹。如囊膜破裂，则与腹裂鉴别困难。关键是观察有无正常脐带，腹裂患儿脐带发育正常，且腹裂常见于腹壁右侧。

（三）进入路径标准

1. 第一诊断必须符合 ICD-10：N43.301 疾病编码。

2. 当患儿同时具有其他疾病诊断，但在住院期间不需要特殊处理也不影响第一诊断的临床路径实施时，可以进入路径。

3. 合并复杂心脏畸形、染色体异常除外。

4. 巨大脐膨出分期手术或 SILO 术除外。

> **释义**
>
> ■ 适用对象第一诊断为脐膨出患儿，不包含巨大脐膨出。先天性脐膨出患儿可合并其他脏器畸形，如巨舌-巨体-脐膨出综合征，如不需要同期治疗或手术，可以进入路径。
>
> ■ 合并复杂心脏畸形及染色体异常患儿，可能增加住院时间及治疗难度，则不进入此路径。
>
> ■ 本路径适用治疗方法仅适用于一期行脐膨出修补术。因为巨大脐膨出需分期及应用 SILO 袋延期治疗的患儿不进入此路径。

（四）标准住院日 10~14 天

> **释义**
>
> ■ 患儿入院后，如囊膜完整，可于术前完善各项检查，除外合并畸形，1~2 天急诊手术关闭缺损。术后视胃肠功能恢复时间，标准住院日不超过 10~14 天符合路径要求。

（五）住院期间的检查项目

1. 必需的检查项目：

血常规、血型、尿常规、便常规、凝血功能、生化、感染性疾病筛查、X 线胸片、心电图、心脏超声。

2. 根据患儿病情进行的检查项目：

（1）泌尿系统 B 超。

（2）肝胆胰脾 B 超。

（3）染色体检查。

> **释义**
>
> ■ 患儿入院后必须完成术前常规检查，除外血源性传播疾病及有可能影响手术的心肺功能异常，有助于预估手术风险。
>
> ■ 如怀疑患儿合并其他脏器及染色体异常，则需做相应检查。

（六）治疗方案的选择

一期脐膨出修补术。

> **释义**
>
> ■ 患儿一期可行脐膨出修补，将疝出脏器还纳，关闭腹壁肌层及皮肤。

（七）预防性抗菌药物选择与使用时机

抗菌药物使用：按照《抗菌药物临床应用指导原则（2015 年版）》（国卫办医发〔2015〕43 号）执行，建议使用第三代头孢菌素类广谱抗菌药物。

> **释义**
>
> ■ 依据有无囊膜破损及污染情况，酌情使用抗菌药物，如污染严重，可使用第三代头孢菌素类抗菌药物。如仅为小型脐带根部疝，且囊膜完整，则可按照清洁或清洁-污染切口，使用预防抗菌药物。

（八）手术日

手术日一般在入院 1~2 天。
1. 麻醉方式：全身麻醉。
2. 术中用药：麻醉常规用药。

> **释义**
>
> ■ 依据病情，占用 1~2 天酌情完善术前检查后进行手术。

（九）术后恢复

术后住院恢复 7~9 天。
1. 基本治疗方案：呼吸管理，补液、抗炎，保暖，肠功能恢复。
2. 必须复查的检查项目：血常规、血气分析。
3. 术后可选择复查项目：腹部 X 线平片，X 线胸片
4. 抗菌药物使用：按照《抗菌药物临床应用指导原则（2015 年版）》（国卫办医发〔2015〕43 号）执行，并根据患儿的病情决定抗菌药物的选择与使用时间。

> **释义**
>
> ■ 脐膨出患儿在还纳腹腔脏器后，可因腹压升高影响呼吸，术后注意呼吸管理。及时复查血常规、血气分析等检查，及时处理。
>
> ■ 脐膨出患儿因器官疝出体腔外，且就诊年龄小，术前术后都要注意保暖及监测。
>
> ■ 如脐膨出囊膜破损、脏器外露、污染重，需应用广谱抗菌药物，并及时送病原标本培养，为今后抗菌药物的使用及更改提出指导。

（十）出院标准

1. 患儿病情稳定，体温正常，手术切口愈合良好，生命体征平稳，完成复查项目。

2. 没有需要住院处理的并发症和（或）合并症。

> **释义**
>
> ■ 患儿消化道功能恢复良好，进食基本正常，排便正常，无腹胀。切口愈合良好，无感染征象。

四、先天性脐膨出给药方案

依据有无囊膜破损及污染情况，酌情使用抗菌药物，如污染严重，可使用第三代头孢菌素类抗菌药物。如仅为小型脐带根部疝，且囊膜完整，则可按照清洁或清洁-污染切口，使用预防抗菌药物。按照《抗菌药物临床应用指导原则（2015 年版）》（国卫办医发〔2015〕43 号）执行。

五、推荐表单

（一）医师表单

脐膨出临床路径医师表单

适用对象：第一诊断为先天性脐膨出（ICD-10：Q21.102）

行脐膨出修补术（ICD-9-CM-3：53.49）

患儿姓名：	性别： 年龄： 门诊号：	住院号：
住院日期： 年 月 日	出院日期： 年 月 日	标准住院日：≤14 天

时间	住院第 1 天	住院第 1~2 天	住院第 2~3 天（手术日）
主要诊疗工作	□ 病史询问，体格检查 □ 完成入院病历书写 □ 安排相关检查 □ 上级医师查房	□ 汇总检查结果 □ 完成术前准备与术前评估 □ 术前讨论，确定手术方案 □ 完成术前小结、上级医师查房记录等病历书写 □ 向患儿及家属交代病情及围术期注意事项 □ 签署手术知情同意书、自费用品协议书、输血同意书	□ 气管插管，建立深静脉通路 □ 手术 □ 术后转入监护病房 □ 术者完成手术记录 □ 完成术后病程记录 □ 向患儿家属交代手术情况及术后注意事项
重点医嘱	**长期医嘱：** □ 新生儿护理常规 □ 一级护理 □ 禁食、禁水 **临时医嘱：** □ 血常规、尿常规、便常规 □ 血型、凝血功能、电解质、肝肾功能、感染性疾病筛查 □ X 线胸片、心电图、超声心动图、腹部超声	**长期医嘱：** □ 保暖、补液 **临时医嘱：** □ 拟于明日在全身麻醉下一期脐膨出修补术 □ 备皮 □ 备血 □ 血型 □ 术前禁食、禁水 □ 术前镇静药（酌情） □ 其他特殊医嘱	**长期医嘱：** □ 新生儿脐膨出术后护理 □ 禁食 □ NICU 监护 □ 持续血压、心电及血氧饱和度监测 □ 呼吸机辅助呼吸（酌情） □ 清醒后拔除气管插管（酌情） □ 预防用抗菌药物 **临时医嘱：** □ 床旁 X 线胸片（酌情） □ 其他特殊医嘱
病情变异记录	□ 无 □ 有，原因： 1. 2.	□ 无 □ 有，原因： 1. 2.	□ 无 □ 有，原因： 1. 2.
医师签名			

时间	住院第 3~4 天 （术后 1~2 日）	住院第 5~10 天 （术后 3~8 日）	住院第 10~14 天 （术后 8~12 日）
主要诊疗工作	□ 医师查房 □ 观察切口有无血肿，渗血 □ 拔除尿管 □ 拔除气管插管撤离呼吸机（酌情） □ 患儿出监护室回普通病房（酌情）	□ 医师查房 □ 安排相关复查并分析检查结果 □ 观察切口情况	□ 检查切口愈合情况并拆线 □ 确定患儿可以出院 □ 向患儿交代出院注意事项复查日期 □ 通知出院处 □ 开出院诊断书 □ 完成出院记录
重点医嘱	长期医嘱： □ 一级护理 □ 禁食、禁水 □ 生命体征监测 □ 预防用抗菌药物 □ 补液（酌情静脉营养） 临时医嘱： □ 复查血常规及相关指标（酌情） □ 其他特殊医嘱	长期医嘱： □ 一级护理 □ 根据肠功能恢复情况开始胃肠喂养 □ 停监测（酌情） □ 停抗菌药物（酌情） 临时医嘱： □ 复查胸腹 X 线平片、血常规，血生化全套（酌情） □ 大换药	临时医嘱： □ 通知出院 □ 出院带药 □ 拆线换药
病情变异记录	□ 无 □ 有，原因： 1. 2.	□ 无 □ 有，原因： 1. 2.	□ 无 □ 有，原因： 1. 2.
医师签名			

（二）护士表单

脐膨出临床路径护士表单

适用对象：第一诊断为先天性脐膨出（ICD-10：Q21.102）
　　　　　行脐膨出修补术（ICD-9-CM-3：53.49）

患儿姓名：		性别：　　年龄：　　门诊号：		住院号：
住院日期：　　年　月　日		出院日期：　　年　月　日		标准住院日：≤14天

时间	住院第1天	住院第1~2天	住院第2~3天 （手术日）
重点医嘱	**长期医嘱：** □ 新生儿护理常规 □ 一级护理 □ 禁食、禁水 **临时医嘱：** □ 血常规、尿常规、便常规 □ 血型、凝血功能、电解质、肝肾功能、感染性疾病筛查 □ X线胸片、心电图、超声心动图、腹部超声	**长期医嘱：** □ 保暖、补液 **临时医嘱：** □ 拟于明日在全身麻醉下一期脐膨出修补术 □ 备皮 □ 备血 □ 血型 □ 术前禁食、禁水 □ 术前镇静药（酌情） □ 其他特殊医嘱	**长期医嘱：** □ 新生儿脐膨出术后护理 □ 禁食 □ NICU监护 □ 持续血压、心电及血氧饱和度监测 □ 呼吸机辅助呼吸（酌情） □ 清醒后拔除气管插管（酌情） □ 预防用抗菌药物 **临时医嘱：** □ 床旁X线胸片（酌情） □ 其他特殊医嘱
主要护理工作	□ 入院宣教（环境、设施、人员等） □ 入院护理评估（营养状况、性格变化等）	□ 术前准备 □ 术前宣教	□ 观察患儿病情变化 □ 定期记录重要监测指标
病情变异记录	□无　□有，原因： 1. 2.	□无　□有，原因： 1. 2.	□无　□有，原因： 1. 2.
护士签名			

时间	住院第 3~4 天 （术后 1~2 日）	住院第 5~10 天 （术后 3~8 日）	住院第 10~14 天 （术后 8~12 日）
重点医嘱	**长期医嘱：** □ 一级护理 □ 禁食、禁水 □ 生命体征监测 □ 预防用抗菌药物 □ 补液（酌情静脉营养） **临时医嘱：** □ 复查血常规及相关指标（酌情） □ 其他特殊医嘱	**长期医嘱：** □ 一级护理 □ 根据肠功能恢复情况开始胃肠喂养 □ 停监测（酌情） □ 停抗菌药物（酌情） **临时医嘱：** □ 复查胸腹 X 线平片、血常规，血生化全套（酌情） □ 大换药	**临时医嘱：** □ 通知出院 □ 出院带药 □ 拆线换药
主要护理工作	□ 观察患儿情况 □ 记录生命体征 □ 记录 24 小时出入量 □ 术后康复指导	□ 患儿一般状况及切口情况 □ 术后康复指导	□ 帮助办理出院手续 □ 康复宣教
病情变异记录	□ 无　□ 有，原因： 1. 2.	□ 无 □ 有，原因： 1. 2.	□ 无　□ 有，原因： 1. 2.
护士签名			

（三）患儿家属表单

脐膨出临床路径患儿家属表单

适用对象：第一诊断为先天性脐膨出（ICD-10：Q21.102）
行脐膨出修补术（ICD-9-CM-3：53.49）

患儿姓名：	性别： 年龄： 门诊号：	住院号：
住院日期： 年 月 日	出院日期： 年 月 日	标准住院日：≤14 天

时间	住院第1~2天	住院第2~3天	住院第4~9天	住院第10~14天
医患配合	□ 接受入院宣教 □ 接受入院护理评估 □ 接受病史询问 □ 进行体格检查 □ 交代既往用药情况 □ 进行相关体格检查 □ 医护人员交代病情，患儿家长签署手术麻醉知情同意书和输血知情同意书等	□ 患儿及家属与医师在手术前、后交流了解病情	□ 了解术后病情变化	□ 接受出院前康复宣教 □ 学习出院注意事项 □ 了解复查程序 □ 办理出院手续 □ 获取出院诊断书 □ 获取出院带药
重点诊疗及检查	□ 新生儿护理常规 □ 一级护理 □ 禁食、禁水 □ 血常规、尿常规、便常规 □ 血型、凝血功能、电解质、肝肾功能、感染性疾病筛查 □ X线胸片、心电图、超声心动图、腹部超声	重点诊疗： □ 手术	重点诊疗： □ 补液、抗感染治疗 □ 逐渐恢复饮食 □ 伤口护理	重点诊疗： □ 出院 □ 定期复诊
病情变异记录	□ 无 □ 有，原因： 1. 2.	□ 无 □ 有，原因： 1. 2.	□ 无 □ 有，原因： 1. 2.	□ 无 □ 有，原因： 1. 2.

附：原表单（2016 年版）

脐膨出临床路径表单

适用对象：第一诊断为脐膨出（ICD-10：Q21.102）

行一期脐膨出修补术（ICD-9-CM-3：35.51/35.61/35.71）

患儿姓名：	性别： 年龄： 门诊号：	住院号：
住院日期： 年 月 日	出院日期： 年 月 日	标准住院日：≤14 天

时间	住院第 1 天	住院第 1~2 天	住院第 2~3 天 （手术日）
主要诊疗工作	□ 病史询问，体格检查 □ 完成入院病历书写 □ 安排相关检查 □ 上级医师查房	□ 汇总检查结果 □ 完成术前准备与术前评估 □ 术前讨论，确定手术方案 □ 完成术前小结、上级医师查房记录等病历书写 □ 向患儿及家属交代病情及围术期注意事项 □ 签署手术知情同意书、自费用品协议书、输血同意书	□ 气管插管，建立深静脉通路 □ 手术 □ 术后转入监护病房 □ 术者完成手术记录 □ 完成术后病程记录 □ 向患儿家属交代手术情况及术后注意事项
重点医嘱	长期医嘱： □ 新生儿护理常规 □ 一级护理 □ 禁食、禁水 临时医嘱： □ 血常规、尿常规、便常规 □ 血型、凝血功能、电解质、肝肾功能、感染性疾病筛查 □ X 线胸片、心电图、超声心动图、腹部超声	长期医嘱： □ 保暖、补液 临时医嘱： □ 拟于明日在全身麻醉下一期脐膨出修补术 □ 备皮 □ 备血 □ 血型 □ 术前禁食、禁水 □ 术前镇静药（酌情） □ 其他特殊医嘱	长期医嘱： □ 新生儿脐膨出术后护理 □ 禁食 □ NICU 监护 □ 持续血压、心电及血氧饱和度监测 □ 呼吸机辅助呼吸（酌情） □ 清醒后拔除气管插管（酌情） □ 预防用抗菌药物 临时医嘱： □ 床旁 X 线胸片（酌情） □ 其他特殊医嘱
主要护理工作	□ 入院宣教（环境、设施、人员等） □ 入院护理评估（营养状况、性格变化等）	□ 术前准备 □ 术前宣教	□ 观察患儿病情变化 □ 定期记录重要监测指标
病情变异记录	□ 无 □ 有，原因： 1. 2.	□ 无 □ 有，原因： 1. 2.	□ 无 □ 有，原因： 1. 2.
护士签名			
医师签名			

时间	住院第 3~4 天 （术后 1~2 日）	住院第 5~10 天 （术后 3~8 日）	住院第 10~14 天 （术后 8~12 日）
主要诊疗工作	□ 医师查房 □ 观察切口有无血肿，渗血 □ 拔除尿管 □ 拔除气管插管撤离呼吸机（酌情） □ 患儿出监护室回普通病房（酌情）	□ 医师查房 □ 安排相关复查并分析检查结果 □ 观察切口情况	□ 检查切口愈合情况并拆线 □ 确定患儿可以出院 □ 向患儿交代出院注意事项复查日期 □ 通知出院处 □ 开出院诊断书 □ 完成出院记录
重点医嘱	**长期医嘱：** □ 一级护理 □ 禁食、禁水 □ 生命体征监测 □ 预防用抗菌药物 □ 补液（酌情静脉营养） **临时医嘱：** □ 复查血常规及相关指标（酌情） □ 其他特殊医嘱	**长期医嘱：** □ 一级护理 □ 根据肠功能恢复情况开始胃肠喂养 □ 停监测（酌情） □ 停抗菌药物（酌情） **临时医嘱：** □ 复查胸腹 X 线平片、血常规，血生化全套（酌情） □ 大换药	**临时医嘱：** □ 通知出院 □ 出院带药 □ 拆线换药
主要护理工作	□ 观察患儿情况 □ 记录生命体征 □ 记录 24 小时出入量 □ 术后康复指导	□ 患儿一般状况及切口情况 □ 术后康复指导	□ 帮助办理出院手续 □ 康复宣教
病情变异记录	□ 无　□ 有，原因： 1. 2.	□ 无　□ 有，原因： 1. 2.	□ 无　□ 有，原因： 1. 2.
护士签名			
医师签名			

备注：

1. 院内感染（是/否）_____院感名称：_____

2. 预防性使用抗菌药物的原因：_____抗菌药物名称：_____使用时间：____天

3. 延长住院时间原因：_____

4. 退径（是/否）____退径原因：_____

5. 其他特殊事项及原因：_____

第五章

小儿隐匿性阴茎临床路径释义

一、小儿隐匿性阴茎编码

1. 原编码：

疾病名称及编码：隐匿性阴茎（ICD-10：Q55.606）

手术操作名称及编码：（隐匿性阴茎延长术）阴茎矫直术（ICD-9-CM-3：64.4901）

2. 修改编码：

疾病名称及编码：隐匿性阴茎（ICD-10：Q55.606）

手术操作名称及编码：隐匿性阴茎延长术（ICD-9-CM-3：64.49）

二、临床路径检索方法

Q55.606 伴 64.49　　出院科别：儿科

三、小儿隐匿性阴茎临床路径标准住院流程

（一）适用对象

第一诊断为隐匿性阴茎（ICD-10：Q55.606）。

行隐匿性阴茎延长术。

> **释义**
>
> ■ 适用对象编码参见第一部分。
> ■ 本路径适用对象为临床诊断隐匿性阴茎的患儿，如同时合并有尿路畸形、尿潴留及泌尿系统感染等需相应对症处理，进入其他相应路径。

（二）诊断依据

根据《临床诊疗指南·小儿外科学分册》（中华医学会编著，人民卫生出版社），《临床技术操作规范·小儿外科学分册》（中华医学会编著，人民军医出版社）。

典型的隐匿性阴茎外观：阴茎隐匿于皮下，阴茎外观短小。包皮似鸟嘴包住阴茎，与阴茎体不附着，背侧短，腹侧长，内板多，外板少。

> **释义**
>
> ■ 隐匿性阴茎多见于肥胖小儿，其原因主要包括阴茎皮肤发育不良，包皮腔过小以及阴茎皮肤没有包绕附着海绵体。
> ■ 查体时应注意除外其他伴发畸形，如：尿道下裂或上裂，小阴茎等。

（三）治疗方案的选择

根据《临床诊疗指南·小儿外科学分册》（中华医学会编著，人民卫生出版社）、《临床技术操作规范·小儿外科学分册》（中华医学会编著，人民军医出版社）。

隐匿性阴茎延长术。

> **释义**
>
> ■ 隐匿性阴茎应与埋藏阴茎、蹼状阴茎、瘢痕包茎以及特发性小阴茎相鉴别。
> ■ 部分肥胖小儿随年龄增长症状会自行缓解，目前推荐手术年龄以学龄期前后为宜。
> ■ 目前手术方式主要包括 Shiraki、Johnston 和 Devine 术式及以其为基础的改良术式。

（四）标准住院日 5~7 天

> **释义**
>
> ■ 隐匿性阴茎患儿入院后，术前检查 1~2 天，第 2 或第 3 天手术。术后恢复 3~5 天，总住院时间不宜超过 7 天。

（五）进入路径标准

1. 第一诊断必须符合 ICD-10：Q55.606 隐匿性阴茎疾病编码。
2. 已排除隐睾、性别畸形，可进行一期手术矫治的患儿，进入路径。
3. 当患儿同时具有其他疾病诊断，但在住院期间不需要特殊处理也不影响第一诊断的临床路径实施时，可以进入路径。

> **释义**
>
> ■ 进入标准应除外肥胖婴幼儿阴茎体部分埋藏于耻骨前脂肪堆中的情况。

（六）术前准备 1~2 天

1. 必需的检查项目：
(1) 实验室检查：血常规、尿常规、肝肾功能、电解质、凝血功能、感染性疾病筛查。
(2) 心电图、X 线胸片（正位）。
2. 根据病情选择的项目：
(1) C 反应蛋白。
(2) 泌尿系统超声。
(3) 超声心动图（心电图异常者）。

> **释义**
>
> ■ 必查项目是确保手术安全、术后顺利恢复的基础。所有检查均应在术前完成并进行认真核对，如有异常应及时复查或请相关专业医师进行会诊。
>
> ■ 患儿有呼吸道症状或近期有过发热、咳嗽等，应在彻底治愈的前提下再收入院治疗。
>
> ■ 心电图、超声心动图或凝血功能异常者需复查或除外其他疾病，不宜进入路径。

（七）预防性抗菌药物选择与使用时机

按照《抗菌药物临床应用指导原则（2015 年版）》（国卫办医发〔2015〕43 号），结合患儿病情，可选用第一代头孢菌素，在术前 0.5 ~ 2 小时内给药，预防使用时间不超过 24 小时，个别情况可延长至 48 小时。

> **释义**
>
> ■ 隐匿性阴茎手术切口属于Ⅱ类切口，可预防使用第一代头孢菌素类抗菌药物，部分患儿术后需留置导尿管，可适当延长抗菌药物使用时间，但不宜超过 3 天。

（八）手术日为入院第 2 ~ 3 天

1. 麻醉方式：气管插管全身麻醉，或静脉复合麻醉。
2. 手术方式：根据患儿病情选择合适手术方式，如阴茎伸直术、包皮成形术等。
3. 术中用药：麻醉常规用药。
4. 输血：通常无需输血。

> **释义**
>
> ■ 应按照临床路径规定使用气管插管或静脉复合麻醉；一般无需输血。
>
> ■ 对于年长儿，可视情况进行局部麻醉下手术。

（九）术后住院恢复 5 ~ 7 天

1. 术后需要复查的项目：根据患儿病情决定。
2. 术后用药：手术预防使用抗菌药物时间不超过 24 小时；如患儿术后有明确感染指征，应结合患儿情况、感染部位，选择敏感抗菌药物进行治疗用药。

> **释义**
>
> ■ 如麻醉方式为全身麻醉，术后应常规进行生命体征监测。
>
> ■ 术中如留置导尿管，可适当延长抗菌药物使用时间及住院时间，以不超过 7 天为宜。

（十）出院标准

1. 一般情况良好。

2. 没有需要住院处理的并发症。

> 释义
>
> ■ 患儿术后一般情况恢复良好，无活动性出血，无感染表现，皮瓣颜色正常。
> ■ 留置导管患儿在拔除导尿管后排尿正常方可出院。

（十一）变异及原因分析

1. 住院治疗期间，发现染色体异常，合并两性畸形患儿，进入其他路径。

2. 围术期并发症等造成住院日延长和费用增加。

3. 术后有尿道瘘等并发症，进入其他路径。

> 释义
>
> ■ 变异是指入选临床路径的患儿未能按照路径流程完成医疗行为或未达到预期的医疗质量控制目标。包括以下情况：①治疗过程中发现合并其他异常，无法完成相应手术；②术后出现感染、出血等并发症不能按照路径时间出院；③术后出现尿道瘘、尿道狭窄等情况需要再次手术治疗者，需进入其他的临床路径。
> ■ 因患儿方面的主观原因导致执行路径出现变异，需医师在表单中予以说明。

四、小儿隐匿性阴茎给药方法

【用药选择】

隐匿性阴茎手术属于Ⅱ类切口，可预防性使用抗菌药物。首选第一代头孢菌素，如头孢拉定、头孢唑啉等。

【药学提示】

1. 头孢拉定不良反应较轻，发生率也较低，约6%。恶心、呕吐、腹泻、上腹部不适等胃肠道反应较为常见。

2. 药疹发生率约1%~3%，假膜性肠炎、嗜酸性粒细胞增多、直接Coombs试验阳性反应、周围血象白细胞及中性粒细胞减少等见于个别患儿。少数患儿可出现暂时性血尿素氮升高，血清转氨酶、血清碱性磷酸酶一过性升高。

【注意事项】

如术后有明显感染迹象，可延长使用抗菌药物时间或根据分泌物培养选择敏感抗菌药物进行治疗。

五、推荐表单

（一）医师表单

隐匿性阴茎临床路径医师表单

适用对象：第一诊断为隐匿性阴茎（ICD-10：Q55.606）
行隐匿性阴茎延长术｜（ICD-9-CM-3：64.49）

患儿姓名：	性别： 年龄： 门诊号：	住院号：
住院日期： 年 月 日	出院日期： 年 月 日	标准住院日：10 天

时间	住院第 1 天	住院第 2~3 天 （手术日）	住院第 3~4 天 （术后 1 日）
主要诊疗工作	□ 询问病史与体格检查 □ 完成病历书写 □ 常规相关检查 □ 上级医师查房与手术前评估 □ 向患儿监护人交代病情，签署手术知情同意书、手术麻醉知情同意书	□ 早晨再次术前评估 □ 手术（隐匿性阴茎延长术） □ 上级医师查房	□ 上级医师查房，对手术进行评估 □ 注意有无手术后并发症（龟头血供、血肿等）、导尿通畅情况
重点医嘱	**长期医嘱：** □ 小儿外科护理常规 □ 二级护理 □ 普通饮食 **临时医嘱：** □ 血常规、凝血功能、肝肾功能、感染性疾病筛查 □ 心电图、X 线胸片（正位） □ 术前禁食 □ 术前灌肠 □ 术前禁食、禁水 6~8 小时	**长期医嘱：** □ 今日行隐匿性阴茎延长术 □ 小儿外科护理常规 □ 一级护理 □ 禁食 6 小时后半流质饮食 □ 导尿管护理 □ 留置导尿接无菌袋 □ 镇静剂（必要时） □ 膀胱舒张药物（必要时） **临时医嘱：** □ 抗菌药物	**长期医嘱：** □ 小儿外科护理常规 □ 二级护理 □ 普通饮食 □ 导尿管护理 □ 留置导尿接无菌袋 **临时医嘱：** □ 抗菌药物
病情变异记录	□ 无 □ 有，原因： 1. 2.	□ 无 □ 有，原因： 1. 2.	□ 无 □ 有，原因： 1. 2.
医师签名			

时间	住院第4或5天 （术后2日）	住院第5~7天 （术后3~4天日）	住院第8~9天 （术后5~6日）	住院第10天 （出院日）
主要诊疗工作	□ 上级医师查房，对手术进行评估 □ 注意有无术后并发症、导尿通畅情况	□ 上级医师查房，对手术进行评估 □ 注意有无手术后并发症、导尿通畅情况	□ 注意有无术后并发症、导尿通畅情况 □ 拆除阴茎敷料，观察阴茎皮肤、阴囊情况（有无缺血、血肿、感染等）择期拔除导尿管	□ 观察阴茎皮肤、阴囊情况（有无缺血、血肿、感染等） □ 向家长交代出院后注意事项，预约复诊日期 □ 完成出院小结
重点医嘱	长期医嘱： □ 二级护理 □ 普通饮食 □ 导尿管护理 □ 留置导尿接无菌袋 临时医嘱： □ 复查血常规、尿常规（必要时） □ 复查电解质（必要时）	长期医嘱： □ 二级护理 □ 普通饮食 □ 导尿管护理 □ 留置导尿接无菌袋	长期医嘱： □ 二级护理 □ 普通饮食 □ 导尿管护理 □ 留置导尿接无菌袋	出院医嘱： □ 导尿管护理 □ 出院前拔除导尿管，观察排尿情况 □ 口服抗菌药物（拔除导尿管停用）
病情变异记录	□ 无 □ 有，原因： 1. 2.	□ 无 □ 有，原因： 1. 2.	□ 无 □ 有，原因： 1. 2.	□ 无 □ 有，原因： 1. 2.
医师签名				

备注：

1. 院内感染（是/否）_____院感名称：_____
2. 预防性使用抗菌药物的原因：_____抗菌药物名称：_____使用时间：____天
3. 延长住院时间原因：_____
4. 退径（是/否）____退径原因：_____
5. 其他特殊事项及原因：_____

（二）护士表单

隐匿性阴茎临床路径护士表单

适用对象：第一诊断为隐匿性阴茎（ICD-10：Q55.606）

行隐匿性阴茎延长术 I （ICD-9-CM-3：64.49）

| 患儿姓名： | | 性别：　　年龄：　　门诊号： | | 住院号： |

| 住院日期：　　年　月　日 | 出院日期：　　年　月　日 | 标准住院日：10天 |

时间	住院第 1 天	住院第 2~3 天 （手术日）	住院第 3~4 天 （术后 1 日）
健康宣教	□ 入院宣教 □ 介绍主管医师、护士 □ 介绍环境、设施 □ 介绍住院注意事项 □ 介绍探视和陪伴制度 □ 介绍贵重物品制度	□ 阴茎成形术前宣教及手术后注意事项 □ 告知手术后饮食 □ 主管护士与患儿及家长沟通，消除紧张情绪 □ 告知手术后可能出现的情况及应对方式	□ 术后宣教，告知注意事项，注意保护导尿管，及引流通畅。 □ 演示引流管的护理 □ 饮食、活动指导
护理处置	□ 核对患儿，佩戴腕带 □ 建立入院护理病历 □ 协助患儿留取各种标本 □ 测量体重	□ 协助医师完成手术前的相关实验室检查 □ 阴茎成形术前准备 □ 禁食、禁水 □ 与手术室护士及麻醉医师完成三方核对	□ 遵医嘱给予对症治疗
基础护理	□ 二级护理 □ 晨晚间护理 □ 排泄管理 □ 患儿安全管理	□ 一级护理 □ 晨晚间护理 □ 排泄管理 □ 患儿安全管理	□ 二级护理 □ 晨晚间护理 □ 排泄管理 □ 患儿安全管理
专科护理	□ 护理查体 □ 病情观察 □ 需要时，填写坠床及压疮防范表 □ 需要时，请家属陪伴 □ 确定饮食种类 □ 心理护理	□ 病情观察 □ 注意尿管位置及引流是否通畅 □ 遵医嘱完成相关检查 □ 心理护理	□ 病情观察 □ 注意尿管位置及引流是否通畅 □ 遵医嘱完成相关检查 □ 心理护理
重点医嘱	□ 详见医嘱执行单	□ 详见医嘱执行单	□ 详见医嘱执行单
病情变异记录	□ 无　□ 有，原因： 1. 2.	□ 无　□ 有，原因： 1. 2.	□ 无　□ 有，原因： 1. 2.
护士签名			

时间	住院第4或5天 （术后2日）	住院第5~7天 （术后3~4日）	住院第8~9天 （术后5~6日）	住院第10天 （出院日）
健康宣教	□ 术后宣教，告知注意事项，注意保护导尿管，及引流通畅。 □ 演示引流管的护理 □ 饮食、活动指导	□ 术后宣教，告知注意事项，注意保护导尿管，及引流通畅。 □ 饮食、活动指导	□ 术后宣教，告知注意事项，注意保护导尿管，及引流通畅。 □ 拆除辅料后注意观察有无出血及异常分泌物。 □ 饮食、活动指导	□ 观察阴茎皮肤、阴囊情况（有无缺血、血肿、感染等） □ 向家长交代出院后注意事项，预约复诊日期 □ 完成出院通知 □ 出院宣教
护理处置	□ 遵医嘱给予对症治疗	□ 遵医嘱给予对症治疗	□ 遵医嘱给予对症治疗	□ 遵医嘱给予对症治疗
基础护理	□ 二级护理 □ 晨晚间护理 □ 排泄管理 □ 患儿安全管理	□ 二级护理 □ 晨晚间护理 □ 排泄管理 □ 患儿安全管理	□ 二级护理 □ 晨晚间护理 □ 排泄管理 □ 患儿安全管理	□ 指导家长办理出院手续等事项
专科护理	□ 病情观察 □ 注意尿管位置及引流是否通畅 □ 遵医嘱完成相关检查 □ 心理护理	□ 病情观察 □ 注意尿管位置及引流是否通畅 □ 遵医嘱完成相关检查 □ 心理护理	□ 病情观察 □ 注意尿管位置及引流是否通畅 □ 注意伤口有无出血感染 □ 心理护理	□ 病情观察 □ 拔除尿管后观察排尿情况 □ 出院安全宣教
重点医嘱	□ 详见医嘱执行单	□ 详见医嘱执行单	□ 详见医嘱执行单	□ 详见医嘱执行单
病情变异记录	□无 □有，原因： 1. 2.	□无 □有，原因： 1. 2.	□无 □有，原因： 1. 2.	□无 □有，原因： 1. 2.
护士签名				

（三）患儿家属表单

隐匿性阴茎临床路径患儿家属表单

适用对象：第一诊断为隐匿性阴茎（ICD-10：Q55.606）

行隐匿性阴茎延长术｜（ICD-9-CM-3：64.49）

患儿姓名：	性别： 年龄： 门诊号：	住院号：
住院日期： 年 月 日	出院日期： 年 月 日	标准住院日：10 天

时间	入院	术前	手术日
医患配合	□ 配合询问病史、收集资料，务必详细告知既往史、用药史、过敏史 □ 配合对患儿进行体格检查	□ 配合完善手术前相关检查，如采血、留尿、心电图、X线胸片 □ 医师与患儿及家属介绍病情、阴茎成形术前谈话、家长需签字表示同意	□ 配合完善相关检查 □ 配合医师安排做好术前禁食、禁水
护患配合	□ 配合测量体温、脉搏、呼吸3次，血压、体重1次 □ 配合完成入院护理评估（简单询问病史、过敏史、用药史） □ 接受入院宣教（环境介绍、病室规定、订餐制度、贵重物品保管等） □ 配合执行探视和陪伴制度 □ 有任何不适告知护士	□ 配合测量体温、脉搏、呼吸3次，询问大便1次 □ 接受手术前宣教 □ 接受饮食宣教 □ 接受药物宣教	□ 配合测量体温、脉搏、呼吸3次，询问大便1次 □ 送往手术室前，协助完成核对，带齐影像资料及用药 □ 返回病房后，配合接受生命体征的测量，配合检查意识（全身麻醉者） □ 接受饮食宣教：手术前禁食、禁水6小时 □ 接受药物宣教 □ 有任何不适告知护士
饮食	□ 遵医嘱饮食	□ 遵医嘱饮食	□ 术后，根据医嘱2小时后试饮水，无恶心呕吐进少量流质饮食或者半流质饮食
排泄	□ 正常排尿便	□ 正常排尿便	□ 正常排尿便
活动	□ 正常活动	□ 正常活动	□ 正常活动

时间	手术后	出院
医患配合	□ 配合会阴部查体 □ 配合完善术后检查，如采血等	□ 接受出院前指导 □ 知道复查程序 □ 获取出院诊断书
护患配合	□ 配合定时测量生命体征、每日询问大便 □ 配合检查会阴部 □ 接受输液、服药等治疗 □ 接受进食、进水、排便等生活护理 □ 配合活动，预防皮肤压力伤 □ 注意活动安全，避免坠床或跌倒 □ 配合执行探视及陪伴	□ 接受出院宣教 □ 办理出院手续 □ 获取出院带药 □ 知道服药方法、作用、注意事项 □ 知道复印病历程序
饮食	□ 遵医嘱饮食	□ 遵医嘱饮食
排泄	□ 正常排尿便	□ 正常排尿便
活动	□ 正常适度活动，避免疲劳	□ 正常适度活动，避免疲劳

附：原表单（2016 年版）

隐匿性阴茎临床路径表单

适用对象：第一诊断为隐匿性阴茎（ICD-10：Q55.606）
　　　　　行隐匿性阴茎延长术

患儿姓名：	性别：　　年龄：　　门诊号：	住院号：
住院日期：　　年　月　日	出院日期：　　年　月　日	标准住院日：10 天

时间	住院第 1 天	住院第 2~3 天 （手术日）	住院第 3~4 天 （术后 1 日）
主要诊疗工作	□ 询问病史与体格检查 □ 完成病历书写 □ 常规相关检查 □ 上级医师查房与手术前评估 □ 向患儿监护人交代病情，签署手术知情同意书、手术麻醉知情同意书	□ 早晨再次术前评估 □ 手术（隐匿性阴茎延长术） □ 上级医师查房	□ 上级医师查房，对手术进行评估 □ 注意有无手术后并发症（龟头血供、血肿等）、导尿通畅情况
重点医嘱	长期医嘱： □ 小儿外科护理常规 □ 二级护理 □ 普通饮食 临时医嘱： □ 血常规、凝血功能、肝肾功能、感染性疾病筛查 □ 心电图、X 线胸片（正位） □ 术前禁食 □ 术前灌肠 □ 术前禁食、禁水 6~8 小时	长期医嘱： □ 今日行隐匿性阴茎延长术 □ 小儿外科护理常规 □ 一级护理 □ 禁食 6 小时后半流质饮食 □ 导尿管护理 □ 留置导尿接无菌袋 □ 镇静剂（必要时） □ 膀胱舒张药物（必要时） 临时医嘱： □ 抗菌药物	长期医嘱： □ 小儿外科护理常规 □ 二级护理 □ 普通饮食 □ 导尿管护理 □ 留置导尿接无菌袋 临时医嘱： □ 抗菌药物
主要护理工作	□ 入院宣教：介绍病房环境、设施和设备、安全教育 □ 入院护理评估 □ 静脉采血 □ 指导患儿家长带患儿到相关科室进行心电图、X 线胸片等检查	□ 观察患儿情况 □ 手术后生活护理 □ 夜间巡视	□ 观察患儿情况 □ 手术后生活护理 □ 夜间巡视
病情变异记录	□ 无　□ 有，原因： 1. 2.	□ 无　□ 有，原因： 1. 2.	□ 无　□ 有，原因： 1. 2.
护士签名			
医师签名			

时间	住院第4或5天 (术后2日)	住院第5~7天 (术后3~4日)	住院第8~9天 (术后5~6日)	住院第10天 (出院日)
主要诊疗工作	□ 上级医师查房，对手术进行评估 □ 注意有无术后并发症、导尿通畅情况	□ 上级医师查房，对手术进行评估 □ 注意有无手术后并发症、导尿通畅情况	□ 注意有无术后并发症、导尿通畅情况 □ 拆除阴茎敷料，观察阴茎皮肤、阴囊情况（有无缺血、血肿、感染等）择期拔除导尿管	□ 观察阴茎皮肤、阴囊情况（有无缺血、血肿、感染等） □ 向家长交代出院后注意事项，预约复诊日期 □ 完成出院小结
重点医嘱	长期医嘱： □ 二级护理 □ 普通饮食 □ 导尿管护理 □ 留置导尿接无菌袋 临时医嘱： □ 复查血常规、尿常规（必要时） □ 复查电解质（必要时）	长期医嘱： □ 二级护理 □ 普通饮食 □ 导尿管护理 □ 留置导尿接无菌袋	长期医嘱： □ 二级护理 □ 普通饮食 □ 导尿管护理 □ 留置导尿接无菌袋	出院医嘱： □ 导尿管护理 □ 出院前拔除导尿管，观察排尿情况 □ 口服抗菌药物（拔除导尿管停用）
主要护理工作	□ 观察患儿情况 □ 手术后生活护理	□ 观察患儿情况 □ 手术后生活护理	□ 观察患儿情况 □ 手术后生活护理 □ 宣教、示范导尿管护理及注意事项	□ 指导家长办理出院手续等事项 □ 出院宣教
病情变异记录	□ 无 □ 有，原因： 1. 2.	□ 无 □ 有，原因： 1. 2.	□ 无 □ 有，原因： 1. 2.	□ 无 □ 有，原因： 1. 2.
护士签名				
医师签名				

备注：

1. 院内感染（是/否）_____院感名称：_____

2. 预防性使用抗菌药物的原因：_____抗菌药物名称：_____使用时间：____天

3. 延长住院时间原因：_____

4. 退径（是/否）____退径原因：_____

5. 其他特殊事项及原因：_____

第六章

小儿鞘膜积液临床路径释义

一、小儿鞘膜积液编码

1. 原编码：

疾病名称及编码：小儿鞘膜积液（ICD-10：N43.301）

手术操作名称及编码：未闭鞘状突高位结扎术（ICD-9-CM-3：35.13，35.25，35.26，
　　　　　　　　　　35.34，35.35，35.96）

2. 修改编码：

疾病名称及编码：包绕性鞘膜积液（ICD-10：N43.0）

　　　　　　　　其他鞘膜积液（ICD-10：N43.2）

　　　　　　　　鞘膜积液（ICD-10：N43.3）

手术操作名称及编码：睾丸鞘状突高位结扎术（ICD-9-CM-3：61.4901）

　　　　　　　　　　腹腔镜下鞘状突高位结扎术（ICD-9-CM-3：61.4905）

二、临床路径检索方法

N43.0/N43.2/ N43.3 伴 61.4901/61.4905　　　出院科别：儿科

三、小儿鞘膜积液临床路径标准住院流程

（一）适用对象

第一诊断为小儿鞘膜积液（ICD-10：N43.301），行未闭鞘状突高位结扎术（ICD-9-CM-3：
35.13，35.25，35.26，35.34，35.35，35.96）。除外鞘膜积液复发患儿。

> 释义
>
> ■ 适用对象编码参见第一部分。
> ■ 本路径适用对象为临床诊断鞘膜积液的患儿，如患儿为复发性鞘膜积液或合
> 并有隐睾等其他疾病，不应进入本路径。

（二）诊断依据

根据《临床诊疗指南·小儿外科学分册》（中华医学会编著，人民卫生出版社，2010）。

1. 病史：腹股沟或阴囊肿块。
2. 体征：腹股沟或阴囊肿块，不可回纳，透光试验（+）。
3. 辅助检查：腹股沟、阴囊 B 超。

> 释义
>
> ■ 鞘膜积液患侧的阴囊或腹股沟部有囊性肿块，边界清楚，无明显柄蒂进入腹
> 腔，透光试验为阳性。

■ 部分患儿可有囊性肿块大小发生变化，有日间变大，晨起较小的病史，考虑为交通性鞘膜积液。

■ 部分患儿阴囊内囊性肿块张力较高，不易触及睾丸，需行超声检查以判断是否同时合并隐睾。

（三）进入路径标准

1. 第一诊断必须符合 ICD-10：N43.301 疾病编码。
2. 当患儿同时具有其他疾病诊断，但在住院期间不需要特殊处理也不影响第一诊断的临床路径实施时，可以进入路径。

释义

■ 进入标准应除外合并其他影响手术的疾病，如隐睾、腹股沟斜疝等。

（四）标准住院日 1~4 天

释义

■ 鞘膜积液患儿入院后，术前检查 1~2 天，第 2 或第 3 天手术。术后恢复 1~2 天，总住院时间不宜超过 4 天。

（五）住院期间的检查项目

1. 必需的检查项目：
血常规、尿常规、便常规、凝血功能、生化、感染性疾病筛查、X 线胸片、心电图、腹股沟及阴囊 B 超。
2. 根据患儿病情进行的检查项目：
（1）心脏彩超。
（2）泌尿系 B 超。
（3）肝胆胰脾 B 超。

释义

■ 必查项目是确保手术安全、术后顺利恢复的基础。所有检查均应在术前完成并进行认真核对，如有异常应及时复查或请相关专业医师进行会诊。

■ 患儿有呼吸道症状或近期有过发热、咳嗽等，应在彻底治愈的前提下再收入院治疗。

■ 心电图、超声心动或凝血功能异常者需复查或除外其他疾病，不宜进入路径。

（六）治疗方案的选择

未闭鞘状突高位结扎术。

> **释义**
>
> ■对于小儿，鞘状突高位结扎术是经典的手术方法，可根据术者自身情况选择开放手术或腹腔镜手术。
>
> ■对于部分青春期后年龄较大小儿，单纯鞘状突高位结扎效果不理想，可视情况同时行鞘膜翻转术。

（七）预防性抗菌药物选择与使用时机

一般无需应用抗菌药物。

> **释义**
>
> ■此手术为Ⅰ类切口，常规无需使用抗菌药物。

（八）手术日

手术日一般在入院 1~3 天。

1. 麻醉方式：全身麻醉。
2. 术中用药：麻醉常规用药。

> **释义**
>
> ■应按照临床路径规定使用气管插管或静脉复合麻醉。

（九）术后恢复

术后住院恢复≤2 天。

基本对症治疗方案。如出现术后感染，可结合药敏试验结果选择抗菌药物。

> **释义**
>
> ■如麻醉方式为全身麻醉，术后应常规进行生命体征监测。
>
> ■术后 3 天可门诊复查伤口换药。

（十）出院标准

体温正常，切口无出血。

> **释义**
>
> ■患儿术后一般情况恢复良好，无活动性出血，无感染表现，阴囊无血肿。

（十一）变异及原因分析

1. 存在相关并发症，需要处理干预。
2. 围术期出现病情变化导致住院时间延长，增加住院费用。

> **释义**
>
> ■ 变异是指入选临床路径的患儿未能按照路径流程完成医疗行为或未达到预期的医疗质量控制目标。包括以下情况：①治疗过程中发现合并其他异常，无法完成相应手术；②术后出现感染、出血等并发症不能按照路径时间出院者；③术后阴囊血肿明显，考虑需要再次手术探查治疗者需退出本临床路径。
>
> ■ 因患儿方面的主观原因导致执行路径出现变异，需医师在表单中予以说明。

四、小儿鞘膜积液给药方法

鞘状突高位结扎术属于Ⅰ类切口，不应用抗菌药物。

五、推荐表单

（一）医师表单

鞘膜积液临床路径医师表单

适用对象：第一诊断为鞘膜积液（ICD-10：N43.300）
　　　　　行择期鞘膜切除术（ICD-9-CM-3：1.2002）

患儿姓名：		性别：　　年龄：　　门诊号：	住院号：
住院日期：　　年　月　日		出院日期：　　年　月　日	标准住院日：3~4 天

时间	住院第 1 天	住院第 2 天	住院第 3 天 （手术日）	住院第 4 天 （出院日）
主要诊疗工作	□ 病史询问与体格检查 □ 完成病历 □ 常规相关检查 □ 上级医师查房及术前评估 □ 向患儿监护人交代病情，签署医患沟通、手术同意书	□ 向患儿监护人交代病情、手术方案、签署手术同意书 □ 麻醉师探视患儿，签署麻醉知情同意书	□ 早晨再次术前评估 □ 手术 □ 完成手术记录和术后病程记录 □ 向患儿家长交代病情及术后注意事项	□ 上级医师查房，进行疗效评估 □ 告知如何保护手术创口 □ 完成出院记录、病案首页、出院证明书 □ 向患儿家长交代出院后注意事项 □ 将出院小结及出院证明交患儿家长
重点医嘱	**长期医嘱：** □ 小儿外科护理常规 □ 二级护理 □ 普通饮食 **临时医嘱：** □ 血常规、尿常规、便常规 □ 全套生化、血型、凝血功能、感染性疾病筛查 □ 心电图及正位 X 线胸片 □ 腹股沟 B 超	**长期医嘱：** □ 小儿外科护理常规 □ 二级护理 **临时医嘱：** □ 拟明日在全身麻醉下行鞘状突高位结扎术 □ 术前禁食 6 ~ 8 小时 □ 常规皮肤准备	**长期医嘱：** □ 小儿外科护理常规 □ 一级护理 □ 术后禁食 6~8 小时后半流质饮食 □ 止血剂 □ 静脉补液 **临时医嘱：** □ 今日全身麻醉下行鞘状突高位结扎术 □ 术前针肌内注射	**临时医嘱：** □ 今日出院
病情变异记录	□ 无　□ 有，原因： 1. 2.	□ 无　□ 有，原因： 1. 2.	□ 无　□ 有，原因： 1. 2.	□ 无　□ 有，原因： 1. 2.
医师签名				

备注：
1. 院内感染（是/否）_____ 院感名称：_____
2. 预防性使用抗菌药物的原因：_____ 抗菌药物名称：_____ 使用时间：____ 天
3. 延长住院时间原因：_____
4. 退径（是/否）____ 退径原因：_____
5. 其他特殊事项及原因：_____

（二）护士表单

鞘膜积液临床路径护士表单

适用对象：第一诊断为鞘膜积液（ICD-10：N43.300）

行择期鞘膜切除术（ICD-9-CM-3：1.2002）

患儿姓名：	性别： 年龄： 门诊号：	住院号：
住院日期： 年 月 日	出院日期： 年 月 日	标准住院日：3~4 天

时间	住院第 1 天	住院第 2 天	住院第 3 天 （手术日）	住院第 4 天 （出院日）
健康宣教	□ 入院宣教 □ 介绍主管医师、护士 □ 介绍环境、设施 □ 介绍住院注意事项 □ 介绍探视和陪伴制度 □ 介绍贵重物品制度	□ 介绍检查内容 □ 术前宣教及手术后注意事项	□ 告知手术后饮食 □ 主管护士与患儿及家长沟通，消除紧张情绪 □ 告知手术后可能出现的情况及应对方式	□ 观察皮肤有无血肿、感染等 □ 向家长交代出院后注意事项，预约复诊日期 □ 完成出院通知 □ 出院宣教
护理处置	□ 核对患儿，佩戴腕带 □ 建立入院护理病历 □ 协助患儿留取各种标本 □ 测量体重	□ 协助医师完成手术前的相关实验室检查	□ 鞘状突高位结扎术术前准备 □ 禁食、禁水 □ 与手术室护士及麻醉医师完成三方核对	□ 遵医嘱给予对症治疗
基础护理	□ 二级护理 □ 晨晚间护理 □ 排泄管理 □ 患儿安全管理	□ 二级护理 □ 晨晚间护理 □ 排泄管理 □ 患儿安全管理	□ 一级护理 □ 晨晚间护理 □ 排泄管理 □ 患儿安全管理	□ 指导家长办理出院手续等事项
专科护理	□ 护理查体 □ 病情观察 □ 需要时，填写坠床及压疮防范表 □ 需要时，请家属陪伴 □ 确定饮食种类 □ 心理护理	□ 病情观察 □ 遵医嘱完成相关检查 □ 心理护理	□ 病情观察 □ 注意伤口有无出血感染 □ 心理护理	□ 病情观察 □ 拔除尿管后观察排尿情况 □ 出院安全宣教
重点医嘱	□ 详见医嘱执行单	□ 详见医嘱执行单	□ 详见医嘱执行单	□ 详见医嘱执行单
病情变异记录	□ 无 □ 有，原因： 1. 2.	□ 无 □ 有，原因： 1. 2.	□ 无 □ 有，原因： 1. 2.	□ 无 □ 有，原因： 1. 2.
护士签名				

（三）患儿家属表单

鞘膜积液临床路径患儿家属表单

适用对象：第一诊断为鞘膜积液（ICD-10：N43.300）

　　　　　行择期鞘膜切除术（ICD-9-CM-3：1.2002）

患儿姓名：	性别：　　年龄：　　门诊号：	住院号：
住院日期：　　年　月　日	出院日期：　　年　月　日	标准住院日：3~4 天

时间	入院	术前	手术日
医患配合	□ 配合询问病史、收集资料，务必详细告知既往史、用药史、过敏史 □ 配合对患儿进行体格检查	□ 配合完善手术前相关检查，如采血、留尿、心电图、X线胸片 □ 医师与患儿及家属介绍病情，鞘状突高位结扎术前谈话、家长需签字表示同意	□ 配合完善相关检查 □ 配合医师安排做好术前禁食、禁水
护患配合	□ 配合测量体温、脉搏、呼吸3次，血压、体重1次 □ 配合完成入院护理评估（简单询问病史、过敏史、用药史） □ 接受入院宣教（环境介绍、病室规定、订餐制度、贵重物品保管等） □ 配合执行探视和陪伴制度 □ 有任何不适告知护士	□ 配合测量体温、脉搏、呼吸3次，询问大便1次 □ 接受手术前宣教 □ 接受饮食宣教 □ 接受药物宣教	□ 配合测量体温、脉搏、呼吸3次，询问大便1次 □ 送往手术室前，协助完成核对，带齐影像资料及用药 □ 返回病房后，配合接受生命体征的测量，配合检查意识（全身麻醉者） □ 接受饮食宣教：手术前禁食、禁水6~8小时 □ 接受药物宣教 □ 有任何不适告知护士
饮食	□ 遵医嘱饮食	□ 遵医嘱饮食	□ 术后，根据医嘱2小时后试饮水，无恶心呕吐进少量流质饮食或者半流质饮食
排泄	□ 正常排尿便	□ 正常排尿便	□ 正常排尿便
活动	□ 正常活动	□ 正常活动	□ 正常活动

时间	手术后	出院
医患 配合	□ 配合腹股沟伤口部查体 □ 配合完善术后检查，如采血等	□ 接受出院前指导 □ 知道复查程序 □ 获取出院诊断书
护 患 配 合	□ 配合定时测量生命体征、每日询问大便 □ 配合检查会阴部 □ 接受输液、服药等治疗 □ 接受进食、进水、排便等生活护理 □ 配合活动，预防皮肤压力伤 □ 注意活动安全，避免坠床或跌倒 □ 配合执行探视及陪伴	□ 接受出院宣教 □ 办理出院手续 □ 获取出院带药 □ 知道服药方法、作用、注意事项 □ 知道复印病历程序
饮食	□ 遵医嘱饮食	□ 遵医嘱饮食
排泄	□ 正常排尿便	□ 正常排尿便
活动	□ 正常适度活动，避免疲劳	□ 正常适度活动，避免疲劳

附：原表单（2016 年版）

鞘膜积液临床路径表单

适用对象：第一诊断为鞘膜积液（ICD-10：N43.300）

行择期鞘膜切除术（ICD-9-CM-3：1.2002）

患儿姓名：	性别： 年龄： 门诊号：	住院号：
住院日期： 年 月 日	出院日期： 年 月 日	标准住院日：3~4 天

时间	住院第 1 天	住院第 2 天	住院第 3 天（手术日）	住院第 4 天（出院日）
主要诊疗工作	□ 病史询问与体格检查 □ 完成病历 □ 常规相关检查 □ 上级医师查房及术前评估 □ 向患儿监护人交代病情，签署医患沟通、手术同意书	□ 向患儿监护人交代病情、手术方案、签署手术同意书 □ 麻醉师探视患儿，签署麻醉知情同意书	□ 早晨再次术前评估 □ 手术 □ 完成手术记录和术后病程记录 □ 向患儿家长交代病情及术后注意事项	□ 上级医师查房，进行疗效评估 □ 告知如何保护手术创口 □ 完成出院记录、病案首页、出院证明书 □ 向患儿家长交代出院后注意事项 □ 将出院小结及出院证明交患儿家长
重点医嘱	长期医嘱： □ 小儿外科护理常规 □ 二级护理 □ 普通饮食 临时医嘱： □ 血常规、尿常规、便常规 □ 全套生化、血型、凝血功能、感染性疾病筛查 □ 心电图及正位 X 线胸片 □ 腹股沟 B 超	长期医嘱： □ 小儿外科护理常规 □ 二级护理 临时医嘱： □ 拟明日在全身麻醉下行鞘状突高位结扎术 □ 术前禁食 6~8 小时 □ 常规皮肤准备	长期医嘱： □ 小儿外科护理常规 □ 一级护理 □ 术后禁食 6~8 小时后半流质饮食 □ 止血剂 □ 静脉补液 临时医嘱： □ 今日全身麻醉下行鞘状突高位结扎术 □ 术前针肌内注射	临时医嘱： □ 今日出院
主要护理工作	□ 介绍病房环境、设施和设备、安全教育 □ 指导患儿到相关科室进行心电图、X 线胸片等检查 □ 静脉取血 □ 协助患儿家属对患儿手术野清洁	□ 宣教、备皮等术前准备 □ 手术前心理护理 □ 提醒患儿术前禁食、禁水	□ 观察患儿情况 □ 术后心理与生活护理 □ 全身麻醉术后护理 □ 心电监护 □ 静脉穿刺置管，术前肌内注射	□ 指导家长如何办理出院手续等事项 □ 出院宣教

续　表

时间	住院第 1 天	住院第 2 天	住院第 3 天 （手术日）	住院第 4 天 （出院日）
病情 变异 记录	□无　□有，原因： 1. 2.	□无　□有，原因： 1. 2.	□无　□有，原因： 1. 2.	□无　□有，原因： 1. 2.
护士 签名				
医师 签名				

备注：

1. 院内感染（是/否）_____ 院感名称：_____
2. 预防性使用抗菌药物的原因：_____ 抗菌药物名称：_____ 使用时间：____天
3. 延长住院时间原因：_____
4. 退径（是/否）____ 退径原因：_____
5. 其他特殊事项及原因：_____

第七章
小儿腹股沟斜疝临床路径释义

一、小儿腹股沟斜疝编码

1. 原编码：

疾病名称及编码：腹股沟斜疝（ICD-10：K40.2，K40.9）

手术操作名称及编码：腹股沟斜疝疝囊高位结扎术（ICD-9-CM-3：53.0-53.1）

2. 修改编码：

疾病名称及编码：双侧腹股沟斜疝（ICD-10：K40.201）

双侧滑动性腹股沟斜疝（ICD-10：K40.203）

腹股沟斜疝（ICD-10：K40.901）

腹股沟滑动疝（ICD-10：K40.903）

手术操作名称及编码：单侧腹股沟斜疝修补术（ICD-9-CM-3：53.02）

双侧腹股沟斜疝修补术（ICD-9-CM-3：53.12）

二、临床路径检索方法

K40.201/K40.203/K40.901/K40.903 伴 53.02/53.12　　出院科别：儿科

三、小儿腹股沟斜疝临床路径标准住院流程

（一）适用对象

第一诊断为腹股沟斜疝（ICD-10：K40.2，K40.9），行腹股沟斜疝疝囊高位结扎术（ICD-9-CM-3：53.0-53.1）。除外嵌顿疝及复发腹股沟斜疝。

> 释义
>
> ■ 本路径适用于临床诊断为腹股沟斜疝的患儿。
>
> ■ 治疗方法：本路径针对的是腹股沟斜疝疝囊高位结扎术。

（二）诊断依据

根据《临床诊疗指南·小儿外科学分册》（中华医学会编著，人民卫生出版社，2010）。

1. 病史：腹股沟可复肿块。

2. 体征：单侧或双侧腹股沟肿块，可还纳，透光试验（-）。

3. 辅助检查：腹股沟、阴囊 B 超。

> 释义
>
> ■ 临床表现：单侧或双侧腹股沟可复性肿物，腹压增加时出现，部分病例肿物可降入阴囊，平静或平卧后自行还纳。

- 查体：腹股沟肿物，有时可降入阴囊，质中等，透光试验（-）。
- 辅助检查：B超是首选，能够提示疝内容物情况。

（三）标准住院日 1~4 天

> **释义**
>
> ■ 传统的疝囊高位结扎手术操作区域仅限于腹股沟外环口以上层面，不涉及腹腔及重要脏器，住院时间的长短主要与麻醉水平相关，理论上麻醉清醒后 4~6 小时即可出院。

（四）住院期间的检查项目

1. 必需的检查项目：
（1）血常规、尿常规、生化全套、凝血功能、感染性疾病筛查。
（2）腹股沟及阴囊 B 超、X 线胸片、心电图。
2. 根据患儿病情进行的检查项目：
（1）心脏彩超。
（2）泌尿系 B 超。
（3）肝胆胰脾 B 超。

> **释义**
>
> ■ 腹股沟斜疝疝囊高位结扎术属典型的择期手术类型，需完善相关的实验室和影像学检查，以除外手术和麻醉的禁忌证。

（五）治疗方案的选择

腹股沟斜疝疝囊高位结扎术。

（六）预防性抗菌药物选择与使用时机

目前无需应用抗菌药物。

> **释义**
>
> ■ 手术切口的类型属 I 类切口，且手术时间短，根据抗菌药物应用原则术前术后不应使用抗菌药物。

（七）手术日

手术日一般在入院 1~3 天。
1. 麻醉方式：全身麻醉。

2. 术中用药：麻醉常规用药。

（八）术后恢复

术后住院恢复≤3 天。

基本对症治疗方案。如出现术后感染，可结合药敏试验结果选择抗菌药物。

（九）出院标准

体温正常，切口无出血，腹股沟、阴囊区域无明显血肿形成。

（十）变异及原因分析。

1. 存在相关并发症，需要处理干预。

2. 患儿入院后，在术前发生不适宜手术的情况，如发热、腹泻等，导致住院时间延长、增加住院费用等。

> **释义**
>
> ■ 术后最常见的并发症为腹股沟、阴囊血肿，需静点止血药物，必要时需再次手术止血。切口感染低于千分之一，除非严重难治性感染需给予必要的抗感染治疗，普通的伤口感染仅需常规的伤口换药。

四、给药方案

进入该路径的患儿术前术后均不应给予抗菌药物。

腹股沟斜疝疝囊高位结扎术手术切口属典型的 I 类切口，手术时间短、出血少且术中不涉及消化道、泌尿系等空腔脏器，术前术后均不应使用抗菌药物。

五、推荐表单

（一）医师表单

小儿腹股沟斜疝临床路径医师表单

适用对象：第一诊断为腹股沟斜疝（ICD-10：K40.201，K40.203，K40.901，K40.903）
行腹股沟斜疝修补术（ICD-9-CM-3：52.02，53.12）

患儿姓名：		性别： 年龄： 门诊号：		住院号：
住院日期： 年 月 日		出院日期： 年 月 日		标准住院日：3~4 天

时间	住院第1天	住院第2天	住院第3天（手术日）	住院第4天（出院日）
主要诊疗工作	□ 病史询问与体格检查 □ 完成病历 □ 常规相关检查 □ 上级医师查房及术前评估 □ 向患儿监护人交代病情，签署医患沟通、手术同意书	□ 向患儿监护人交代病情、手术方案、签署手术同意书 □ 麻醉师探视患儿，签署麻醉知情同意书	□ 早晨再次术前评估 □ 手术 □ 完成手术记录和术后病程记录 □ 向患儿家长交代病情及术后注意事项	□ 上级医师查房，进行疗效评估 □ 告知如何保护手术创口 □ 完成出院记录、病案首页、出院证明书 □ 向患儿家长交代出院后注意事项 □ 将出院小结及出院证明书交患儿家长
重点医嘱	**长期医嘱：** □ 小儿外科护理常规 □ 二级护理 □ 普通饮食 **临时医嘱：** □ 血常规、尿常规 □ 全套生化、血型、凝血功能、感染性疾病筛查 □ 心电图及正位 X 线胸片 □ 腹股沟 B 超	**长期医嘱：** □ 小儿外科护理常规 □ 二级护理 **临时医嘱：** □ 拟明日在全身麻醉下行腹股沟斜疝疝囊高位结扎术 □ 术前禁食 6 小时 □ 常规皮肤准备	**长期医嘱：** □ 小儿外科护理常规 □ 一级护理 □ 术后禁食 6 小时后半流质饮食 □ 止血剂（必要时） □ 静脉补液 **临时医嘱：** □ 今日全身麻醉下行腹股沟斜疝疝囊高位结扎术 □ 术前针肌内注射	**临时医嘱：** □ 今日出院
病情变异记录	□ 无 □ 有，原因： 1. 2.	□ 无 □ 有，原因： 1. 2.	□ 无 □ 有，原因： 1. 2.	□ 无 □ 有，原因： 1. 2.
医师签名				

（二）护士表单

小儿腹股沟斜疝临床路径护士表单

适用对象：第一诊断为腹股沟斜疝（ICD-10：K40.2，K40.9）
行疝囊高位结扎术（ICD-9-CM-3：53.0-53.1）

患儿姓名：	性别： 年龄： 门诊号：	住院号：

住院日期： 年 月 日	出院日期： 年 月 日	标准住院日：3~4 天

时间	住院第 1 天	住院第 2 天	住院第 3 天 （手术日）	住院第 4 天 （出院日）
主要护理工作	□ 介绍病房环境、设施和设备、安全教育 □ 指导患儿到相关科室进行心电图、X线胸片等检查 □ 静脉取血 □ 协助患儿家属对患儿手术野清洁	□ 宣教、备皮等术前准备 □ 手术前心理护理 □ 提醒患儿术前禁食、禁水	□ 观察患儿情况 □ 术后心理与生活护理 □ 全身麻醉术后护理 □ 心电监护 □ 静脉穿刺置管，术前肌内注射	□ 指导家长如何办理出院手续等事项 □ 出院宣教
病情变异记录	□ 无 □ 有，原因： 1. 2.	□ 无 □ 有，原因： 1. 2.	□ 无 □ 有，原因： 1. 2.	□ 无 □ 有，原因： 1. 2.
护士签名				

（三）患儿家属表单

小儿腹股沟斜疝临床路径患儿家属表单

适用对象：第一诊断为腹股沟斜疝（ICD-10：K40.201，K40.203，K40.901，K40.903）

行腹股沟斜疝修补术（ICD-9-CM-3：52.02，53.12）

| 患儿姓名： | 性别： | 年龄： | 门诊号： | 住院号： |

| 住院日期： 年 月 日 | 出院日期： 年 月 日 | 标准住院日：3~4 天 |

时间	住院第 1 天	住院第 2 天 （手术前 1 日）	住院第 3 天 （手术日）	住院第 4 天 （出院日）
医患配合	□ 接受入院宣教 □ 接受入院护理评估 □ 接受病史询问，体格检查，协助医师完成病历书写 □ 病情告知 □ 签署必要文书（如临床路径知情同意书、手术同意书等） □ 接受相关检查及治疗 □ 患儿病情变化及时通知家属，需要家属同意的操作或检查手续要完备 □ 协助医师及护士完成患儿术前各项准备工作	□ 协助医师及护士完成患儿术前准备 □ 注意禁食、禁水时间 □ 密切观察患儿病情，如有变化及时通知医师及护士	□ 观察患儿情况 □ 术后心理与生活护理 □ 全身麻醉术后护理 □ 心电监护 □ 静脉穿刺置管，术前肌内注射	□ 保持伤口敷料干洁 □ 观察患儿精神状态，饮食情况及伤口情况（阴囊有无血肿） □ 接受出院宣教
重点诊疗及检查	重点诊疗： □ 体温 □ 饮食 □ 大小便情况 □ 重要检查： □ 血常规、血型、尿常规、便常规 □ 肝肾功能，凝血功能，电解质 □ 感染性疾病筛查 □ 心电图、X 线胸片 □ 开塞露或灌肠通便	重点诊疗： □ 备皮 □ 按时禁食、禁水	重点诊疗： □ 术后禁食 6~8 小时后半流质饮食 □ 止血剂 □ 静脉补液	重点诊疗： □ 全身麻醉下行腹股沟斜疝疝囊高位结扎术 □ 术前针肌内注射

附：原表单（2016年版）

小儿腹股沟斜疝临床路径表单

适用对象：第一诊断为腹股沟斜疝（ICD-10：K40.2，K40.9）

行疝囊高位结扎术（ICD-9-CM-3：53.0-53.1）

患儿姓名：	性别：　年龄：　门诊号：	住院号：

住院日期：　　年　月　日	出院日期：　　年　月　日	标准住院日：3~4 天

时间	住院第 1 天	住院第 2 天	住院第 3 天（手术日）	住院第 4 天（出院日）
主要诊疗工作	□ 病史询问与体格检查 □ 完成病历 □ 常规相关检查 □ 上级医师查房及术前评估 □ 向患儿监护人交代病情，签署医患沟通、手术同意书	□ 向患儿监护人交代病情、手术方案、签署手术同意书 □ 麻醉师探视患儿，签署麻醉知情同意书	□ 早晨再次术前评估 □ 手术 □ 完成手术记录和术后病程记录 □ 向患儿家长交代病情及术后注意事项	□ 上级医师查房，进行疗效评估 □ 告知如何保护手术创口 □ 完成出院记录、病案首页、出院证明书 □ 向患儿家长交代出院后注意事项 □ 将出院小结及出院证明书交患儿家长
重点医嘱	长期医嘱： □ 小儿外科护理常规 □ 二级护理 □ 普通饮食 临时医嘱： □ 血常规、尿常规、便常规 □ 全套生化、血型、凝血功能、感染性疾病筛查 □ 心电图及正位 X 线胸片 □ 腹股沟 B 超	长期医嘱： □ 小儿外科护理常规 □ 二级护理 临时医嘱 □ 拟明日在全身麻醉下行鞘状突高位结扎术 □ 术前禁食 8 小时 □ 常规皮肤准备	长期医嘱： □ 小儿外科护理常规 □ 一级护理 □ 术后禁食 6 小时后半流质饮食 □ 止血剂 □ 静脉补液 临时医嘱： □ 今日全身麻醉下行腹股沟斜疝疝囊高位结扎术 □ 术前针肌内注射	临时医嘱： □ 今日出院
主要护理工作	□ 介绍病房环境、设施和设备、安全教育 □ 指导患儿到相关科室进行心电图、X 线胸片等检查 □ 静脉取血 □ 协助患儿家属对患儿手术野清洁	□ 宣教、备皮等术前准备 □ 手术前心理护理 □ 提醒患儿术前禁食、禁水	□ 观察患儿情况 □ 术后心理与生活护理 □ 全身麻醉术后护理 □ 心电监护 □ 静脉穿刺置管，术前肌内注射	□ 指导家长如何办理出院手续等事项 □ 出院宣教

续　表

时间	住院第1天	住院第2天	住院第3天 （手术日）	住院第4天 （出院日）
病情 变异 记录	□无　□有，原因： 1. 2.	□无　□有，原因： 1. 2.	□无　□有，原因： 1. 2.	□无　□有，原因： 1. 2.
护士 签名				
医师 签名				

备注：

1. 院内感染（是/否）_____院感名称：_____
2. 预防性使用抗菌药物的原因：_____抗菌药物名称：_____使用时间：____天
3. 延长住院时间原因：_____
4. 退径（是/否）____退径原因：_____
5. 其他特殊事项及原因：_____

第八章

手术后恶性肿瘤化学治疗（Ⅰ期肾母细胞瘤术后化疗）临床路径释义

一、手术后恶性肿瘤化学治疗（Ⅰ期肾母细胞瘤术后化疗）编码

1. 原编码：

疾病名称及编码：肾母细胞瘤术后化疗（ICD-10：Z51.102）

2. 修改编码：

疾病名称及编码：手术后恶性肿瘤化学治疗（肾母细胞瘤术后化疗）（ICD-10：251.102）

手术操作及编码：注射或输注癌瘤化学治疗药物（ICD-9-CM-3：99.25）

二、临床路径检索方法

251.102 伴 99.25　　出院科别：儿科

三、手术后恶性肿瘤化学治疗（Ⅰ期肾母细胞瘤术后化疗）临床路径标准住院流程

（一）适用对象

第一诊断为手术后恶性肿瘤化学治疗（肾母细胞瘤术后化疗）（ICD-10：Z51.102），且术后病理诊断为Ⅰ期肾母细胞瘤。

> **释义**
>
> ■ 本路径适用对象为临床诊断为肾母细胞瘤（Ⅰ期）的患儿，即肿瘤限于肾内，可以被完全切除。肾被膜完整，术前、术中肿瘤未破溃，切除边缘无肿瘤残存。

（二）诊断依据

1. 病理诊断为Ⅰ期肾母细胞瘤。

2. 根据《临床诊疗指南·小儿外科学分册》（中华医学会编著，人民卫生出版社）、《临床技术操作规范·小儿外科学分册》（中华医学会编著，人民军医出版社）。

（三）治疗方案的选择

根据《临床诊疗指南·小儿外科学分册》（中华医学会编著，人民卫生出版社）、《临床技术操作规范·小儿外科学分册》（中华医学会编著，人民军医出版社）行肾母细胞瘤术后化疗，应用放线菌素 D（5 天）。

> **释义**
>
> ■ 联合化疗的应用使肾母细胞瘤患儿的生存率大为提高，无论是否手术，化疗都始终贯穿肾母细胞瘤的整个治疗过程。其中最常用的联合化疗方案包括 EE-4A 方

案（长春新碱+更生霉素）；DD-4A 方案（长春新碱+更生霉素+阿霉素）还有 I 方案（长春新碱+阿霉素+环磷酰胺+依托泊苷）。对于 I 期肾母细胞瘤的患儿，可以无需进行术前新辅助化疗，而在术后直接辅以化疗，通常选用 EE-4A 方案。

■ EE-4A 方案：

评估							↓						↓						↓
周数	1	2	3	4	5	6	7	8	9	10	11	12	13	14	15	16	17	18	19
方案 A	A			A			A			A			A			A			A
方案 V	V	V	V	V	V	V	V	V	V	V			Vx			Vx			Vx

适应证：I 期肾母细胞瘤 FH 型

FH：预后良好型；↓：基本评估：B 超及胸 X 线片，停药时胸部 CT 平扫及腹部增强 CT；周数：1 为术后第 8 天、化疗第 1 周第 1 天；A：更生霉素 0.023mg/kg（<1 岁），0.045mg/kg（≥1 岁，最大 2.3mg），第 1 天，静脉滴注；V：长春新碱 0.025mg/kg（<1 岁），0.05mg/kg（1~3 岁），1.5mg/m^2（>3 岁，最大 2mg），第 1 天，静脉推注；Vx：长春新碱 0.033mg/kg（<1 岁），0.067mg/kg（1~3 岁），2mg/m^2（>3 岁，最大 2mg），第 1 天，静脉推注；全程无放疗

■ DD-4A 方案：

评估							↓						↓						↓						↓
周数	1	2	3	4	5	6	7	8	9	10	11	12	13	14	15	16	17	18	19	20	21	22	23	24	25
方案 A	A			D+			A			D+			A			Dx			A			Dx			A
方案 V	V	V	V	V	V	V	V	V	V	V			Vx			Vx			Vx			Vx			Vx

适应证：II 期肾母细胞瘤 FH 型；I、II 期局灶间变型；I 期弥漫间变性

FH：预后良好型；↓：基本评估：B 超及胸 X 线片，术前及停药时胸部 CT 平扫及腹部增强 CT；周数：1 为术后或化疗第 1 周；A：更生霉素 0.023mg/kg（<1 岁）。0.045mg/kg（≥1 岁，最大 2.3mg），第 1 天，静脉滴注；D+：阿霉素 1.5mg/kg（≤1 岁），45mg/m^2（>1 岁），第 1 天，静脉滴注；Dx：阿霉素 1mg/kg（≤1 岁），30mg/m^2（>1 岁），第 1 天，静脉滴注；V：长春新碱 0.025mg/kg（<1 岁），0.05mg/kg（1~3 岁），1.5mg/m^2（>3 岁，最大 2mg），第 1 天，静脉推注；Vx：长春新碱 0.033mg/kg（<1 岁），0.067mg/kg（1~3 岁），2mg/m^2（>3 岁，最大 2mg），第 1 天，静脉推注；XRT：腹部放疗在术后 10 天内开始；II 期 FH 型、I 期局灶间变型不放疗，IV 期及初诊不能切除的 III 期在活检后先化疗，第 6 周再次评估，转移灶消失并可手术完全切除原发肿瘤定义为治疗反应良好，手术后完成原方案，否则为反应不良，进入 M 方案 6 周后再次评估手术

（四）标准住院日为 8 天

（五）进入路径标准

1. 第一诊断必须符合 ICD-10：Z51.102 手术后恶性肿瘤化学治疗（肾母细胞瘤术后化疗）

疾病编码。

2. 已排除患儿复发及恶病质等。

3. 当患儿同时具有其他疾病诊断，但在住院期间不需要特殊处理也不影响第一诊断的临床路径实施时，可以进入路径。

（六）化疗前准备 1~2 天

1. 必需的检查项目：

（1）实验室检查：血常规、尿常规、肝肾功能、电解质、凝血功能、感染性疾病筛查。

（2）心电图、X 线胸片（正位）。

2. 根据病情选择的项目：

（1）C 反应蛋白。

（2）局部超声。

（3）超声心动图（心电图异常者）。

> **释义**
>
> ■ 术后注意贫血是否改善、术前化疗后骨髓移植是否继发加重、肾盂型肾母细胞瘤术前血尿是否恢复等。
>
> ■ 对于肿瘤较大、淋巴结清扫范围较大的患儿，注意有无腹腔积液、乳糜漏等。

（七）预防性抗菌药物选择与使用时机

如患儿确有感染指征，按照《抗菌药物临床应用指导原则（2015 年版）》（国卫办医发〔2015〕43 号），结合患儿情况、感染部位、细菌培养、药敏试验结果，选择敏感抗菌药物进行治疗用药。

> **释义**
>
> ■ 如果合并腹腔感染用药时间需延长，根据微生物具体情况选择抗菌药物。

（八）化疗开始为入院第 2~3 天

放线菌素 D 给药剂量 15μg/（kg·d）。

> **释义**
>
> ■ 补充：长春新碱给药剂量 $1~1.5mg/m^2$。

（九）化疗持续 5 天

化疗结束复查项目：根据患儿病情决定。

（十）出院标准

1. 一般情况良好。

2. 没有需要住院处理的并发症。

（十一）变异及原因分析

1. 住院治疗期间，发现肿瘤有复发可能，需进一步检查。

2. 患儿合并上呼吸道感染或其他需要处理的疾病。

四、推荐表单

（一）医师表单

手术后恶性肿瘤化学治疗（肾母细胞瘤术后化疗）临床路径医师表单

适用对象：第一诊断为肾母细胞瘤术后化疗（ICD-10：Z51.102）

行肾母细胞瘤术后化疗（ICD-9-CM-3：99.25）

患儿姓名：	性别： 年龄： 门诊号：	住院号：
住院日期： 年 月 日	出院日期： 年 月 日	标准住院日：8天

时间	住院第1天	住院第2~3天 （化疗开始）	住院第3~4天 （化疗后1日）
主要诊疗工作	□ 询问病史与体格检查 □ 完成病历书写 □ 常规相关检查 □ 上级医师查房与手术前评估 □ 向患儿监护人交代病情，签署化疗同意书	□ 早晨再次化疗前评估 □ 化疗开始 □ 上级医师查房	□ 上级医师查房，对化疗进行评估 □ 注意有无化疗合并发热及其他不适
重点医嘱	**长期医嘱：** □ 小儿外科护理常规 □ 二级护理 □ 普通饮食 **临时医嘱：** □ 血常规、凝血功能、肝肾功能、感染性疾病筛查 □ 心电图、X线胸片（正位） □ CT	**长期医嘱：** □ 今日化疗第1天 □ 小儿外科护理常规 □ 二级护理 □ 化疗药物	**长期医嘱：** □ 小儿外科护理常规 □ 二级护理 □ 普通饮食 □ 化疗药物
病情变异记录	□ 无 □ 有，原因： 1. 2.	□ 无 □ 有，原因： 1. 2.	□ 无 □ 有，原因： 1. 2.
医师签名			

时间	住院第4或5天 （化疗后2日）	住院第5或6天 （化疗后3日）	住院第6或7天 （化疗后4日）	住院第7或8天 （化疗后4日，出院日）
主要诊疗工作	□ 上级医师查房，对化疗进行评估 □ 注意有无化疗合并发热及其他不适	□ 上级医师查房，对化疗进行评估 □ 注意有无化疗合并发热及其他不适	□ 上级医师查房，对化疗进行评估 □ 注意有无化疗合并发热及其他不适	□ 上级医师查房，对化疗进行评估 □ 注意有无化疗合并发热及其他不适
重点医嘱	长期医嘱： □ 小儿外科护理常规 □ 二级护理 □ 普通饮食 □ 化疗药物	长期医嘱： □ 小儿外科护理常规 □ 二级护理 □ 普通饮食 □ 化疗药物	长期医嘱： □ 小儿外科护理常规 □ 二级护理 □ 普通饮食 □ 化疗药物	长期医嘱： □ 小儿外科护理常规 □ 二级护理 □ 普通饮食 □ 化疗药物 □ 今日出院
病情变异记录	□ 无　□ 有，原因： 1. 2.	□ 无　□ 有，原因： 1. 2.	□ 无　□ 有，原因： 1. 2.	□ 无　□ 有，原因： 1. 2.
医师签名				

（二）护士表单

手术后恶性肿瘤化学治疗（肾母细胞瘤术后化疗）临床路径护士表单

适用对象：第一诊断为肾母细胞瘤术后化疗（ICD-10：Z51.102）

行肾母细胞瘤术后化疗（ICD-9-CM-3：99.25）

患儿姓名：	性别： 年龄： 门诊号：	住院号：
住院日期： 年 月 日	出院日期： 年 月 日	标准住院日：8 天

时间	住院第 1 天	住院第 2~3 天 （化疗开始）	住院第 3~4 天 （化疗后 1 日）
主要护理工作	□ 入院宣教：介绍病房环境、设施和设备、安全教育 □ 入院护理评估 □ 静脉采血 □ 指导患儿家长带患儿到相关科室进行心电图、X 线胸片等检查	□ 观察患儿情况 □ 化疗后生活护理 □ 夜间巡视	□ 观察患儿情况 □ 化疗后生活护理 □ 夜间巡视
病情变异记录	□ 无 □ 有，原因： 1. 2.	□ 无 □ 有，原因： 1. 2.	□ 无 □ 有，原因： 1. 2.
护士签名			

时间	住院第 4 或 5 天 （化疗后 2 日）	住院第 5 或 6 天 （化疗后 3 日）	住院第 6 或 7 天 （化疗后 4 日）	住院第 7 或 8 天 （化疗后 4 日，出院日）
主要 护理 工作	□ 观察患儿情况 □ 化疗后生活护理 □ 夜间巡视	□ 观察患儿情况 □ 化疗后生活护理 □ 夜间巡视	□ 观察患儿情况 □ 化疗后生活护理 □ 夜间巡视	□ 指导家长办理出 　院手续等事项 □ 出院宣教
病情 变异 记录	□ 无　□ 有，原因： 1. 2.	□ 无　□ 有，原因： 1. 2.	□ 无　□ 有，原因： 1. 2.	□ 无　□ 有，原因： 1. 2.
护士 签名				

（三）患儿家属表单

手术后恶性肿瘤化学治疗（肾母细胞瘤术后化疗）临床路径护士表单

适用对象：第一诊断为肾母细胞瘤术后化疗（ICD-10：Z51.102）

行肾母细胞瘤术后化疗（ICD-9-CM-3：99.25）

患儿姓名：		性别： 年龄： 门诊号：		住院号：
住院日期： 年 月 日		出院日期： 年 月 日		标准住院日：8 天

时间	住院第 1 天	住院第 2 3 天 （化疗开始）	住院第 3~4 天 （化疗后 1 日）
主 要 任 务	□ 汇报病史与体格检查 □ 常规相关检查 □ 医师查房 □ 与医护沟通病情，签署化疗 　同意书	□ 早晨再次化疗前评估 □ 化疗开始 □ 医师查房	□ 医师查房 □ 注意有无化疗合并发热及 　其他不适
患儿/ 家长 签名			

时间	住院第 4 或 5 天 （化疗后 2 日）	住院第 5 或 6 天 （化疗后 3 日）	住院第 6 或 7 天 （化疗后 4 日）	住院第 7 或 8 天 （化疗后 4 日，出院日）
主要任务	□ 医师查房 □ 注意有无化疗合并发热及其他不适	□ 医师查房 □ 注意有无化疗合并发热及其他不适	□ 医师查房 □ 注意有无化疗合并发热及其他不适	□ 医师查房 □ 注意有无化疗合并发热及其他不适
患儿/家长签名				

附：原表单（2016 年版）

手术后恶性肿瘤化学治疗（肾母细胞瘤术后化疗）临床路径表单

适用对象：第一诊断为肾母细胞瘤术后化疗（ICD-10：Z51.102）

行肾母细胞瘤术后化疗

患儿姓名：	性别：　　年龄：　　门诊号：	住院号：
住院日期：　　年　月　日	出院日期：　　年　月　日	标准住院日：8 天

时间	住院第 1 天	住院第 2~3 天 （化疗开始）	住院第 3~4 天 （化疗后 1 日）
主要诊疗工作	□ 询问病史与体格检查 □ 完成病历书写 □ 常规相关检查 □ 上级医师查房与手术前评估 □ 向患儿监护人交代病情，签署化疗同意书	□ 早晨再次化疗前评估 □ 化疗开始 □ 上级医师查房	□ 上级医师查房，对化疗进行评估 □ 注意有无化疗合并发热及其他不适
重点医嘱	**长期医嘱：** □ 小儿外科护理常规 □ 二级护理 □ 普通饮食 **临时医嘱：** □ 血常规、凝血功能、肝肾功能、感染性疾病筛查 □ 心电图、X 线胸片（正位） □ CT	**长期医嘱：** □ 今日化疗第 1 天 □ 小儿外科护理常规 □ 二级护理 □ 化疗药物	**长期医嘱：** □ 小儿外科护理常规 □ 二级护理 □ 普通饮食 □ 化疗药物
主要护理工作	□ 入院宣教：介绍病房环境、设施和设备、安全教育 □ 入院护理评估 □ 静脉采血 □ 指导患儿家长带患儿到相关科室进行心电图、X 线胸片等检查	□ 观察患儿情况 □ 化疗后生活护理 □ 夜间巡视	□ 观察患儿情况 □ 化疗后生活护理 □ 夜间巡视
病情变异记录	□ 无　□ 有，原因： 1. 2.	□ 无　□ 有，原因： 1. 2.	□ 无　□ 有，原因： 1. 2.
护士签名			
医师签名			

时间	住院第4或5天 （化疗后2日）	住院第5或6天 （化疗后3日）	住院第6或7天 （化疗后4日）	住院第7或8天 （化疗后4日，出院日）
主要 诊疗 工作	□ 上级医师查房，对 　化疗进行评估 □ 注意有无化疗合并 　发热及其他不适	□ 上级医师查房，对 　化疗进行评估 □ 注意有无化疗合并 　发热及其他不适	□ 上级医师查房，对 　化疗进行评估 □ 注意有无化疗合并 　发热及其他不适	□ 上级医师查房， 　对化疗进行评估 □ 注意有无化疗合 　并发热及其他 　不适
重 点 医 嘱	长期医嘱： □ 小儿外科护理常规 □ 二级护理 □ 普通饮食 □ 化疗药物	长期医嘱： □ 小儿外科护理常规 □ 二级护理 □ 普通饮食 □ 化疗药物	长期医嘱： □ 小儿外科护理常规 □ 二级护理 □ 普通饮食 □ 化疗药物	长期医嘱： □ 小儿外科护理常规 □ 二级护理 □ 普通饮食 □ 化疗药物 □ 今日出院
主要 护理 工作	□ 观察患儿情况 □ 化疗后生活护理 □ 夜间巡视	□ 观察患儿情况 □ 化疗后生活护理 □ 夜间巡视	□ 观察患儿情况 □ 化疗后生活护理 □ 夜间巡视	□ 指导家长办理出 　院手续等事项 □ 出院宣教
病情 变异 记录	□ 无　□ 有，原因： 1. 2.	□ 无　□ 有，原因： 1. 2.	□ 无　□ 有，原因： 1. 2.	□ 无　□ 有，原因： 1. 2.
护士 签名				
医师 签名				

备注：

1. 院内感染（是/否）院感名称：_____

2. 预防性使用抗菌药物的原因：抗菌药物名称：使用时间：____天

3. 延长住院时间原因：

4. 退径（是/否）____退径原因：

5. 其他特殊事项及原因：

第九章

小儿颅骨凹陷性骨折临床路径释义

一、小儿颅骨凹陷性骨折编码

疾病名称及编码：颅骨凹陷性骨折（ICD-10：S02.902）

手术操作名称及编码：颅骨骨折碎片提升术（ICD-9-CM-3：02.02）

颅骨瓣形成（ICD-9-CM-3：02.03）

颅骨骨移植术（ICD-9-CM-3：02.04）

颅骨（金属）板置入术（ICD-9-CM-3：02.05）

颅骨成形术（ICD-9-CM-3：02.06）

二、临床路径检索方法

S02.902/伴（02.02-02.06）　　　出院科别：儿科

三、小儿颅骨凹陷性骨折临床路径标准住院流程

（一）适用对象

第一诊断为颅骨凹陷性骨折（ICD-10：S02.902）。

行颅骨凹陷性骨折整复术（ICD-9-CM-3：02.02-02.06）。

> 释义
>
> ■ 适用对象编码参见第一部分。
> ■ 本路径适用对象为临床诊断为颅骨凹陷性骨折的患儿，如合并严重的颅内出血，包括脑实质出血、硬膜下出血、硬膜外出血、脑挫裂伤等并发症，导致颅骨凹陷性骨折不能作为第一诊断时，不能归为本路径。

（二）诊断依据

根据《临床诊疗指南·神经外科学分册》（中华医学会编著，人民卫生出版社）、《临床技术操作规范·神经外科分册》（中华医学会编著，人民军医出版社）、《王忠诚神经外科学》（王忠诚主编，湖北科学技术出版社）、《神经外科学》（赵继宗主编，人民卫生出版社）。

1. 临床表现：

（1）病史：多有头部外伤病史。

（2）头皮血肿：在受力点有头皮血肿或挫伤。

（3）局部下陷：急性期可检查出局部骨质下陷。

（4）局灶性症状：当骨折片下陷较深时，可刺破硬脑膜，损伤及压迫脑组织导致偏瘫、失语和（或）局灶性癫痫等相应症状。

2. 辅助检查：

（1）头颅 X 线平片：包括正位、侧位和骨折部位切线位平片，后者可显示骨折片陷入颅内深度。

（2）头颅 CT 扫描（含骨窗像或 3D 成像）：凹陷骨折征象，平扫可除外有无继发颅内异常。

（3）血常规。

> **释义**
>
> ■本路径的制订主要参考国内权威参考书籍和诊疗指南。
>
> ■病史和临床表现是诊断颅骨凹陷性骨折的初步依据，部分患儿因头颅局部受到外伤导致局部头皮血肿或软组织肿胀，而无法触及局部颅骨下陷头颅 CT 扫描（含骨窗像或 3D 成像）见颅骨骨折凹陷可明确诊断。头颅 CT 检查（脑窗）对除外继发颅内损伤有重要价值。

（三）选择治疗方案的依据

根据《临床诊疗指南・神经外科学分册》（中华医学会编著，人民卫生出版社）、《临床技术操作规范・神经外科分册》（中华医学会编著，人民军医出版社）、《王忠诚神经外科学》（王忠诚主编，湖北科学技术出版社）、《神经外科学》（赵继宗主编，人民卫生出版社）。

1. 颅骨凹陷性骨折诊断明确，骨折凹陷深度>1.5cm 需行凹陷骨折整复术：较固定的凹陷骨折，采用凹陷四周钻孔、铣（或锯）下骨瓣，将其整复成形再复位固定，需向家属交代病情及围术期可能出现的并发症。

2. 颅骨凹陷性骨折诊断明确，骨折凹陷深度>0.5cm，同时存在局灶症状或引起颅内压增高者，需行凹陷骨折整复术：较固定的凹陷骨折，采用凹陷四周钻孔、铣（或锯）下骨瓣，将其整复成形再复位固定，需向家属交代病情及围术期可能出现的并发症。

3. 大静脉或静脉窦处的凹陷性骨折，如无明显临床症状，即使下陷较深仍可观察，待充分准备后择期手术；重要功能区的凹陷骨折，当骨折片压迫导致神经功能障碍，如偏瘫、癫痫等，应行骨片复位或清除术。

4. 合并脑损伤或凹陷面积大，导致颅内压增高、CT 显示中线结构移位、出现脑疝征象者，行开颅去骨瓣减压术。

5. 开放性粉碎性凹陷性骨折者，行手术清创及骨片清除术。

6. 手术风险较大者，需向患儿或家属交代病情；如不同意手术，应当充分告知风险，履行签字手续，并予严密观察。

7. 对于严密观察、保守治疗的患儿，如出现颅内压增高征象应行急诊手术。

> **释义**
>
> ■本病确诊后应根据临床出现的不同表现进行对症处理：对于凹陷深度未达到 1.5cm，且无局灶症状（颅内出血、头痛、呕吐）者，可暂不行手术治疗，需严密观察。对于凹陷深度>1.5cm，同时伴有局灶症状、颅内出血脑或水肿严重导致脑疝的患儿，需要急诊手术治疗。手术前需要完善术前检查，如凝血功能、血型、血常规，对预计存在术中出血较多的患儿术前需备血准备。
>
> ■颅骨凹陷性骨折患儿行凹陷性骨折整复手术，并非均采用凹陷四周钻孔、铣（或锯）下骨瓣，将其整复成形再复位固定的方法。可根据每位患儿骨折凹陷的不同情况，采取不同的手术方式。但最终手术都需要达到解除颅骨凹陷导致的局部脑组织受压及颅骨重建，尽量避免术中颅内出血。

■ 颅骨凹陷性骨折患儿行凹陷性骨折整复手术，除了对局部颅骨进行整复的同时，还要探查是否因凹陷颅骨导致其下方硬膜受损破裂，若存在此种情况，需同时对破裂硬膜进行修补（特别是年龄<1 岁的患儿，若未及时修补破裂硬膜会导致生长性骨折的可能）。

（四）标准住院日 7 天

释义

■ 颅骨凹陷性骨折的患儿入院后，术前准备 1~2 天，第 2~3 天行凹陷性骨折整复手术治疗，其后观察患儿生命体征，复查头颅 CT 扫描（含骨窗像或 3D 成像）了解术后颅内及颅骨整复情况，总住院时间不超过 7 天符合本路径要求。

（五）进入路径标准

1. 第一诊断符合 ICD-10：S02. 902 颅骨凹陷性骨折疾病诊断编码。
2. 当患儿同时具有其他疾病诊断，但在住院期间不需特殊处理、不影响第一诊断的临床路径流程实施时，可以进入路径。
3. 当患儿同时伴有其他疾病诊断，需要优先于凹陷性骨折处理者，不进入此路径。

释义

■ 进入本路径的患儿为第一诊断为颅骨凹陷性骨折，需除外颅内出血（脑实质、脑室内、硬膜下、硬膜外）脑疝需急诊行颅内血肿清除术的患儿。

■ 入院后常规检查发现有基础疾病其他复合性损伤，如皮肤损伤、腹部脏器损伤、胸肺部损伤等，经系统评估后对颅骨凹陷性骨折诊断治疗无特殊影响且无需相应专科手术治疗，可进入本路径。但可能增加医疗费用，延长住院时间。

（六）术前准备 1~2 天

1. 必需的检查项目：
（1）血常规、尿常规，血型。
（2）凝血功能、肝肾功能、血电解质、血糖、感染性疾病筛查（乙型肝炎、丙型肝炎、艾滋病、梅毒等）。
（3）心电图、胸部 X 线平片（根据情况选择）。
（4）头颅 CT 扫描（含骨窗像 3D 重建）。
2. 根据患儿病情，建议选择的检查项目：
（1）颈部 CT 扫描、X 线平片。
（2）腹部 B 超。
（3）头颅 MRI。

> **释义**
>
> ■血常规、尿常规、血型是外科最基本的三大常规检查，进入路径的患儿均需完成，对了解患儿血红蛋白，对手术备血有重要意义；凝血功能、肝肾功能、电解质、血糖、感染性疾病筛查对术前了解患儿情况，评估手术风险有重要价值。心电图、X线胸片可评估有无基础疾病，是否影响手术麻醉评估麻醉风险有重要价值。头颅CT扫描（含骨窗像3D重建），对本病的诊断及除外有无继发颅内异常有重要价值，同时可帮助制订个体化手术方案。
>
> ■颅骨凹陷性骨折，往往存在复合伤。可根据临床表现及致伤机制选择进行颈部CT扫描和X线平片、腹部B超、头颅MRI等检查，以全面评估患儿受伤情况。

（七）预防性抗菌药物选择与使用时机

按照《抗菌药物临床应用指导原则（2015年版）》（国卫办医发〔2015〕43号）选择用药。根据伤口有无污染和感染决定抗菌药物使用时间。

> **释义**
>
> ■颅骨凹陷性骨折患儿，如仅存在头皮擦伤或裂伤，可选用第二代头孢菌素类抗菌药物。如存在硬膜破损伴脑脊液漏或脑组织外溢的患儿，可选用第三代头孢菌素类抗菌药物（可透过血脑屏障者），同时对局部感染伤口进行细菌学取样培养，根据药敏试验结果对抗菌药物进行调整。

（八）手术日为入院第1~3天

1. 麻醉方式：全身麻醉。
2. 手术方式：颅骨凹陷性骨折整复术。
3. 手术内置物：颅骨修复材料、硬脑膜修复材料、颅骨固定材料等。
4. 输血：根据手术失血情况决定。

> **释义**
>
> ■颅骨凹陷性骨折整复术，术前根据头颅CT结果，对手术方案进行讨论，对术中出血进行评估，做好术前备血准备。

（九）术后住院恢复4天

1. 必须复查的检查项目：头CT、血常规。
2. 根据患儿病情，建议可选择的检查项目：头颈部MRI、胸腹部X线平片、腹部B超、肝肾功能、血电解质。
3. 术后用药：止血药、神经营养药，有严重脑挫裂伤者根据情况可使用抗癫痫药。

> **释义**
>
> ■ 术后复查头颅CT（含骨窗像或3D成像），对了解颅内情况及颅骨复位情况有重要价值，术后必须复查。根据术前是否存在其他复合性损伤，选做头颈部MRI、胸腹部X线平片、腹部B超、肝肾功能、血电解质。

（十）出院标准

1. 患儿病情稳定，体温正常，手术切口愈合良好，生命体征平稳。
2. 没有需要住院处理的并发症和（或）合并症。

（十一）变异及原因分析

1. 术后继发其他部位硬脑膜外血肿、硬脑膜下血肿、脑内血肿、脑挫裂伤和颅内高压等，严重者需要再次开颅手术，导致住院时间延长、费用增加。
2. 术后切口、颅骨或颅内感染，内置物排异反应，出现严重神经系统并发症，导致住院时间延长与费用增加。
3. 伴发其他疾病需进一步诊治，导致住院时间延长。

四、推荐表单

(一) 医师表单

颅骨凹陷性骨折临床路径医师表单

适用对象：第一诊断为颅骨凹陷性骨折（ICD-10：S02.902）

患儿姓名：	性别： 年龄： 门诊号：	住院号：
住院日期： 年 月 日	出院日期： 年 月 日	标准住院日：5~7 天

时间	住院第1~3天 （术前）	住院第1~3天 （手术日）
主要诊疗工作	□ 完成询问病史和体格检查，按要求完成病历书写 □ 评估有无急性并发症（如复合性损伤） □ 评估是否需要急诊手术，如需要急诊手术则按急诊手术方案手术治疗。如果需要择期手术，则需要在住院3日内完成手术 □ 安排完善常规检查 □ 上级医师查房 □ 完成三级查房记录 □ 向患儿及家属交代病情，签署手术同意书 □ 止血、营养神经治疗	□ 安排手术 □ 术后观察神经功能恢复情况 □ 完成手术记录及术后记录 □ 向患儿及其家属交代手术情况及术后注意事项
重点医嘱	长期医嘱： □ 外科护理常规 □ 根据伤情定护理级别：一级护理或二级护理 □ 根据手术安排决定：是否禁食、禁水 □ 对症治疗 临时医嘱： □ 血、尿、便常规+隐血 □ 肝肾功能、电解质、凝血功能、血型、RH因子、感染性疾病筛查 □ 心电图、X线胸片 □ 其他检查（酌情）：头颅CT（含骨窗像3D重建）、头颅MRI；根据是否存在复合伤加做相应检查 □ 如有复合性损伤，可请相应科室会诊	长期医嘱： □ 小儿脑外科护理常规 □ 一级护理 □ 饮食：术前6~8小时需要禁食、禁水 □ 止血药 □ 神经营养药 临时医嘱： □ 根据病情需要下达相应医嘱 □ 手术医嘱 □ 备皮 □ （酌情）术前备血 □ 术前抗菌药物（根据伤口感染级别选用）
病情变异记录	□ 无 □ 有，原因： 1. 2.	□ 无 □ 有，原因： 1. 2.
医师签名		

时间	术后第 1 天	术后第 2~4 天 （出院日）
主要诊疗工作	□ 观察患儿术后生命体征，注意患者精神反应 □ 上级医师查房及诊疗评估 □ 完成查房记录 □ 查看有无术后并发症 □ 观察切口敷料情况	□ 上级医师查房，确定能否出院 □ 通知出院处 □ 通知患儿及家属准备出院 □ 向患儿及家属交代出院后注意事项，预约复诊时间，定期复查头颅 CT □ 如果患儿不能出院，在病程记录中说明原因和继续治疗的方案 □ 告知门诊换药或拆线时间
重点医嘱	**长期医嘱：** □ 小儿神经外科护理常规 □ 一级护理 □ 饮食 □ 止血药 □ 神经营养药 **临时医嘱：** □ 根据病情需要下达相应医嘱 □ 血常规 □ 头颅 CT（含骨窗像 3D 重建）	**临时医嘱：** □ 术后 3 天伤口换药 □ 出院带药 □ 门诊随诊
病情变异记录	□ 无　□ 有，原因： 1. 2.	□ 无　□ 有，原因： 1. 2.
医师签名		

（二）护士表单

颅骨凹陷性骨折临床路径护士表单

适用对象：第一诊断为颅骨凹陷性骨折（ICD-10：S02.902）

患儿姓名：	性别：	年龄：	门诊号：	住院号：

住院日期： 年 月 日	出院日期： 年 月 日	标准住院日：5~7 天

时间	住院第1~3天（术前）	住院第1~3天（手术日）	住院第4~7天
健康宣教	□ 入院宣教 □ 介绍主管医师、护士 □ 介绍环境、设施 □ 介绍住院注意事项 □ 介绍探视和陪伴制度 □ 介绍贵重物品制度	□ 药物宣教 □ 手术前宣教 □ 宣教手术前准备 □ 告知术前禁食、禁水 □ 告知患儿及其家属配合医师 □ 主管护士与患儿沟通，消除患儿紧张情绪 □ 告知检查后可能出现的情况及应对方式	□ 术后宣教 □ 告知饮食、体位要求 □ 给予患儿及家属心理支持 □ 再次明确探视陪伴须知
护理处置	□ 核对患儿，佩戴腕带 □ 建立入院护理病历 □ 协助患儿留取各种标本 □ 测量体重	□ 术前备皮 □ 术前针 □ 术前核对患儿 □ 禁食、禁水	□ 接患儿 □ 核对患儿及资料
基础护理	□ 三级护理 □ 晨晚间护理 □ 排泄管理 □ 患儿安全管理	□ 术后护理 □ 晨晚间护理 □ 排泄管理 □ 患儿安全管理	□ 一级护理 □ 晨晚间护理 □ 患儿安全管理
专科护理	□ 护理查体 □ 病情观察 □ 精神反应及生命体征的观察 □ 需要时，填写跌倒及压疮防范表 □ 需要时，请家属陪伴 □ 确定饮食种类 □ 心理护理	□ 病情观察 □ 遵医嘱完成相关检查 □ 心理护理	□ 遵医嘱予补液 □ 病情观察 □ 生命体征和伤口情况 □ 心理护理
重点医嘱	□ 详见医嘱执行单	□ 详见医嘱执行单	□ 详见医嘱执行单
病情变异记录	□ 无 □ 有，原因： 1. 2.	□ 无 □ 有，原因： 1. 2.	□ 无 □ 有，原因： 1. 2.
护士签名			

（三）患儿家属表单

颅骨凹陷性骨折临床路径患儿家属表单

适用对象：第一诊断为颅骨凹陷性骨折（ICD-10：S02.902）

患儿姓名：	性别： 年龄： 门诊号：	住院号：
住院日期： 年 月 日	出院日期： 年 月 日	标准住院日：5~7 天

时间	入院	术前	手术日
医患配合	□ 配合询问病史、收集资料，务必详细告知既往史、用药史、过敏史 □ 配合进行体格检查 □ 有任何不适告知医师	□ 配合完善术前相关检查，如采血、留尿、心电图、X线胸片、头 CT □ 医师与患儿及家属介绍病情及手术谈话、术前签字	□ 配合完善相关检查，如采血、留尿、手术 □ 配合医师摆好检查体位
护患配合	□ 配合测量体温、脉搏、呼吸3次，血压、体重1次 □ 配合完成入院护理评估（简单询问病史、过敏史、用药史） □ 接受入院宣教（环境介绍、病室规定、订餐制度、贵重物品保管等） □ 配合执行探视和陪伴制度 □ 有任何不适告知护士	□ 配合测量体温、脉搏、呼吸3次，询问大便1次 □ 接受术前宣教 □ 接受饮食宣教 □ 接受药物宣教	□ 配合测量体温、脉搏、呼吸3次，询问大便1次 □ 术前，协助完成核对，带齐影像资料及用药 □ 返回病房后，配合接受生命体征的测量 □ 配合检查意识（全身麻醉者） □ 配合缓解疼痛 □ 接受术后宣教 □ 接受饮食宣教：手术当日禁食 □ 接受药物宣教 □ 有任何不适告知护士
饮食	□ 遵医嘱饮食	□ 遵医嘱饮食	□ 手术前禁食、禁水 □ 术后饮食遵医嘱
排泄	□ 正常排尿便	□ 正常排尿便	□ 正常排尿便
活动	□ 正常活动	□ 正常活动	□ 正常活动

时间	术后	出院
医患 配合	□ 配合检查 □ 配合完善术后检查，如采血、留尿、便、头颅 CT 等	□ 接受出院前指导 □ 知道复查程序 □ 获取出院诊断书
护 患 配 合	□ 配合定时测量生命体征、每日询问大便 □ 配合检查神经系统及伤口 □ 配合伤口换药 □ 接受输液、服药等治疗 □ 接受进食、进水、排便等生活护理 □ 配合活动，预防皮肤压力伤 □ 注意活动安全，避免坠床或跌倒 □ 配合执行探视及陪伴	□ 接受出院宣教 □ 办理出院手续 □ 获取出院带药 □ 知道服药方法、作用、注意事项 □ 知道复印病历程序
饮 食	□ 遵医嘱饮食	□ 遵医嘱饮食
排 泄	□ 正常排尿便	□ 正常排尿便
活 动	□ 正常适度活动，避免疲劳	□ 正常适度活动，避免疲劳

附：原表单（2016 年版）

颅骨凹陷性骨折临床路径表单

适用对象：第一诊断为颅骨凹陷性骨折（ICD-10：S02.902）

行颅骨凹陷性骨折整复术（ICD-9-CM-3：02.02-02.06）。

患儿姓名：	性别：	年龄：	门诊号：	住院号：

住院日期：　　年　月　日	出院日期：　　年　月　日	标准住院日：7 天

时间	住院第 1 天	住院第 2 天
主要诊疗工作	□ 病史采集，体格检查 □ 病情告知 □ 如患儿病情重，应当及时通知上级医师 □ 完成病历书写 □ 止血、营养神经治疗	□ 上级医师查看患儿，制订治疗方案，完善术前准备 □ 相关检查 □ 向患儿和（或）家属交代病情，签署手术知情同意书 □ 止血、营养神经治疗
重点医嘱	**长期医嘱：** □ 小儿神经外科护理常规 □ 一级护理 □ 饮食 □ 止血药、神经营养药 **临时医嘱：** □ 血常规、C 反应蛋白、尿常规（必要时）、便常规（必要时） □ 肝肾功能、卡式血型、凝血功能、感染性疾病筛查 □ 心电图、X 线胸片（必要时） □ 头颅 CT 检查	**长期医嘱：** □ 小儿脑外科护理常规 □ 一级护理 □ 饮食 □ 止血药、神经营养药 **临时医嘱：** □ 拟明日全身麻醉下行凹陷性骨折整复术 □ 禁食 □ 备皮 □ 术前针
主要护理工作	□ 入院护理评估及宣教 □ 观察患儿一般状况及神经系统状况 □ 遵医嘱给药 □ 完成护理记录	□ 遵医嘱给药 □ 生活护理 □ 术前指导
病情变异记录	□ 无　□ 有，原因： 1. 2.	□ 无　□ 有，原因： 1. 2.
护士签名		
医师签名		

时间	住院第 3 天 （手术日）	住院第 4 天 （术后 1 日）	住院第 5 天 （术后 2 日）
主要诊疗工作	□ 安排手术 □ 术后观察神经功能恢复情况 □ 完成手术记录及术后记录 □ 向患儿及其家属交代手术情况及术后注意事项	□ 临床观察神经功能恢复情况 □ 观察切口敷料情况 □ 上级医师查房 □ 完成病程记录	□ 临床观察神经功能恢复情况 □ 伤口换药，观察伤口敷料情况 □ 停用止血药 □ 上级医师查房 □ 完成病程记录
重点医嘱	长期医嘱： □ 小儿脑外科护理常规 □ 一级护理 □ 饮食 □ 止血药 □ 神经营养药 临时医嘱： □ 根据病情需要下达相应医嘱	长期医嘱： □ 小儿神经外科护理常规 □ 一级护理 □ 饮食 □ 止血药 □ 神经营养药 临时医嘱： □ 根据病情需要下达相应医嘱 □ 血常规 □ 血生化 □ 头颅 CT	长期医嘱： □ 小儿神经外科护理常规 □ 一级护理 □ 饮食 □ 神经营养药 临时医嘱： □ 根据病情需要下达相应医嘱 □ 换药
主要护理工作	□ 观察患儿一般状况及神经系统功能恢复情况 □ 观察记录患儿神志、瞳孔、生命体征以及手术切口有无渗血渗液 □ 预防并发症护理 □ 完成用药及术后宣教 □ 完成护理记录	□ 观察患儿一般状况及神经系统功能恢复情况 □ 根据患儿病情需要完成护理记录	□ 观察患儿一般状况及切口情况 □ 根据患儿病情需要完成护理记录
病情变异记录	□ 无　□ 有，原因： 1. 2.	□ 无　□ 有，原因： 1. 2.	□ 无　□ 有，原因： 1. 2.
护士签名			
医师签名			

时间	住院第 6 天 （术后 3 日）	住院第 7 天 （术后 4 日）
主要 诊疗 工作	□ 临床观察神经功能恢复情况 □ 观察切口敷料情况 □ 完成病程记录	□ 确定患儿能否出院 □ 向患儿交代出院注意事项、复查日期 □ 通知出院处 □ 开出院诊断书 □ 完成出院记录
重 点 医 嘱	长期医嘱： □ 小儿神经外科护理常规 □ 一级护理 □ 饮食 □ 神经营养药	□ 通知出院 □ 出院后复查，门诊拆线
主要 护理 工作	□ 观察患儿一般状况 □ 根据患儿病情需要完成护理记录	□ 完成出院指导 □ 帮助患儿办理出院手续
病情 变异 记录	□ 无　□ 有，原因： 1. 2.	□ 无　□ 有，原因： 1. 2.
护士 签名		
医师 签名		

备注：

1. 院内感染（是/否）_____院感名称：_____
2. 预防性使用抗菌药物的原因：_____抗菌药物名称：_____使用时间：____天
3. 延长住院时间原因：_____
4. 退径（是/否）____退径原因：_____
5. 其他特殊事项及原因：_____

第十章

先天性脑积水临床路径释义

一、先天性脑积水编码

1. 原编码：

疾病名称及编码：先天性脑积水（ICD-10：G91.900）

手术操作名称及编码：脑室-腹腔引流术（ICD-9-CM-3：02.3401）

2. 修改编码：

疾病名称及编码：先天性脑积水（ICD-10：Q03.9）

手术操作名称及编码：脑室-腹腔分流术（ICD-9-CM-3：02.34）

二、临床路径检索方法

Q03.9 伴 02.34　　出院科别：儿科

三、先天性脑积水临床路径标准住院流程

（一）适用对象

第一诊断为先天性脑积水（ICD-10：G91.900）。

> **释义**
>
> ■ 适用对象编码参见第一部分。
> ■ 本路径适用对象为临床诊断为先天性脑积水的患儿，如继发性脑积水，需进入其他相应路径或排除出本路径。

（二）诊断依据

根据《临床诊疗指南·小儿外科学分册》（中华医学会编著，人民卫生出版社）、《临床技术操作规范·小儿外科学分册》（中华医学会编著，人民军医出版社）。

1. 病史：发现头围进行性增大或发育迟缓倒退。

2. 体征：头围增大，前囟扩大膨隆，前额突出，头皮浅静脉怒张，落日征。

3. 辅助检查：头颅 CT/MRI 显示脑室和脑池扩大，以侧脑室的颞角和额角变钝变圆最为典型。

诊断方法：1+2 并有辅助检查可确诊。

4. 病情分级：CT/MRI 图像中，在显示侧脑室体部切面，侧脑室外侧壁到中线距离与中线到颅骨内板距离之比（V/BP）。

轻型：26%~40%。

中型：41%~60%。

重型：61%~90%。

极重型：>90%。

释义

■ 本路径的制定主要参考国内权威参考书籍和诊疗指南。

■ 病史和体征是诊断先天性脑积水的初步依据，头围增大、前囟扩大膨隆、前额突出、头皮浅静脉怒张、落日征等体征往往是促使患儿家长带患儿就诊的主要原因。但这些体征和病史只能体现存在脑积水，并不能说明脑积水是否为先天性。因此需要进一步进行辅助检查，比如头颅 CT/MRI，在了解评估脑积水严重程度的同时，排查是否存在继发原因导致脑积水（颅内肿瘤、畸形等）。若脑积水是继发于颅脑其他疾病导致脑积水，则不能纳入本路径。

（三）治疗方案的选择

根据《临床诊疗指南·小儿外科学分册》（中华医学会编著，人民卫生出版社）、《临床技术操作规范·小儿外科学分册》（中华医学会编著，人民军医出版社）。

明确诊断脑积水，且程度为中型以上。

释义

■ 本病确诊后首先需要对脑积水的严重程度进行评估，若存在有颅内压增高表现，同时影像学评估脑积水为中型以上的患儿，需进行手术治疗。目前采取最多的手术治疗方式为脑室-腹腔分流术。

（四）进入路径标准

1. 第一诊断必须符合 ICD-10：G91.900 疾病编码。
2. 当患儿同时具有其他疾病诊断，但在住院期间不需要特殊处理也不影响第一诊断的临床路径实施时，可以进入路径。

释义

■ 进入本路径的患儿为第一诊断为先天性脑积水，需排除继发性脑积水。

■ 入院后常规检查发现有其他异常，如脑脊液存在感染表现、颅内存在肿瘤等导致继发脑积水不应进入本路径。

（五）术前准备 1~2 天

1. 必需的检查项目：
（1）血常规、尿常规、便常规。
（2）肝肾功能、凝血功能、肝炎、梅毒、艾滋病等传染性疾病筛查。
（3）X 线胸片，心电图。
（4）头颅 CT/MRI。

> **释义**
>
> ■ 血常规、尿常规、便常规是外科最基本的三大常规检查，进入路径的患儿均需完成。凝血功能、肝肾功能、感染性疾病筛查对术前了解患儿情况，评估手术风险有重要价值。心电图、X线胸片可评估有无基础疾病，是否影响手术麻醉评估麻醉风险有重要价值。头颅CT/MRI，对本病的诊断及除外有无继发颅内异常有重要价值，同时可帮助制订个体化手术方案。

（六）预防性抗菌药物选择与使用时机

按照《抗菌药物临床应用指导原则（2015年版）》（国卫办医发〔2015〕43号）执行，不建议使用预防性抗菌药物。

1. 麻醉方式：静脉+气管插管全身麻醉。
2. 术中用药：维持生命体征药物及麻醉用药。
3. 手术方式：脑室-腹腔引流术。

> **释义**
>
> ■ 先天性脑积水，已经除外了感染性脑积水，故术前不建议预防性使用抗菌药物。手术方式目前较常用的是脑室-腹腔分流术。手术可采用额角或枕角穿刺侧脑室。目前分流管的种类多种多样，可根据患儿脑积水的严重程度选择使用。

（七）出院标准

1. 一般情况良好，生命体征平稳。
2. 伤口愈合良好。

> **释义**
>
> ■ 患儿出院前应完成所有必需检查项目，达到生命体征（体温、脉搏、呼吸、血压）平稳。伤口愈合良好，无红肿、无感染表现。

四、推荐表单

（一）医师表单

脑积水临床路径医师表单

适用对象：第一诊断为先天性脑积水（ICD-10：Q03.9）

行脑室-腹腔分流术（ICD-9-CM-3：02.34）

患儿姓名：		性别：　　年龄：　　门诊号：	住院号：
住院日期：　　　年　月　日		出院日期：　　　年　月　日	标准住院日：5~7 天

时间	住院第 1~2 天 （术前）	住院第 1~2 天 （手术日）
主要诊疗工作	□ 完成询问病史和体格检查，按要求完成病历书写 □ 评估是否需要急诊手术，如需要急诊手术则按急诊手术方案手术治疗。如果需要择期手术，则需要在住院前 2 日内完成手术 □ 安排完善常规检查 □ 上级医师查房 □ 完成三级查房记录 □ 向患儿及家属交代病情，签署手术同意书 □ 止血、营养神经治疗	□ 安排手术 □ 术后观察神经功能恢复情况 □ 完成手术记录及术后记录 □ 向患儿及其家属交代手术情况及术后注意事项
重点医嘱	**长期医嘱：** □ 外科护理常规 □ 根据伤情定护理级别：一级或二级护理 □ 根据手术安排决定：是否禁食、禁水 □ 对症治疗 **临时医嘱：** □ 血常规、尿常规、便常规+隐血 □ 肝肾功能、电解质、凝血功能、血型、RH 因子、感染性疾病筛查 □ 心电图、X 线胸片 □ 其他检查（酌情）：头颅 CT、头颅 MRI □ 腰椎穿刺 □ 脑脊液常规、生化及细菌培养	**长期医嘱：** □ 小儿脑外科护理常规 □ 一级护理 □ 饮食：术前 6~8 小时需要禁食、禁水 □ 止血药 □ 神经营养药 **临时医嘱：** □ 根据病情需要下达相应医嘱 □ 手术医嘱 □ 备皮 □ （酌情）术前备血 □ 术前抗菌药物（根据伤口感染级别选用）
病情变异记录	□ 无　□ 有，原因： 1. 2.	□ 无　□ 有，原因： 1. 2.
医师签名		

时间	术后 1 日	术后 2~4 日 （出院日）
主要诊疗工作	□ 观察患儿术后生命体征，注意患儿精神反应 □ 上级医师查房及诊疗评估 □ 完成查房记录 □ 查看有无术后并发症 □ 观察切口敷料情况	□ 上级医师查房，确定能否出院 □ 通知出院处 □ 通知患儿及家属准备出院 □ 向患儿及家属交代出院后注意事项，预约复诊时间，定期复查头颅 CT。如需要定期调整分流泵压力需要告知患儿及其家属 □ 如果患儿不能出院，在病程记录中说明原因和继续治疗的方案 □ 告知门诊换药或拆线时间
重点医嘱	长期医嘱： □ 小儿神经外科护理常规 □ 一级护理 □ 饮食 □ 止血药 □ 神经营养药 临时医嘱： □ 根据病情需要下达相应医嘱 □ 血常规 □ 头颅 CT	临时医嘱： □ 术后 3 天伤口换药 □ 出院带药 □ 门诊随诊
病情变异记录	□ 无　□ 有，原因： 1. 2.	□ 无　□ 有，原因： 1. 2.
医师签名		

（二）护士表单

脑积水临床路径护士表单

适用对象：第一诊断为先天性脑积水（ICD-10：Q03.9）

行脑室-腹腔分流术（ICD-9-CM-3：02.34）

患儿姓名：	性别： 年龄： 门诊号：	住院号：
住院日期： 年 月 日	出院日期： 年 月 日	标准住院日：5~7 天

时间	住院第 1~2 天 （术前）	住院第 1~2 天 （手术日）	住院第 3~7 天
健康宣教	□ 入院宣教 □ 介绍主管医师、护士 □ 介绍环境、设施 □ 介绍住院注意事项 □ 介绍探视和陪伴制度 □ 介绍贵重物品制度	□ 药物宣教 □ 手术前宣教 □ 宣教手术前准备 □ 告知术前禁食、禁水 □ 告知患儿及其家属配合医师 □ 主管护士与患儿沟通，消除患儿紧张情绪 □ 告知检查后可能出现的情况及应对方式	□ 术后宣教 □ 告知饮食、体位要求 □ 给予患儿及家属心理支持 □ 再次明确探视陪伴须知
护理处置	□ 核对患儿，佩戴腕带 □ 建立入院护理病历 □ 协助患儿留取各种标本 □ 测量体重	□ 术前备皮 □ 术前针 □ 术前核对患儿 □ 禁食、禁水	□ 接患儿 □ 核对患儿及资料
基础护理	□ 三级护理 □ 晨晚间护理 □ 排泄管理 □ 患儿安全管理	□ 术后护理 □ 晨晚间护理 □ 排泄管理 □ 患儿安全管理	□ 一级护理 □ 晨晚间护理 □ 患儿安全管理
专科护理	□ 护理查体 □ 病情观察 □ 精神反应及生命体征的观察 □ 需要时，填写跌倒及压疮防范表 □ 需要时，请家属陪伴 □ 确定饮食种类 □ 心理护理	□ 病情观察 □ 遵医嘱完成相关检查 □ 心理护理	□ 遵医嘱予补液 □ 病情观察 □ 生命体征和伤口情况 □ 心理护理
重点医嘱	□ 详见医嘱执行单	□ 详见医嘱执行单	□ 详见医嘱执行单
病情变异记录	□ 无 □ 有，原因： 1. 2.	□ 无 □ 有，原因： 1. 2.	□ 无 □ 有，原因： 1. 2.
护士签名			

（三）患儿家属表单

脑积水临床路径患儿家属表单

适用对象：第一诊断为先天性脑积水（ICD-10：Q03.9）

行脑室-腹腔分流术（ICD-9-CM-3：02.34）

患儿姓名：	性别： 年龄： 门诊号：	住院号：
住院日期： 年 月 日	出院日期： 年 月 日	标准住院日：5~7 天

时间	入院	术前	手术日
医患配合	□ 配合询问病史、收集资料，务必详细告知既往史、用药史、过敏史 □ 配合进行体格检查 □ 有任何不适告知医师	□ 配合完善术前相关检查，如采血、留尿、心电图、X 线胸片、头 CT □ 医师与患儿及家属介绍病情及手术谈话、术前签字	□ 配合完善相关检查，如采血、留尿、手术 □ 配合医师摆好检查体位
护患配合	□ 配合测量体温、脉搏、呼吸 3 次，血压、体重 1 次 □ 配合完成入院护理评估（简单询问病史、过敏史、用药史） □ 接受入院宣教（环境介绍、病室规定、订餐制度、贵重物品保管等） □ 配合执行探视和陪伴制度 □ 有任何不适告知护士	□ 配合测量体温、脉搏、呼吸 3 次，询问大便 1 次 □ 接受术前宣教 □ 接受饮食宣教 □ 接受药物宣教	□ 配合测量体温、脉搏、呼吸 3 次，询问大便 1 次 □ 术前，协助完成核对，带齐影像资料及用药 □ 返回病房后，配合接受生命体征的测量 □ 配合检查意识（全身麻醉者） □ 配合缓解疼痛 □ 接受术后宣教 □ 接受饮食宣教：手术当日禁食 □ 接受药物宣教 □ 有任何不适告知护士
饮食	□ 遵医嘱饮食	□ 遵医嘱饮食	□ 手术前禁食、禁水 □ 术后饮食遵医嘱
排泄	□ 正常排尿便	□ 正常排尿便	□ 正常排尿便
活动	□ 正常活动	□ 正常活动	□ 正常活动

时间	术后	出院
医患配合	□ 配合检查 □ 配合完善术后检查，如采血、留尿、便、头颅 CT 等	□ 接受出院前指导 □ 知道复查程序 □ 获取出院诊断书
护患配合	□ 配合定时测量生命体征、每日询问大便 □ 配合检查神经系统及伤口 □ 配合伤口换药 □ 接受输液、服药等治疗 □ 接受进食、进水、排便等生活护理 □ 配合活动，预防皮肤压力伤 □ 注意活动安全，避免坠床或跌倒 □ 配合执行探视及陪伴	□ 接受出院宣教 □ 办理出院手续 □ 获取出院带药 □ 知道服药方法、作用、注意事项 □ 知道复印病历程序
饮食	□ 遵医嘱饮食	□ 遵医嘱饮食
排泄	□ 正常排尿便	□ 正常排尿便
活动	□ 正常适度活动，避免疲劳	□ 正常适度活动，避免疲劳

附：原表单（2016 年版）

脑积水临床路径执行表单

适用对象：第一诊断为脑积水（ICD-10：G91.900）

行脑室-腹腔引流术（CM-3：02.3401）

患儿姓名		性别： 年龄： 病区		床号 住院号
住院日期： 年 月 日		出院日期： 年 月 日		（标准住院天数≤6 天）
总费用	耗材费	检查费 西药费		

时间	住院第 1 天 （术前）	住院第 2 天 （术前）	住院第 3 天 （手术术日，术后医嘱）
重点医嘱	长期医嘱： □ 儿外科护理常规 □ 二级护理 □ 普通饮食 临时医嘱： □ 血常规，尿常规，便常规 □ 肝肾功能，凝血功能，肝炎、梅毒、艾滋病筛查 □ X 线胸片、心电图 □ 头颅 CT 或 MRI	长期医嘱： □ 儿外科护理常规 □ 二级护理 □ 普通饮食	长期医嘱： □ 儿外科护理常规 □ 二级护理 □ 普通饮食 □ 心电监护 临时医嘱： □ 补液支持
病情变异记录	□ 无 □ 有，原因： 1. 2.	□ 无 □ 有，原因： 1. 2.	□ 无 □ 有，原因： 1. 2.
护士签名			
医师签名			

时间	住院第 4 天 （术后 1 日）	住院第 5 天 （术后 2 日）	住院第 6 天 （术后 3 日）
重点医嘱	**长期医嘱：** □ 儿外科护理常规 □ 二级护理 □ 普通饮食	**长期医嘱：** □ 儿外科护理常规 □ 二级护理 □ 普通饮食 **临时医嘱：** □ 头颅 CT	**长期医嘱：** □ 儿外科护理常规 □ 二级护理 □ 普通饮食 **临时医嘱：** □ 出院 □ 换药
病情变异记录	□ 无　□ 有，原因： 1. 2.	□ 无　□ 有，原因： 1. 2.	□ 无　□ 有，原因： 1. 2.
护士签名			
医师签名			

备注：

1. 院内感染（是/否）_____院感名称：_____
2. 预防性使用抗菌药物的原因：_____抗菌药物名称：_____使用时间：____天
3. 延长住院时间原因：_____
4. 退径（是/否）____退径原因：_____
5. 其他特殊事项及原因：_____

第十一章

肠闭锁临床路径释义

一、肠闭锁编码

1. 原编码：

疾病名称及编码：先天性小肠闭锁（ICD-10：Q41.900）

手术操作名称及编码：行剖腹探查+小肠吻合术（54.1101 + 45.9101）

2. 修改编码：

疾病名称及编码：先天性小肠闭锁（ICD-10：Q41.903 ）

先天性空肠闭锁（ICD-10：Q41.102）

先天性回肠闭锁（ICD-10：Q41.203）

先天性十二指肠闭锁（ICD-10：Q41.003）

手术操作名称及编码：小肠-小肠吻合术（ICD-9-CM-3：45.91）

二、临床路径检索方法

Q41.003/Q41.102/Q41.203/Q41.903 伴 45.91   出院科别：儿科

三、肠闭锁临床路径标准住院流程

（一）适用对象

第一诊断为先天性小肠闭锁的病例（ICD-10：Q41.900），新生儿初诊病例。

> **释义**
>
> ■ 本路径适用对象为临床诊断为先天性小肠闭锁的患儿。
>
> ■ 首次就诊手术患儿，不包括已行一期手术再次手术患儿。

（二）诊断依据

1. 病史：新生儿期发病，典型表现为生后反复胆汁性呕吐，无胎粪排出。部分病例产前诊断发现双泡征、三泡征或者胎儿肠管扩张伴或不伴羊水过多或偏多。

2. 体征：胸部无明显异常体征。腹胀或无腹胀（中低位小肠闭锁或高位小肠闭锁），腹软，无压痛，无肠型。胃肠减压引流出大量黄绿色液体，肛指检查见油灰样胎粪或黏液。

3. 辅助检查：胸、腹联合 X 线平片，腹部可呈双泡征或三泡征（高位小肠闭锁），或者小肠多发宽大气液平，结肠无充气（低位小肠闭锁）。

> **释义**
>
> ■ 本病包含小肠闭锁的多种类型。因肠闭锁位置的高低出现不同梗阻表现。空肠起始部以近闭锁患儿可表现为高位肠梗阻，生后早期出现含胆汁呕吐，腹胀不明显。

腹 X 线立位片可见典型双泡征或三泡征，远端肠管无气体充盈。空回肠交界处闭锁患儿可表现为低位肠梗阻。生后呕吐时间较晚，部分患儿甚至可有类似正常胎便排出，随着时间进展，腹胀加重，可有肠型，有时不易与先天性巨结肠患儿鉴别，腹 X 线立位片可见一明显宽大气液平多支持肠闭锁诊断。不易鉴别患儿可行钡灌肠检查，如见典型胎儿结肠，则为肠闭锁。

■ 目前产前 B 超诊断较多，可见十二指肠扩张，伴有羊水增多，则肠闭锁诊断可能性极大。如高度怀疑十二指肠闭锁的患儿，应注意排除染色体异常的可能。

（三）进入路径标准

1. 第一诊断必须符合疾病编码（ICD-10：Q41.900）。
2. 当患儿同时具有其他疾病诊断，但在住院期间不需要特殊处理或不影响第一诊断的临床路径实施时，可以进入路径。

> **释义**
>
> ■ 第一诊断符合此诊断患儿即可进入本路径。但曾行手术治疗本病未愈、病史长、年龄较大患儿不入本路径。
>
> ■ 经入院常规检查发现以往没有发现的疾病，而该疾病可能对患儿健康影响更为严重，或者该疾病可能影响手术实施、增加手术和麻醉风险、影响预后，则应优先考虑治疗该种疾病，暂不宜进入本路径。如低或极低出生体重患儿、呼吸窘迫综合征、重症感染、心功能不全、肝肾功能不全、凝血功能障碍等。
>
> ■ 若既往患有上述疾病，经合理治疗后达到稳定，抑或目前尚需要持续用药，经评估无手术及麻醉禁忌，则可进入本路径。但可能会增加医疗费用，延长住院时间。

（四）住院期间的检查项目

1. 必需的检查项目：
（1）血常规、尿常规、便常规。
（2）肝功能、肾功能、凝血功能、血气分析、电解质。
（3）血型检测和梅毒、艾滋病、肝炎等传染性疾病筛查。
（4）胸、腹联合 X 线片，心脏超声，心电图。
（5）腹部 B 超（肝、脾，泌尿系统等重要脏器）。
2. 根据患儿病情进行的检查项目
（1）上消化道造影。
（2）钡剂灌肠检查。

> **释义**
>
> ■ 必查项目是确保手术治疗安全、有效开展的基础，在术前必须完成。相关人员应认真分析检查结果，以便及时发现异常情况并采取对应处置。

> ■ 因新生儿期患儿可合并其他脏器畸形，术前应尽量完善检查以除外合并畸形，减少不必要的手术风险。
> ■ 诊断不易与先天性巨结肠鉴别时，可行钡灌肠检查明确诊断。

（五）治疗方案选择的依据

明确诊断先天性小肠闭锁的病例，需行剖腹探查＋小肠吻合术（CM－3：54.1101＋45.9101）。

1. 术前准备 1~2 天：

预防性抗菌药物选择与使用：按照《抗菌药物临床应用指导原则（2015 年版）》（国卫办医发〔2015〕43 号）执行，围手术期可根据患儿情况予使用预防性抗菌药物。

> **释义**
>
> ■ 本病为Ⅱ类手术切口，术前可使用预防性抗菌药物。如为低位小肠闭锁，术中污染较重，可使用较高级别抗菌药物，并可联合应用甲硝唑静点。
> ■ 术前纠正患儿水电解质失衡及完善各项检查。

2. 手术日为入院后 1~2 天：
（1）麻醉方式：静脉＋气管插管全身麻醉。
（2）预防性抗菌药物：可选用第二代或者第三代头孢菌素，并联合抗厌氧菌药物（如甲硝唑）。
（3）手术方式：剖腹探查＋小肠吻合术（CM-3：54.1101＋45.1901）。
（4）手术内置物：可使用吻合器、空肠营养管。
（5）输血：必要时。

> **释义**
>
> ■ 手术探查明确诊断，行小肠闭锁段切除加吻合术。如低位小肠闭锁近端扩张明显，可切除部分明显扩张肠管。
> ■ 术后肠内营养的早期使用有促进胃肠功能恢复的作用，术中可酌情放置空肠喂养管。
> ■ 本病术中多不需输血。

3. 术后治疗：
（1）必须复查的检查项目：血常规、肝功能、肾功能、血气分析、电解质。
（2）术后禁食、胃肠减压、静脉抗菌药物、生命体征监护。
（3）肠功能恢复前肠外营养支持。
（4）肠功能恢复后开始肠内营养。

> **释义**
>
> ■ 术后复查、监测各项实验室检查结果，以便及时发现异常情况并采取对应处置。
>
> ■ 术后长期不能进食患儿，给予静脉营养支持治疗，防止因营养支持不足导致各种并发症的发生。

(六) 出院标准

1. 一般情况良好，生命体征平稳。
2. 胃纳良好，奶量已增加至与体重匹配的足量，无需额外补液支持。
3. 伤口愈合良好。
4. 复查相关检查项目，在正常范围。
5. 各种感染均已治愈。

> **释义**
>
> ■ 术后可以正常饮食，并达到生理需要量。
>
> ■ 复查各项实验室检查无明显异常，无需住院治疗。

(七) 标准住院日 ≤21 天

> **释义**
>
> ■ 肠闭锁患儿术后肠功能恢复较慢，住院时间较长，住院日少于 21 天均符合路径要求。
>
> ■ 本病可能合并早产、低体重，术后恢复时间也会延长。

(八) 变异及原因分析

1. 有影响手术的重大合并症，需要进行相关的诊断及治疗，如复杂先天性心脏病、早产儿、极低体重儿、ABO 溶血等。
2. 合并食管闭锁、无肛等其他畸形需分期手术。
3. 术中发现多发性肠闭锁、apple-peel 型肠闭锁，或合并肠穿孔伴胎粪性腹膜炎而行肠造瘘者，或存在短肠综合征。
4. 出现严重术后并发症，如吻合口瘘、吻合口狭窄、粘连性肠梗阻等。
5. 出现其他意外并发症，如重症肺部感染、坏死性小肠结肠炎 (NEC) 等。

> **释义**
>
> ■ 本病可合并其他器官畸形，如需同期手术，明显增加住院费用、延长住院时间的，不入本路径。如无明显差异的，可记录变异内容。

　　■术中见为胎粪性腹膜炎、多发肠闭锁或存在短肠综合征可能的畸形类型，不入本路径。

　　■术后出现严重并发症，如吻合口漏、狭窄、粘连梗阻，有需要再次手术的患儿，则需要离开本路径。

四、肠闭锁给药方案

本病为Ⅱ类手术切口，术前可使用预防性抗菌药物，可选用第二代或者第三代头孢菌素。如为低位小肠闭锁，术中污染较重，可使用较高级别抗菌药物，并可联合应用甲硝唑静点。按照《抗菌药物临床应用指导原则（2015年版）》（国卫办医发〔2015〕43号）执行。

五、推荐表单

（一）医师表单

肠闭锁临床路径医师表单

适用对象：第一诊断为先天性小肠闭锁（ICD-10：Q41.900）

行小肠-小肠吻合术（ICD-9-CM-3：45.91）

患儿姓名：	性别： 年龄： 病区	住院号：
住院日期： 年 月 日	出院日期： 年 月 日	标准住院日≤21 天

时间	住院第 1~2 天 （术前）	住院第 2 天 （手术日，术后医嘱）	住院第 3 天 （术后 1 日）
重点医嘱	**长期医嘱：** □ 儿外科护理常规 □ 一级护理 □ 禁食 □ 心电监护 □ 胃肠减压 □ 置暖箱 **临时医嘱：** □ 血常规，尿常规，便常规 □ 肝功能、肾功能，凝血全套 □ 血气分析、电解质 □ 梅毒及艾滋病等传染性疾病筛查 □ 血型测定 □ 胸、腹联合 X 线片 □ 超声心动图，心电图 □ 腹部 B 超 □ 下消化道造影（必要时） □ 补液支持 □ 明日在麻醉下行剖腹探查+小肠吻合术 □ 备血	**长期医嘱：** □ 儿外科护理常规 □ 一级护理 □ 禁食 □ 心电监护 □ 胃肠减压 □ 置暖箱 □ 静脉抗菌药物 □ 留置导尿 **临时医嘱：** □ 血常规，肝功能、肾功能，凝血功能，血气分析（必要时） □ 补液支持 □ 白蛋白（必要时）	**长期医嘱：** □ 儿外科护理常规 □ 一级护理 □ 半卧位 □ 置暖箱 □ 心电监护 □ 静脉抗菌药物 □ 胃肠减压 □ 禁食 **临时医嘱：** □ 静脉营养
病情变异记录	□ 无 □ 有，原因： 1. 2.	□ 无 □ 有，原因： 1. 2.	□ 无 □ 有，原因： 1. 2.
医师签名			

时间	住院第 4~8 天 （术后 2~6 日）	住院第 9 天 （术后 7 日）	住院第 10~16 天 （术后 8~14 日）
重点医嘱	**长期医嘱：** □ 儿外科护理常规 □ 一级护理 □ 半卧位 □ 置暖箱 □ 禁食 □ 胃肠减压 **临时医嘱：** □ 静脉营养支持 □ 换药	**长期医嘱：** □ 儿外科护理常规 □ 一级护理 □ 糖水喂养 **临时医嘱：** □ 拆线（如有） □ 静脉营养支持 □ 血常规，肝功能、肾功能，电解质，血气分析	**长期医嘱：** □ 儿外科护理常规 □ 一级护理 **临时医嘱：** □ 补液支持（必要时） □ 择期出院
病情变异记录	□ 无　□ 有，原因： 1. 2.	□ 无　□ 有，原因： 1. 2.	□ 无　□ 有，原因： 1. 2.
医师签名			

（二）护士表单

肠闭锁临床路径护士表单

适用对象：第一诊断为先天性小肠闭锁（ICD-10：Q41.900）
行小肠-小肠吻合术（ICD-9-CM-3：45.91）

患儿姓名：	性别： 年龄： 病区	床号 住院号
住院日期： 年 月 日	出院日期： 年 月 日	标准住院日≤21天

时间	住院第1天 （术前）	住院第2天 （手术日，术后医嘱）	住院第3天 术后1日
重点医嘱	**长期医嘱：** □ 儿外科护理常规 □ 一级护理 □ 禁食 □ 心电监护 □ 胃肠减压 □ 置暖箱 **临时医嘱：** □ 血常规，尿常规，便常规 □ 肝功能、肾功能，凝血全套 □ 血气分析、电解质 □ 梅毒及艾滋病等传染性疾病筛查 □ 血型测定 □ 胸、腹联合X线片 □ 超声心动图，心电图 □ 腹部B超 □ 补液支持 □ 明日在麻醉下行剖腹探查+小肠吻合术 □ 备血	**长期医嘱：** □ 儿外科护理常规 □ 一级护理 □ 禁食 □ 心电监护 □ 胃肠减压 □ 置暖箱 □ 静脉抗菌药物 □ 留置导尿 **临时医嘱：** □ 血常规，肝功能、肾功能，凝血功能，血气分析（必要时） □ 补液支持 □ 白蛋白（必要时）	**长期医嘱：** □ 儿外科护理常规 □ 一级护理 □ 半卧位 □ 置暖箱 □ 心电监护 □ 静脉抗菌药物 □ 胃肠减压 □ 禁食 **临时医嘱：** □ 静脉营养
病情变异记录	□ 无 □ 有，原因： 1. 2.	□ 无 □ 有，原因： 1. 2.	□ 无 □ 有，原因： 1. 2.
护士签名			

时间	住院第4~8天 （术后2~6日）	住院第9天 （术后7日）	住院第10~16天 （术后8~14日）
重点医嘱	**长期医嘱：** □ 儿外科护理常规 □ 一级护理 □ 半卧位 □ 置暖箱 □ 禁食 □ 胃肠减压 **临时医嘱：** □ 静脉营养支持 □ 换药	**长期医嘱：** □ 儿外科护理常规 □ 一级护理 □ 糖水喂养 **临时医嘱：** □ 拆线（如有） □ 静脉营养支持 □ 血常规，肝功能、肾功能，电解质，血气分析	**长期医嘱：** □ 儿外科护理常规 □ 一级护理 **临时医嘱：** □ 补液支持（必要时） □ 择期出院
病情变异记录	□ 无　□ 有，原因： 1. 2.	□ 无　□ 有，原因： 1. 2.	□ 无　□ 有，原因： 1. 2.
护士签名			

（三）患儿家属表单

肠闭锁临床路径患儿家属表单

适用对象：第一诊断为先天性小肠闭锁（ICD-10：Q41.900）

行小肠-小肠吻合术（ICD-9-CM-3：45.91）

患儿姓名		性别： 年龄： 病区	床号 住院号
住院日期： 年 月 日		出院日期： 年 月 日	标准住院日≤21 天

时间	住院第 1~2 天 （术前）	住院第 2 天 （手术日，术后医嘱）	住院第 3 天 术后 1 日
重点诊疗及检查	□ 儿外科护理常规 □ 一级护理 □ 禁食 □ 心电监护 □ 胃肠减压 □ 置暖箱 □ 血常规，尿常规，便常规 □ 肝功能、肾功能，凝血全套 □ 血气分析、电解质 □ 梅毒及艾滋病等传染性疾病筛查 □ 血型测定 □ 胸、腹联合 X 线片 □ 超声心动图，心电图 □ 腹部 B 超 □ 下消化道造影（必要时） □ 补液支持 □ 明日在麻醉下行剖腹探查+小肠吻合术 □ 备血	□ 儿外科护理常规 □ 一级护理 □ 禁食 □ 心电监护 □ 胃肠减压 □ 置暖箱 □ 静脉抗菌药物 □ 留置导尿 □ 血常规，肝功能、肾功能，凝血功能，血气分析（必要时） □ 补液支持 □ 白蛋白（必要时）	□ 儿外科护理常规 □ 一级护理 □ 半卧位 □ 置暖箱 □ 心电监护 □ 静脉抗菌药物 □ 胃肠减压 □ 禁食 □ 静脉营养
病情变异记录	□ 无 □ 有，原因： 1. 2.	□ 无 □ 有，原因： 1. 2.	□ 无 □ 有，原因： 1. 2.

时间	住院第 4~8 天 （术后 2~6 日）	住院第 9 天 （术后 7 日）	住院第 10~16 天 （术后 8~14 日）
重点诊疗及检查	□ 儿外科护理常规 □ 一级护理 □ 半卧位 □ 置暖箱 □ 禁食 □ 胃肠减压 □ 静脉营养支持 □ 换药	□ 儿外科护理常规 □ 一级护理 □ 糖水喂养 □ 拆线（如有） □ 静脉营养支持 □ 血常规，肝功能、肾功能，电解质，血气分析	□ 儿外科护理常规 □ 一级护理 □ 补液支持（必要时） □ 择期出院
病情变异记录	□ 无 □ 有，原因： 1. 2.	□ 无 □ 有，原因： 1. 2.	□ 无 □ 有，原因： 1. 2.

附：原表单（2016 年版）

肠闭锁临床路径表单

适用对象：第一诊断为先天性小肠闭锁（ICD-10：Q41.900），行剖腹探查+小肠吻合术（CM-3：54.1101 + 45.9101）

患儿姓名	性别： 年龄： 病区	床号 住院号
住院日期： 年 月 日	出院日期： 年 月 日	标准住院日≤21 天

时间	住院第 1 天 （术前）	住院第 2 天 （手术日，术后医嘱）	住院第 3 天 术后 1 日
重点医嘱	**长期医嘱：** □ 儿外科护理常规 □ 一级护理 □ 禁食 □ 心电监护 □ 胃肠减压 □ 置暖箱 **临时医嘱：** □ 血常规，尿常规，便常规 □ 肝功能、肾功能，凝血全套 □ 血气分析、电解质 □ 梅毒及艾滋病等传染性疾病筛查 □ 血型测定 □ 胸、腹联合 X 线片 □ 超声心动图，心电图 □ 腹部 B 超 □ 补液支持 □ 明日在麻醉下行剖腹探查+小肠吻合术 □ 备血	**长期医嘱：** □ 儿外科护理常规 □ 一级护理 □ 禁食 □ 心电监护 □ 胃肠减压 □ 置暖箱 □ 静脉抗菌药物 □ 留置导尿 **临时医嘱：** □ 血常规，肝功能、肾功能，凝血功能，血气分析 □ 补液支持 □ 白蛋白（必要时）	**长期医嘱：** □ 儿外科护理常规 □ 一级护理 □ 半卧位 □ 置暖箱 □ 心电监护 □ 静脉抗菌药物 □ 胃肠减压 □ 禁食 **临时医嘱：** □ 静脉营养
病情变异记录	□ 无 □ 有，原因： 1. 2.	□ 无 □ 有，原因： 1. 2.	□ 无 □ 有，原因： 1. 2.
护士签名			
医师签名			

时间	住院第 4~8 天 （术后 2~6 日）	住院第 9 天 （术后 7 日）	住院第 10~16 天 （术后 8~14 日）
重点医嘱	**长期医嘱：** □ 儿外科护理常规 □ 一级护理 □ 半卧位 □ 置暖箱 □ 禁食 **临时医嘱：** □ 静脉营养支持 □ 换药	**长期医嘱：** □ 儿外科护理常规 □ 一级护理 □ 糖水喂养 **临时医嘱：** □ 拆线 □ 静脉营养支持 □ 血常规，肝功能、肾功能，电解质，血气分析	**长期医嘱：** □ 儿外科护理常规 □ 一级护理 □ 糖牛奶 **临时医嘱：** □ 补液支持（必要时） □ 择期出院
病情变异记录	□ 无 □ 有，原因： 1. 2.	□ 无 □ 有，原因： 1. 2.	□ 无 □ 有，原因： 1. 2.
护士签名			
医师签名			

备注：
1. 院内感染（是/否）＿＿＿＿院内感染名称：＿＿＿＿＿＿＿＿＿
2. 延长住院时间原因：＿＿＿＿＿＿＿＿＿＿＿＿＿＿＿＿＿＿＿＿
3. 退径（是/否）＿＿＿退径原因：＿＿＿＿＿＿＿＿＿＿＿＿＿＿＿
4. 其他特殊事项及原因：＿＿＿＿＿＿＿＿＿＿＿＿＿＿＿＿＿＿＿

第十二章
胆道闭锁临床路径释义

一、胆道闭锁编码

1. 原编码：

疾病名称及编码：胆道闭锁（ICD-10：Q44.203）

手术操作名称及编码：胆道闭锁探查、肝门空肠吻合术（ICD-9-CM-3：51.9803/51.3901）

2. 修改编码：

疾病名称及编码：胆管闭锁（ICD-10：Q44.2）

手术操作名称及编码：肝门空肠吻合术（ICD-9-CM-3：51.7911）

　　　　　　　　　　胆道探查术（ICD-9-CM-3：51.5）

二、临床路径检索方法

Q44.2 伴（51.7911+51.5）　　　出院科别：儿科

三、胆道闭锁临床路径标准住院流程

（一）适用对象

第一诊断为胆道闭锁（ICD-10：Q44.203）。行胆道探查、肝门空肠吻合术（ICD-9-CM-3：51.9803/51.3901）。

> 释义
>
> ■ 本路径适用对象为第一诊断为胆道闭锁的患儿。
> ■ 手术采用胆道探查及肝门空肠吻合。

（二）诊断依据

1. 临床特征：新生儿期开始大便灰白、黄疸持续无法消退。

2. 影像学检查：超声可显示肝脏大小及肝门部有无囊肿、纤维块，核素肝胆显像亦可用于辅助检查。

3. 实验室检查：血胆红素升高，直接胆红素为主（直接胆红素占总胆红素 50%~80%），谷氨酰转肽酶升高（>300IU/L），多伴有氨基转移酶升高、白蛋白偏低、凝血功能异常。

4. 手术胆道探查和胆道造影是诊断的"金标准"。

> 释义
>
> ■ 本病诊断困难，症状表现为梗阻性黄疸，胆红素持续升高，以直接胆红素升高为主。大便变白、油腻，高度提示本病。

■胆道梗阻引起肝功能损害，继而导致肝硬化，最终导致肝衰竭，患儿死亡。各种实验室检查可以了解梗阻及肝脏损害情况。

■超声检查可以帮助排除先天性胆管扩张症等其他胆道畸形。超声无法探测胆囊或胆囊较小可提示胆道闭锁，但其敏感度仅有70%~80%。因此，超声检查为正常胆囊也不能完全排除胆道闭锁。观察进奶前后胆囊的收缩情况或可提供更进一步的参考，如进食后胆囊缩小率超过50%，可认为胆道闭锁的可能性小。肝脏瞬时弹性成像（Fibro Scan）检查还可了解肝硬化情况，可有助于估计预后。

■新生儿黄疸原因不明时，B型超声是有效的初步检查手段。术中胆道造影是迄今为止最为可靠的胆道闭锁诊断方法。

（三）进入路径标准

1. 第一诊断必须符合胆道闭锁疾病编码（ICD-10：Q44.203）。
2. 患儿一般情况良好，肝功能处于代偿状态，可耐受手术。
3. 当患儿合并其他疾病，但住院期间不需特殊处理，也不影响第一诊断的临床路径实施时，可以进入路径。
4. 因本病发生肝衰竭，严重出血、腹腔积液或严重感染等，或行胆道探查排除胆道闭锁以及等候肝移植患儿不进入路径。

释义

■第一诊断符合此诊断且没有严重的肝功能损害，可以耐受手术的患儿进入本路径。肝门空肠吻合是切除肝门部的纤维块，暴露残留的毛细胆管进行胆汁引流的类似姑息手术的治疗方式，本病预后不佳，术前应与家长沟通良好。

■出现肝衰竭的患儿、准备做肝移植治疗的患儿以及有严重合并症不能耐受手术的患儿不入路径。胆道探查除外闭锁患儿终止路径。

■若患儿同时合并其他疾病，经合理治疗后达到稳定，抑或目前尚需要持续用药，经评估无手术及麻醉禁忌，则可进入路径。但可能会增加医疗费用，延长住院时间。

（四）住院期间的检查项目

1. 必需的检查项目：
（1）实验室检查：血常规、血型、C反应蛋白、尿常规、肝功能、肾功能、凝血功能、感染性疾病筛查［肝炎筛查、优生四项（TORCH）检查］、血电解质、血气分析、血脂分析、肝纤维化指标。
（2）胸部X线正位片、心电图、超声心动图（心电图异常者）。
（3）超声。
2. 根据患儿情况可选择：同位素肝胆显像、肝脏穿刺活检或磁共振胰胆管造影（MRCP）检查。

> **释义**
>
> ■ 必查项目是确保手术治疗安全、有效开展的基础，在术前必须完成，并且可以估计患儿病情，判断预后。相关人员应认真分析检查结果，以便及时发现异常情况并采取对应处置。
>
> ■ 同位素肝胆管显影仅在胆汁淤积诊断困难时，作为诊断胆道闭锁的一种补充。MRCP、肝脏穿刺活检等可作为辅助检查手段，根据各单位具体情况选择。

（五）治疗方案的选择

行胆道探查肝门部纤维块切除、肝门空肠吻合术（ICD-9-CM-3：51.9803/51.3901）。

1. 预防性抗菌药物选择与使用时机：

（1）按照《抗菌药物临床应用指导原则》（国卫办医发〔2015〕43号）以及《中国大陆地区胆道闭锁诊断与治疗（专家共识）》（中华小儿外科杂志，2013），并结合患儿病情决定选择。

（2）推荐药物治疗方案（使用《国家基本药物》的药物）。

（3）术前预防性用药时间为1天，术前因感染已应用抗菌药物不在此列。

2. 手术日为入院第4天（也可门诊完成检查缩短入院等候手术时间）：

（1）麻醉方式：气管插管全身麻醉。

（2）预防性抗菌药物的给药方法：第三代头孢菌素类（如头孢哌酮或头孢曲松）抗菌药物静脉滴注，切开皮肤前30分钟开始给药，手术延长到3小时以上或大量失血时，补充一个剂量（用头孢曲松时无需追加剂量）。

（3）手术方式：开放或腹腔镜探查肝门部、胆囊及肝脏，必要时可经胆囊注入对比剂，确认肝内胆管无法显影，经腹或腹腔镜辅助下完整切除肝左、右动脉之间纤维块，行肝门空肠Roux-en-Y吻合，直线切割吻合器完成肠管的切割与吻合。

（4）输血：视术中和术后情况而定。

> **释义**
>
> ■ 术前依照Ⅱ类切口预防使用抗菌药物。
>
> ■ 患儿入院后1~3天完善各项检查，证实无手术禁忌证后，可行手术治疗。
>
> ■ 手术先行胆道探查、造影确立诊断后，再行肝门空肠吻合术。术中切除肝门部纤维块是手术要点。一般不需输血，对营养不良患儿可根据具体病情输血或血制品。

3. 术后处理：

（1）必须复查的检查项目：血常规、C反应蛋白、血电解质、肝功能、肾功能、凝血全套。

（2）术后抗菌药物：第三代头孢菌素类（如头孢哌酮或头孢曲松）及甲硝唑，用药时间至术后30天。术后使用第三代头孢菌素仍有发热，细菌感染指标偏高，可使用碳青霉烯类抗菌药物，必要时使用抗真菌感染药物。

（3）术后可能需要补充血制品，如白蛋白类。

（4）可根据情况酌情考虑使用激素减轻胆道水肿并退黄，激素剂量参照《中国大陆地区胆道闭锁诊断与治疗（专家共识）》（中华小儿外科杂志，2013）。

（5）出院前检查：复查肝功能、凝血指标及血常规，腹腔积液，患儿复查 B 超等。

> **释义**
>
> ■ 专家共识推荐抗菌药物使用方法：胆道闭锁术后常规预防性使用抗菌药物，静脉滴注第三代头孢菌素 1 个月，口服两种抗菌药物，交替使用至半年。
>
> ■ 术后激素使用推荐方案：方案一：术后 7 天开始 4 mg/kg 甲泼尼龙分 2 次口服，2 周后减半，1 mg/kg 维持 2 周，最后停药；方案二：术后 5~7 天静脉滴注 4 mg/kg 甲泼尼龙，每 3 天减量，每次减少 1 mg/kg，黄疸消退不佳可重复冲击 1 次，再减量至 2 mg/kg 维持 12 周后，逐渐减量；方案三：术后 5~7 天开始，静脉滴注递减剂量的甲泼尼龙 10、8、6、5、4、3、2 mg/（kg·d），共 7 天，再予口服泼尼松 2 mg/（kg·d），连续 8~12 周。激素使用有一定的并发症和不良反应，术后 5~7 天推荐开始剂量为 4 mg/kg 比较安全有效。虽然激素对胆道闭锁长期生存率影响不肯定，但可明确促进术后早期黄疸消退。
>
> ■ 术后需复查血常规、尿常规、肝肾功能、电解质、凝血功能等观察病情变化。
>
> ■ 根据患儿病情需要，检查内容不只限于路径中规定的必须复查的项目，可根据需要增加，如肝肾功能、电解质分析等。必要时可增加同一项目的检查频次。

（六）出院标准

1. 一般情况好，无发热，消化道功能恢复好。
2. 切口愈合良好，引流管拔除后愈合良好，无瘘形成。
3. 感染指标基本正常，无其他需要住院处理的并发症。

> **释义**
>
> ■ 手术后恢复良好，无手术并发症。
>
> ■ 患儿出院前不仅应完成必须复查的项目，且复查项目应无明显异常。若检查结果明显异常，主管医师应进行仔细分析并作出对应处置。

（七）标准住院日 3~4 天

部分检查可门诊完成，术后静脉抗菌药物部分也可选择门诊注射。

> **释义**
>
> ■ 患儿合并不同程度肝功能损害，手术耐受力差，易出现各种手术并发症；手术操作复杂，术后用药时间长，标准住院时间较长。

（八）变异及原因分析

1. 术前合并其他基础疾病影响手术的患儿，需要进行相关的诊断和治疗。
2. 有并发症（术后严重肝功能损害、严重低蛋白血症、大出血或吻合口漏等）的胆道闭锁，则转入相应临床路径。

> **释义**
>
> ■ 患儿入选路径后，医师在检查及治疗过程中发现患儿合并存在一些事前未预知的对本路径治疗可能产生影响的情况，需要中止执行路径或者是延长治疗时间、增加治疗费用。医师需在表单中明确说明。
>
> ■ 出现严重并发症（术后严重肝功能损害、严重低蛋白血症、大出血或吻合口漏等）会延长治疗时间、增加治疗费用。如感染严重、吻合口漏等需入 ICU 治疗甚至需再次手术，患儿退出本路径。

四、胆道闭锁给药方案

使用第三代头孢菌素类（如头孢哌酮或头孢曲松）及甲硝唑，用药时间至术后 30 天。使用第三代头孢菌素仍有发热，细菌感染指标偏高，可使用碳青霉烯类抗菌药物，必要时使用抗真菌感染药物。胆道闭锁术后常规预防性使用抗菌药物，静脉滴注第三代头孢菌素 1 个月，口服 2 种抗菌药物，交替使用至半年。

术后激素使用推荐方案：方案一：术后 7 天开始 4mg/kg 甲泼尼龙分 2 次口服，2 周后减半，1 mg/kg 维持 2 周，最后停药；方案二：术后 5~7 天静脉滴注 4mg/kg 甲泼尼龙，每 3 天减量，每次减少 1mg/kg，黄疸消退不佳可重复冲击 1 次，再减量至 2mg/kg 维持 12 周后，逐渐减量；方案三：术后 5~7 天开始，静脉滴注递减剂量的甲泼尼龙 10、8、6、5、4、3、2 mg/（kg·d），共 7 天，再予口服泼尼松 2 mg/（kg·d），连续 8~12 周。激素使用有一定的并发症和不良反应，术后 5~7 天推荐开始剂量为 4mg/kg 比较安全有效。虽然激素对胆道闭锁长期生存率影响不肯定，但可明确促进术后早期黄疸消退。

五、推荐表单

（一）医师表单

胆道闭锁临床路径医师表单

适用对象：第一诊断为胆管闭锁（ICD-10：Q44.2）

行肝门部空肠吻合手术，胆道探查术（ICD-9-CM-3：51.7911，51.5）

患儿姓名：	性别： 年龄： 门诊号：	住院号：
住院日期： 年 月 日	出院日期： 年 月 日	标准住院日：34 天

时间	住院第 1 天	住院第 2 天	住院第 3 天
主要诊疗工作	□ 询问病史与体格检查 □ 上级医师查房与术前评估 □ 确定诊断和手术日期 □ 与患儿家属沟通病情并予以指导	□ 确定所有检查结果符合诊断和手术条件，异常者分析处理后复查 □ 签署输血知情同意书	□ 向患儿监护人交代病情，签署手术知情同意书 □ 麻醉科医师探望患儿并完成麻醉前书面评估 □ 完成手术准备
重点医嘱	**长期医嘱：** □ 二级护理 □ 人工喂养或母乳 **临时医嘱：** □ 血常规、尿常规、C 反应蛋白、血型、便常规 □ 肝功能、肾功能、血气分析、血电解质、凝血功能、血淀粉酶或尿淀粉酶 □ 心电图、胸部 X 线片 □ 超声 □ 核素显像（必要时） □ 超声心动图（必要时）	**长期医嘱：** □ 二级护理 □ 人工喂养或母乳 □ 给予广谱抗菌药物（必要时） □ 给予维生素 K_1（必要时）	**临时医嘱：** □ 明晨禁食 □ 拟明日全身麻醉下行胆道探查、肝门空肠吻合术 □ 开塞露或灌肠通便 □ 术前下胃管 □ 术前 30 分钟应用预防性抗菌药物 □ 备血
病情变异记录	□ 无 □ 有，原因： 1. 2.	□ 无 □ 有，原因： 1. 2.	□ 无 □ 有，原因： 1. 2.
医师签名			

时间	住院第 4 天 （手术日）	住院第 5 天 （术后 1 日）	住院第 6 天 （术后 2 日）
主要诊疗工作	□ 完成胆道探查、肝门空肠吻合术 □ 完成术后医嘱和检查 □ 上级医师查房 □ 向患儿家属交代手术后注意事项 □ 确定有无手术并发症 □ 确定有无麻醉并发症（麻醉科医师随访和书面评价）	□ 上级医师查房 □ 仔细观察患儿腹部体征变化，腹腔引流情况（如有），伤口有无出血等等，对手术进行评估	□ 上级医师查房 □ 仔细观察患儿腹部体征变化，腹腔引流情况，伤口情况。
重点医嘱	长期医嘱： □ 禁食 □ 一级护理 □ 置监护病房 □ 心电监护，血压，动脉血氧饱和度 □ 记录出入量 □ 胃肠减压接负压吸引 □ 留置导尿管，计尿量 □ 如有腹腔引流，接袋，计量 □ 甲硝唑静脉滴注 □ 广谱抗菌药物 □ 抑酸剂静脉注射（必要时） 临时医嘱： □ 血常规、C 反应蛋白 □ 血电解质、血气分析、肝功能、肾功能、凝血全套（必要时） □ 按体重和出入量补液和电解质 □ 必要时按需输血	长期医嘱： □ 禁食 □ 一级护理 □ 甲硝唑静脉滴注 □ 广谱抗菌药物 □ 心电监护，血压，动脉血氧饱和度 □ 记录出入量 □ 胃肠减压接负压吸引 □ 留置导尿，计尿量 □ 如有腹腔引流，接袋，计量 □ 抑酸剂静脉注射（必要时） 临时医嘱： □ 按体重和出入量补液和电解质	长期医嘱： □ 禁食 □ 一级护理 □ 甲硝唑静脉滴注 □ 广谱抗菌药物 □ 心电监护，血压，动脉血氧饱和度 □ 记录出入量 □ 胃肠减压接负压吸引 □ 留置导尿管 □ 如有腹腔引流，接袋 □ 抑酸剂静脉注射（必要时） 临时医嘱： □ 按体重和出入量补液和电解质
病情变异记录	□ 无　□ 有，原因： 1. 2.	□ 无　□ 有，原因： 1. 2.	□ 无　□ 有，原因： 1. 2.
医师签名			

时间	住院第 7 天 （术后 3 日）	住院第 8~13 天 （术后 4~10 日）	住院第 14~34 天 （术后 10~30 日，出院日）
主要诊疗工作	□ 上级医师查房，确定有无手术并发症和手术切口感染 □ 仔细观察患儿腹部体征变化，腹腔引流情况，伤口情况 □ 观察消化道恢复功能情况	□ 上级医师查房，确定有无手术并发症和手术切口感染 □ 静脉使用激素患儿可根据大便情况适当延长住院时间	□ 上级医师查房，确定有无手术并发症和手术切口感染 □ 了解所有实验室检查报告 □ 请示上级医师给予出院 □ 出院医嘱 □ 完成出院病程录、出院小结 □ 通知患儿及其家属，交代出院后注意事项，预约复诊日期
重点医嘱	**长期医嘱：** □ 禁食 □ 一级护理 □ 如有腹腔引流，接袋，计量 □ 甲硝唑静脉滴注 □ 广谱抗菌药物 □ 抑酸剂静脉注射（必要时） **临时医嘱：** □ 按体重和出入量补液和电解质 □ 停留置导尿	**长期医嘱：** □ 适量饮水过渡至人工喂养（推荐中链脂肪酸奶粉）或母乳 □ 一级护理 □ 甲硝唑静脉滴注 □ 广谱抗菌药物 □ 静脉使用激素患儿继续使用抑酸剂 **临时医嘱：** □ 停胃肠减压 □ 血常规、C 反应蛋白 □ 选择使用激素 □ 拔除腹腔引流（如有）	**长期医嘱：** □ 低脂饮食 □ 二级护理 □ 甲硝唑静脉滴注 □ 广谱抗菌药物 □ 静脉使用激素患儿继续使用抑酸剂 **临时医嘱：** □ 术后 12、28 天复查肝功能、凝血全套及血常规 □ 选择使用激素 □ 术后 10~14 天拆线
病情变异记录	□ 无　□ 有，原因： 1. 2.	□ 无　□ 有，原因： 1. 2.	□ 无　□ 有，原因： 1. 2.
医师签名			

（二）护士表单

胆道闭锁临床路径护士表单

适用对象：第一诊断为胆管闭锁（ICD-10：Q44.2）

行肝门部空肠吻合手术，胆道探查术（ICD-9-CM-3：51.7911，51.5）

患儿姓名：		性别： 年龄： 门诊号：	住院号：
住院日期： 年 月 日		出院日期： 年 月 日	标准住院日：34 天

时间	住院第 1 天	住院第 2 天	住院第 3 天
重点医嘱	**长期医嘱：** ☐ 二级护理 ☐ 人工喂养或母乳 **临时医嘱：** ☐ 血常规、尿常规、C 反应蛋白、血型、便常规 ☐ 肝功能、肾功能、血气分析、血电解质、凝血功能、血淀粉酶或尿淀粉酶 ☐ 心电图、胸部 X 线片 ☐ 超声 ☐ 核素显像（必要时） ☐ 超声心动图（必要时）	**长期医嘱：** ☐ 二级护理 ☐ 人工喂养或母乳 ☐ 给予广谱抗菌药物（必要时） ☐ 给予维生素 K_1（必要时）	**临时医嘱：** ☐ 明晨禁食 ☐ 拟明日全身麻醉下行胆道探查、肝门空肠吻合术 ☐ 开塞露或灌肠通便 ☐ 术前下胃管 ☐ 术前 30 分钟应用预防性抗菌药物 ☐ 备血
主要护理工作	☐ 入院宣教：介绍责任护士、床位医师、病房环境、设施和设备 ☐ 入院护理评估 ☐ 动静脉取血（明晨取血） ☐ 指导患儿到相关科室进行检查	☐ 饮食护理 ☐ 观察有无发热、腹痛、黄疸 ☐ 观察腹部体征	☐ 手术前皮肤准备 ☐ 手术前物品准备 ☐ 手术前心理护理 ☐ 明晨禁食、禁水
病情变异记录	☐ 无 ☐ 有，原因： 1. 2.	☐ 无 ☐ 有，原因： 1. 2.	☐ 无 ☐ 有，原因： 1. 2.
护士签名			

时间	住院第 4 天 （手术日）	住院第 5 天 （术后 1 日）	住院第 6 天 （术后 2 日）
重点医嘱	**长期医嘱：** □ 禁食 □ 一级护理 □ 置监护病房 □ 心电监护，血压，动脉血氧饱和度 □ 记录出入量 □ 胃肠减压接负压吸引 □ 留置导尿管，计尿量 □ 如有腹腔引流，接袋，计量 □ 甲硝唑静脉滴注 □ 广谱抗菌药物 □ 抑酸剂静脉注射推 **临时医嘱：** □ 血常规、C 反应蛋白 □ 血电解质、血气分析、肝功能、肾功能、凝血全套（必要时） □ 按体重和出入量补液和电解质 □ 必要时按需输血	**长期医嘱：** □ 禁食 □ 转入普通病房 □ 二级护理 □ 甲硝唑静脉滴注 □ 广谱抗菌药物 □ 心电监护，血压，动脉血氧饱和度 □ 记录出入量 □ 胃肠减压接负压吸引 □ 留置导尿，计尿量 □ 如有腹腔引流，接袋，计量 □ 抑酸剂静脉注射 **临时医嘱：** □ 按体重和出入量补液和电解质	**长期医嘱：** □ 禁食 □ 二级护理 □ 甲硝唑静脉滴注 □ 广谱抗菌药物 □ 心电监护，血压，动脉血氧饱和度 □ 记录出入量 □ 胃肠减压接负压吸引 □ 留置导尿管 □ 如有腹腔引流，接袋 □ 抑酸剂静脉注射 **临时医嘱：** □ 按体重和出入量补液和电解质
主要护理工作	□ 观察患儿生命体征、腹部体征 □ 手术后心理与生活护理 □ 伤口护理 □ 引流管护理 □ 疼痛护理指导及镇痛泵（必要时）	□ 观察患儿生命和腹部体征 □ 手术后心理与生活护理 □ 引流管护理 □ 药物不良反应观察和护理 □ 疼痛护理指导及镇痛泵使用	□ 观察患儿生命体征 □ 手术后心理与生活护理 □ 引流管护理 □ 观察排便、排气情况 □ 伤口护理 □ 疼痛护理指导及镇痛泵使用
病情变异记录	□ 无　□ 有，原因： 1. 2.	□ 无　□ 有，原因： 1. 2.	□ 无　□ 有，原因： 1. 2.
护士签名			

时间	住院第 7 天 （术后 3 日）	住院第 8~13 天 （术后 4~10 日）	住院第 14~34 天 （术后 10~30 日，出院日）
重点医嘱	**长期医嘱：** □ 禁食 □ 二级护理 □ 如有腹腔引流，接袋，计量 □ 甲硝唑静脉滴注 □ 广谱抗菌药物 □ 抑酸剂静脉注射 **临时医嘱：** □ 按体重和出入量补液和电解质 □ 停留置导尿	**长期医嘱：** □ 适量饮水过渡至人工喂养（推荐中链脂肪酸奶粉）或母乳 □ 二级护理 □ 甲硝唑静脉滴注 □ 广谱抗菌药物 □ 静脉使用激素患儿继续使用抑酸剂 **临时医嘱：** □ 停胃肠减压 □ 血常规、C 反应蛋白 □ 选择使用激素 □ 拔除腹腔引流（如有）	**长期医嘱：** □ 低脂饮食 □ 二级护理 □ 甲硝唑静脉滴注 □ 广谱抗菌药物 □ 静脉使用激素患儿继续使用抑酸剂 **临时医嘱：** □ 术后 12、28 天复查肝功能、凝血全套及血常规 □ 选择使用激素 □ 术后 10~14 天拆线
主要护理工作	□ 随时观察患儿情况 □ 手术后心理与生活护理 □ 按医嘱拔除尿管、镇痛泵管	□ 随时观察患儿情况 □ 手术后心理与生活护理 □ 指导并监督患儿手术后活动 □ 饮食护理 □ 按医嘱拔除胃管	□ 对患儿家属进行出院准备指导和出院宣教 □ 帮助患儿家属办理出院手续
病情变异记录	□ 无 □ 有，原因： 1. 2.	□ 无 □ 有，原因： 1. 2.	□ 无 □ 有，原因： 1. 2.
护士签名			

（三）患儿家属表单

胆道闭锁临床路径患儿表单

适用对象：第一诊断为胆管闭锁（ICD-10：Q44.2）

行肝门部空肠吻合手术，胆道探查术（ICD-9-CM-3：51.7911，51.5）

患儿姓名：		性别： 年龄： 门诊号：	住院号：
住院日期： 年 月 日		出院日期： 年 月 日	标准住院日：34 天

时间	住院第1天	住院第2天	住院第3天
医患配合	□ 询问病史与体格检查 □ 上级医师查房与术前评估 □ 确定诊断和手术日期 □ 与患儿家属沟通病情并予以指导	□ 确定所有检查结果符合诊断和手术条件，异常者分析处理后复查 □ 签署输血知情同意书	□ 向患儿监护人交代病情，签署手术知情同意书 □ 麻醉科医师探望患儿并完成麻醉前书面评估 □ 完成手术准备
重点诊疗及检查	□ 二级护理 □ 人工喂养或母乳 □ 血常规、尿常规、C反应蛋白、血型、便常规 □ 肝功能、肾功能、血气分析、血电解质、凝血功能、血淀粉酶或尿淀粉酶 □ 心电图、胸部X线片 □ 超声 □ 核素显像（必要时） □ 超声心动图（必要时）	□ 二级护理 □ 人工喂养或母乳 □ 给予广谱抗菌药物（必要时） □ 给予维生素 K_1（必要时）	□ 明晨禁食 □ 拟明日全身麻醉下行胆道探查、肝门空肠吻合术 □ 开塞露或灌肠通便 □ 术前下胃管 □ 术前30分钟应用预防性抗菌药物 □ 备血
病情变异记录	□ 无 □ 有，原因： 1. 2.	□ 无 □ 有，原因： 1. 2.	□ 无 □ 有，原因： 1. 2.

时间	住院第 4 天 （手术日）	住院第 5 天 （术后 1 日）	住院第 6 天 （术后 2 日）
医患配合	□ 完成胆道探查、肝门空肠吻合术 □ 完成术后医嘱和检查 □ 上级医师查房 □ 向患儿家属交代手术后注意事项 □ 确定有无手术并发症 □ 确定有无麻醉并发症（麻醉科医师随访和书面评价）	□ 上级医师查房 □ 仔细观察患儿腹部体征变化，腹腔引流情况（如有），伤口有无出血等等，对手术进行评估	□ 上级医师查房 □ 仔细观察患儿腹部体征变化，腹腔引流情况，伤口情况
重点诊疗及检查	□ 禁食 □ 一级护理 □ 置监护病房 □ 心电监护，血压，动脉血氧饱和度 □ 记录出入量 □ 胃肠减压接负压吸引 □ 留置导尿管，计尿量 □ 如有腹腔引流，接袋，计量 □ 甲硝唑静脉滴注 □ 广谱抗菌药物 □ 抑酸剂静脉注射（必要时） □ 血常规、C 反应蛋白 □ 血电解质、血气分析、肝功能、肾功能、凝血全套（必要时） □ 按体重和出入量补液和电解质 □ 必要时按需输血	□ 禁食 □ 一级护理 □ 甲硝唑静脉滴注 □ 广谱抗菌药物 □ 心电监护，血压，动脉血氧饱和度 □ 记录出入量 □ 胃肠减压接负压吸引 □ 留置导尿，计尿量 □ 如有腹腔引流，接袋，计量 □ 抑酸剂静脉注射（必要时） □ 按体重和出入量补液和电解质	□ 禁食 □ 一级护理 □ 甲硝唑静脉滴注 □ 广谱抗菌药物 □ 心电监护，血压，动脉血氧饱和度 □ 记录出入量 □ 胃肠减压接负压吸引 □ 留置导尿管 □ 如有腹腔引流，接袋 □ 抑酸剂静脉注射（必要时） □ 按体重和出入量补液和电解质
病情变异记录	□ 无 □ 有，原因： 1. 2.	□ 无 □ 有，原因： 1. 2.	□ 无 □ 有，原因： 1. 2.

时间	住院第 7 天 （术后 3 日）	住院第 8~13 天 （术后 4~10 日）	住院第 14~34 天 （术后 10~30 日，出院日）
医患配合	□ 上级医师查房，确定有无手术并发症和手术切口感染 □ 仔细观察患儿腹部体征变化，腹腔引流情况，伤口情况 □ 观察消化道恢复功能情况	□ 上级医师查房，确定有无手术并发症和手术切口感染 □ 静脉使用激素患儿可根据大便情况适当延长住院时间	□ 上级医师查房，确定有无手术并发症和手术切口感染 □ 了解所有实验室检查报告 □ 请示上级医师给予出院 □ 出院医嘱 □ 完成出院病程录、出院小结 □ 通知患儿及其家属，交代出院后注意事项，预约复诊日期
重点诊疗及检查	□ 禁食 □ 一级护理 □ 如有腹腔引流，接袋，计量 □ 甲硝唑静脉滴注 □ 广谱抗菌药物 □ 抑酸剂静脉注射（必要时） □ 按体重和出入量补液和电解质 □ 停留置导尿	□ 适量饮水过渡至人工喂养（推荐中链脂肪酸奶粉）或母乳 □ 一级护理 □ 甲硝唑静脉滴注 □ 广谱抗菌药物 □ 静脉使用激素患儿继续使用抑酸剂 □ 停胃肠减压 □ 血常规、C 反应蛋白 □ 选择使用激素 □ 拔除腹腔引流（如有）	□ 低脂饮食 □ 二级护理 □ 甲硝唑静脉滴注 □ 广谱抗菌药物 □ 静脉使用激素患儿继续使用抑酸剂 □ 术后 12、28 天复查肝功能、凝血全套及血常规 □ 选择使用激素 □ 术后 10~14 天拆线
病情变异记录	□ 无 □ 有，原因： 1. 2.	□ 无 □ 有，原因： 1. 2.	□ 无 □ 有，原因： 1. 2.

附：原表单（2016 年版）

胆道闭锁临床路径表单

适用对象：第一诊断为胆道闭锁（胆道闭锁）（ICD-10：Q44.203），行肝门部纤维块切除、
肝门部空肠吻合手术（ICD-9-CM-3：51.9803/51.3901）

| 患儿姓名： | 性别：　　年龄：　　门诊号： | | 住院号： |
| 住院日期：　　年　月　日 | 出院日期：　　年　月　日 | | 标准住院日：34 天 |

时间	住院第 1 天	住院第 2 天	住院第 3 天
主要诊疗工作	□ 询问病史与体格检查 □ 上级医师查房与术前评估 □ 确定诊断和手术日期 □ 与患儿家属沟通病情并予以指导	□ 确定所有检查结果符合诊断和手术条件，异常者分析处理后复查 □ 签署输血知情同意书	□ 向患儿监护人交代病情，签署手术知情同意书 □ 麻醉科医师探望患儿并完成麻醉前书面评估 □ 完成手术准备
重点医嘱	**长期医嘱：** □ 二级护理 □ 人工喂养或母乳 **临时医嘱：** □ 血常规、尿常规、C 反应蛋白、血型、便常规 □ 肝功能、肾功能、血气分析、血电解质、凝血功能、血淀粉酶或尿淀粉酶 □ 心电图、胸部 X 线片 □ 超声 □ 核素显像（必要时） □ 超声心动图（必要时）	**长期医嘱：** □ 二级护理 □ 人工喂养或母乳 □ 给予广谱抗菌药物（必要时） □ 给予维生素 K_1（必要时）	**临时医嘱：** □ 明晨禁食 □ 拟明日全身麻醉下行胆道探查、肝门空肠吻合术 □ 开塞露或灌肠通便 □ 带预防性抗菌药物、胃管、导尿管各 1 根，集尿袋 1 只 □ 备血
主要护理工作	□ 入院宣教：介绍责任护士、床位医师、病房环境、设施和设备 □ 入院护理评估 □ 动静脉取血（明晨取血） □ 指导患儿到相关科室进行检查	□ 饮食护理 □ 观察有无发热、腹痛、黄疸 □ 观察腹部体征	□ 手术前皮肤准备 □ 手术前物品准备 □ 手术前心理护理 □ 明晨禁食、禁水
病情变异记录	□ 无　□ 有，原因： 1. 2.	□ 无　□ 有，原因： 1. 2.	□ 无　□ 有，原因： 1. 2.
护士签名			
医师签名			

时间	住院第 4 天 （手术日）	住院第 5 天 （术后 1 日）	住院第 6 天 （术后 2 日）
主要诊疗工作	□ 完成胆道探查、肝门空肠吻合术 □ 完成术后医嘱和检查 □ 上级医师查房 □ 向患儿家属交代手术后注意事项 □ 确定有无手术并发症 □ 确定有无麻醉并发症（麻醉科医师随访和书面评价）	□ 上级医师查房 □ 仔细观察患儿腹部体征变化，腹腔引流情况（如有），伤口有无出血等等，对手术进行评估	□ 上级医师查房 □ 仔细观察患儿腹部体征变化，腹腔引流情况，伤口情况。
重点医嘱	**长期医嘱：** □ 禁食 □ 一级护理 □ 置监护病房 □ 心电监护，血压，动脉血氧饱和度 □ 记录出入量 □ 胃肠减压接负压吸引 □ 留置导尿管，计尿量 □ 如有腹腔引流，接袋，计量 □ 甲硝唑静脉滴注 □ 广谱抗菌药物 □ 抑酸剂静脉注射推 **临时医嘱：** □ 血常规、C 反应蛋白 □ 血电解质、血气分析、肝功能、肾功能、凝血全套（必要时） □ 按体重和出入量补液和电解质 □ 必要时按需输血	**长期医嘱：** □ 禁食 □ 转入普通病房 □ 二级护理 □ 甲硝唑静脉滴注 □ 广谱抗菌药物 □ 心电监护，血压，动脉血氧饱和度 □ 记录出入量 □ 胃肠减压接负压吸引 □ 留置导尿，计尿量 □ 如有腹腔引流，接袋，计量 □ 抑酸剂静脉注射 **临时医嘱：** □ 按体重和出入量补液和电解质	**长期医嘱：** □ 禁食 □ 二级护理 □ 甲硝唑静脉滴注 □ 广谱抗菌药物 □ 心电监护，血压，动脉血氧饱和度 □ 记录出入量 □ 胃肠减压接负压吸引 □ 留置导尿管 □ 如有腹腔引流，接袋 □ 抑酸剂静脉注射 **临时医嘱：** □ 按体重和出入量补液和电解质
主要护理工作	□ 观察患儿生命体征、腹部体征 □ 手术后心理与生活护理 □ 伤口护理 □ 引流管护理 □ 疼痛护理指导及镇痛泵（必要时）	□ 观察患儿生命和腹部体征 □ 手术后心理与生活护理 □ 引流管护理 □ 药物不良反应观察和护理 □ 疼痛护理指导及镇痛泵使用	□ 观察患儿生命体征 □ 手术后心理与生活护理 □ 引流管护理 □ 观察排便、排气情况 □ 伤口护理 □ 疼痛护理指导及镇痛泵使用
病情变异记录	□ 无　□ 有，原因： 1. 2.	□ 无　□ 有，原因： 1. 2.	□ 无　□ 有，原因： 1. 2.
护士签名			
医师签名			

时间	住院第 7 天 （术后 3 日）	住院第 8~13 天 （术后 4~10 日）	住院第 14~34 天 （术后 10~30 日，出院日）
主要诊疗工作	□ 上级医师查房，确定有无手术并发症和手术切口感染 □ 仔细观察患儿腹部体征变化，腹腔引流情况，伤口情况 □ 观察消化道恢复功能情况	□ 上级医师查房，确定有无手术并发症和手术切口感染 □ 静脉使用激素患儿可根据大便情况适当延长住院时间	□ 上级医师查房，确定有无手术并发症和手术切口感染 □ 了解所有实验室检查报告 □ 请示上级医师给予出院 □ 出院医嘱 □ 完成出院病程录、出院小结 □ 通知患儿及其家属，交代出院后注意事项，预约复诊日期
重点医嘱	**长期医嘱：** □ 禁食 □ 二级护理 □ 如有腹腔引流，接袋，计量 □ 甲硝唑静脉滴注 □ 广谱抗菌药物 □ 抑酸剂静脉注射 **临时医嘱：** □ 按体重和出入量补液和电解质 □ 停留置导尿	**长期医嘱：** □ 适量饮水过渡至人工喂养（推荐中链脂肪酸奶粉）或母乳 □ 二级护理 □ 甲硝唑静脉滴注 □ 广谱抗菌药物 □ 静脉使用激素患儿继续使用抑酸剂 **临时医嘱：** □ 停胃肠减压 □ 血常规、C 反应蛋白 □ 选择使用激素 □ 拔除腹腔引流（如有）	**长期医嘱：** □ 低脂饮食 □ 二级护理 □ 甲硝唑静脉滴注 □ 广谱抗菌药物 □ 静脉使用激素患儿继续使用抑酸剂 **临时医嘱：** □ 术后 12、28 天复查肝功能、凝血全套及血常规 □ 选择使用激素 □ 术后 10~14 天拆线
主要护理工作	□ 随时观察患儿情况 □ 手术后心理与生活护理 □ 按医嘱拔除尿管、镇痛泵管	□ 随时观察患儿情况 □ 手术后心理与生活护理 □ 指导并监督患儿手术后活动 □ 饮食护理 □ 按医嘱拔除胃管	□ 对患儿家属进行出院准备指导和出院宣教 □ 帮助患儿家属办理出院手续
病情变异记录	□ 无　□ 有，原因： 1. 2.	□ 无　□ 有，原因： 1. 2.	□ 无　□ 有，原因： 1. 2.
护士签名			
医师签名			

备注：
1. 院内感染（是/否）_____院内感染名称：_____
2. 延长住院时间原因：_____
3. 退径（是/否）____退径原因：_____
4. 其他特殊事项及原因：_____

第十三章

食管闭锁临床路径释义

一、食管闭锁编码

1. 原编码：

疾病名称及编码：先天性食管闭锁 Gross Ⅲ 型，即食管闭锁伴食管气管瘘的病例（ICD-10：Q39.100）

手术操作名称及编码：经胸（或胸腔镜辅助）食管气管瘘缝合+食管闭锁矫正术（ICD-9-CM-3：33.4202 + 42.4105）

2. 修改编码：

疾病名称及编码：食管闭锁伴有气管食管瘘（ICD-10：Q39.1）

手术操作名称及编码：气管食管瘘修补（ICD-9-CM-3：31.73）

　　　　　　　　　　支气管瘘闭合术（ICD-9-CM-3：33.42）

　　　　　　　　　　胸骨前食管吻合术（ICD-9-CM-3：42.6）

二、临床路径检索方法

Q39.1 伴（31.73/33.42）+42.6　　出院科别：儿科

三、食管闭锁临床路径标准住院流程

（一）适用对象

第一诊断为先天性食管闭锁 Gross Ⅲ 型，即食管闭锁伴食管气管瘘的病例（ICD-10：Q39.100），新生儿初诊病例。

> **释义**
>
> ■ 本路径适用对象为临床诊断为先天性食管闭锁伴远端食管气管瘘的患儿，食管闭锁的其他类型不包含在内，食管长段缺失也不入本路径。
>
> ■ 曾行手术治疗，术后效果不佳或有并发症患儿再次手术不入本路径。

（二）诊断依据

1. 病史：新生儿期发病，典型表现为唾液吞咽困难并难以清除，部分病例表现为出生后呛咳、窒息、发绀，部分产前诊断发现胎儿胃泡小或羊水过多。

2. 体征：口腔内及嘴角大量白色泡沫样痰，呈蟹吐泡样，部分病例可见发绀，双肺可闻及干、湿啰音，腹部无明显异常体征。经鼻或经口置入胃管均受阻。部分病例可合并先天性心脏病、先天性肛门闭锁等直肠肛门畸形以及多指（趾）等肢体畸形。

3. 辅助检查：

（1）胸、腹联合 X 线片：可见充气膨胀的食管盲端，胃肠道广泛充气的肠管。部分病例因合并先天性肠闭锁腹部可呈双泡征或三泡征。

（2）食管造影（水溶性对比剂）：见闭锁近端膨胀的食管盲端。

释义

■ 本病为食管近端闭锁，远端食管与气管间存在瘘管，故生后早期即可发病，表现为唾液不能咽下，呛入气管后可出现呼吸道症状。宫内不能吞咽羊水，产前检查可见羊水过多。查体时可因肺炎胸部听诊闻及啰音。典型体征为胃管不能置入，即可诊断。多数胃管在置入 10cm 左右即受阻，不要强行推入，可经口返出。

■ 本病可合并多种畸形，如 VACTERL 综合征，合并脊椎、直肠肛门、心脏、气管、食管、肾脏以及四肢发育异常。术前注意除外合并严重心脏畸形，可影响预后。

■ 胸腹联合 X 线摄片可见胃管受阻于近端食管盲袋，腹部广泛充气。食管造影可以进一步明确诊断，明确近端盲端位置。胸部高分辨 CT 的应用，可以进一步了解远端气管食管瘘的位置。

（三）进入路径标准

1. 第一诊断必须符合疾病编码（ICD-10：Q39.100）。

2. 当患儿同时具有其他疾病诊断，但在住院期间不需要特殊处理也不影响第一诊断的临床路径实施时，可以进入路径。

3. 长段缺失型食管闭锁或食管气管瘘不伴食管闭锁的患儿不进入此路径。

释义

■ 第一诊断符合此诊断患儿即可进入本路径。但长段食管缺失患儿手术方式选择不同，故不能进入本路径。

■ 曾行手术治疗本病未愈、存在术后并发症患儿手术难度增大，术后恢复时间较长，可能会增加医疗费用，延长住院时间，不入本路径。

■ 经入院常规检查发现以往没有发现的疾病，而该疾病可能对患儿健康影响更为严重，或者该疾病可能影响手术实施、增加手术和麻醉风险、影响预后，则应优先考虑治疗该种疾病，暂不宜进入本路径。如低或极低出生体重患儿，呼吸窘迫综合征、重症感染、心功能不全、肝肾功能不全、凝血功能障碍等。

■ 若既往患有上述疾病，经合理治疗后达到稳定，抑或目前尚需要持续用药，经评估无手术及麻醉禁忌，则可进入路径。但可能会增加医疗费用，延长住院时间。

（四）住院期间的检查项目

1. 必需的检查项目：

（1）血常规、尿常规、便常规。

（2）肝功能、肾功能、凝血功能、血气分析、电解质。

（3）血型检测和梅毒、艾滋病、肝炎等传染性疾病筛查。

（4）胸、腹部联合 X 线平片，心脏超声，心电图。

（5）腹部 B 超（肝、脾、泌尿系统等重要脏器）。

（6）食管造影（水溶性对比剂）。

2. 根据患儿病情进行的检查项目：

（1）染色体核型检查。

（2）合并直肠肛门畸形病例，需补充倒立正侧位 X 线、腰骶椎 MRI 平扫等影像学检查。

（3）合并多指（趾）等肢体畸形病例，需补充患侧肢体的 X 线检查。

> **释义**
>
> ■ 食管造影为防止对比剂呛入气管引起化学性肺炎，要使用水溶性对比剂。
>
> ■ 必查项目是确保手术治疗安全、有效开展的基础，在术前必须完成。相关人员应认真分析检查结果，以便及时发现异常情况并采取对应处置。
>
> ■ 因本病患儿可合并其他脏器畸形，术前应尽量完善检查以除外合并畸形，减少不必要的手术风险，并有利于估计预后。

（五）治疗方案的选择

明确诊断Ⅲ型食管闭锁的患儿需行经胸（或胸腔镜辅助）食管气管瘘缝合+食管闭锁矫正术（CM-3：33.4202 + 42.4105）。

1. 预防性抗菌药物选择与使用时机：按照《抗菌药物临床应用指导原则（2015 年版）》（国卫办医发〔2015〕43 号）执行，围手术期可根据患儿情况予使用预防性抗菌药物。

2. 手术日为入院后 1~2 天：

（1）麻醉方式：静脉+气管插管全身麻醉；

（2）预防性抗菌药物：可选用第二代或者第三代头孢菌素，并联合抗厌氧菌药物（如甲硝唑）。

（3）手术方式：经胸（或胸腔镜辅助）食管气管瘘缝合+食管闭锁矫正术（CM-3：33.4202+42.4105）。

（4）手术内置物：可使用吻合器、Hemlock 夹等置入物。

（5）放置胸腔引流管。

（6）输血：必要时。

3. 术后必须复查的检查项目：

（1）血常规、肝功能、肾功能、凝血功能、血气分析、电解质。

（2）胸部 X 线片、食管造影。

> **释义**
>
> ■ 抗菌药物的使用主要参考国内权威药物使用指南。手术为Ⅱ类切口，需预防用抗菌药物，注意合理及适时应用。术后出现吻合口漏等胸内感染时，要注意留取感染标本，及时更换抗菌药物。
>
> ■ 患儿入院后完善各项检查，证实无手术禁忌证后，可行手术治疗。本病可合并心脏、泌尿系统及脊柱畸形，术前需检查明确，防止无谓增加手术风险。本路径规定的手术均是在全身麻醉辅助下实施。
>
> ■ 胸腔镜手术或开放性手术均可，但如果腔镜下手术操作困难时，中转开放手术。腔镜手术可使用吻合器或 Hemlock 夹。如胸膜外开放性手术入路可不留置胸引管。一般不需输血，对营养不良患儿可根据具体病情输血或血制品。
>
> ■ 术后注意观察患儿呼吸情况，复查 X 线胸片、血气、生化等，加强支持治疗。根据患儿病情需要，检查内容不只限于路径中规定的必须复查的项目，可根据需要增加，必要时可增加同一项目的检查频次。术后 1 周左右可行食管造影观察吻合口愈合情况。

（六）出院标准

1. 一般情况良好，生命体征平稳。
2. 胃纳良好，奶量已增加至与体重匹配的足量，无需额外补液支持。
3. 伤口愈合良好。
4. 复查相关检查项目，在正常范围。
5. 各种感染均已治愈。

> **释义**
>
> ■ 术后进食良好，无并发症或其他感染，可以出院。
> ■ 如术后出现吻合口漏，但病情稳定，可以经胃管鼻饲充足肠内营养，无感染表现，亦可出院。

（七）标准住院日≤28 天

> **释义**
>
> ■ 食管闭锁患儿多数合并低体重或其他畸形，手术打击大，术后恢复时间长。患儿合并感染或出现术后并发症后，治疗时间延长，则平均住院日长。

（八）变异及原因分析

1. 有影响手术的重大合并症，需要进行相关的诊断及治疗，如复杂先天性心脏病、早产儿、极低体重儿、ABO 溶血等。
2. 合并肠闭锁、高位无肛等肠道畸形需分期手术。
3. 出现严重术后并发症，如食管瘘、食管气管瘘复发、胸腔积液、脓胸、重症感染等。
4. 出现其他意外并发症，如重症肺部感染、坏死性小肠结肠炎（NEC）、无肛结肠造瘘后脱垂或塌陷或者肠梗阻等。

> **释义**
>
> ■ 术前或术后严重合并症或并发症会明显延长治疗时间、增加治疗费用，患儿可以退出本路径。
> ■ 医师在检查及治疗过程中发现患儿合并存在一些事前未预知的对本路径治疗可能产生影响的情况，但不会明显延长治疗时间、增加治疗费用，可不退出路径，医师需在表单中明确说明变异原因。
> ■ 如合并其他畸形，亦需手术治疗，需退出此路径。

四、食管闭锁给药方案

可按照清洁-污染（Ⅱ类）切口，使用预防抗菌药物。可选用第二代或者第三代头孢菌素，并联合抗厌氧菌药物（如甲硝唑），按照《抗菌药物临床应用指导原则（2015 年版）》（国卫办医发〔2015〕43 号）执行。

五、推荐表单

（一）医师表单

食管闭锁临床路径医师表单

适用对象：第一诊断为食管闭锁伴食管气道瘘（ICD-10：Q39.1）
行气管食管瘘修补、支气管瘘闭合术、胸骨前食管吻合术（ICD-9-CM-3：31.73，33.42，42.6）

患儿姓名		性别： 年龄： 病区		床号 住院号	
住院日期： 年 月 日		出院日期： 年 月 日		标准住院日≤28 天	

时间	住院第 1 天 （术前）	住院第 2 天 （术前）	住院第 3 天 （手术术日，术后医嘱）
重点医嘱	**长期医嘱：** □ 儿外科护理常规 □ 一级护理 □ 禁食 □ 半卧位 □ 置暖箱 □ 心电监护 □ 吸痰护理 □ 静脉抗菌药物 □ 留置胃 **临时医嘱：** □ 血常规，尿常规，便常规 □ 肝功能、肾功能，凝血全套 □ 血气分析、电解质 □ 肝炎、梅毒及艾滋病等传染性疾病筛查 □ 血型测定 □ 胸、腹联合 X 线片 □ 超声心动图，心电图 □ 腹部 B 超 □ 食管造影（水溶性对比剂） □ 胸部 CT 及重建（可选） □ 补液支持	**长期医嘱：** □ 儿外科护理常规 □ 一级护理 □ 禁食 □ 半卧位 □ 置暖箱 □ 心电监护 □ 吸痰护理 □ 静脉抗菌药物 □ 留置胃管 **临时医嘱：** □ 明日在麻醉下行食管气管瘘缝合+食管闭锁矫正术 □ 备血（可选）	**长期医嘱：** □ 儿外科护理常规 □ 一级护理 □ 半卧位 □ 置暖箱 □ 心电监护 □ 吸痰护理 □ 胃肠减压 □ 禁食 □ 呼吸机管理 □ 胸腔引流护理 □ 静脉抗菌药物 **临时医嘱：** □ 血常规，肝功能、肾功能，凝血功能，血气分析 □ 补液支持 □ 白蛋白支持（必要时） □ 床旁胸部 X 线片
病情变异记录	□ 无 □ 有，原因： 1. 2.	□ 无 □ 有，原因： 1. 2.	□ 无 □ 有，原因： 1. 2.
医师签名			

时间	住院第 4~6 天 （术后 1~3 日）	住院第 7 天 （术后 4 日）	住院第 8~10 天 （术后 5~7 日）
重点医嘱	**长期医嘱:** □ 儿外科护理常规 □ 一级护理 □ 半卧位 □ 置暖箱 □ 心电监护 □ 吸痰护理 □ 胃肠减压 □ 禁食 □ 呼吸机管理 □ 胸腔引流护理 □ 静脉抗菌药物 **临时医嘱:** □ 静脉营养支持	**长期医嘱:** □ 儿外科护理常规 □ 一级护理 □ 半卧位 □ 置暖箱 □ 心电监护 □ 吸痰护理 □ 胃肠减压 □ 禁食 □ 胸腔引流护理 □ 静脉抗菌药物 **临时医嘱:** □ 换药 □ 静脉营养支持	**长期医嘱:** □ 儿外科护理常规 □ 一级护理 □ 半卧位 □ 置暖箱 □ 心电监护 □ 吸痰护理 □ 静脉抗菌药物 □ 胃肠减压 □ 禁食 **临时医嘱:** □ 床旁胸部 X 线片 □ 血常规，肝功能、肾功能，血气分析 □ 静脉营养支持
病情变异记录	□ 无 □ 有，原因: 1. 2.	□ 无 □ 有，原因: 1. 2.	□ 无 □ 有，原因: 1. 2.
医师签名			

时间	住院第 11~14 天 （术后 8~10 日）	住院第 15~21 天 （术后 11~17 日）	住院第 22~28 天 （术后 18~24 日）
重点医嘱	**长期医嘱：** □ 儿外科护理常规 □ 一级护理 □ 半卧位 □ 置暖箱 □ 心电监护 □ 静脉抗菌药物 □ 鼻饲糖牛奶 **临时医嘱：** □ 食管造影（水溶性对比剂） □ 补液支持	**长期医嘱：** □ 儿外科护理常规 □ 一级护理 □ 半卧位 □ 置暖箱 □ 心电监护 □ 糖牛奶口服 **临时医嘱：** □ 补液支持	**长期医嘱：** □ 儿外科护理常规 □ 一级护理 □ 半卧位 □ 置暖箱 □ 心电监护 □ 糖牛奶口服 **临时医嘱：** □ 糖牛奶口服 □ 出院
病情变异记录	□ 无 □ 有，原因： 1. 2.	□ 无 □ 有，原因： 1. 2.	□ 无 □ 有，原因： 1. 2.
医师签名			

（二）护士表单

食管闭锁临床路径护士表单

适用对象：第一诊断为食管闭锁伴食管气道瘘（ICD-10：Q39.1）
行气管食管瘘修补、支气管瘘闭合术、胸骨前食管吻合术（ICD-9-CM-3：31.73，33.42，42.6）

| 患儿姓名 | | 性别： 年龄： 病区 | | 床号 住院号 | |
| 住院日期： 年 月 日 | | 出院日期： 年 月 日 | | 标准住院日≤28 天 | |

时间	住院第 1 天 （术前）	住院第 2 天 （术前）	住院第 3 天 （手术日，术后医嘱）
重点医嘱	**长期医嘱：** □ 儿外科护理常规 □ 一级护理 □ 禁食 □ 半卧位 □ 置暖箱 □ 心电监护 □ 吸痰护理 □ 静脉抗菌药物 □ 留置胃管 **临时医嘱：** □ 血常规，尿常规，便常规 □ 肝功能、肾功能，凝血全套 □ 血气分析、电解质 □ 肝炎、梅毒及艾滋病等传染 　性疾病筛查 □ 血型测定 □ 胸、腹联合 X 线片 □ 超声心动图，心电图 □ 腹部 B 超 □ 食管造影（水溶性对比剂） □ 胸部 CT 及重建（可选） □ 补液支持	**长期医嘱：** □ 儿外科护理常规 □ 一级护理 □ 禁食 □ 半卧位 □ 置暖箱 □ 心电监护 □ 吸痰护理 □ 静脉抗菌药物 □ 留置胃管 **临时医嘱：** □ 明日在麻醉下行食管气管瘘 　缝合+食管闭锁矫正术 □ 备血（可选）	**长期医嘱：** □ 儿外科护理常规 □ 一级护理 □ 半卧位 □ 置暖箱 □ 心电监护 □ 吸痰护理 □ 胃肠减压 □ 禁食 □ 呼吸机管理 □ 胸腔引流护理 □ 静脉抗菌药物 **临时医嘱：** □ 血常规，肝功能、肾功 　能，凝血功能，血气分析 □ 补液支持 □ 白蛋白支持（必要时） □ 床旁胸部 X 线片
病情变异记录	□ 无　　□ 有，原因： 1. 2.	□ 无　　□ 有，原因： 1. 2.	□ 无　　□ 有，原因： 1. 2.
护士签名			

时间	住院第 4~6 天 （术后 1~3 日）	住院第 7 天 （术后 4 日）	住院第 8~10 天 （术后 5~7 日）
重点医嘱	**长期医嘱：** □ 儿外科护理常规 □ 一级护理 □ 半卧位 □ 置暖箱 □ 心电监护 □ 吸痰护理 □ 胃肠减压 □ 禁食 □ 呼吸机管理 □ 胸腔引流护理 □ 静脉抗菌药物 **临时医嘱：** □ 静脉营养支持	**长期医嘱：** □ 儿外科护理常规 □ 一级护理 □ 半卧位 □ 置暖箱 □ 心电监护 □ 吸痰护理 □ 胃肠减压 □ 禁食 □ 胸腔引流护理 □ 静脉抗菌药物 **临时医嘱：** □ 换药 □ 静脉营养支持	**长期医嘱：** □ 儿外科护理常规 □ 一级护理 □ 半卧位 □ 置暖箱 □ 心电监护 □ 吸痰护理 □ 静脉抗菌药物 □ 胃肠减压 □ 禁食 **临时医嘱：** □ 床旁胸部 X 线片 □ 血常规、肝功能、肾功能，血气分析 □ 静脉营养支持
病情变异记录	□ 无　□ 有，原因： 1. 2.	□ 无　□ 有，原因： 1. 2.	□ 无　□ 有，原因： 1. 2.
护士签名			

时间	住院第 11~14 天 （术后 8~10 日）	住院第 15~21 天 （术后 11~17 日）	住院第 22~28 天 （术后 18~24 日）
重 点 医 嘱	**长期医嘱：** □ 儿外科护理常规 □ 一级护理 □ 半卧位 □ 置暖箱 □ 心电监护 □ 静脉抗菌药物 □ 鼻饲糖牛奶 **临时医嘱：** □ 食管造影（水溶性对比剂） □ 补液支持	**长期医嘱：** □ 儿外科护理常规 □ 一级护理 □ 半卧位 □ 置暖箱 □ 心电监护 □ 糖牛奶口服 **临时医嘱：** □ 补液支持	**长期医嘱：** □ 儿外科护理常规 □ 一级护理 □ 半卧位 □ 置暖箱 □ 心电监护 □ 糖牛奶口服 **临时医嘱：** □ 糖牛奶口服 □ 出院
病情 变异 记录	□ 无　□ 有，原因： 1. 2.	□ 无　□ 有，原因： 1. 2.	□ 无　□ 有，原因： 1. 2.
护士 签名			

（三）患儿家属表单

食管闭锁临床路径患儿家属表单

适用对象：第一诊断为食管闭锁伴食管气道瘘（ICD-10：Q39.1）

行气管食管瘘修补、支气管瘘闭合术、胸骨前食管吻合术（ICD-9-CM-3：31.73、33.42、42.6)

患儿姓名		性别： 年龄： 病区		床号 住院号
住院日期： 年 月 日		出院日期： 年 月 日		标准住院日≤28天

时间	住院第1天 （术前）	住院第2天 （术前）	住院第3天 （手术日，术后医嘱）
重点诊疗及检查	□ 儿外科护理常规 □ 一级护理 □ 禁食 □ 半卧位 □ 置暖箱 □ 心电监护 □ 吸痰护理 □ 静脉抗菌药物 □ 留置胃管 □ 血常规，尿常规，便常规 □ 肝功能、肾功能，凝血全套 □ 血气分析、电解质 □ 肝炎、梅毒及艾滋病等传染性疾病筛查 □ 血型测定 □ 胸、腹联合X线片 □ 超声心动图，心电图 □ 腹部B超 □ 食管造影（水溶性对比剂） □ 胸部CT及重建（可选） □ 补液支持	□ 儿外科护理常规 □ 一级护理 □ 禁食 □ 半卧位 □ 置暖箱 □ 心电监护 □ 吸痰护理 □ 静脉抗菌药物 □ 留置胃管 □ 明日在麻醉下行食管气管瘘缝合+食管闭锁矫正术 □ 备血（可选）	□ 儿外科护理常规 □ 一级护理 □ 半卧位 □ 置暖箱 □ 心电监护 □ 吸痰护理 □ 胃肠减压 □ 禁食 □ 呼吸机管理 □ 胸腔引流护理 □ 静脉抗菌药物 □ 血常规，肝功能、肾功能，凝血功能，血气分析 □ 补液支持 □ 白蛋白支持（必要时） □ 床旁胸部X线片
病情变异记录	□ 无 □ 有，原因： 1. 2.	□ 无 □ 有，原因： 1. 2.	□ 无 □ 有，原因： 1. 2.

时间	住院第 4~6 天 （术后 1~3 日）	住院第 7 天 （术后 4 日）	住院第 8~10 天 （术后 5~7 日）
重点诊疗及检查	□ 儿外科护理常规 □ 一级护理 □ 半卧位 □ 置暖箱 □ 心电监护 □ 吸痰护理 □ 胃肠减压 □ 禁食 □ 呼吸机管理 □ 胸腔引流护理 □ 静脉抗菌药物 □ 静脉营养支持	□ 儿外科护理常规 □ 一级护理 □ 半卧位 □ 置暖箱 □ 心电监护 □ 吸痰护理 □ 胃肠减压 □ 禁食 □ 胸腔引流护理 □ 静脉抗菌药物 □ 换药 □ 静脉营养支持	□ 儿外科护理常规 □ 一级护理 □ 半卧位 □ 置暖箱 □ 心电监护 □ 吸痰护理 □ 静脉抗菌药物 □ 胃肠减压 □ 禁食 □ 床旁胸部 X 线片 □ 血常规，肝功能、肾功能，血气分析 □ 静脉营养支持
病情变异记录	□ 无　□ 有，原因： 1. 2.	□ 无　□ 有，原因： 1. 2.	□ 无　□ 有，原因： 1. 2.

时间	住院第 11~14 天 （术后 8~10 日）	住院第 15~21 天 （术后 11~17 日）	住院第 22~28 天 （术后 18~24 日）
重点诊疗及检查	□ 儿外科护理常规 □ 一级护理 □ 半卧位 □ 置暖箱 □ 心电监护 □ 静脉抗菌药物 □ 鼻饲糖牛奶 □ 食管造影（水溶性对比剂） □ 补液支持	□ 儿外科护理常规 □ 一级护理 □ 半卧位 □ 心电监护 □ 糖牛奶口服 □ 补液支持	□ 儿外科护理常规 □ 一级护理 □ 半卧位 □ 心电监护 □ 糖牛奶口服 □ 出院
病情变异记录	□ 无　□ 有，原因： 1. 2.	□ 无　□ 有，原因： 1. 2.	□ 无　□ 有，原因： 1. 2.

附：原表单（2016 年版）

食管闭锁临床路径表单

适用对象：第一诊断为食管闭锁伴食管气道瘘（ICD-10：Q39.100）；行食管气管瘘缝合+食管闭锁矫正术（CM-3：33.4202 + 42.4105）

患儿姓名	性别： 年龄： 病区	床号 住院号
住院日期： 年 月 日	出院日期： 年 月 日	标准住院日≤28 天

时间	住院第 1 天 （术前）	住院第 2 天 （术前）	住院第 3 天 （手术日，术后医嘱）
重点医嘱	**长期医嘱：** □ 儿外科护理常规 □ 一级护理 □ 禁食 □ 半卧位 □ 置暖箱 □ 心电监护 □ 吸痰护理 □ 静脉抗菌药物 □ 留置胃管 **临时医嘱：** □ 血常规，尿常规，便常规 □ 肝功能、肾功能，凝血全套 □ 血气分析、电解质 □ 梅毒及艾滋病等传染性疾病筛查 □ 血型测定 □ 胸、腹联合 X 线片 □ 超声心动图，心电图 □ 腹部 B 超 □ 食管造影（水溶性对比剂） □ 补液支持	**长期医嘱：** □ 儿外科护理常规 □ 一级护理 □ 禁食 □ 半卧位 □ 置暖箱 □ 心电监护 □ 吸痰护理 □ 静脉抗菌药物 □ 留置胃管 **临时医嘱：** □ 明日在麻醉下行食管气管瘘缝合+食管闭锁矫正术 □ 备血	**长期医嘱：** □ 儿外科护理常规 □ 一级护理 □ 半卧位 □ 置暖箱 □ 心电监护 □ 吸痰护理 □ 胃肠减压 □ 禁食 □ 呼吸机管理 □ 胸腔引流护理 □ 静脉抗菌药物 **临时医嘱：** □ 血常规，肝功能、肾功能，凝血功能，血气分析 □ 补液支持 □ 白蛋白支持（必要时） □ 床旁胸部 X 线片
病情变异记录	□ 无 □ 有，原因： 1. 2.	□ 无 □ 有，原因： 1. 2.	□ 无 □ 有，原因： 1. 2.
护士签名			
医师签名			

时间	住院第 4~6 天 （术后 1~3 日）	住院第 7 天 （术后 4 日）	住院第 8~10 天 （术后 5~7 日）
重点医嘱	**长期医嘱：** □ 儿外科护理常规 □ 一级护理 □ 半卧位 □ 置暖箱 □ 心电监护 □ 吸痰护理 □ 胃肠减压 □ 禁食 □ 呼吸机管理 □ 胸腔引流护理 □ 静脉抗菌药物 **临时医嘱：** □ 静脉营养支持	**长期医嘱：** □ 儿外科护理常规 □ 一级护理 □ 半卧位 □ 置暖箱 □ 心电监护 □ 吸痰护理 □ 胃肠减压 □ 禁食 □ 胸腔引流护理 □ 静脉抗菌药物 **临时医嘱：** □ 换药 □ 静脉营养支持	**长期医嘱：** □ 儿外科护理常规 □ 一级护理 □ 半卧位 □ 置暖箱 □ 心电监护 □ 吸痰护理 □ 静脉抗菌药物 □ 胃肠减压 □ 禁食 **临时医嘱：** □ 床旁胸部 X 线片 □ 血常规，肝功能、肾功能，血气分析 □ 静脉营养支持
病情变异记录	□ 无　□ 有，原因： 1. 2.	□ 无　□ 有，原因： 1. 2.	□ 无　□ 有，原因： 1. 2.
护士签名			
医师签名			

时间	住院第 11~14 天 （术后 8~10 日）	住院第 15~21 天 （术后 11~17 日）	住院第 22~28 天 （术后 18~24 日）
重点医嘱	**长期医嘱：** □ 儿外科护理常规 □ 一级护理 □ 半卧位 □ 置暖箱 □ 心电监护 □ 静脉抗菌药物 □ 鼻饲糖牛奶 **临时医嘱：** □ 食管造影（水溶性对比剂） □ 补液支持	**长期医嘱：** □ 儿外科护理常规 □ 一级护理 □ 半卧位 □ 置暖箱 □ 心电监护 □ 糖牛奶口服 **临时医嘱：** □ 补液支持	**长期医嘱：** □ 儿外科护理常规 □ 一级护理 □ 半卧位 □ 置暖箱 □ 心电监护 □ 糖牛奶口服 **临时医嘱：** □ 糖牛奶口服 □ 出院
病情变异记录	□ 无　□ 有，原因： 1. 2.	□ 无　□ 有，原因： 1. 2.	□ 无　□ 有，原因： 1. 2.
护士签名			
医师签名			

备注：

1. 院内感染（是/否）_____院内感染名称：_____

2. 延长住院时间原因：_____

3. 退径（是/否）____退径原因：_____

4. 其他特殊事项及原因：_____

第十四章

腹膜后神经母细胞瘤（Ⅰ～Ⅱ期）临床路径释义

一、腹膜后神经母细胞瘤（Ⅰ～Ⅱ期）编码

1. 原编码：

疾病名称及编码：神经母细胞瘤（Ⅰ～Ⅱ期）（ICD-10：D36.153）

手术操作名称及编码：腹膜后肿瘤切除术（ICD-9：54.4003）

2. 修改编码：

疾病名称及编码：腹膜后腔恶性肿瘤（ICD-10：C48.0M9500/3）

手术操作名称及编码：腹膜后病损切除术（ICD-9-CM-3：54.4×02）

腹腔镜下腹膜后病损切除术（ICD-9-CM-3：54.4×15）

经阴道腹膜后病损切除术（ICD-9-CM-3：54.4×09）

二、临床路径检索方法

（C48.0+M9500/3）伴（54.4×02/54.4×15/54.4×09）　　出院科别：儿科

三、腹膜后神经母细胞瘤（Ⅰ～Ⅱ期）临床路径标准住院流程

（一）适用对象

第一诊断为神经母细胞瘤（Ⅰ～Ⅱ期）（ICD-10：D36.153）。行腹膜后肿瘤切除术（ICD-9：54.4003）。

> **释义**
>
> ■ 适用对象编码参见第一部分。
>
> ■ 本路径适用对象为临床诊断为神经母细胞瘤（Ⅰ～Ⅱ期）的患儿，Ⅰ期即局限性肿瘤，手术肉眼全切，有/无镜下残留，同侧非肿瘤粘连淋巴结镜下阴性（同侧与肿瘤粘连、与肿瘤一并切除的淋巴结可以为阳性）；Ⅱ期即包括ⅡA期肉眼不完全切除，同侧非肿瘤粘连的淋巴结镜下阴性；和ⅡB期，局限性病变，肉眼完全切除或不完全切除，同侧与肿瘤非粘连的淋巴结阳性，对侧淋巴结阴性。需仔细确认分期，排除远处转移。如合并肿瘤破裂、明显副肿瘤综合征（如腹泻型、震颤型神经母细胞瘤），需进入其他相应路径。

（二）诊断依据

根据《临床诊疗指南·小儿外科学分册》（中华医学会编著，人民卫生出版社，2005）、《临床技术操作规范·小儿外科学分册》（中华医学会编著，人民军医出版社，2005）、《小儿外科学》（蔡威等主编，第5版，人民卫生出版社，2014）。

1. 临床表现：腹部肿块，可伴腹痛，可有儿茶酚胺代谢（VMA/HVA）异常及相应并发症状或血管活性物质增多导致的相应并发症。

> **释义**
>
> ■ 本路径的制定主要参考国内权威参考书籍和诊疗指南。
>
> ■ 病史和临床症状是诊断神经母细胞瘤的初步依据，但Ⅰ~Ⅱ期腹膜后神经母细胞瘤往往隐匿起病，常在因其他原因做腹部 B 超时偶然发现，腹部包块不易触及，如触及左右肋下及侧腹部包块应首先警惕本病。腹痛或腹部不适也较常见。儿茶酚胺代谢产物检测内容为香草扁桃酸（3-甲氧基-4-羟苦杏仁酸，VMA）和高香草酸（3-甲氧基-4-羟苯乙酸，HVA），二者的检测值升高具有诊断意义，特异性较强，但敏感性不佳。儿茶酚胺代谢产物升高有时会引起小幅血压波动，但不易察觉。血管活性物质最典型的是血管活性肠肽（vasoactive intestinal peptide，VIP），会引起顽固性腹泻，部分继发致死性电解质紊乱，被称为腹泻型神经母细胞瘤。

2. 体格检查：上腹部肿块；表面光滑，质硬，无压痛。

> **释义**
>
> ■ 如肿物较大，但未过中线，触诊多数质硬，固定，位置较深在，无明显压痛。

3. 辅助检查：腹部超声，胸部、腹部、盆腔增强 CT，建议三维成像检查明确肿瘤位置，并符合Ⅰ~Ⅱ期肿瘤，MRI 可用于检查周围组织浸润及转移。选择性行 PET/CT 检查。

> **释义**
>
> ■ 腹部超声应作为首选影像学检查，多为肾上腺或腹膜后、脊柱旁等部位的低回声包块，实性，血运通常较丰富，可同时判断周围脏器毗邻关系及血管包绕以及有无穿刺活检的可能。胸部检查可了解肋骨胸膜转移及肺转移，但神经母细胞瘤肺转移较少见。增强 CT 检查是明确肿物与血管关系的最优选择，建议行血管重建等三维方法的应用。MRI 适合鉴别软组织的性质分类以及液态结构的区分。PET 检查可以选择，以除外全身广泛转移病灶，价格昂贵，也可以选择全身骨扫描。

4. 手术情况：术中探查和完整切除情况符合Ⅰ~Ⅱ期肿瘤。

> **释义**
>
> ■ 一切影像学及术前间接检查的结果均应以术中实际情况为准，如上述肿瘤分期所述，必须符合Ⅰ~Ⅱ期肿瘤诊断标准才能适用本路径，术中情况与术后病理缺一不可。

5. 术后病理证实切缘阴性或仅有镜下残留。

> **释义**
>
> ■ 术后病理是肿瘤分期的金标准。

（三）治疗方案的选择

根据《临床诊疗指南·小儿外科学分册》（中华医学会编著，人民卫生出版社，2005）、《临床技术操作规范·小儿外科学分册》（中华医学会编著，人民军医出版社，2005）、《小儿外科学》（蔡威等主编，第 5 版，人民卫生出版社，2014）。

行腹膜后肿瘤切除术（ICD-9：54.4003）。

> **释义**
>
> ■ 治疗选择：（1）手术+化疗（化疗至 VGPR 后 4 个疗程，一般 4~6 个疗程，总疗程不超过 8 个疗程）：MYCN 扩增的 I、II 期；>18 个月 II B 期；INPC 为预后不良且 DNA 为二倍体的 II B 期；具有临床症状的 IVS 期；（2）其他情况：手术、术后密切随访（每个月 1 次）。
>
> 手术时机：如果存在 IDRFs 中的一项或多项应推迟手术，通过化疗降低手术并发症的危险性后再手术治疗。
>
> 手术范围：
>
> （1）切片检查：若初诊患儿无法明确病理诊断，或者穿刺活检获得的组织无法满足基因分子生物学分析，可考虑对原发灶或转移灶进行手术切片检查。
>
> （2）部分切除或完全切除：在保证安全的前提下切除原发灶及区域内转移淋巴结，如果手术带来的并发症不可以接受，则行部分切除，残留部分通过放化疗继续治疗。如果通过化疗使转移灶局限，可行手术切除转移灶，比如肝或肺孤立病灶，颈部转移灶可行广泛淋巴结清扫术。
>
> 化疗给药方案按危险分级组别制订，而非仅凭：
>
> 低危组包括：
>
> 1）所有 I 期。
>
> 2）<1 岁所有 II 期。
>
> 3）>1 岁 MYCN 未扩增 II 期。
>
> 4）>1 岁，MYCN 虽扩增但 INPC 为预后良好型 II 期。

5）MYCN 未扩增，INPC 为预后良好型且 DNA 为多倍体ⅣS 期。

低危组化疗方案：

疗程	方案名		
手术+术后观察　或 手术+化疗			
手术			
1	CBP+VPl6		
2	CBP+CTX+ADR		
评估（包括 BM） 推迟手术情况：手术及术后评估			
3	CTX+VPl6		
4	CBP+CTX+ADR		
全面评估[a]			
5	CTX+VPl6		
6	CBP+CTX+ADR		
评估			
7	CBP+VPl6		
8	CTX+ADR		
终点评估[b]			
随访：Q2M 随访			

注：CTX：$1.0g/m^2$第 1 天（<12kg：33mg/kg）；VPl6：$120mg/m^2$第 1～3 天（<12kg：4mg/kg）；ADR：$30mg/m^2$第 1 天（<12kg：1mg/kg）

a 全面评估：包括原发灶和转移灶，听力评估。有骨髓浸润每 2 个疗程行骨髓涂片及微量肿瘤病灶检查直至转阴

b 终点评估：主要治疗结束后的全面评估

中危组包括：

1）<1 岁，MYCN 未扩增Ⅲ期。

2）>1 岁，MYCN 未扩增且 INPC 为预后良好型Ⅲ期。

3）<1 岁半，MYCN 未扩增Ⅳ期。

4）MYCN 未扩增，DNA 为二倍体ⅣS 期。

5）MYCN 未扩增且 INPC 为预后良好型ⅣS 期。

中危组化疗方案（化疗至 VGPR 后 4 个疗程）

疗程	方案
1	VCR+CDDP+ADR+CTX
2	VCR+CDDP+VPl6+CTX
评估（包括骨髓转移）	
3	VCR+CDDP+ADR+CTX
4	VCR+CDDP+VPl6+CTX
全面评估[a] 手术及术后评估	
5	VCR+CDDP+ADR+CTX
6	VCR+CDDP+VPl6+CTX
评估	
7	VCR+CDDP+ADR+CTX
8	VCR+CDDP+VPl6+CTx
终点评估[b]	
维持治疗：13-cis—RA 160mg/m^2，14 天/月，共 6 个月 随访：Q2M 随访	

注：VCR：1.5mg/m^{2}第 1 天（<12kg：0.05mg/kg）；CTX：1.2g/m^{2}第 1 天（<12kg：40mg/kg）；CDDP：90mg/m^{2}第 2 天（<12kg：3mg/kg）；VPl6：160mg/m^{2}第 4 天（<12kg：5.3mg/kg）；ADR：30mg/m^{2}第 4 天（<12kg：1mg/kg）

a 全面评估：包括原发灶和转移灶，听力评估。有骨髓浸润每 2 个疗程行骨髓涂片及微量肿瘤病灶检测直至转阴

b 终点评估：主要治疗结束后的全面评估

药物补充说明：

药物名称	缩写	适应证	禁忌证	补充说明
长春新碱	VCR	①急性白血病，尤其是小儿急性白血病，对急性淋巴细胞白血病疗效显著②恶性淋巴瘤③生殖细胞肿瘤④小细胞肺癌，尤文肉瘤、肾母细胞瘤、神经母细胞瘤⑤乳腺癌、慢性淋巴细胞白血病、消化道癌、黑色素瘤及多发性骨髓瘤等	尚不明确	①剂量限制性毒性是神经系统毒性，主要引起外周神经症状，如手指、神经毒性等，与累积量有关。足趾麻木、腱反射迟钝或消失，外周神经炎。腹痛、便秘，麻痹性肠梗阻偶见。运动神经、感觉神经和脑神经也可受到破坏，并产生相应症状。神经毒性常发生于40岁以上者，小儿的耐受性好于成人，恶性淋巴瘤患儿出现神经毒性的倾向高于其他肿瘤患儿②骨髓抑制和消化道反应较轻③有局部组织刺激作用，药液不能外漏，否则可引起局部坏死④可见脱发，偶见血压的改变。
放线菌素 D（更生霉素）	ACD	①对霍奇金病（HD）及神经母细胞瘤疗效突出，尤其是控制发热②对无转移的绒癌初治时单用本药，治愈率达90%～100%，与单用MTX的效果相似③对睾丸癌亦有效，一般均与其他药物联合应用④与放疗联合治疗小儿肾母细胞瘤（Wilms瘤）可提高生存率，对尤文肉瘤和横纹肌肉瘤亦有效	有患水痘病史者禁用	①当本品漏出血管外时，应即用1%普鲁卡因局部封闭，或用50~100mg氢化可的松局部注射，及冷湿敷②骨髓功能低下、有痛风病史、肝功能损害、感染、有尿酸盐性肾结石病史、近期接受过放疗或抗癌药物者慎用本品③有出血倾向者慎用
环磷酰胺	CTX	本品为目前广泛应用的抗癌药物，对恶性淋巴瘤、急性或慢性淋巴细胞白血病、多发性骨髓瘤有较好的疗效，对乳腺癌、睾丸肿瘤、卵巢癌、肺癌、头颈部鳞癌、鼻咽癌、神经母细胞瘤、横纹肌肉瘤及骨肉瘤均有一定的疗效	抗癌药物，必须在有经验的专科医师指导下用药；凡有骨髓抑制、感染、肝肾功能损害者禁用或慎用；对本品过敏者禁用；妊娠及哺乳期妇女禁用	本品的代谢产物对尿路有刺激性，应用时应鼓励患儿多饮水，大剂量应用时应水化、利尿，同时给予尿路保护剂美司钠。近年研究显示，提高药物剂量强度，能明显增加疗效，当大剂量用药时，除应密切观察骨髓功能外，尤其要注意非血液学毒性如心肌炎、中毒性肝炎及肺纤维化等。当肝肾功能损害、骨髓转移或既往曾接受多程化放疗时，环磷酰胺的剂量应减少至治疗量的1/2~1/3。由于本品需在肝内活化，因此腔内给药无直接作用。环磷酰胺水溶液仅能稳定2~3小时，最好现配现用

续表

药物名称	缩写	适应证	禁忌证	补充说明
阿霉素（多柔比星）	ADR	适用于急性白血病（淋巴细胞性和粒细胞性）、恶性淋巴瘤、乳腺癌、肺癌（小细胞和非小细胞肺癌）、卵巢癌、骨及软组织肉瘤、肾母细胞瘤、神经母细胞瘤、膀胱癌、甲状腺癌、前列腺癌、头颈部鳞癌、睾丸癌、胃癌、肝癌等	①周围血象中白细胞＜3500/ml或血小板＜5万/ml患儿禁用②明显感染或发热、恶病质、失水、电解质或酸碱平衡失调患儿禁用③胃肠道梗阻、明显黄疸或肝功能损害患儿禁用④心肺功能失代偿患儿、水痘或带状疱疹患儿禁用⑤曾用其他抗肿瘤药物或放射治疗已引起骨髓抑制的患儿禁用⑥严重心脏病患儿禁用⑦孕妇及哺乳期妇女禁用	①本品的肾排泄虽较少，但在用药后1~2日内可出现红色尿，一般都在2日后消失。肾功能不全者用本品后要警惕高尿酸血症的出现；痛风患儿，如应用阿霉素，别嘌醇用量要相应增加②少数患儿用药后可引起黄疸或其他肝功能损害，有肝功能不全者，用量应予酌减③用药前要先测定心脏功能、监测心电图、超声心动图、血清酶学和其他心肌功能试验；随访检查周围血象（每周至少1次）和肝功能试验；应经常查看有无口腔溃疡、腹泻以及黄疸等情况，应劝患儿多饮水以减少高尿酸血症的可能，必要时检查血清尿酸或肾功能④过去曾用过足量柔红霉素、表柔比星及本品者不能再用⑤本品可用于浆膜腔内给药和膀胱灌注，但不能用于鞘内注射⑥在进行纵隔或胸腔放疗期间禁用本品，以往接受过纵隔放射治疗者，阿霉素的每次用量和总剂量亦应酌减⑦外渗后可引起局部组织坏死，需确定静脉通畅后才能给药
顺铂	CDDP	小细胞与非小细胞肺癌、睾丸癌、卵巢癌、宫颈癌、子宫内膜癌、前列腺癌、膀胱癌、黑色素瘤、肉瘤、头颈部肿瘤及各种鳞状上皮癌和恶性淋巴瘤的治疗	肾损害患儿及孕妇禁用	①下列患儿用药应特别慎重：即往有肾病史、造血系统功能不全、听神经功能障碍，用药前曾接受其他化疗或放射治疗，及非顺铂引起的外周神经炎等②治疗前后、治疗期间和每一疗程之前，应作如下检查：肝肾功能、全血计数、血钙以及听神经功能、神经系统功能等检查。此外，在治疗期间，每周应检查全血计数。通常需待器官功能恢复正常后，才可重复下一疗程③化疗期间与化疗后，男女患儿均需严格避孕；治疗后若想怀孕，需事先进行遗传学咨询④顺铂可能影响注意力集中，驾驶和机械操作能力⑤本品应避免接触铝金属（如铝金属注射针器等）⑥在化疗期间与化疗后，患儿必需饮用足够的水分

续表

药物名称	缩写	适应证	禁忌证	补充说明
依托泊苷/足叶乙苷	VP16	①主要对小细胞肺癌，有效率达40%增至85%，完全缓解率为14%～34%；对小细胞肺癌，口服疗效较静脉注射为好 ②对急性白血病、恶性淋巴瘤、睾丸肿瘤、膀胱癌、前列腺癌、胃癌、绒毛膜上皮癌、卵巢癌、恶性葡萄胎等也有效	①有重症骨髓机能抑制的患儿及对本品有重症过敏既往史的患儿禁用 ②对肝肾功能损害的患儿及合并感染的患儿，水痘患儿应慎用	①不能作皮下或肌内注射，以免引起局部坏死 ②静脉注射或静脉滴注时不能外漏，应充分注意注射部位、注射方法。本品易引起低血压，注射速度尽可能要慢，至少30分钟 ③不能作胸腹腔注射和鞘内注射 ④不能与葡萄糖液混合使用，在5%葡萄糖注射液中不稳定，可形成微粒沉淀，应用生理盐水稀释溶解后尽可能及时使用 ⑤用药前、用药中应观察药物是否透明，如果混浊沉淀，则不能使用 ⑥口服胶囊应在空腹时服用 ⑦本品和阿糖胞苷、环磷酰胺、卡莫司汀有协同作用

（四）标准住院日14天

（五）进入路径标准

1. 第一诊断必须符合神经母细胞瘤疾病编码（ICD-10：D36.153）术前评估属Ⅰ～Ⅱ期病例，可行手术切除。

2. 当患儿合并其他疾病，但住院期间不需特殊处理，也不影响第一诊断的临床路径实施时，可以进入路径。

3. 术前评估属Ⅲ、Ⅳ、ⅣS期者不进入路径：如肿瘤巨大、区域淋巴结受累、术前发现骨髓转移、骨转移或其他位置有远处转移、发现基于影像学定义的危险因子，估计肿瘤无法切除等；或术中术后出现严重并发症，如大出血、乳糜漏等情况需要进一步治疗。

（六）术前准备（术前评估）1～5天

必需的检查项目：

1. 实验室检查：血常规、血型、尿常规、便常规、凝血功能、血电解质、血气分析、肝功能、肾功能、VMA/HVA、神经元特异性烯醇化酶（NSE）、碱性磷酸酶（LDH）、铁蛋白、感染性疾病筛查，根据病情可选择甲胎蛋白（AFP）、绒毛膜促性腺激素（HCG）等项目。

> **释义**
>
> ■ 注意血生化检查中碱性磷酸酶（ALP）和乳酸脱氢酶（LDH）检查，往往有增高表现。

2. 胸部 X 线片、心电图、超声心动图。

> **释义**
>
> ■ 注意有无肺部感染、严重心律失常、心功能不全、先天性心脏病等手术禁忌证。

3. 腹部超声，CT（腹部增强+三维重建、肺部增强、盆腔增强）。

> **释义**
>
> ■ 观察化疗效果，手术时机是否合适，影像学检查距手术时间越近越有辅助价值。

4. 骨髓穿刺涂片，神经母细胞瘤微量肿瘤病灶（MRD）检测。

> **释义**
>
> ■ 骨髓穿刺检查或 MRD 检查如有阳性发现，则为 Ⅳ 期肿瘤，需退出本路径。

5. 必要时行核素骨扫描或 PET/CT 检查。

> **释义**
>
> ■ 核素骨扫描或 PET/CT 如有远处转移阳性发现，退出本路径。

6. 肿瘤 N-Myc 扩增检查。

> **释义**
>
> ■ N-Myc 基因是已获证实的神经母细胞瘤致病基因，如术前即发现扩增，则属高危组，提示预后极差。如术后病理发现扩增，则需更改治疗方案为高危组化疗。

7. 根据具体实施条件，推荐检测 DNA 倍性，1p 缺失和 11q 缺失。

> **释义**
>
> ■ 染色体 DNA 倍性，1p 缺失和 11q 缺失是可选择的检查项目，提示预后不良。

（七）预防性抗菌药物选择与使用时机

1. 按照《抗菌药物临床应用指导原则（2015 年版）》（国卫办医发〔2015〕43 号），并结合患儿病情决定选择。

2. 药物治疗方案（推荐使用《国家基本药物》的药物）。

（八）手术日

手术日为入院第 6 天。

1. 麻醉方式：气管插管全身麻醉。

2. 术中抗菌药物给药方法：静脉输入，切开皮肤前 30 分钟开始给药，手术延长到 3 小时以上或大量失血，补充一个剂量（用头孢曲松时无需追加剂量）。

3. 手术方式：腹膜后肿瘤切除术。

> **释义**
>
> ■腹膜后肿瘤切除目前通常选择相应部位横行或斜弧形切口，而非纵行切口，通常选择切开同侧结肠外侧腹膜，以暴露腹膜后结构，肠系膜打孔方式常使暴露不满意故不推荐，在关注肾脏及脾脏血运的前提下，左侧可游离脾肾韧带、脾胃韧带，右侧可松解肝周固定韧带如镰状韧带、三角韧带、双侧冠状韧带等以暴露肾上腺区域，肠系膜粘连者松解时注意肠管血管弓的保存。

4. 手术内置物：无。

> **释义**
>
> ■如需要使用生物材料辅助创面止血，建议使用短时间内吸收较完全的材料，否则在术后复查时易被影像学误判为复发或残留灶。

5. 输血：必要时。

> **释义**
>
> ■早期肿瘤手术切除通常出血不多，不必输血。不可自体输血。

（九）术后住院恢复7~9天

1. 必须复查的检查项目：血常规、尿常规，血电解质或其他检测异常项目。

> **释义**
>
> ■特别注意 NSE 等肿瘤标志物的变化。

2. 术后抗菌药物应用：按照《抗菌药物临床应用指导原则（2015 年版）》（国卫办医发〔2015〕43 号），并根据患儿病情合理使用抗菌药物，用药时间一般不超过 3 天。

> **释义**
>
> ■ 如果合并腹腔感染用药时间需延长，根据微生物具体情况选择抗菌药物。
> ■ 给药方案：结合患儿过敏及病原体培养情况，因腹膜后神经母细胞瘤多为腹膜后、盆腔、肠道、泌尿系统等革兰阴性杆菌为主，故首选头孢菌素类抗菌药物，如为Ⅱ类切口，可加用抗厌氧菌类抗菌药物，如甲硝唑等。如头孢菌素类抗菌药物过敏，可使用大环内酯类抗菌药物，如阿奇霉素等。

3. 化疗：术后 7~10 天，根据石蜡切片病理结果，选择化疗方案。

（十）出院标准

1. 一般情况良好。

2. 进食良好，无腹胀，尿便正常。

3. 伤口愈合良好。

（十一）变异及原因分析

1. 术后病理提示为原始神经外胚层肿瘤（PNET）或恶性畸胎瘤等其他腹膜后恶性肿瘤致使治疗方案变更，围术期并发症或化疗不良反应，造成住院时间延长或费用增加。

2. 术中探查示区域淋巴结受累，周围血管、器官、组织受侵犯，或肿瘤无法完整切除，提示患儿已不属Ⅰ~Ⅱ期病例，则转入相应临床路径。

四、推荐表单

（一）医师表单

神经母细胞瘤（Ⅰ~Ⅱ期）临床路径医师表单

适用对象：第一诊断为腹膜后腔恶性肿瘤（ICD-10：C48.0M9500/3）
　　　　行腹膜后病损切除术，腹腔镜下腹膜后病损切除术（ICD-9-CM-3：54.4×02，×15）

患儿姓名：	性别： 年龄： 门诊号：	住院号：
住院日期： 年 月 日	出院日期： 年 月 日	标准住院日：14 天

时间	住院第 1 天	住院第 2~4 天	住院第 5 天（术前日）
主要诊疗工作	□ 询问病史，体格检查 □ 书写病历 □ 上级医师查房 □ 完善相关检查 □ 与家属沟通病情	□ 完善相关检查 □ 上级医师查房 □ 术前评估 □ 分析异常结果，处理后复查	□ 完善术前准备 □ 向患儿监护人交代病情，签署手术同意书 □ 签署输血同意书 □ 麻醉科医师探望患儿完成麻醉术前评估
重点医嘱	长期医嘱： □ 二级护理 □ 普通饮食 临时医嘱： □ 血常规、血型、尿常规、便常规 □ 肝功能、肾功能、凝血检查、血气分析、电解质 □ VMA、NSE、LDH □ 感染性疾病筛查 □ 心电图、胸部 X 线片 □ 超声心电图（必要时）	长期医嘱： □ 二级护理 □ 普通饮食 临时医嘱： □ 超声 □ CT（腹部增强三维重建、胸部增强，盆腔增强） □ 骨髓穿刺涂片，MRD 检测 □ 核素骨扫描 □ 核素分肾功能（必要时） □ MRI（必要时）	长期医嘱： □ 二级护理 □ 普通饮食 临时医嘱： □ 拟明日在麻醉下行肿瘤切除术 □ 禁食 □ 备血 □ 备胃管和腹带入手术室 □ 备抗菌药物入手术室 □ 术前晚温盐水灌肠
医师签名			

时间	住院第6天 （手术日，遇法定假日顺延）	住院第7天 （术后1日）	住院第8天 （术后2日）
主要诊疗工作	□ 手术 □ 完成术后医嘱和检查 □ 上级医师查房 □ 向患儿家属交代手术中情况和术后注意事项 □ 确定有无手术和麻醉并发症 □ 书写手术记录 □ 书写术后首次病程记录 □ 麻醉科医师随访和书面评价	□ 上级医师查房 □ 仔细观察生命体征 □ 仔细观察患儿腹部体征 □ 对手术进行评估	□ 上级医师查房 □ 仔细观察生命体征 □ 仔细观察腹部体征 □ 对手术进行评估，确定有无手术并发症
重点医嘱	长期医嘱： □ 今日在麻醉下行腹膜后肿瘤切除术 □ 一级护理 □ 禁食 □ 胃肠减压 □ 腹腔引流 □ 持续心电监护 □ 留置导尿，计尿量 □ 广谱抗菌药物 □ 止血药物 临时医嘱： □ 按体重和出入液量补充液体和电解质 □ 必要时按需输血 □ 切除标本家长过目并送病理	长期医嘱： □ 一级护理 □ 禁食 □ 持续心电监护 □ 胃肠减压 □ 留置导尿，计尿量 □ 广谱抗菌药物 □ 止血药物 临时医嘱： □ 复查血常规、C反应蛋白、电解质，血气分析 □ 按体重和出入液量补充 □ 液体和电解质	长期医嘱： □ 二级护理 □ 禁食 □ 胃肠减压 □ 留置导尿，计尿量 □ 广谱抗菌药物 □ 停止血药物 临时医嘱： □ 按体重和出入液量补充液体和电解质
医师签名			

时间	住院第 9 天 （术后 3 日）	住院第 10 天 （术后 4 日）
主要 诊疗 工作	□ 上级医师查房 □ 仔细观察生命体征 □ 仔细观察腹部体征 □ 对手术进行评估，确定胃肠道功能恢复情况，有无手术并发症	□ 上级医师查房 □ 观察腹部体征和伤口情况
重 点 医 嘱	**长期医嘱：** □ 二级护理 □ 停胃肠减压 □ 停留置导尿 □ 流质饮食 □ 停广谱抗菌药物 **临时医嘱：** □ 伤口换药 □ 按体重和出入液量补充液体和电解质	**长期医嘱：** □ 二级护理 □ 半流质饮食 □ 拔出腹腔引流管（根据引流量决定） **临时医嘱：** □ 复查血常规，C 反应蛋白，肝功能，肾功能，电解质
医师 签名		

时间	住院第 11~13 天 （术后 5~7 日）	住院第 14 天 （术后 8 日，出院日）
主要诊疗工作	□ 上级医师查房 □ 观察腹部体征 □ 分析病理结果，确定肿瘤分型分期，制订进一步治疗方案，初步拟定化疗方案	□ 上级医师查房 □ 仔细观察腹部体征 □ 观察化疗反应 □ 检查伤口 **如果患儿可以出院：** □ 通知患儿及其家属出院 □ 交代出院后注意事项及术后随访事宜，预约复诊日期及拆线日期（术后 10 天） □ 小儿肿瘤科化疗，肿瘤门诊随访，定期复查血常规和定期化疗
重点医嘱	**长期医嘱：** □ 二级护理 □ 半流质/普通饮食	**临时医嘱：** □ 定期复查，规范化疗 □ 出院带药
医师签名		

（二）护士表单

神经母细胞瘤（Ⅰ～Ⅱ期）临床路径护士表单

适用对象：第一诊断为腹膜后腔恶性肿瘤（ICD-10：C48.0M9500/3）

　　　　　行腹膜后病损切除术，腹腔镜下腹膜后病损切除术（ICD-9-CM-3：54.4×02，×15）

患儿姓名：	性别：　　年龄：　　门诊号：		住院号：
住院日期：　　年　月　日	出院日期：　　年　月　日		标准住院日：14 天

时间	住院第 1 天	住院第 2~4 天	住院第 5 天 （术前日）
主要 护理 工作	□ 入院宣教：介绍医护人员、 　病房环境、设施 □ 入院护理评估 □ 动静脉取血	□ 指导患儿到相关科室完成辅 助检查	□ 腹部皮肤准备 □ 术前肠道准备 □ 术前物品准备 □ 术前心理护理
病情 变异 记录	□ 无　□ 有，原因： 1. 2.	□ 无　□ 有，原因： 1. 2.	□ 无　□ 有，原因： 1. 2.
护士 签名			

时间	住院第 6 天 （手术日，遇法定假日顺延）	住院第 7 天 （术后 1 日）	住院第 8 天 （术后 2 日）
主要护理工作	□ 观察生命体征，腹部体征 □ 手术后心理与生活护理 □ 引流管护理和记录引流量 □ 疼痛护理及镇痛泵使用（必要时）	□ 观察生命体征，腹部体征 □ 手术后心理与生活护理 □ 引流管护理和记录引流量 □ 疼痛护理及镇痛泵使用（必要时）	□ 观察生命体征，腹部体征 □ 手术后心理与生活护理 □ 引流管护理和记录引流量 □ 观察排大便情况 □ 疼痛护理及镇痛泵使用（必要时）
病情变异记录	□ 无　□ 有，原因： 1. 2.	□ 无　□ 有，原因： 1. 2.	□ 无　□ 有，原因： 1. 2.
护士签名			

时间	住院第9天 （术后3日）	住院第10天 （术后4日）
主要 护理 工作	□ 观察患儿情况 □ 术后心理与生活护理 □ 饮食护理 □ 按医嘱拔除胃管、镇痛泵管	□ 观察患儿情况 □ 术后心理和生活护理 □ 指导并监督患儿术后活动
病情 变异 记录	□ 无　□ 有，原因： 1. 2.	□ 无　□ 有，原因： 1. 2.
护士 签名		

时间	住院第 11~13 天 （术后 5~7 日）	住院第 14 天 （术后 8 日，出院日）
主要 护理 工作	□ 观察患儿情况 □ 术后心理护理 □ 化疗药物不良反应观察	□ 对患儿家属进行出院准备指导和出院宣教 □ 帮助患儿家属办理出院 □ 化疗后的心理辅导和注意事项宣教
病情 变异 记录	□ 无　□ 有，原因： 1. 2.	□ 无　□ 有，原因： 1. 2.
护士 签名		

（三）患儿家属表单

神经母细胞瘤（Ⅰ～Ⅱ期）临床路径患儿家属表单

适用对象：第一诊断为腹膜后腔恶性肿瘤（ICD-10：C48.0M9500/3）

行腹膜后病损切除术，腹腔镜下腹膜后病损切除术（ICD-9-CM-3：54.4×02，×15）

患儿姓名：	性别：　　年龄：　　门诊号：	住院号：
住院日期：　　年　月　日	出院日期：　　年　月　日	标准住院日：14 天

时间	住院第 2~4 天	住院第 5 天（术前日）
主要任务	□ 询问病史，体格检查 □ 医师查房 □ 完善相关检查 □ 与医护沟通病情	□ 完善相关检查 □ 医师查房 □ 术前评估 □ 分析异常结果，处理后复查	□ 完善术前准备 □ 医护交代病情，签署手术同意书 □ 签署输血同意书 □ 麻醉科医师术前评估
家长签名			

时间	住院第 6 天 （手术日，遇法定假日顺延）	住院第 7 天 （术后 1 日）	住院第 8 天 （术后 2 日）
主 要 诊 疗 工 作	□ 手术 □ 完成术后检查 □ 医师查房 □ 医护交代手术中情况和术后 　 注意事项 □ 确定有无手术和麻醉并发症 □ 麻醉科医师随访和书面评价	□ 医师查房 □ 仔细观察生命体征 □ 仔细观察患儿腹部体征	□ 医师查房 □ 仔细观察生命体征 □ 仔细观察患儿腹部体征
家长 签名			

时间	住院第 9 天 （术后 3 日）	住院第 10 天 （术后 4 日）
主 要 任 务	□ 医师查房 □ 仔细观察生命体征 □ 仔细观察腹部体征 □ 评价胃肠道功能恢复情况，有无手术并发症	□ 医师查房 □ 观察腹部体征和伤口情况
家长 签名		

时间	住院第 11~13 天 （术后 5~7 日）	住院第 14 天 （术后 8 日，出院日）
主 要 任 务	□ 医师查房 □ 观察腹部体征 □ 向医师链接病理结果，确定肿瘤分型分期，制订进一步治疗方案，初步拟定化疗方案	□ 医师查房 □ 仔细观察腹部体征 □ 观察化疗反应 □ 检查伤口 **如果患儿可以出院：** □ 通知患儿及其家属出院 □ 交代出院后注意事项及术后随访事宜，预约复诊日期及拆线日期（术后 10 天） □ 小儿肿瘤科化疗，肿瘤门诊随访，定期复查血常规和定期化疗
家长 签名		

附：原表单（2016 年版）

神经母细胞瘤（Ⅰ～Ⅱ期）临床路径表单

适用对象：第一诊断为神经母细胞瘤（Ⅰ～Ⅱ期）（ICD-10：D36.153）
　　　　　行腹膜后肿瘤切除术（ICD-9：54.4003）

患儿姓名：　　　　　性别：　　年龄：　　门诊号：　　　住院号：

住院日期：　　年　月　日　　出院日期：　　年　月　日　　标准住院日：14 天

时间	住院第 1 天	住院第 2~4 天	住院第 5 天 （术前日）
主要诊疗工作	□ 询问病史，体格检查 □ 书写病历 □ 上级医师查房 □ 完善相关检查 □ 与家属沟通病情	□ 完善相关检查 □ 上级医师查房 □ 术前评估 □ 分析异常结果，处理后复查	□ 完善术前准备 □ 向患儿监护人交代病情，签署手术同意书 □ 签署输血同意书 □ 麻醉科医师探望患儿完成麻醉术前评估
重点医嘱	长期医嘱： □ 二级护理 □ 普通饮食 临时医嘱： □ 血常规、血型、尿常规、便常规 □ 肝功能、肾功能、凝血检查、血气分析、电解质 □ VMA、NSE、LDH □ 感染性疾病筛查 □ 心电图、胸部 X 线片 □ 超声心电图（必要时）	长期医嘱： □ 二级护理 □ 普通饮食 临时医嘱： □ 超声 □ CT（腹部增强三维重建、胸部增强，盆腔增强） □ 骨髓穿刺涂片，MRD 检测 □ 核素骨扫描 □ 核素分肾功能（必要时） □ MRI（必要时）	长期医嘱： □ 二级护理 □ 普通饮食 临时医嘱： □ 拟明日在麻醉下行肿瘤切除术 □ 禁食 □ 备血 □ 备胃管和腹带入手术室 □ 备抗菌药物入手术室 □ 术前晚温盐水灌肠
主要护理工作	□ 入院宣教：介绍医护人员、病房环境、设施 □ 入院护理评估 □ 动静脉取血	□ 指导患儿到相关科室完成辅助检查	□ 腹部皮肤准备 □ 术前肠道准备 □ 术前物品准备 □ 术前心理护理
病情变异记录	□ 无　□ 有，原因： 1. 2.	□ 无　□ 有，原因： 1. 2.	□ 无　□ 有，原因： 1. 2.
护士签名			
医师签名			

时间	住院第6天 （手术日，遇法定假日顺延）	住院第7天 （术后1日）	住院第8天 （术后2日）
主要诊疗工作	□ 手术 □ 完成术后医嘱和检查 □ 上级医师查房 □ 向患儿家属交代手术中情况和术后注意事项 □ 确定有无手术和麻醉并发症 □ 书写手术记录 □ 书写术后首次病程记录 □ 麻醉科医师随访和书面评价	□ 上级医师查房 □ 仔细观察生命体征 □ 仔细观察患儿腹部体征 □ 对手术进行评估	□ 上级医师查房 □ 仔细观察生命体征 □ 仔细观察腹部体征 □ 对手术进行评估，确定有无手术并发症
重点医嘱	长期医嘱： □ 今日在麻醉下行腹膜后肿瘤切除术 □ 一级护理 □ 禁食 □ 胃肠减压 □ 腹腔引流 □ 持续心电监护 □ 留置导尿，计尿量 □ 广谱抗菌药物 □ 止血药 临时医嘱： □ 按体重和出入液量补充液体和电解质 □ 必要时按需输血 □ 切除标本家长过目并送病理	长期医嘱： □ 一级护理 □ 禁食 □ 持续心电监护 □ 胃肠减压 □ 留置导尿，计尿量 □ 广谱抗菌药物 □ 止血药物 临时医嘱： □ 复查血常规、C反应蛋白，电解质，血气分析 □ 按体重和出入液量补充 □ 液体和电解质	长期医嘱： □ 二级护理 □ 禁食 □ 胃肠减压 □ 留置导尿，计尿量 □ 广谱抗菌药物 □ 停止血药物 临时医嘱： □ 按体重和出入液量补充液体和电解质
主要护理工作	□ 观察生命体征，腹部体征 □ 手术后心理与生活护理 □ 引流管护理和记录引流量 □ 疼痛护理及镇痛泵使用（必要时）	□ 观察生命体征，腹部体征 □ 手术后心理与生活护理 □ 引流管护理和记录引流量 □ 疼痛护理及镇痛泵使用（必要时）	□ 观察生命体征，腹部体征 □ 手术后心理与生活护理 □ 引流管护理和记录引流量 □ 观察排大便情况 □ 疼痛护理及镇痛泵使用（必要时）
病情变异记录	□ 无 □ 有，原因： 1. 2.	□ 无 □ 有，原因： 1. 2.	□ 无 □ 有，原因： 1. 2.
护士签名			
医师签名			

时间	住院第 9 天 （术后 3 日）	住院第 10 天 （术后 4 日）
主要 诊疗 工作	□ 上级医师查房 □ 仔细观察生命体征 □ 仔细观察腹部体征 □ 对手术进行评估，确定胃肠道功能恢复情况， 　有无手术并发症	□ 上级医师查房 □ 观察腹部体征和伤口情况
重 点 医 嘱	**长期医嘱：** □ 二级护理 □ 停胃肠减压 □ 停留置导尿 □ 流质饮食 □ 停广谱抗菌药物 **临时医嘱：** □ 伤口换药 □ 按体重和出入液量补充液体和电解质	**长期医嘱：** □ 二级护理 □ 半流质饮食 □ 拔出腹腔引流管（根据引流量决定） **临时医嘱：** □ 复查血常规，C 反应蛋白，肝功能，肾功能， 　电解质
主要 护理 工作	□ 观察患儿情况 □ 术后心理与生活护理 □ 饮食护理 □ 按医嘱拔除胃管、镇痛泵管	□ 观察患儿情况 □ 术后心理和生活护理 □ 指导并监督患儿术后活动
病情 变异 记录	□ 无 □ 有，原因： 1. 2.	□ 无 □ 有，原因： 1. 2.
护士 签名		
医师 签名		

时间	住院第 11~13 天 （术后 5~7 日）	住院第 14 天 （术后 8 日，出院日）
主要诊疗工作	□ 上级医师查房 □ 观察腹部体征 □ 分析病理结果，确定肿瘤分型分期，制定进一步治疗方案，初步拟定化疗方案	□ 上级医师查房 □ 仔细观察腹部体征 □ 观察化疗反应 □ 检查伤口 如果患儿可以出院： □ 通知患儿及其家属出院 □ 交代出院后注意事项及术后随访事宜，预约复诊日期及拆线日期（术后 10 天） □ 小儿肿瘤科化疗，肿瘤门诊随访，定期复查血常规和定期化疗
重点医嘱	长期医嘱： □ 二级护理 □ 半流质/普通饮食	临时医嘱： □ 定期复查，规范化疗 □ 出院带药
主要护理工作	□ 观察患儿情况 □ 术后心理护理 □ 化疗药物不良反应观察	□ 对患儿家属进行出院准备指导和出院宣教 □ 帮助患儿家属办理出院 □ 化疗后的心理辅导和注意事项宣教
病情变异记录	□ 无　□ 有，原因： 1. 2.	□ 无　□ 有，原因： 1. 2.
护士签名		
医师签名		

第十五章
神经源性膀胱临床路径释义

一、神经源性膀胱编码

1. 原编码：

疾病名称及编码：神经源性膀胱（ICD-10：N31.901）

手术操作名称及编码：回肠浆肌层膀胱扩容术

2. 修改编码：

疾病名称及编码：神经源性膀胱（ICD-10：N31.9）

手术操作名称及编码：回肠浆肌层膀胱扩大术（ICD-9-CM-3：57.8708）

二、临床路径检索方法

N31.9 伴 57.8708　　出院科别：儿科

三、神经源性膀胱临床路径标准住院流程

（一）适用对象

第一诊断为神经源性膀胱（ICD-10：N31.901）。行回肠浆肌层膀胱扩容术。

> **释义**
>
> ■ 适用对象编码参见第一部分。
>
> ■ 本路径适用对象为临床诊断为神经源性膀胱的患儿。在小儿，有多种疾病也可表现为尿失禁或尿潴留症状，如膀胱外翻、尿道上裂、后尿瓣膜、输尿管开口异位、尿生殖窦畸形等，应注意鉴别，不应进入本路径。

（二）诊断依据

《实用小儿泌尿外科学》（黄澄如主编，人民卫生出版社，2006）。

1. 临床表现：小儿尿潴留及尿失禁症状、便秘及大便失禁症状以及伴随下肢功能畸形。
2. 体格检查：主要有泌尿系统及下肢运动系统的阳性体征。
3. 辅助检查：常规术前检查，尿动力学检查，腰骶椎磁共振，泌尿系彩超及 CT。

> **释义**
>
> ■ 对于多数神经源性膀胱的诊断并不困难，但重要的是确定其膀胱尿道功能障碍的类型及其相关的合并症，这对于治疗方案的选择和疾病的预后有重大意义。
>
> ■ 多数神经源性膀胱患儿有明确的先天性脊髓异常病史，表现为尿失禁或尿潴留，且常伴有肛肠和下肢功能障碍。

> ■ 神经源性膀胱依据解剖及病理生理有许多不同的分类方法。①功能性临床分类：将神经源性膀胱分为储尿障碍和排空障碍两大类。②按尿动力学分类可分为逼尿肌正常，亢进和低下。③按照神经病理学分类可分为上运动神经元性损伤，下运动神经元性损伤和混合性神经元性损伤。

（三）选择治疗方案的选择依据

《实用小儿泌尿外科学》（黄澄如主编，人民卫生出版社，2006）。
行回肠浆肌层膀胱扩容术。

> **释义**
>
> ■ 神经源性膀胱患儿常需要综合治疗，包括导尿治疗、药物治疗和手术治疗。应根据神经源性膀胱的分类及出现的合并症选择合适的治疗方法。
> ■ 神经源性膀胱的外科手术方法很多，包括改善储尿和排尿的功能，加强盆底肌和尿流改道。
> ■ 回肠浆肌层膀胱扩大术用于逼尿肌反射亢进的高张力膀胱以及挛缩膀胱的手术治疗。本术式由于去除了消化道黏膜，可明显减少术后感染、结石、电解质紊乱以及恶性变的发生率。

（四）标准住院日 30 天

> **释义**
>
> ■ 神经源性膀胱患儿多数病情复杂，总体住院时间较长。术前完善检查较多，包括肠道准备时间，一般 7~10 天。术后恢复根据患儿病情不同住院时间在 10~20 天，总体住院时间不超过 30 天。

（五）进入路径标准

1. 第一诊断必须符合神经源性膀胱疾病编码（ICD-10：N31.901）。
2. 当患儿合并其他疾病，但住院期间不需特殊处理，也不影响第一诊断的临床路径实施时，可以进入路径。
3. 因合并疾病需住院处理，不进入路径。

> **释义**
>
> ■ 进入标准应除外合并其他影响手术的疾病。
> ■ 进入本路径的神经源性膀胱患儿因明确分类，需要行回肠浆肌层扩大术。如需行其他术式如膀胱颈悬吊术或尿流改道手术者不入本路径。

(六) 术前准备7~10天

1. 必需的检查项目:

(1) 实验室检查:血常规、C反应蛋白、血型、尿常规、便常规+隐血、肝功能、肾功能、血电解质、血气分析、凝血功能、尿培养及药敏试验、感染性疾病筛查等。

(2) 胸部X线正位片、心电图。

2. 尿动力学检查,腰骶椎磁共振,泌尿系彩超及CT。

> **释义**
>
> ■ 必查项目是确保手术安全、术后顺利恢复的基础。所有检查均应在术前完成并进行认真核对,如有异常应及时复查或请相关专业医师进行会诊。
>
> ■ 患儿有呼吸道症状或近期有过发热、咳嗽等,应在彻底治愈的前提下再收入院治疗。心电图、超声心动或凝血功能异常者需复查或除外其他疾病,不宜进入路径。
>
> ■ 神经源性膀胱的实验室检查需重视尿液成分、尿培养及药敏试验的结果,以便确定患儿是否存在尿路感染。此外还应重点检查肾脏功能,包括肌酐、尿素氮以及内生肌酐清除率,有助于发现肾病及肾功能损害程度。对于发育迟缓和营养不良患儿还需查血浆蛋白以确定营养不良的程度。
>
> ■ 静脉肾盂造影和排尿性膀胱尿道造影是评价泌尿系病情非常重要的两项检查。静脉肾盂造影可显示双侧肾脏形态及有无合并畸形,了解肾功能及每侧受损程度。排尿性膀胱尿道造影是评价下尿路情况的金标准,可准确反映有无膀胱输尿管反流及其反流程度。还可检测残余尿量,对于神经源性膀胱的诊断及治疗方法的选择有重大意义。
>
> ■ 尿动力学检查是指通过仪器来再现储尿和排尿的自然活动来评价膀胱和尿道括约肌的功能。包括尿流率测定、膀胱测压、尿道压力测定和尿道外括约肌及盆底肌的肌电测定。

(七) 预防性抗菌药物选择与使用时机

1. 按照《抗菌药物临床应用指导原则(2015年版)》(国卫办医发〔2015〕43号),并结合患儿病情决定选择。

2. 药物治疗方案(推荐使用《国家基本药物》的药物)。

3. 患儿多重耐药或长期泌尿系感染不在此列。

> **释义**
>
> ■ 回肠浆肌层膀胱扩容术是Ⅱ类切口,一般预防性应用抗菌药物7~10天。可选择第二代头孢菌素类抗菌药物。

(八) 手术日

手术日为入院后10天。

1. 麻醉方式:气管插管全身麻醉。

2. 预防性抗菌素的给药方法:可选择第二代头孢菌素类(如头孢呋辛)等静脉输入,切开皮肤前30分钟开始给药,如有明显感染高危因素,可再用1次或数次,一般不超过2天。

3. 手术方式：行回肠浆肌层膀胱扩大术。

4. 手术内置物：无。

5. 输血：必要时。

> **释义**
>
> ■ 浆肌层膀胱扩大术保留尿路上皮，且其后有肌肉支撑，可减少瘢痕及纤维化，同时可减少自发性穿孔。

（九）术后住院恢复

术后住院恢复 20 天。

1. 必须复查的检查项目：血常规、尿常规、便常规，泌尿系彩超。

2. 术后用药：抗菌药物的使用按照《抗菌药物临床应用指导原则（2015 年版）》（国卫办医发〔2015〕43 号）执行。

> **释义**
>
> ■ 术后常规复查血常规，注意有无贫血，复查尿常规排除泌尿系感染。如存在感染可行尿培养，选择敏感抗菌药物。

（十）出院标准

1. 伤口愈合好：局部无红肿、无皮下积液。

2. 膀胱造瘘管及尿管拔除，患儿自主排尿可。

3. 没有需要处理的并发症。

> **释义**
>
> ■ 患儿术后一般情况恢复良好，无活动性出血，无感染表现。
>
> ■ 一般术后先拔除导尿管，在夹闭膀胱造瘘管后使患儿自主排尿，观察 1~2 日，如无发热、腹痛以及泌尿系感染表现，无呕吐及腹胀，大便正常的情况下可拔除膀胱造瘘管出院。

（十一）变异及原因分析

1. 有影响手术的合并症，需要进行相关的诊断和治疗。

2. 存在其他系统的先天畸形，不能耐受手术的患儿，转入相应的路径治疗。

> **释义**
>
> ■ 变异是指入选临床路径的患儿未能按照路径流程完成医疗行为或未达到预期的医疗质量控制目标。包括以下情况：①治疗过程中发现合并其他异常，无法完成相应手术。②术后出现感染、出血等并发症不能按照路径时间出院者。③术后夹闭膀胱造瘘管后患儿出现发热，泌尿系感染等导致带膀胱造瘘管时间延长者离开本路径。

■ 因患儿方面的主观原因导致执行路径出现变异，医师需在表单中予以说明。

四、神经源性膀胱给药方案

【用药选择】

回肠浆肌层膀胱扩大术是Ⅱ类切口，一般预防性应用抗菌药物 7~10 天。可选择第二代头孢菌素类抗菌药物，如头孢孟多、头孢美唑等。

【药学提示】

头孢孟多甲酸酯钠临床应用发生的不良反应较少（约为 7.8%），肾脏毒性比第一代头孢菌素低。

1. 偶见药疹、药物热等过敏反应。

2. 少数患儿用药后可出现肝功能改变（血清丙氨酸氨基转移酶、血清天门冬氨酸氨基转移酶一过性升高）。

3. 少数患儿用药后出现可逆性肾损害（血清肌酐和血尿素氮升高）。

4. 肾功能减退者大剂量用药时，由于头孢孟多甲酸酯钠干扰维生素 K 在肝中的代谢，可导致低凝血酶原血症，偶可出现凝血功能障碍所致的出血倾向，凝血酶原时原时间和出血时间延长等。

5. 肌内或静脉用药时可致注射部位疼痛，严重者可致血栓性静脉炎。

五、推荐表单

（一）医师表单

神经源性膀胱临床路径医师表单

适用对象：第一诊断为神经源性膀胱（ICD-10：N31.9）

行回肠代膀胱扩大术（ICD-9-CM-3：57.8708）

患儿姓名：		性别：　　年龄：　　门诊号：	住院号：
住院日期：　　年　月　日		出院日期：　　年　月　日	标准住院日：30 天

日期	住院第 1 天	住院第 2 天
主要诊疗工作	□ 询问病史与体格检查 □ 完成首次病程记录和大病史采集 □ 开出常规检查、实验室检查单 □ 上级医师查房 □ 完成上级医师查房记录 □ 维持水、电解质平衡	□ 查体及查阅检查单，确定患儿有无泌尿系感染 □ 向患儿家长交代病情
重点医嘱	**长期医嘱：** □ 二级护理 □ 普通饮食 **临时医嘱：** □ 血常规+CRP、血型、尿常规、便常规+隐血、肝功能、肾功能 □ 凝血常规、输血前常规 □ 血电解质、血气分析 □ 感染性疾病筛查 □ 心电图、胸部 X 线片（正位），超声心动（必要时） □ 泌尿系彩超，腰骶椎 MRI，泌尿系 CT，尿动力检查	**长期医嘱：** □ 二级护理 □ 普通饮食
病情变异记录	□ 无　□ 有，原因： 1. 2.	□ 无　□ 有，原因： 1. 2.
医师签名		

日期	住院第3天	住院第4天	住院第5天
主要诊疗工作	□ 完善泌尿系彩超检查 □ 完成日常病程记录 □ 向家长交代病情	□ 完善尿动力检查 □ 完成日常病程记录 □ 向家长交代病情	□ 完善 CT 检查，必要时增强 □ 完成日常病程记录 □ 向家长交代病情
重点医嘱	长期医嘱： □ 二级护理 □ 普通饮食 临时医嘱： □ 无特殊	长期医嘱： □ 二级护理 □ 普通饮食 临时医嘱： □ 无特殊	长期医嘱： □ 二级护理 □ 普通饮食 临时医嘱： □ 无特殊
病情变异记录	□ 无 □ 有，原因： 1. 2.	□ 无 □ 有，原因： 1. 2.	□ 无 □ 有，原因： 1. 2.
医师签名			

日期	住院第 6 天	住院第 7 天	住院第 8 天
主要 诊疗 工作	□ 完善逆行膀胱造影检查 □ 完成日常病程记录 □ 向家长交代病情	□ 完善腰骶椎磁共振检查 □ 完成日常病程记录 □ 向家长交代病情	□ 综合评估检查结果 □ 完成日常病程记录 □ 向家长交代病情
重 点 医 嘱	长期医嘱: □ 二级护理 □ 普通饮食 临时医嘱: □ 无特殊	长期医嘱: □ 二级护理 □ 普通饮食 临时医嘱: □ 无特殊	长期医嘱: □ 二级护理 □ 普通饮食 临时医嘱: □ 无特殊
病情 变异 记录	□ 无　□ 有,原因: 1. 2.	□ 无　□ 有,原因: 1. 2.	□ 无　□ 有,原因: 1. 2.
医师 签名			

日期	住院第 9 天	住院第 10 天 （手术日）
主要 诊疗 工作	□ 上级医师查房，对手术及切口进行评估 □ 完成日常病程记录 □ 确认术前准备工作 □ 确定诊断和手术时间 □ 向患儿家长交代手术前注意事项	□ 手术 □ 术者完成手术记录 □ 完成手术日病程记录 □ 上级医师查房 □ 向患儿家长交代病情
重 点 医 嘱	长期医嘱： □ 二级护理 □ 少量饮水 □ 补充液体和电解质，必要时肠外营养全合一制剂 临时医嘱： □ 乳酸林格液补充胃肠减压丧失液量（必要时）	□ 一级护理 □ 禁食 □ 胃肠减压 □ 心电、经皮氧监护 □ 头罩吸氧（4 小时） □ 急查血常规、血气分析、血电解质（必要时） □ 补充液体和电解质 □ 抗菌药物：第二代头孢菌素（术前 30 分钟用） □ 尿管、膀胱造瘘管及周围引流管护理
病情 变异 记录	□ 无　□ 有，原因： 1. 2.	□ 无　□ 有，原因： 1. 2.
护士 签名		
医师 签名		

日期	住院第 11 天 （术后 1 日）	住院第 12 天 （术后 2 日）	住院第 13 天 （术后 3 日）
主要诊疗工作	□ 上级医师查房，对手术及切口进行评估 □ 完成日常病程记录 □ 确认胃肠减压引流液性质及肠蠕动恢复情况 □ 评估营养状况，应用肠外营养 □ 向家长交代病情	□ 上级医师查房，对手术及切口进行评估 □ 完成日常病程记录 □ 确认胃肠减压引流液性质及肠蠕动恢复情况 □ 向家长交代病情	□ 上级医师查房，确认是否可转入普通病房 □ 完成日常病程记录 □ 确认胃肠减压引流液性质及肠蠕动恢复情况 □ 向家长交代病情
重点医嘱	**长期医嘱：** □ 一级护理 □ 禁食、胃肠减压 □ 心电、血压、血氧饱和度监护 □ 抗菌药物：第二代头孢菌素等 **临时医嘱：** □ 补充液体和电解质 □ 肠外营养全合一制剂（必要时）	**长期医嘱：** □ 一级护理 □ 禁食、胃肠减压 □ 心电、血压、血氧饱和度监护 □ 补充液体和电解质，必要时肠外营养全合一制剂 **临时医嘱：** □ 乳酸林格液补充胃肠减压丧失液量（必要时）	**长期医嘱：** □ 二级护理 □ 禁食、胃肠减压 □ 补充液体和电解质，必要时肠外营养全合一制剂 **临时医嘱：** □ 乳酸林格液补充胃肠减压丧失液量（必要时） □ 伤口换敷料
病情变异记录	□ 无　□ 有，原因： 1. 2.	□ 无　□ 有，原因： 1. 2.	□ 无　□ 有，原因： 1. 2.
护士签名			
医师签名			

日期	住院第 14 天 （术后 4 日）	住院第 15 天 （术后 5 日）
主要 诊疗 工作	□ 上级医师查房，对手术及切口进行评估 □ 完成日常病程记录 □ 确认胃肠减压引流液性质及肠蠕动恢复情况， 　允许时可停用胃肠减压 □ 向家长交代病情	□ 上级医师查房 □ 完成日常病程记录 □ 确认肠蠕动恢复情况，允许时可予半量饮食 □ 向家长交代病情
重 点 医 嘱	长期医嘱： □ 二级护理 □ 禁食、禁水 □ 补充液体和电解质，必要时肠外营养全合一 　制剂 临时医嘱： □ 乳酸林格液补充胃肠减压丧失液量（必要时）	长期医嘱： □ 二级护理 □ 流质饮食 □ 酌情补液
病情 变异 记录	□ 无　□ 有，原因： 1. 2.	□ 无　□ 有，原因： 1. 2.
护士 签名		
医师 签名		

日期	住院第 16 天 （术后 6 日）	住院第 17 天 （术后 7 日）	住院第 18 天 （术后 8 日）
主要诊疗工作	□ 上级医师查房 □ 完成日常病程记录 □ 确认肠蠕动恢复情况，允许时可予全量饮食 □ 复查血、尿、便常规，了解术后感染情况 □ 向家长交代病情	□ 上级医师查房 □ 完成日常病程记录 □ 了解所有实验室检查报告 □ 确认肠蠕动恢复情况，确认饮食完成情况 □ 确认伤口恢复情况	□ 上级医师查房 □ 完成日常病程记录 □ 了解所有实验室检查报告 □ 确认肠蠕动恢复情况，确认饮食完成情况 □ 确认伤口恢复情况
重点医嘱	长期医嘱： □ 二级护理 □ 普通饮食	长期医嘱： □ 二级护理 □ 普通饮食	长期医嘱： □ 二级护理 □ 普通饮食
病情变异记录	□ 无　□ 有，原因： 1. 2.	□ 无　□ 有，原因： 1. 2.	□ 无　□ 有，原因： 1. 2.
护士签名			
医师签名			

日期	住院第 19 天 （术后 9 日）	住院第 20 天 （术后 10 日）	住院第 21 天 （术后 11 日）
主要诊疗工作	□ 上级医师查房 □ 完成日常病程记录 □ 确认肠蠕动恢复情况，允许时可予全量饮食 □ 复查血、尿、便常规，了解术后感染情况 □ 向家长交代病情	□ 上级医师查房 □ 完成日常病程记录 □ 了解所有实验室检查报告 □ 确认肠蠕动恢复情况，确认饮食完成情况 □ 确认伤口恢复情况 □ 间断拆线	□ 上级医师查房 □ 完成日常病程记录 □ 了解所有实验室检查报告 □ 确认肠蠕动恢复情况，确认饮食完成情况 □ 确认伤口恢复情况
重点医嘱	长期医嘱： □ 二级护理 □ 普通饮食	长期医嘱： □ 二级护理 □ 普通饮食	长期医嘱： □ 二级护理 □ 普通饮食
病情变异记录	□ 无　□ 有，原因： 1. 2.	□ 无　□ 有，原因： 1. 2.	□ 无　□ 有，原因： 1. 2.
护士签名			
医师签名			

日期	住院第 22 天 （术后 12 日）	住院第 23 天 （术后 13 日）	住院第 24 天 （术后 14 日）
主要诊疗工作	□ 上级医师查房 □ 完成日常病程记录 □ 确认肠蠕动恢复情况 □ 复查血、尿、便常规，了解 　术后感染情况 □ 向家长交代病情 □ 间断拆线（剩余） □ 拔除尿管	□ 上级医师查房 □ 完成日常病程记录 □ 了解所有实验室检查报告 □ 确认伤口恢复情况	□ 上级医师查房 □ 完成日常病程记录 □ 了解所有实验室检查报告 □ 确认伤口恢复情况
重点医嘱	长期医嘱： □ 二级护理 □ 普通饮食	长期医嘱： □ 二级护理 □ 普通饮食	长期医嘱： □ 二级护理 □ 普通饮食
病情变异记录	□ 无　□ 有，原因： 1. 2.	□ 无　□ 有，原因： 1. 2.	□ 无　□ 有，原因： 1. 2.
护士签名			
医师签名			

日期	住院第 25 天 （术后 15 日）	住院第 26 天 （术后 16 日）	住院第 27 天 （术后 17 日）
主要诊疗工作	□ 上级医师查房 □ 完成日常病程记录 □ 确认肠蠕动恢复情况 □ 复查血、尿、便常规，了解术后感染情况 □ 向家长交代病情	□ 上级医师查房 □ 完成日常病程记录 □ 了解所有实验室检查报告 □ 夹闭膀胱造瘘管	□ 上级医师查房 □ 完成日常病程记录 □ 了解所有实验室检查报告 □ 确认伤口恢复情况
重点医嘱	长期医嘱： □ 二级护理 □ 普通饮食	长期医嘱： □ 二级护理 □ 普通饮食	长期医嘱： □ 二级护理 □ 普通饮食
病情变异记录	□ 无 □ 有，原因： 1. 2.	□ 无 □ 有，原因： 1. 2.	□ 无 □ 有，原因： 1. 2.
护士签名			
医师签名			

日期	住院第 28 天 （术后 18 日）	住院第 29 天 （术后 19 日）	住院第 30 天 （术后 20 日，出院日）
主要诊疗工作	□ 上级医师查房 □ 完成日常病程记录 □ 了解所有实验室检查报告 □ 确认肠蠕动恢复情况 □ 排尿无异常可拔除膀胱造瘘管	□ 上级医师查房 □ 完成日常病程记录 □ 了解所有实验室检查报告 □ 确认伤口恢复情况，排尿情况 □ 决定患儿是否可以出院 如果可以出院： □ 完成出院小结、病史首页 □ 通知家长明天出院 □ 向家长交代出院的注意事项，预约复诊日期	如果患儿可以出院： □ 向家长交代出院的注意事项，预约复诊日期 □ 办理出院手续 如果患儿需继续住院： □ 上级医师查房，确定进食及排便情况，作相应处理 □ 完成日常病程记录
重点医嘱	长期医嘱： □ 二级护理 □ 普通饮食	长期医嘱： □ 二级护理 □ 普通饮食 临时医嘱： □ 明日出院	出院医嘱： □ 定期复查 在院医嘱： □ 二级护理 □ 普通饮食
病情变异记录	□ 无　□ 有，原因： 1. 2.	□ 无　□ 有，原因： 1. 2.	□ 无　□ 有，原因： 1. 2.
护士签名			
医师签名			

（二）护士表单

神经源性膀胱临床路径护士表单

适用对象：第一诊断为神经源性膀胱（ICD-10：N31.9）

　　　　　行回肠代膀胱扩大术（ICD-9-CM-3：57.8708）

患儿姓名：	性别：　　年龄：　　门诊号：	住院号：
住院日期：　　年　月　日	出院日期：　　年　月　日	标准住院日：30 天

日期	住院第 1 天	住院第 2 天
健康宣教	□ 入院宣教 □ 介绍主管医师、护士 □ 介绍环境、设施 □ 介绍住院注意事项 □ 介绍探视和陪伴制度 □ 介绍贵重物品制度 □ 介绍检查内容	□ 神经源性膀胱术前宣教 □ 介绍住院注意事项 □ 介绍探视和陪伴制度 □ 介绍贵重物品制度 □ 介绍检查内容
护理处置	□ 核对患儿，佩戴腕带 □ 建立入院护理病历 □ 协助患儿留取各种标本 □ 测量体重 □ 协助医师完成手术前的相关实验室检查	□ 测量生命体征 □ 协助医师完成手术前的相关实验室检查
基础护理	□ 二级护理 □ 晨晚间护理 □ 排泄管理 □ 患儿安全管理	□ 二级护理 □ 晨晚间护理 □ 排泄管理 □ 患儿安全管理
专科护理	□ 护理查体 □ 病情观察 □ 需要时，填写坠床及压疮防范表 □ 需要时，请家属陪伴 □ 确定饮食种类 □ 心理护理	□ 随时观察患儿情况 □ 术前生活护理 □ 夜间巡视
重点医嘱	□ 详见医嘱执行单	□ 详见医嘱执行单
病情变异记录	□ 无　□ 有，原因： 1. 2.	□ 无　□ 有，原因： 1. 2.
护士签名		

日期	住院第3天	住院第4天	住院第5天
健康宣教	□ 泌尿系彩超检查注意事项 □ 介绍防止跌落坠床教育	□ 尿动力检查注意事项 □ 介绍防止跌落坠床教育	□ CT 检查及增强 CT 检查的注意事项 □ 介绍防止跌落坠床教育
护理处置	□ 随时观察患儿情况 □ 生活护理 □ 夜间巡视	□ 随时观察患儿情况 □ 生活护理 □ 夜间巡视	□ 随时观察患儿情况 □ 生活护理 □ 夜间巡视
基础护理	□ 二级护理 □ 晨晚间护理 □ 排泄管理 □ 患儿安全管理	□ 二级护理 □ 晨晚间护理 □ 排泄管理 □ 患儿安全管理	□ 二级护理 □ 晨晚间护理 □ 排泄管理 □ 患儿安全管理
专科护理	□ 护理查体 □ 病情观察 □ 需要时，填写坠床及压疮防范表 □ 需要时，请家属陪伴 □ 确定饮食种类 □ 心理护理	□ 护理查体 □ 病情观察 □ 需要时，填写坠床及压疮防范表 □ 需要时，请家属陪伴 □ 确定饮食种类 □ 心理护理	□ 护理查体 □ 病情观察 □ 需要时，填写坠床及压疮防范表 □ 需要时，请家属陪伴 □ 确定饮食种类 □ 心理护理
病情变异记录	□ 无　□ 有，原因： 1. 2.	□ 无　□ 有，原因： 1. 2.	□ 无　□ 有，原因： 1. 2.
重点医嘱	□ 详见医嘱执行单	□ 详见医嘱执行单	□ 详见医嘱执行单
护士签名			

日期	住院第 6 天	住院第 7 天	住院第 8 天
健康宣教	□ 排尿性膀胱尿道造影检查注意事项 □ 介绍防止跌落坠床教育	□ 磁共振检查注意事项 □ 介绍防止跌落坠床教育	□ 介绍防止跌落坠床教育
护理处置	□ 随时观察患儿情况 □ 手术后生活护理 □ 夜间巡视	□ 随时观察患儿情况 □ 手术后生活护理 □ 夜间巡视	□ 随时观察患儿情况 □ 手术后生活护理 □ 夜间巡视
基础护理	□ 二级护理 □ 晨晚间护理 □ 排泄管理 □ 患儿安全管理	□ 二级护理 □ 晨晚间护理 □ 排泄管理 □ 患儿安全管理	□ 二级护理 □ 晨晚间护理 □ 排泄管理 □ 患儿安全管理
专科护理	□ 护理查体 □ 病情观察 □ 需要时，填写坠床及压疮防范表 □ 需要时，请家属陪伴 □ 确定饮食种类 □ 心理护理	□ 护理查体 □ 病情观察 □ 需要时，填写坠床及压疮防范表 □ 需要时，请家属陪伴 □ 确定饮食种类 □ 心理护理	□ 护理查体 □ 病情观察 □ 需要时，填写坠床及压疮防范表 □ 需要时，请家属陪伴 □ 确定饮食种类 □ 心理护理
病情变异记录	□ 无 □ 有，原因： 1. 2.	□ 无 □ 有，原因： 1. 2.	□ 无 □ 有，原因： 1. 2.
重点医嘱	□ 详见医嘱执行单	□ 详见医嘱执行单	□ 详见医嘱执行单
护士签名			

日期	住院第 9 天	住院第 10 天 （手术日）
健康 宣教	□ 术前宣教，告知手术安排	□ 告知手术后饮食 □ 主管护士与患儿及家长沟通，消除紧张情绪 □ 告知手术后可能出现的情况及应对方式
护理 处置	□ 核对患儿，佩戴腕带 □ 建立入院护理病历 □ 协助患儿留取各种标本 □ 测量体重 □ 协助医师完成手术前的相关实验室检查	□ 膀胱扩大术术前准备 □ 禁食、禁水 □ 与手术室护士及麻醉医师完成三方核对
基础 护理	□ 二级护理 □ 晨晚间护理 □ 排泄管理 □ 患儿安全管理	□ 一级护理 □ 晨晚间护理 □ 排泄管理 □ 患儿安全管理
专科 护理	□ 护理查体 □ 病情观察 □ 需要时，填写坠床及压疮防范表 □ 需要时，请家属陪伴 □ 确定饮食种类 □ 心理护理	□ 病情观察 □ 注意伤口有无出血感染 □ 引流管是否通畅 □ 心理护理
重点 医嘱	□ 详见医嘱执行单	□ 详见医嘱执行单
病情 变异 记录	□ 无　□ 有，原因： 1. 2.	□ 无　□ 有，原因： 1. 2.
护士 签名		

日期	住院第 11 天 （术后 1 日）	住院第 12 天 （术后 2 日）	住院第 13 天 （术后 3 日）
健康宣教	□ 术后常规宣教 □ 防止坠床及伤口护理宣教 □ 引流管护理宣教 □ 向家长交代病情	□ 术后常规宣教 □ 防止坠床及伤口护理宣教 □ 引流管护理宣教 □ 向家长交代病情	□ 术后常规宣教 □ 防止坠床及伤口护理宣教 □ 引流管护理宣教 □ 向家长交代病情
护理处置	□ 随时观察患儿情况 □ 手术后生活护理 □ 夜间巡视	□ 随时观察患儿情况 □ 手术后生活护理 □ 夜间巡视	□ 随时观察患儿情况 □ 手术后生活护理 □ 夜间巡视
基础护理	□ 一级护理 □ 晨晚间护理 □ 排泄管理 □ 患儿安全管理	□ 一级护理 □ 晨晚间护理 □ 排泄管理 □ 患儿安全管理	□ 一级护理 □ 晨晚间护理 □ 排泄管理 □ 患儿安全管理
专科护理	□ 随时观察患儿情况 □ 手术后生活护理 □ 注意患儿伤口及引流量的记录 □ 夜间巡视	□ 随时观察患儿情况 □ 手术后生活护理 □ 夜间巡视	□ 随时观察患儿情况 □ 手术后生活护理 □ 夜间巡视
重点医嘱	□ 详见医嘱执行单	□ 详见医嘱执行单	□ 详见医嘱执行单
病情变异记录	□ 无 □ 有，原因： 1. 2.	□ 无 □ 有，原因： 1. 2.	□ 无 □ 有，原因： 1. 2.
护士签名			

日期	住院第 14 天 （术后 4 日）	住院第 15 天 （术后 5 日）
健康宣教	□ 术后常规宣教 □ 防止坠床及伤口护理宣教 □ 引流管护理宣教 □ 向家长交代病情	□ 术后常规宣教 □ 防止坠床及伤口护理宣教 □ 引流管护理宣教 □ 向家长交代病情
护理处置	□ 随时观察患儿情况 □ 手术后生活护理 □ 夜间巡视	□ 随时观察患儿情况 □ 手术后生活护理 □ 夜间巡视
基础护理	□ 二级护理 □ 晨晚间护理 □ 排泄管理 □ 患儿安全管理	□ 二级护理 □ 晨晚间护理 □ 排泄管理 □ 患儿安全管理
专科护理	□ 护理查体 □ 病情观察 □ 需要时，填写坠床及压疮防范表 □ 需要时，请家属陪伴 □ 确定饮食种类 □ 心理护理	□ 病情观察 □ 注意伤口有无出血感染 □ 引流管是否通畅 □ 心理护理
重点医嘱	□ 详见医嘱执行单	□ 详见医嘱执行单
病情变异记录	□ 无　□ 有，原因： 1. 2.	□ 无　□ 有，原因： 1. 2.
护士签名		

日期	住院第 16 天 （术后 6 日）	住院第 17 天 （术后 7 日）	住院第 18 天 （术后 8 日）
健康宣教	□ 术后常规宣教 □ 防止坠床及伤口护理宣教 □ 引流管护理宣教 □ 向家长交代病情	□ 术后常规宣教 □ 防止坠床及伤口护理宣教 □ 引流管护理宣教 □ 向家长交代病情	□ 术后常规宣教 □ 防止坠床及伤口护理宣教 □ 引流管护理宣教 □ 向家长交代病情
护理处置	□ 随时观察患儿情况 □ 手术后生活护理 □ 夜间巡视	□ 随时观察患儿情况 □ 手术后生活护理 □ 夜间巡视	□ 随时观察患儿情况 □ 手术后生活护理 □ 夜间巡视
基础护理	□ 二级护理 □ 晨晚间护理 □ 排泄管理 □ 患儿安全管理	□ 二级护理 □ 晨晚间护理 □ 排泄管理 □ 患儿安全管理	□ 二级护理 □ 晨晚间护理 □ 排泄管理 □ 患儿安全管理
专科护理	□ 随时观察患儿情况 □ 手术后生活护理 □ 夜间巡视	□ 随时观察患儿情况 □ 手术后生活护理 □ 夜间巡视	□ 随时观察患儿情况 □ 手术后生活护理 □ 夜间巡视
重点医嘱	□ 详见医嘱执行单	□ 详见医嘱执行单	□ 详见医嘱执行单
病情变异记录	□ 无　□ 有，原因： 1. 2.	□ 无　□ 有，原因： 1. 2.	□ 无　□ 有，原因： 1. 2.
护士签名			

日期	住院第 19 天 （术后 9 日）	住院第 20 天 （术后 10 日）	住院第 21 天 （术后 11 日）
健康宣教	□ 术后常规宣教 □ 防止坠床及伤口护理宣教 □ 引流管护理宣教 □ 向家长交代病情	□ 术后常规宣教 □ 防止坠床及伤口护理宣教 □ 引流管护理宣教 □ 向家长交代病情	□ 术后常规宣教 □ 防止坠床及伤口护理宣教 □ 引流管护理宣教 □ 向家长交代病情
护理处置	□ 随时观察患儿情况 □ 手术后生活护理 □ 夜间巡视	□ 随时观察患儿情况 □ 手术后生活护理 □ 夜间巡视	□ 随时观察患儿情况 □ 手术后生活护理 □ 夜间巡视
基础护理	□ 二级护理 □ 晨晚间护理 □ 排泄管理 □ 患儿安全管理	□ 二级护理 □ 晨晚间护理 □ 排泄管理 □ 患儿安全管理	□ 二级护理 □ 晨晚间护理 □ 排泄管理 □ 患儿安全管理
专科护理	□ 随时观察患儿情况 □ 手术后生活护理 □ 夜间巡视	□ 随时观察患儿情况 □ 手术后生活护理 □ 夜间巡视	□ 随时观察患儿情况 □ 手术后生活护理 □ 夜间巡视
重点医嘱	□ 详见医嘱执行单	□ 详见医嘱执行单	□ 详见医嘱执行单
病情变异记录	□ 无　□ 有，原因： 1. 2.	□ 无　□ 有，原因： 1. 2.	□ 无　□ 有，原因： 1. 2.
护士签名			

日期	住院第 22 天 （术后 12 日）	住院第 23 天 （术后 13 日）	住院第 24 天 （术后 14 日）
健康宣教	□ 术后常规宣教 □ 防止坠床及伤口护理宣教 □ 引流管护理宣教 □ 拔尿管前宣教，交代可能出现的情况	□ 术后常规宣教 □ 防止坠床及伤口护理宣教 □ 引流管护理宣教 □ 向家长交代病情	□ 术后常规宣教 □ 防止坠床及伤口护理宣教 □ 引流管护理宣教 □ 向家长交代病情
护理处置	□ 随时观察患儿情况 □ 手术后生活护理 □ 夜间巡视	□ 随时观察患儿情况 □ 手术后生活护理 □ 夜间巡视	□ 随时观察患儿情况 □ 手术后生活护理 □ 夜间巡视
基础护理	□ 二级护理 □ 晨晚间护理 □ 排泄管理 □ 患儿安全管理	□ 二级护理 □ 晨晚间护理 □ 排泄管理 □ 患儿安全管理	□ 二级护理 □ 晨晚间护理 □ 排泄管理 □ 患儿安全管理
专科护理	□ 随时观察患儿情况 □ 手术后生活护理 □ 夜间巡视	□ 随时观察患儿情况 □ 手术后生活护理 □ 夜间巡视	□ 随时观察患儿情况 □ 手术后生活护理 □ 夜间巡视
重点医嘱	□ 详见医嘱执行单	□ 详见医嘱执行单	□ 详见医嘱执行单
病情变异记录	□ 无　□ 有，原因： 1. 2.	□ 无　□ 有，原因： 1. 2.	□ 无　□ 有，原因： 1. 2.
护士签名			

日期	住院第 25 天 （术后 15 日）	住院第 26 天 （术后 16 日）	住院第 27 天 （术后 17 日）
健康宣教	□ 术后常规宣教 □ 防止坠床及伤口护理宣教 □ 引流管护理宣教	□ 术后常规宣教 □ 防止坠床及伤口护理宣教 □ 引流管护理宣教 □ 向家长交代膀胱造瘘管夹闭后可能出现尿频尿急的情况	□ 术后常规宣教 □ 防止坠床及伤口护理宣教 □ 引流管护理宣教 □ 向家长交代病情
护理处置	□ 随时观察患儿情况 □ 手术后生活护理 □ 夜间巡视	□ 随时观察患儿情况 □ 手术后生活护理 □ 夜间巡视	□ 随时观察患儿情况 □ 手术后生活护理 □ 夜间巡视
基础护理	□ 二级护理 □ 晨晚间护理 □ 排泄管理 □ 患儿安全管理	□ 二级护理 □ 晨晚间护理 □ 排泄管理 □ 患儿安全管理	□ 二级护理 □ 晨晚间护理 □ 排泄管理 □ 患儿安全管理
专科护理	□ 随时观察患儿情况 □ 手术后生活护理 □ 夜间巡视	□ 随时观察患儿情况 □ 手术后生活护理 □ 夜间巡视	□ 随时观察患儿情况 □ 手术后生活护理 □ 夜间巡视
重点医嘱	□ 详见医嘱执行单	□ 详见医嘱执行单	□ 详见医嘱执行单
病情变异记录	□ 无　□ 有，原因： 1. 2.	□ 无　□ 有，原因： 1. 2.	□ 无　□ 有，原因： 1. 2.
护士签名			

日期	住院第 28 天 （术后 15 日）	住院第 29 天 （术后 16 日）	住院第 30 天 （术后 17 日）
健康 宣教	□ 术后常规宣教 □ 防止坠床及伤口护理宣教 □ 引流管护理宣教	□ 术后常规宣教 □ 防止坠床及伤口护理宣教	□ 术后常规宣教 □ 出院注意事项，复查时间等
护理 处置	□ 随时观察患儿情况 □ 手术后生活护理 □ 夜间巡视	□ 随时观察患儿情况 □ 手术后生活护理 □ 夜间巡视	□ 帮助办理出院手续 □ 交代注意事项
基础护理	□ 二级护理 □ 晨晚间护理 □ 排泄管理 □ 患儿安全管理	□ 二级护理 □ 晨晚间护理 □ 排泄管理 □ 患儿安全管理	□ 二级护理 □ 晨晚间护理 □ 排泄管理 □ 患儿安全管理
专科 护理	□ 随时观察患儿情况 □ 手术后生活护理 □ 夜间巡视	□ 随时观察患儿情况 □ 手术后生活护理 □ 夜间巡视	□ 帮助办理出院手续 □ 交代注意事项
重点 医嘱	□ 详见医嘱执行单	□ 详见医嘱执行单	□ 详见医嘱执行单
病情 变异 记录	□ 无　□ 有，原因： 1. 2.	□ 无　□ 有，原因： 1. 2.	□ 无　□ 有，原因： 1. 2.
护士 签名			

（三）患儿家属表单

神经源性膀胱临床路径患儿家属表单

适用对象：第一诊断为神经源性膀胱（ICD-10：N31.9）

行回肠代膀胱扩大术（ICD-9-CM-3：57.8708）

患儿姓名：	性别：　　年龄：　　门诊号：	住院号：
住院日期：　　年　月　日	出院日期：　　年　月　日	标准住院日：30 天

时间	住院第 1~8 天 （入院）	住院第 9 天 （术前）	住院第 10 天 （手术日）
医患配合	□ 配合询问病史、收集资料，务必详细告知既往史、用药史、过敏史 □ 配合对患儿进行体格检查	□ 配合完善手术前相关检查，如采血、留尿、心电图、X线胸片 □ 医师与患儿及家属介绍病情，膀胱扩大术术前谈话、家长需签字表示同意	□ 配合完善相关检查 □ 配合医师安排做好术前禁食、禁水
护患配合	□ 配合测量体温、脉搏、呼吸3次，血压、体重1次 □ 配合完成入院护理评估（简单询问病史、过敏史、用药史） □ 接受入院宣教（环境介绍、病室规定、订餐制度、贵重物品保管等） □ 配合执行探视和陪伴制度 □ 有任何不适告知护士	□ 配合测量体温、脉搏、呼吸3次，询问大便1次 □ 接受手术前宣教 □ 接受饮食宣教 □ 接受药物宣教	□ 配合测量体温、脉搏、呼吸3次，询问大便1次 □ 送往手术室前，协助完成核对，带齐影像资料及用药 □ 返回病房后，配合接受生命体征的测量，配合检查意识（全身麻醉者） □ 接受饮食宣教：手术前禁食、禁水6小时 □ 接受药物宣教 □ 有任何不适告知护士
饮食	□ 遵医嘱饮食	□ 遵医嘱饮食	□ 术后，根据医嘱2小时后试饮水，无恶心呕吐进少量流质饮食或者半流质饮食
排泄	□ 正常排尿便	□ 正常排尿便	□ 正常排尿便
活动	□ 正常活动	□ 正常活动	□ 正常活动

时间	住院第 11~29 天 （手术后）	住院第 30 天 （出院）
医患 配合	□ 配合腹部伤口部查体 □ 配合完善术后检查，如采血等	□ 接受出院前指导 □ 知道复查程序 □ 获取出院诊断书
护 患 配 合	□ 配合定时测量生命体征、每日询问大便 □ 配合检查会阴部 □ 接受输液、服药等治疗 □ 接受进食、进水、排便等生活护理 □ 配合活动，预防皮肤压力伤 □ 注意活动安全，避免坠床或跌倒 □ 配合执行探视及陪伴	□ 接受出院宣教 □ 办理出院手续 □ 获取出院带药 □ 知道服药方法、作用、注意事项 □ 知道复印病历程序
饮食	□ 遵医嘱饮食	□ 遵医嘱饮食
排泄	□ 正常排尿便	□ 正常排尿便
活动	□ 正常适度活动，避免疲劳	□ 正常适度活动，避免疲劳

附：原表单（2016 年版）

神经源性膀胱临床治疗路径

适用对象：第一诊断为神经源性膀胱（N31.901）；行回肠代膀胱扩容术

患儿姓名：		性别：	年龄：	门诊号：	住院号：

住院日期： 年 月 日	出院日期： 年 月 日	标准住院日：30 天

日期	住院第 1 天	住院第 2 天
主要诊疗工作	□ 询问病史与体格检查 □ 完成首次病程记录和大病史采集 □ 开出常规检查、实验室检查单 □ 上级医师查房 □ 完成上级医师查房记录 □ 维持水、电解质平衡	□ 查体及查阅检查单，确定患儿有无泌尿系感染 □ 向患儿家长交代病情
重点医嘱	**长期医嘱：** □ 二级护理 □ 普通饮食 **临时医嘱：** □ 血常规+CRP、血型、尿常规、便常规+隐血、肝功能、肾功能 □ 凝血常规、输血前常规 □ 血电解质、血气分析 □ 感染性疾病筛查 □ 心电图、胸部 X 线片（正位），超声心动（必要时） □ 泌尿系彩超，腰骶椎 MRI，泌尿系 CT，尿动力检查	**长期医嘱：** □ 二级护理 □ 普通饮食
主要护理工作	□ 介绍病房环境、设施和设备 □ 入院护理评估 □ 护理计划 □ 静脉采血 □ 指导患儿家长带患儿到相关科室进行心电图、胸部 X 线片等检查	□ 随时观察患儿情况 □ 手术后生活护理 □ 夜间巡视
病情变异记录	□无 □有，原因： 1. 2.	□无 □有，原因： 1. 2.
护士签名		
医师签名		

日期	住院第 3 天	住院第 4 天	住院第 5 天
主要 诊疗 工作	□ 完善泌尿系彩超检查 □ 完成日常病程记录 □ 向家长交代病情	□ 完善尿动力检查 □ 完成日常病程记录 □ 向家长交代病情	□ 完善 CT 检查，必要时 　增强 □ 完成日常病程记录 □ 向家长交代病情
重 点 医 嘱	长期医嘱： □ 二级护理 □ 普通饮食 临时医嘱： □ 无特殊	长期医嘱： □ 二级护理 □ 普通饮食 临时医嘱： □ 无特殊	长期医嘱： □ 二级护理 □ 普通饮食 临时医嘱： □ 无特殊
主要 护理 工作	□ 随时观察患儿情况 □ 手术后生活护理 □ 夜间巡视	□ 随时观察患儿情况 □ 手术后生活护理 □ 夜间巡视	□ 随时观察患儿情况 □ 手术后生活护理 □ 夜间巡视
病情 变异 记录	□ 无　□ 有，原因： 1. 2.	□ 无　□ 有，原因： 1. 2.	□ 无　□ 有，原因： 1. 2.
护士 签名			
医师 签名			

日期	住院第 6 天	住院第 7 天	住院第 8 天
主要 诊疗 工作	□ 完善逆行膀胱造影检查 □ 完成日常病程记录 □ 向家长交代病情	□ 完善腰骶椎磁共振检查 □ 完成日常病程记录 □ 向家长交代病情	□ 综合评估检查结果 □ 完成日常病程记录 □ 向家长交代病情
重 点 医 嘱	**长期医嘱：** □ 二级护理 □ 普通饮食 **临时医嘱：** □ 无特殊	**长期医嘱：** □ 二级护理 □ 普通饮食 **临时医嘱：** □ 无特殊	**长期医嘱：** □ 二级护理 □ 普通饮食 **临时医嘱：** □ 无特殊
主要 护理 工作	□ 随时观察患儿情况 □ 手术后生活护理 □ 夜间巡视	□ 随时观察患儿情况 □ 手术后生活护理 □ 夜间巡视	□ 随时观察患儿情况 □ 手术后生活护理 □ 夜间巡视
病情 变异 记录	□ 无　□ 有，原因： 1. 2.	□ 无　□ 有，原因： 1. 2.	□ 无　□ 有，原因： 1. 2.
护士 签名			
医师 签名			

日期	住院第 9 天	住院第 10 天 （手术日）
主要 诊疗 工作	□ 上级医师查房，对手术及切口进行评估 □ 完成日常病程记录 □ 确认术前准备工作 □ 确定诊断和手术时间 □ 向患儿家长交代手术前注意事项	□ 手术 □ 术者完成手术记录 □ 完成手术日病程记录 □ 上级医师查房 □ 向患儿家长交代病情
重 点 医 嘱	**长期医嘱：** □ 二级护理 □ 少量饮水 □ 补充液体和电解质，必要时肠外营养全合一 　制剂 **临时医嘱：** □ 乳酸林格液补充胃肠减压丧失液量（必要时）	□ 一级护理 □ 禁食 □ 胃肠减压 □ 心电、经皮氧监护 □ 头罩吸氧（4 小时） □ 急查血常规、血气分析、血电解质（必要 　时） □ 补充液体和电解质 □ 抗菌药物：第二代头孢菌素（术前 30 分钟 　用） □ 尿管，膀胱造瘘管及周围引流管护理
主要 护理 工作	□ 随时观察患儿情况 □ 手术后生活护理 □ 夜间巡视	□ 随时观察患儿情况 □ 手术后生活护理 □ 夜间巡视
病情 变异 记录	□ 无　□ 有，原因： 1. 2.	□ 无　□ 有，原因： 1. 2.
护士 签名		
医师 签名		

日期	住院第 11 天 （术后 1 日）	住院第 12 天 （术后 2 日）	住院第 13 天 （术后 3 日）
主要诊疗工作	□ 上级医师查房，对手术及切口进行评估 □ 完成日常病程记录 □ 确认胃肠减压引流液性质及肠蠕动恢复情况 □ 评估营养状况，应用肠外营养 □ 向家长交代病情	□ 上级医师查房，对手术及切口进行评估 □ 完成日常病程记录 □ 确认胃肠减压引流液性质及肠蠕动恢复情况 □ 向家长交代病情	□ 上级医师查房，确认是否可转入普通病房 □ 完成日常病程记录 □ 确认胃肠减压引流液性质及肠蠕动恢复情况 □ 向家长交代病情
重点医嘱	长期医嘱： □ 一级护理 □ 禁食、胃肠减压 □ 心电、血压、血氧饱和度监护 □ 抗菌药物：第二代头孢菌素等 临时医嘱： □ 补充液体和电解质 □ 肠外营养全合一制剂（必要时）	长期医嘱： □ 一级护理 □ 禁食、胃肠减压 □ 心电、血压、血氧饱和度监护 □ 补充液体和电解质，必要时肠外营养全合一制剂 临时医嘱： □ 乳酸林格液补充胃肠减压丧失液量（必要时）	长期医嘱： □ 二级护理 □ 禁食、胃肠减压 □ 补充液体和电解质，必要时肠外营养全合一制剂 临时医嘱： □ 乳酸林格液补充胃肠减压丧失液量（必要时） □ 伤口换敷料
主要护理工作	□ 随时观察患儿情况 □ 手术后生活护理 □ 夜间巡视	□ 随时观察患儿情况 □ 手术后生活护理 □ 夜间巡视	□ 随时观察患儿情况 □ 手术后生活护理 □ 夜间巡视
病情变异记录	□ 无　□ 有，原因： 1. 2.	□ 无　□ 有，原因： 1. 2.	□ 无　□ 有，原因： 1. 2.
护士签名			
医师签名			

日期	住院第 14 天 （术后 4 日）	住院第 15 天 （术后 5 日）
主要 诊疗 工作	□ 上级医师查房，对手术及切口进行评估 □ 完成日常病程记录 □ 确认胃肠减压引流液性质及肠蠕动恢复情况， 　 允许时可停用胃肠减压 □ 向家长交代病情	□ 上级医师查房 □ 完成日常病程记录 □ 确认肠蠕动恢复情况，允许时可予半量饮食 □ 向家长交代病情
重 点 医 嘱	**长期医嘱：** □ 二级护理 □ 禁食、禁水 □ 补充液体和电解质，必要时肠外营养全合一 　 制剂 **临时医嘱：** □ 乳酸林格液补充胃肠减压丧失液量（必要时）	**长期医嘱：** □ 二级护理 □ 流质饮食 □ 酌情补液
主要 护理 工作	□ 随时观察患儿情况 □ 手术后生活护理 □ 夜间巡视	□ 随时观察患儿情况 □ 手术后生活护理 □ 夜间巡视
病情 变异 记录	□ 无　□ 有，原因： 1. 2.	□ 无　□ 有，原因： 1. 2.
护士 签名		
医师 签名		

日期	住院第 16 天 （术后 6 日）	住院第 17 天 （术后 7 日）	第 18 天 （术后 8 日）
主要诊疗工作	□ 上级医师查房 □ 完成日常病程记录 □ 确认肠蠕动恢复情况，允许时可予全量饮食 □ 复查血、尿、便常规，了解术后感染情况 □ 向家长交代病情	□ 上级医师查房 □ 完成日常病程记录 □ 了解所有实验室检查报告 □ 确认肠蠕动恢复情况，确认饮食完成情况 □ 确认伤口恢复情况	□ 上级医师查房 □ 完成日常病程记录 □ 了解所有实验室检查报告 □ 确认肠蠕动恢复情况，确认饮食完成情况 □ 确认伤口恢复情况
重点医嘱	长期医嘱： □ 二级护理 □ 普通饮食	长期医嘱： □ 二级护理 □ 普通饮食	长期医嘱： □ 二级护理 □ 普通饮食
主要护理工作	□ 随时观察患儿情况 □ 手术后生活护理 □ 夜间巡视	□ 随时观察患儿情况 □ 手术后生活护理 □ 夜间巡视	□ 随时观察患儿情况 □ 手术后生活护理 □ 夜间巡视
病情变异记录	□ 无 □ 有，原因： 1. 2.	□ 无 □ 有，原因： 1. 2.	□ 无 □ 有，原因： 1. 2.
护士签名			
医师签名			

日期	住院第 19 天 （术后 9 日）	住院第 20 天 （术后 10 日）	第 21 天 （术后 11 日）
主要诊疗工作	□ 上级医师查房 □ 完成日常病程记录 □ 确认肠蠕动恢复情况，允许时可予全量饮食 □ 复查血、尿、便常规，了解术后感染情况 □ 向家长交代病情	□ 上级医师查房 □ 完成日常病程记录 □ 了解所有实验室检查报告 □ 确认肠蠕动恢复情况，确认饮食完成情况 □ 确认伤口恢复情况 □ 间断拆线	□ 上级医师查房 □ 完成日常病程记录 □ 了解所有实验室检查报告 □ 确认肠蠕动恢复情况，确认饮食完成情况 □ 确认伤口恢复情况
重点医嘱	长期医嘱： □ 二级护理 □ 普通饮食	长期医嘱： □ 二级护理 □ 普通饮食	长期医嘱： □ 二级护理 □ 普通饮食
主要护理工作	□ 随时观察患儿情况 □ 手术后生活护理 □ 夜间巡视	□ 随时观察患儿情况 □ 手术后生活护理 □ 夜间巡视	□ 随时观察患儿情况 □ 手术后生活护理 □ 夜间巡视
病情变异记录	□ 无 □ 有，原因： 1. 2.	□ 无 □ 有，原因： 1. 2.	□ 无 □ 有，原因： 1. 2.
护士签名			
医师签名			

日期	住院第 22 天 (术后 12 日)	住院第 23 天 (术后 13 日)	住院第 24 天 (术后 14 日)
主要诊疗工作	□ 上级医师查房 □ 完成日常病程记录 □ 确认肠蠕动恢复情况 □ 复查血、尿、便常规，了解术后感染情况 □ 向家长交代病情 □ 间断拆线（剩余） □ 拔除尿管	□ 上级医师查房 □ 完成日常病程记录 □ 了解所有实验室检查报告 □ 确认伤口恢复情况	□ 上级医师查房 □ 完成日常病程记录 □ 了解所有实验室检查报告 □ 确认伤口恢复情况
重点医嘱	长期医嘱： □ 二级护理 □ 普通饮食	长期医嘱： □ 二级护理 □ 普通饮食	长期医嘱： □ 二级护理 □ 普通饮食
主要护理工作	□ 随时观察患儿情况 □ 手术后生活护理 □ 夜间巡视	□ 随时观察患儿情况 □ 手术后生活护理 □ 夜间巡视	□ 随时观察患儿情况 □ 手术后生活护理 □ 夜间巡视
病情变异记录	□ 无 □ 有，原因： 1. 2.	□ 无 □ 有，原因： 1. 2.	□ 无 □ 有，原因： 1. 2.
护士签名			
医师签名			

日期	住院第 25 天 （术后 15 日）	住院第 26 天 （术后 16 日）	第 27 天 （术后 17 日）
主要诊疗工作	□ 上级医师查房 □ 完成日常病程记录 □ 确认肠蠕动恢复情况 □ 复查血、尿、便常规，了解术后感染情况 □ 向家长交代病情	□ 上级医师查房 □ 完成日常病程记录 □ 了解所有实验室检查报告 □ 夹闭膀胱造瘘管	□ 上级医师查房 □ 完成日常病程记录 □ 了解所有实验室检查报告 □ 确认伤口恢复情况
重点医嘱	长期医嘱： □ 二级护理 □ 普通饮食	长期医嘱： □ 二级护理 □ 普通饮食	长期医嘱： □ 二级护理 □ 普通饮食
主要护理工作	□ 随时观察患儿情况 □ 手术后生活护理 □ 夜间巡视	□ 随时观察患儿情况 □ 手术后生活护理 □ 夜间巡视	□ 随时观察患儿情况 □ 手术后生活护理 □ 夜间巡视
病情变异记录	□ 无　□ 有，原因： 1. 2.	□ 无　□ 有，原因： 1. 2.	□ 无　□ 有，原因： 1. 2.
护士签名			
医师签名			

日期	住院第 28 天 （术后 18 日）	住院第 29 天 （术后 19 日）	住院第 30 天 （术后 20 日，出院日）

主要诊疗工作	□ 上级医师查房
	□ 完成日常病程记录
	□ 了解所有实验室检查报告
	□ 确认肠蠕动恢复情况
	□ 排尿无异常可拔除膀胱造瘘管
		□ 上级医师查房
		□ 完成日常病程记录
		□ 了解所有实验室检查报告
		□ 确认伤口恢复情况，排尿情况
		□ 决定患儿是否可以出院
		如果可以出院：
		□ 完成出院小结、病史首页
		□ 通知家长明天出院
		□ 向家长交代出院的注意事项，
		  预约复诊日期
			如果患儿可以出院：
			□ 向家长交代出院的注意事
			  项，预约复诊日期
			□ 办理出院手续
			如果患儿需继续住院：
			□ 上级医师查房，确定进食
			  及排便情况，作相应处理
			□ 完成日常病程记录

重点医嘱	**长期医嘱：** □ 二级护理 □ 普通饮食	**长期医嘱：** □ 二级护理 □ 普通饮食 **临时医嘱：** □ 明日出院	**出院医嘱：** □ 定期复查 **在院医嘱：** □ 二级护理 □ 普通饮食
主要护理工作	□ 随时观察患儿情况 □ 手术后生活护理 □ 夜间巡视	□ 随时观察患儿情况 □ 手术后生活护理 □ 夜间巡视	**如果患儿可以出院：** □ 帮助办理出院手续 □ 交代注意事项 **如果患儿需继续住院：** □ 随时观察患儿情况 □ 手术后生活护理 □ 夜间巡视
病情变异记录	□ 无　□ 有，原因： 1. 2.	□ 无　□ 有，原因： 1. 2.	□ 无　□ 有，原因： 1. 2.
护士签名			
医师签名			

第十六章

后尿道瓣膜临床路径释义

一、后尿道瓣膜编码

1. 原编码：

疾病名称及编码：后尿道瓣膜（ICD-10：Q64.201）

手术操作名称及编码：小儿膀胱镜下后尿道瓣膜电切术

2. 修改编码：

疾病名称及编码：先天性后尿道瓣（ICD-10：Q64.2）

手术操作名称及编码：膀胱镜下后尿道瓣膜电切术（ICD-9-CM-3：58.3104）

二、临床路径检索方法

Q64.2 伴 58.3104 出院科别：儿科

三、后尿道瓣膜临床路径标准住院流程

（一）适用对象

第一诊断为后尿道瓣膜（Q64.201）。行小儿膀胱镜下后尿道瓣膜电切术。

> **释义**
>
> ■ 适用对象编码参见第一部分。
>
> ■ 本路径适用对象为临床诊断为后尿道瓣膜的患儿。对于同时合并其他畸形需矫正的不进入本路径。

（二）诊断依据

《实用小儿泌尿外科学》（黄澄如主编，人民卫生出版社，2006）。

1. 临床表现：小儿排尿费力及尿滴沥，甚至急性尿潴留。

2. 体格检查：主要有泌尿系统的阳性体征。

3. 辅助检查：常规术前检查，尿动力学检查，静脉肾盂造影（IVP）及排尿造影，泌尿系彩超、排尿彩超及 CT 尿路造影（CTU）、磁共振水成像。

> **释义**
>
> ■ 后尿道瓣膜患儿新生儿期多有排尿费力表现，膀胱过度充盈可于耻骨上触及肿块。部分患儿合并有肺发育不良，出现发绀和呼吸困难。新生儿期严重者可能有尿性腹水。后期可能有反复的泌尿系感染，肾性高血压及发育迟缓等。
>
> ■ 学龄期小儿常因排尿异常就诊，表现为排尿费力，尿线细，部分有尿失禁和遗尿表现。

　　■ 产前超声检查可见肾、输尿管积水，一般均是双侧，膀胱壁增厚，可见长而扩张的后尿道及前列腺部。一般羊水量减少。确诊需生后行排尿性膀胱尿道造影，可见膀胱壁肥厚扩张，成小梁。40%~60%的患儿合并双侧膀胱输尿管反流。

（三）选择治疗方案的选择依据

《实用小儿泌尿外科学》（黄澄如主编，人民卫生出版社，2006）。
行小儿膀胱镜下后尿道瓣膜电切术。

> **释义**
>
> 　　■ 膀胱尿道镜检查常与瓣膜切除术同时进行，于后尿道可见从精阜发出的瓣膜走向远端，在尿道远端截石位 12 点时钟位处汇合。可电灼 12 点时钟位处，注意观察瓣膜边缘位置，电灼过多可造成尿道狭窄。

（四）标准住院日 14 天

> **释义**
>
> 　　■ 术前检查 1~3 天，术后需留置导尿管 7~10 天，总体不超过 14 天为宜。

（五）进入路径标准

1. 第一诊断必须符合后尿道瓣膜。
2. 当患儿合并其他疾病，但住院期间不需特殊处理，也不影响第一诊断的临床路径实施时，可以进入路径。
3. 因合并疾病需住院处理，不进入路径。

> **释义**
>
> 　　■ 进入本路径的患儿第一诊断为后尿道瓣膜，合并其他疾病（如上呼吸道感染等）时可视情况进入本路径，但可能会增加医疗费用，延长住院时间。

（六）术前准备 3~5 天

1. 必需的检查项目：
（1）实验室检查：血常规、C 反应蛋白、血型、尿常规、便常规+隐血、肝功能、肾功能、血电解质、血气分析、凝血功能、感染性疾病筛查。
（2）胸部 X 线正位片、心电图。
2. 尿动力学检查，IVP 及排尿造影，泌尿系彩超及 CTU，磁共振水成像。

> **释义**
>
> ■ 必查项目是确保手术安全、术后顺利恢复的基础。所有检查均应在术前完成并进行认真核对，如有异常应及时复查或请相关专业医师进行会诊。
>
> ■ 患儿有呼吸道症状或近期有过发热、咳嗽等，应在彻底治愈的前提下再收入院治疗。
>
> ■ 心电图、超声心动或凝血功能异常者需复查或除外其他疾病，不宜进入路径。
>
> ■ 泌尿系超声可以明确后尿道瓣膜手术患儿是否合并其他畸形。对于年长儿，需进行尿动力学检查，对于术前术后膀胱功能的了解有极其重要的意义，对于后续的治疗也有指导意义。

（七）预防性抗菌药物选择与使用时机

1. 按照《抗菌药物临床应用指导原则（2015 年版）》（国卫办医发〔2015〕43 号），并结合患儿病情决定选择。
2. 药物治疗方案（推荐使用《国家基本药物》的药物）。
3. 患儿多重耐药或长期泌尿系感染不在此列。

> **释义**
>
> ■ 膀胱尿道镜检查及后尿道电切术属于 II 类切口手术，而且术后需留置导尿管，因此可按规定适当预防性应用抗菌药物。一般应用第二代头孢菌素类抗菌药物，应用 3~5 天为宜。

（八）手术日

手术日为入院后 5 天。

1. 麻醉方式：气管插管全身麻醉。
2. 预防性抗菌药物的给药方法：可选择第二代头孢菌素类（如头孢呋辛等）静脉输入，术前 30 分钟开始给药，如有明显感染高危因素，可再用 1 次或数次，一般不超过 2 天。
3. 手术方式：小儿膀胱镜下后尿道瓣膜电切术。
4. 手术内置物：无。
5. 输血：必要时。

> **释义**
>
> ■ 本路径规定的小儿膀胱镜下后尿道瓣膜电切术，应在全身麻醉或椎管内麻醉下实施。一般术后需留置导尿管 7~10 天，本手术出血很少，一般无需输血。

（九）术后住院恢复 10 天

1. 必须复查的检查项目：血常规、尿常规、便常规，泌尿系彩超。
2. 术后用药：抗菌药物的使用按照《抗菌药物临床应用指导原则（2015 年版）》（国卫办

医发〔2015〕43 号）执行。

> **释义**
>
> ■ 术后可常规复查血常规，了解术后是否存在贫血和（或）感染。
> ■ 膀胱镜后尿道瓣膜切除手术属于 II 类切口手术，由于术后留置导尿管，因此可按规定适当预防性应用抗菌药物。一般应用第二代头孢菌素类抗菌药物，应用 3~5 天为宜。

（十）出院标准

1. 尿管术后 7 天左右拔除，小儿排尿无异常时。
2. 没有需要处理的并发症。

> **释义**
>
> ■ 患儿出院前临床表现无异常，体温正常，血常规检查正常，如检查结果明显异常，主管医师应进行仔细分析，并作出相应处理。
> ■ 患儿排尿较术前明显好转，尿线正常，无出血、渗出物，无尿道瘘、尿道狭窄等并发症。
> ■ 有条件者可与出院前进行尿流率的复查。

（十一）变异及原因分析

1. 有影响手术的合并症，需要进行相关的诊断和治疗。
2. 存在其他系统的先天畸形，不能耐受手术的患儿，转入相应的路径治疗。

> **释义**
>
> ■ 变异是指入选临床路径的患儿未能按照路径流程完成医疗行为或未达到预期的医疗质量控制目标。包括以下情况：①治疗过程中发现合并其他异常，无法完成相应手术。②术后出现感染、出血等并发症不能按照路径时间出院者。③术后拔除导尿管后出现尿道狭窄或尿道瘘，考虑需要再次留置导尿管治疗者需退出本临床路径。
> ■ 因患儿方面的主观原因导致执行路径出现变异，需医师在表单中予以说明。

四、后尿道瓣膜给药方法

【用药选择】

膀胱镜下后尿道瓣膜电切术是 II 类切口，一般预防性应用抗菌药物 7~10 天。可选择二代头孢菌素类抗菌药物如：头孢孟多，头孢美唑等。

【药学提示】

头孢孟多甲酸酯钠临床应用发生的不良反应较少（约为 7.8%），肾脏毒性比第一代头孢菌素低。

1. 偶见药疹、药物热等过敏反应。

2. 少数患儿用药后可出现肝功能改变（血清丙氨酸氨基转移酶、血清天门冬氨酸氨基转移酶一过性升高）。

3. 少数患儿用药后出现可逆性肾损害（血清肌酐和血尿素氮升高）。

4. 肾功能减退者大剂量用药时，由于头孢孟多甲酸酯钠干扰维生素 K 在肝中的代谢，可导致低凝血酶原血症，偶可出现凝血功能障碍所致的出血倾向，凝血酶原时原时间和出血时间延长等。

5. 肌内或静脉用药时可致注射部位疼痛，严重者可致血栓性静脉炎

五、推荐表单

（一）医师表单

后尿道瓣膜临床路径医师表单

适用对象：第一诊断为后尿道瓣膜（ICD-10：Q64.201）

行小儿膀胱镜下后尿道瓣膜电切术（ICD-9-CM-3：58.3104）

患儿姓名：	性别： 年龄： 门诊号：	住院号：
住院日期： 年 月 日	出院日期： 年 月 日	标准住院日：14 天

日期	住院第 1 天	住院第 2 天
主要诊疗工作	□ 询问病史与体格检查 □ 完成首次病程记录和大病史采集 □ 开出常规检查、实验室检查单 □ 上级医师查房 □ 完成上级医师查房记录 □ 必要时多普勒超声检查 □ 维持水、电解质平衡	□ 查体及查阅检查单，确定患儿有无泌尿系感染 □ 向患儿家长交代病情
重点医嘱	**长期医嘱：** □ 二级护理 □ 普通饮食 **临时医嘱：** □ 血常规+CRP、血型、尿常规、便常规+隐血、肝功能、肾功能 □ 凝血常规、输血前常规 □ 血电解质、血气分析 □ 感染性疾病筛查 □ 心电图、胸部 X 线片（正位），超声心动（必要时） □ 泌尿系彩超，IVP 及排尿造影，泌尿系 CTU，尿动力检查，磁共振水成像	**长期医嘱：** □ 二级护理 □ 普通饮食
病情变异记录	□ 无 □ 有，原因： 1. 2.	□ 无 □ 有，原因： 1. 2.
医师签名		

日期	住院第 3 天	住院第 4 天	住院第 5 天 （手术日）
主要诊疗工作	□ 完善泌尿系彩超检查及 IVP、排尿造影 □ 完成日常病程记录 □ 向家长交代病情	□ 完善尿动力检查及 CTU 检查，磁共振水成像 □ 完成日常病程记录 □ 向患儿家长交代病情 □ 确定诊断和手术时间 □ 向患儿家长交代手术前注意事项	□ 手术 □ 术者完成手术记录 □ 完成手术日病程记录 □ 上级医师查房 □ 向患儿家长交代病情
重点医嘱	**长期医嘱：** □ 二级护理 □ 普通饮食 **临时医嘱：** □ 无特殊	**长期医嘱：** □ 二级护理 □ 少量饮水 □ 补充液体和电解质，必要时肠外营养全合一制剂 **临时医嘱：** □ 乳酸林格液补充胃肠减压丧失液量（必要时）	□ 一级护理 □ 禁食 □ 胃肠减压 □ 心电、经皮氧监护 □ 头罩吸氧（4 小时） □ 急查血常规、血气分析、血电解质（必要时） □ 补充液体和电解质 □ 抗菌药物：第二代头孢菌素（术前 30 分钟用）
病情变异记录	□ 无 □ 有，原因： 1. 2.	□ 无 □ 有，原因： 1. 2.	□ 无 □ 有，原因： 1. 2.
医师签名			

日期	住院第6天 （术后1日）	住院第7天 （术后2日）	住院第8天 （术后3日）
主要诊疗工作	□ 上级医师查房，对手术进行评估 □ 完成日常病程记录 □ 确认胃肠减压引流液性质及肠蠕动恢复情况可进流质饮食 □ 评估营养状况， □ 向家长交代病情	□ 上级医师查房 □ 完成日常病程录 □ 确认肠蠕动恢复情况，允许时可予全量饮食 □ 复查血、尿、便常规，了解术后感染情况 □ 向家长交代病情	□ 上级医师查房 □ 完成日常病程录 □ 向家长交代病情
重点医嘱	长期医嘱： □ 一级护理 □ 禁食、胃肠减压 □ 心电图、血压、血氧饱和度监护 □ 抗菌药物：第二代头孢菌素等 临时医嘱： □ 补充液体和电解质 □ 肠外营养全合一制剂（必要时）	长期医嘱： □ 二级护理 □ 流质饮食	长期医嘱： □ 二级护理 □ 普通饮食
病情变异记录	□ 无　□ 有，原因： 1. 2.	□ 无　□ 有，原因： 1. 2.	□ 无　□ 有，原因： 1. 2.
医师签名			

日期	住院第 9 天 （术后 4 日）	住院第 10 天 （术后 5 日）	住院第 11 天 （术后 6 日）
主要 诊疗 工作	□ 上级医师查房 □ 完成日常病程记录 □ 复查血、尿、便常规，了解 　术后感染情况 □ 向家长交代病情	□ 上级医师查房 □ 完成日常病程记录 □ 向家长交代病情	□ 上级医师查房 □ 完成日常病程记录 □ 向家长交代病情
重点 医嘱	长期医嘱： □ 二级护理 □ 普通饮食	长期医嘱： □ 二级护理 □ 普通饮食	长期医嘱： □ 二级护理 □ 普通饮食
病情 变异 记录	□ 无　□ 有，原因： 1. 2.	□ 无　□ 有，原因： 1. 2.	□ 无　□ 有，原因： 1. 2.
医师 签名			

日期	住院第 12 天 （术后 7 日）	住院第 13 天 （术后 8 日）	第 14 天 （术后 9 日）
主要诊疗工作	□ 上级医师查房 □ 完成日常病程记录 □ 复查血、尿、便常规，了解 　术后感染情况 □ 向家长交代病情 □ 拔除尿管	□ 上级医师查房 □ 完成日常病程录 □ 了解所有实验室检查报告 □ 了解患儿排尿情况 □ 决定患儿是否可以出院 **如果可以出院：** □ 完成出院小结、病史首页 □ 通知家长明天出院 □ 向家长交代出院的注意事项， 　预约复诊日期	**如果患儿可以出院：** □ 向家长交代出院的注意事 　项，预约复诊日期 □ 将出院小结交于家长 **如果患儿需继续住院：** □ 上级医师查房，确定进食 　及排便情况，作相应处理 □ 完成日常病程记录
重点医嘱	**长期医嘱：** □ 二级护理 □ 普通饮食	**长期医嘱：** □ 二级护理 □ 普通饮食 **临时医嘱：** □ 明日出院	**出院医嘱：** □ 定期复查 **在院医嘱：** □ 二级护理 □ 普通饮食
病情变异记录	□ 无　□ 有，原因： 1. 2.	□ 无　□ 有，原因： 1. 2.	□ 无　□ 有，原因： 1. 2.
医师签名			

（二）护士表单

后尿道瓣膜临床路径护士表单

适用对象：第一诊断为后尿道瓣膜（ICD-10：Q64.201）

行小儿膀胱镜下后尿道瓣膜电切术（ICD-9-CM-3：58.3104）

患儿姓名：		性别： 年龄： 门诊号：	住院号：
住院日期： 年 月 日	出院日期： 年 月 日		标准住院日：14 天

日期	住院第 1 天	住院第 2 天
健康宣教	□ 入院宣教 □ 介绍主管医师、护士 □ 介绍环境、设施 □ 介绍住院注意事项 □ 介绍探视和陪伴制度 □ 介绍贵重物品制度 □ 介绍检查内容	□ 后尿道瓣膜术前宣教 □ 介绍住院注意事项 □ 介绍探视和陪伴制度 □ 介绍贵重物品制度 □ 介绍检查内容
护理处置	□ 核对患儿，佩戴腕带 □ 建立入院护理病历 □ 协助患儿留取各种标本 □ 测量体重 □ 协助医师完成手术前的相关实验室检查	□ 测量生命体征 □ 协助医师完成手术前的相关实验室检查
基础护理	□ 二级护理 □ 晨晚间护理 □ 排泄管理 □ 患儿安全管理	□ 二级护理 □ 晨晚间护理 □ 排泄管理 □ 患儿安全管理
专科护理	□ 护理查体 □ 病情观察 □ 需要时，填写坠床及压疮防范表 □ 需要时，请家属陪伴 □ 确定饮食种类 □ 心理护理	□ 随时观察患儿情况 □ 术前生活护理 □ 夜间巡视
重点医嘱	□ 详见医嘱执行单	□ 详见医嘱执行单
病情变异记录	□ 无 □ 有，原因： 1. 2.	□ 无 □ 有，原因： 1. 2.
护士签名		

日期	住院第 3 天	住院第 4 天 （术前）	住院第 5 天 （手术日）
健康 宣教	□ 泌尿系彩超检查注意事项， CTU 及 MRI 检查注意事项 □ 介绍防止跌落坠床教育	□ 尿动力检查注意事项 □ 术前宣教，告知手术安排	□ CT 检查及增强 CT 检查的 注意事项 □ 介绍防止跌落坠床教育
护 理 处 置	□ 随时观察患儿情况 □ 生活护理 □ 夜间巡视	□ 核对患儿，佩戴腕带 □ 建立入院护理病历 □ 协助患儿留取各种标本 □ 测量体重 □ 协助医师完成手术前的相关 实验室检查	□ 膀胱扩大术术前准备 □ 禁食、禁水 □ 与手术室护士及麻醉医师 完成三方核对
基 础 护 理	□ 二级护理 □ 晨晚间护理 □ 排泄管理 □ 患儿安全管理	□ 二级护理 □ 晨晚间护理 □ 排泄管理 □ 患儿安全管理	□ 一级护理 □ 晨晚间护理 □ 排泄管理 □ 患儿安全管理
专 科 护 理	□ 护理查体 □ 病情观察 □ 需要时，填写坠床及压疮防 范表 □ 需要时，请家属陪伴 □ 确定饮食种类 □ 心理护理	□ 护理查体 □ 病情观察 □ 需要时，填写坠床及压疮防 范表 □ 需要时，请家属陪伴 □ 确定饮食种类 □ 心理护理	□ 病情观察 □ 注意伤口有无出血感染， 导尿管是否通畅 □ 心理护理
病情 变异 记录	□ 无　□ 有，原因： 1. 2.	□ 无　□ 有，原因： 1. 2.	□ 无　□ 有，原因： 1. 2.
重点 医嘱	□ 详见医嘱执行单	□ 详见医嘱执行单	□ 详见医嘱执行单
护士 签名			

日期	住院第6天 （术后1日）	住院第7天 （术后2日）	住院第8天 （术后3日）
健康宣教	□ 术后常规宣教 □ 防止坠床及伤口护理宣教 □ 引流管护理宣教 □ 向家长交代病情	□ 术后常规宣教 □ 防止坠床及伤口护理宣教 □ 引流管护理宣教 □ 向家长交代病情	□ 术后常规宣教 □ 防止坠床及伤口护理宣教 □ 引流管护理宣教 □ 向家长交代病情
护理处置	□ 随时观察患儿情况 □ 手术后生活护理 □ 夜间巡视	□ 随时观察患儿情况 □ 手术后生活护理 □ 夜间巡视	□ 随时观察患儿情况 □ 手术后生活护理 □ 夜间巡视
基础护理	□ 一级护理 □ 晨晚间护理 □ 排泄管理 □ 患儿安全管理	□ 一级护理 □ 晨晚间护理 □ 排泄管理 □ 患儿安全管理	□ 一级护理 □ 晨晚间护理 □ 排泄管理 □ 患儿安全管理
专科护理	□ 随时观察患儿情况 □ 手术后生活护理 □ 注意患儿伤口及引流量的记录 □ 夜间巡视	□ 随时观察患儿情况 □ 手术后生活护理 □ 夜间巡视	□ 随时观察患儿情况 □ 手术后生活护理 □ 夜间巡视
重点医嘱	□ 详见医嘱执行单	□ 详见医嘱执行单	□ 详见医嘱执行单
病情变异记录	□ 无　□ 有，原因： 1. 2.	□ 无　□ 有，原因： 1. 2.	□ 无　□ 有，原因： 1. 2.
护士签名			

日期	住院第9天 （术后4日）	住院第10天 （术后5日）	住院第11天 （术后6日）
健康宣教	□ 术后常规宣教 □ 防止坠床及伤口护理宣教 □ 引流管护理宣教 □ 向家长交代病情	□ 术后常规宣教 □ 防止坠床及伤口护理宣教 □ 引流管护理宣教 □ 向家长交代病情	□ 术后常规宣教 □ 防止坠床及伤口护理宣教 □ 引流管护理宣教 □ 向家长交代病情
护理处置	□ 随时观察患儿情况 □ 手术后生活护理 □ 夜间巡视	□ 随时观察患儿情况 □ 手术后生活护理 □ 夜间巡视	□ 随时观察患儿情况 □ 手术后生活护理 □ 夜间巡视
基础护理	□ 二级护理 □ 晨晚间护理 □ 排泄管理 □ 患儿安全管理	□ 二级护理 □ 晨晚间护理 □ 排泄管理 □ 患儿安全管理	□ 二级护理 □ 晨晚间护理 □ 排泄管理 □ 患儿安全管理
专科护理	□ 随时观察患儿情况 □ 手术后生活护理 □ 夜间巡视	□ 随时观察患儿情况 □ 手术后生活护理 □ 夜间巡视	□ 随时观察患儿情况 □ 手术后生活护理 □ 夜间巡视
重点医嘱	□ 详见医嘱执行单	□ 详见医嘱执行单	□ 详见医嘱执行单
病情变异记录	□ 无　□ 有，原因： 1. 2.	□ 无　□ 有，原因： 1. 2.	□ 无　□ 有，原因： 1. 2.
护士签名			

日期	住院第 12 天 （术后 4 日）	住院第 13 天 （术后 5 日）	住院第 14 天 （术后 6 日）
健康宣教	□ 术后常规宣教 □ 防止坠床及伤口护理宣教 □ 引流管护理宣教 □ 向家长交代病情	□ 术后常规宣教 □ 防止坠床及伤口护理宣教 □ 引流管护理宣教 □ 向家长交代病情	□ 术后常规宣教 □ 出院注意事项，复查时间等
护理处置	□ 随时观察患儿情况 □ 手术后生活护理 □ 夜间巡视	□ 随时观察患儿情况 □ 手术后生活护理 □ 夜间巡视	□ 帮助办理出院手续 □ 交代注意事项
基础护理	□ 二级护理 □ 晨晚间护理 □ 排泄管理 □ 患儿安全管理	□ 二级护理 □ 晨晚间护理 □ 排泄管理 □ 患儿安全管理	□ 二级护理 □ 晨晚间护理 □ 排泄管理 □ 患儿安全管理
专科护理	□ 随时观察患儿情况 □ 手术后生活护理 □ 夜间巡视	□ 随时观察患儿情况 □ 手术后生活护理 □ 夜间巡视	□ 帮助办理出院手续 □ 交代注意事项
重点医嘱	□ 详见医嘱执行单	□ 详见医嘱执行单	□ 详见医嘱执行单
病情变异记录	□ 无 □ 有，原因： 1. 2.	□ 无 □ 有，原因： 1. 2.	□ 无 □ 有，原因： 1. 2.
护士签名			

（三）患儿家属表单

后尿道瓣膜临床路径患儿家属表单

适用对象：第一诊断为后尿道瓣膜（ICD-10：Q64.201）

行小儿膀胱镜下后尿道瓣膜电切术（ICD-9-CM-3：58.3104）

患儿姓名：		性别：　　年龄：　　门诊号：	住院号：
住院日期：　　年　月　日		出院日期：　　年　月　日	标准住院日：14 天

时间	住院第 1~3 天 （入院）	住院第 4 天 （术前）	住院第 5 天 （手术日）
医患配合	□ 配合询问病史、收集资料，务必详细告知既往史、用药史、过敏史 □ 配合对患儿进行体格检查	□ 配合完善手术前相关检查，如采血、留尿、心电图、X线胸片 □ 医师与患儿及家属介绍病情，后尿道瓣膜切除术术前谈话、家长需签字表示同意	□ 配合完善相关检查 □ 配合医师安排做好术前禁食、禁水
护患配合	□ 配合测量体温、脉搏、呼吸3次，血压、体重1次 □ 配合完成入院护理评估（简单询问病史、过敏史、用药史） □ 接受入院宣教（环境介绍、病室规定、订餐制度、贵重物品保管等） □ 配合执行探视和陪伴制度 □ 有任何不适告知护士	□ 配合测量体温、脉搏、呼吸3次，询问大便1次 □ 接受手术前宣教 □ 接受饮食宣教 □ 接受药物宣教	□ 配合测量体温、脉搏、呼吸3次，询问大便1次 □ 送往手术室前，协助完成核对，带齐影像资料及用药 □ 返回病房后，配合接受生命体征的测量，配合检查意识（全身麻醉者） □ 接受饮食宣教：手术前禁食、禁水6~8小时 □ 接受药物宣教 □ 有任何不适告知护士
饮食	□ 遵医嘱饮食	□ 遵医嘱饮食	□ 术后，根据医嘱2小时后试饮水，无恶心呕吐进少量流质饮食或者半流质饮食
排泄	□ 正常排尿便	□ 正常排尿便	□ 正常排尿便
活动	□ 正常活动	□ 正常活动	□ 正常活动

时间	住院第 6~13 天 （手术后）	住院第 14 天 （出院）
医患 配合	□ 配合腹部伤口部查体 □ 配合完善术后检查，如采血等	□ 接受出院前指导 □ 知道复查程序 □ 获取出院诊断书
护 患 配 合	□ 配合定时测量生命体征、每日询问大便 □ 配合检查会阴部 □ 接受输液、服药等治疗 □ 接受进食、进水、排便等生活护理 □ 配合活动，预防皮肤压力伤 □ 注意活动安全，避免坠床或跌倒 □ 配合执行探视及陪伴	□ 接受出院宣教 □ 办理出院手续 □ 获取出院带药 □ 知道服药方法、作用、注意事项 □ 知道复印病历程序
饮食	□ 遵医嘱饮食	□ 遵医嘱饮食
排泄	□ 正常排尿便	□ 正常排尿便
活动	□ 正常适度活动，避免疲劳	□ 正常适度活动，避免疲劳

附：原表单（2016 年版）

后尿道瓣膜临床路径表单

适用对象：第一诊断为后尿道瓣膜（Q64.201）；小儿膀胱镜下后尿道瓣膜电切术

患儿姓名：	性别：	年龄：	门诊号：	住院号：

住院日期：　　年　月　日	出院日期：　　年　月　日	标准住院日：14 天

日期	住院第 1 天	住院第 2 天
主要诊疗工作	□ 询问病史与体格检查 □ 完成首次病程记录和大病史采集 □ 开出常规检查、实验室检查单 □ 上级医师查房 □ 完成上级医师查房记录 □ 必要时多普勒超声检查 □ 维持水、电解质平衡	□ 查体及查阅检查单，确定患儿有无泌尿系感染 □ 向患儿家长交代病情
重点医嘱	长期医嘱： □ 二级护理 □ 普通饮食 临时医嘱： □ 血常规+CRP、血型、尿常规、便常规+隐血、肝功能、肾功能 □ 凝血常规、输血前常规 □ 血电解质、血气分析 □ 感染性疾病筛查 □ 心电图、胸部 X 线片（正位），超声心动（必要时） □ 泌尿系彩超，IVP 及排尿造影，泌尿系 CTU，尿动力检查，磁共振水成像	长期医嘱： □ 二级护理 □ 普通饮食
主要护理工作	□ 介绍病房环境、设施和设备 □ 入院护理评估 □ 护理计划 □ 静脉采血 □ 指导患儿家长带患儿到相关科室进行心电图、胸部 X 线片等检查	□ 随时观察患儿情况 □ 手术后生活护理 □ 夜间巡视
病情变异记录	□ 无　□ 有，原因： 1. 2.	□ 无　□ 有，原因： 1. 2.
护士签名		
医师签名		

日期	住院第 3 天	住院第 4 天	住院第 5 天 （手术日）
主要诊疗工作	□ 完善泌尿系彩超检查及 IVP、排尿造影 □ 完成日常病程记录 □ 向家长交代病情	□ 完善尿动力检查及 CTU 检查，磁共振水成像 □ 完成日常病程记录 □ 向患儿家长交代病情 □ 确定诊断和手术时间 □ 向患儿家长交代手术前注意事项	□ 手术 □ 术者完成手术记录 □ 完成手术日病程记录 □ 上级医师查房 □ 向患儿家长交代病情
重点医嘱	长期医嘱： □ 二级护理 □ 普通饮食 临时医嘱： □ 无特殊	长期医嘱： □ 二级护理 □ 少量饮水 □ 补充液体和电解质，必要时肠外营养全合一制剂 临时医嘱： □ 乳酸林格液补充胃肠减压丧失液量（必要时）	□ 一级护理 □ 禁食 □ 胃肠减压 □ 心电、经皮氧监护 □ 头罩吸氧（4 小时） □ 急查血常规、血气分析、血电解质（必要时） □ 补充液体和电解质 □ 抗菌药物：第二代头孢菌素（术前 30 分钟给药）
主要护理工作	□ 随时观察患儿情况 □ 手术后生活护理 □ 夜间巡视	□ 随时观察患儿情况 □ 手术后生活护理 □ 夜间巡视	□ 随时观察患儿情况 □ 手术后生活护理 □ 夜间巡视
病情变异记录	□ 无　□ 有，原因： 1. 2.	□ 无　□ 有，原因： 1. 2.	□ 无　□ 有，原因： 1. 2.
护士签名			
医师签名			

日期	住院第6天 （术后1日）	住院第7天 （术后2日）	住院第8天 （术后3日）
主要诊疗工作	□ 上级医师查房，对手术进行评估 □ 完成日常病程记录 □ 确认胃肠减压引流液性质及肠蠕动恢复情况可进流质饮食 □ 评估营养状况， □ 向家长交代病情	□ 上级医师查房 □ 完成日常病程录 □ 确认肠蠕动恢复情况，允许时可予全量饮食 □ 复查血、尿、便常规，了解术后感染情况 □ 向家长交代病情	□ 上级医师查房 □ 完成日常病程录 □ 向家长交代病情
重点医嘱	长期医嘱： □ 一级护理 □ 禁食、胃肠减压 □ 心电图、血压、血氧饱和度监护 □ 抗菌药物：第二代头孢菌素等 临时医嘱： □ 补充液体和电解质 □ 肠外营养全合一制剂（必要时）	长期医嘱： □ 二级护理 □ 流质饮食	长期医嘱： □ 二级护理 □ 普通饮食
主要护理工作	□ 随时观察患儿情况 □ 手术后生活护理 □ 夜间巡视	□ 随时观察患儿情况 □ 手术后生活护理 □ 夜间巡视	□ 随时观察患儿情况 □ 手术后生活护理 □ 夜间巡视
病情变异记录	□ 无　□ 有，原因： 1. 2.	□ 无　□ 有，原因： 1. 2.	□ 无　□ 有，原因： 1. 2.
护士签名			
医师签名			

日期	住院第 9 天 (术后 4 日)	住院第 10 天 (术后 5 日)	第 11 天 (术后 6 日)
主要 诊疗 工作	□ 上级医师查房 □ 完成日常病程记录 □ 复查血、尿、便常规，了解 　术后感染情况 □ 向家长交代病情	□ 上级医师查房 □ 完成日常病程记录 □ 向家长交代病情	□ 上级医师查房 □ 完成日常病程记录 □ 向家长交代病情
重点 医嘱	长期医嘱： □ 二级护理 □ 普通饮食	长期医嘱： □ 二级护理 □ 普通饮食	长期医嘱： □ 二级护理 □ 普通饮食
主要 护理 工作	□ 随时观察患儿情况 □ 手术后生活护理 □ 夜间巡视	□ 随时观察患儿情况 □ 手术后生活护理 □ 夜间巡视	□ 随时观察患儿情况 □ 手术后生活护理 □ 夜间巡视
病情 变异 记录	□ 无　□ 有，原因： 1. 2.	□ 无　□ 有，原因： 1. 2.	□ 无　□ 有，原因： 1. 2.
护士 签名			
医师 签名			

日期	住院第 12 天 （术后 7 日）	住院第 13 天 （术后 8 日）	住院第 14 天 （术后 9 日）
主要诊疗工作	□ 上级医师查房 □ 完成日常病程记录 □ 复查血、尿、便常规，了解术后感染情况 □ 向家长交代病情 □ 拔除尿管	□ 上级医师查房 □ 完成日常病程录 □ 了解所有实验室检查报告 □ 了解患儿排尿情况 □ 决定患儿是否可以出院 **如果可以出院：** □ 完成出院小结、病史首页 □ 通知家长明天出院 □ 向家长交代出院的注意事项，预约复诊日期	**如果患儿可以出院：** □ 向家长交代出院的注意事项，预约复诊日期 □ 将出院小结交于家长 **如果患儿需继续住院：** □ 上级医师查房，确定进食及排便情况，作相应处理 □ 完成日常病程记录
重点医嘱	**长期医嘱：** □ 二级护理 □ 普通饮食	**长期医嘱：** □ 二级护理 □ 普通饮食 **临时医嘱：** □ 明日出院	**出院医嘱：** □ 定期复查 **在院医嘱：** □ 二级护理 □ 普通饮食
主要护理工作	□ 随时观察患儿情况 □ 手术后生活护理 □ 夜间巡视	□ 随时观察患儿情况 □ 手术后生活护理 □ 夜间巡视	□ 随时观察患儿情况 □ 手术后生活护理 □ 夜间巡视
病情变异记录	□ 无　□ 有，原因： 1. 2.	□ 无　□ 有，原因： 1. 2.	□ 无　□ 有，原因： 1. 2.
护士签名			
医师签名			

第十七章

发育性髋脱位（2岁以上）临床路径释义

一、发育性髋脱位（2岁以上）编码

疾病名称及编码：发育性髋脱位（先天性髋脱位）（ICD-10：Q65.0/Q65.1）

手术操作名称及编码：髋关节切开复位（ICD-9-CM-3：79.85）

骨盆截骨（ICD-9-CM-3：77.29）

髋臼成形（股骨短缩旋转截骨术）（ICD-9-CM-3：77.25）

二、临床路径检索方法

Q65.0/Q65.1 伴（79.85、77.29/77.25）年龄在 2 岁以上、8 岁以下　　出院科别：儿科

三、发育性髋脱位（2岁以上）临床路径标准住院流程

（一）适用对象

第一诊断为发育性髋脱位（先天性髋脱位）（ICD-10：Q65.0/Q65.1），年龄在 2 岁以上、8 岁以下，累及单侧或双侧。

行髋关节切开复位、骨盆截骨/髋臼成形（股骨短缩旋转截骨）术（ICD-9-CM-3：79.85、77.29/77.25）+石膏固定术。

> **释义**
>
> ■ 本路径适用于发育性髋关节脱位，不包括病理性髋关节脱位（如髋关节感染所致脱位、神经性髋关节脱位），年龄限制在 2~8 岁的单侧或双侧患儿。

（二）诊断依据

根据《临床诊疗指南·小儿外科学分册》（中华医学会编著，人民卫生出版社，2005）、《临床技术操作规范·小儿外科学分册》（中华医学会编著，人民军医出版社，2005）、《小儿外科学》（施诚仁等主编，第 4 版，人民卫生出版社，2009）、《小儿外科学》（余亚雄主编，第 3 版，人民卫生出版社，2006），以及《Tachdjian 小儿骨科学》（第 6 版，美国 Harcourt 科学健康出版社，2006）。

1. 临床表现：肢体不等长、跛行或摇摆步态。
2. 体格检查：内收肌紧张、Allis 征阳性（单侧病变），Trendelenburg 征阳性。
3. 骨盆正位片：股骨头位于 Pekin 方格的外上或外下象限、髋臼浅平、假臼形成。
4. 髋关节三维 CT：必要时。

> 释义
>
> ■ 发育性髋关节脱位在婴幼儿时期可表现为双侧臀纹或大腿皮纹不对称，髋关节外展受限，患儿走路晚，跛行，可有鸭步步态。临床检查单侧髋脱位可有双下肢不等长，患侧髋关节外展受限，内收肌紧张，可及关节弹响。
>
> ■ 一般骨盆正位片即可明确诊断，可行双髋外展内旋位了解股骨颈干角、前倾角情况，骨盆螺旋CT了解髋臼及股骨颈干角、前倾角情况，年长患儿必要时需行双髋MRI了解双髋髋臼软骨及股骨头情况。

（三）选择治疗方案的依据

根据《临床诊疗指南·小儿外科学分册》（中华医学会编著，人民卫生出版社，2005）、《临床技术操作规范·小儿外科学分册》（中华医学会编著，人民军医出版社，2005）、《小儿外科学》（施诚仁等主编，第4版，人民卫生出版社，2009）、《小儿外科学》（余亚雄主编，第3版，人民卫生出版社，2006），以及《Tachdjian小儿骨科学》（第6版，美国Harcourt科学健康出版社，2006）。

行髋关节切开复位、骨盆截骨/髋臼成形（股骨短缩旋转截骨）术（ICD-9-CM-3：79.85、77.29/77.25）+石膏固定术。

> 释义
>
> ■ 双侧髋关节脱位，一般先行一侧手术。
>
> ■ 行患侧内收肌松解、髋关节切开复位、骨盆截骨术，如果较大年龄小儿脱位较高，股骨近端前倾角、颈干角改变明显，股骨头难于复位，需行股骨短缩及去旋转截骨手术。
>
> ■ 术后应用单髋人字石膏固定6周，骨盆截骨，取髂骨克氏针固定6周，股骨截骨可采用锁定钢板固定。

（四）标准住院日 10~12 天

> 释义
>
> ■ 入院次日行术前检查，3~4天安排手术，术后1天复查骨盆正位片了解关节复位情况，术后1周患儿平稳出院。

（五）进入临床路径标准

1. 第一诊断必须符合 ICD-10：Q65.0/Q65.1 发育性髋脱位疾病编码。
2. 患儿年龄在2岁以上、8岁以下。
3. 双侧病变行单侧手术者。
4. 当患儿合并其他疾病，但住院期间不需特殊处理，也不影响第一诊断的临床路径实施时，可以进入路径。

> **释义**
>
> ■ 本路径为年龄2~8岁髋关节脱位患儿。
>
> ■ 单侧髋关节脱位或双侧髋关节脱位行单侧手术患儿，如病理性髋关节脱位不在本路径范围。

（六）术前准备（术前评估）3~4 天

1. 必需的检查项目：
（1）血尿便常规、血型、凝血功能、电解质、肝肾功能、感染性疾病筛查、备血。
（2）X线胸片、心电图。
（3）骨盆正位片。
2. 根据患儿情况可选择的检查项目：髋关节三维 CT。

> **释义**
>
> ■ 术前常规检查包括血常规、尿常规、便常规、血型、血生化、凝血检查、乙型肝炎五项、丙型肝炎、梅毒抗体及艾滋病抗体检查，心电图检查，X线胸片检查及双髋外展内旋位片。
>
> ■ 本病检查还包括骨盆正位片，双髋外展内旋位片及骨盆螺旋 CT，必要时需行髋关节 MRI。

（七）预防性抗菌药物选择与使用时机

1. 按照《抗菌药物临床应用指导原则》（卫医发〔2004〕285 号）选择用药（推荐用药及剂量）。
2. 推荐药物治疗方案（使用《国家基本药物》的药物）。
3. 使用时机：术中1天，术后3天。

> **释义**
>
> ■ 预防性应用抗菌药物，时间为术前 30 分钟静脉给药，术后静脉预防性应用 3 天。
>
> ■ 髋脱位手术属于Ⅰ类切口手术，但由于术中应用克氏针、钢板固定，应用止血材料及关节防粘连药物，且关节手术一旦感染可导致严重后果，因此可按规定适当应用预防性及术后应用抗菌药物。

（八）手术日为入院第 4~5 天

1. 麻醉方式：全身麻醉或联合麻醉。
2. 手术方式：髋关节切开复位、骨盆截骨/髋臼成形（股骨短缩旋转截骨钢板内固定）术+石膏固定术。
3. 手术内置物：克氏针、钢板、同种异体骨等。

4. 术中用药：静脉抗菌药物。

5. 输血：1~2 单位（必要时）。

> **释义**
>
> ■ 本路径髋关节手术均在全身麻醉下进行。
>
> ■ 根据髋脱位患儿年龄、脱位程度及股骨形态变化，常采用切开复位、骨盆截骨及股骨旋转短缩截骨等术式。
>
> ■ 骨盆截骨需采用克氏针内固定，股骨截骨需采用加压钢板内固定。
>
> ■ 髋脱位用药为预防性用药，一般术前、术后 3 天，患儿术后体温正常，复查血常规正常可停药。
>
> ■ 一般情况下，切开复位及骨盆截骨出血不多可不需输血治疗，联合股骨截骨可采用血液回输机或输红细胞悬液 1 单位。

（九）术后住院恢复 4~5 天

1. 必需复查的检查项目：血常规、骨盆 X 线正位片，必要时肝肾功能、电解质。

2. 术后用药：静脉抗菌药物的应用按照《抗菌药物临床应用指导原则》（卫医发〔2004〕285 号）执行。

> **释义**
>
> ■ 髋脱位术后 1 天，复查骨盆 X 线正位片了解关节复位的情况；复查血常规了解术后白细胞及血红蛋白情况。如患儿病情不稳定，需检查血生化了解电解质、肝肾功能的情况。
>
> ■ 由于髋脱位手术为关节手术，且应用克氏针、钢板等内固定材料，术前、术后需应用抗菌药物预防感染。

（十）出院标准

1. 体温正常。

2. 切口干燥无出血、感染、肢体无明显肿胀或血供障碍等表现。

3. 术后复查 X 线证实股骨头复位良好、头臼同心。

4. 没有需要住院处理的并发症和（或）合并症。

> **释义**
>
> ■ 主治医师可在出院前，通过复查的各项检查并结合患儿恢复情况决定是否能出院。如果出现发热、血红蛋白明显低于正常、石膏严重压伤等需要继续留院治疗的情况，超出了路径所规定的时间，应先处理并发症并在符合出院条件后再准许患儿出院。

（十一）变异及原因分析

1. 围术期并发症（切口感染、再脱位等）可能造成住院时间的延长和费用的增加。

2. 双侧病变同时手术者，转入其他相应临床路径。

> **释义**
>
> ■根据患儿病情，安排相应的术前检查，可能延长住院时间，增加治疗费用，如年长小儿需行双髋关节螺旋 CT、髋关节 MRI。
>
> ■髋脱位患儿一般术前行骨盆 X 线正位片及外展内旋位片，年长小儿需行髋关节螺旋 CT，有时需行髋关节 MRI 检查了解髋臼及股骨头等情况，CT 及 MRI 检查可能需时间长些。
>
> ■髋关节切开复位、髂骨截骨及股骨截骨术后石膏固定期间注意石膏护理，避免石膏压伤。术后 1.5 个月需麻醉下拔出固定髂骨块的克氏针或螺纹针、必要时更换 2 期或 3 期石膏，半年后可在麻醉下拆除股骨内固定钢板。
>
> ■一般双侧髋脱位患儿，可先行一侧髋关节手术，待关节功能恢复后再行另一侧手术。一般在一侧髋关节术后半年至 1 年行另一侧手术。

四、发育性髋脱位（2岁以上）给药方案

髋关节脱位用药主要是预防性应用抗菌药物，可术前 30 分钟及术后 3 天内应用临床一线药物，如第一代或第二代头孢菌素类抗菌药物。术后可应用止血药物 1~3 天。

五、推荐表单

（一）医师表单

发育性髋脱位（2岁以上）临床路径医师表单

适用对象：第一诊断为发育性髋脱位（ICD-10：Q65.0/Q65.1）

行关节囊切开复位、骨盆截骨/髋臼成形（股骨短缩旋转截骨）术（ICD-9-CM-3：79.85、77.29/77.25）+石膏固定术

患儿姓名：		性别： 年龄： 门诊号：		住院号：
住院日期： 年 月 日		出院日期： 年 月 日		标准住院日：10~12天

时间	住院第1天	住院第2天	住院第3天
主要诊疗工作	□ 询问病史及体格检查 □ 初步诊断和治疗方案 □ 住院医师完成住院志、首次病程、上级医师查房等病历书写 □ 完善术前检查	□ 上级医师查房 □ 进一步完善术前检查 □ 等待术前检查结果	□ 上级医师查房，术前评估 □ 决定手术方案 □ 向患儿家属交代围术期注意事项并签署手术知情同意书、输血同意书、自费用品同意书等 □ 麻醉医师看患儿并签署麻醉同意书等 □ 完成各项术前准备
重点医嘱	**长期医嘱：** □ 二级护理 □ 普通饮食 **临时医嘱：** □ 血、尿、便常规 □ 凝血功能 □ 肝、肾功能 □ 感染性疾病筛查 □ 骨盆正位片 □ 双髋外展内旋位片 □ 根据情况行双髋螺旋CT，髋关节MRI □ 心电图 □ X线胸片	**长期医嘱：** □ 二级护理 □ 普通饮食	**长期医嘱：** □ 二级护理 □ 普通饮食 **临时医嘱：** □ 手术医嘱，清洁皮肤、备皮等 □ 应用抗菌药物 □ 备血 □ 根据情况术中摄X线片，开申请单
病情变异记录	□ 无 □ 有，原因： 1. 2.	□ 无 □ 有，原因： 1. 2.	□ 无 □ 有，原因： 1. 2.
医师签名			

时间	住院第 4 天 （手术日）	住院第 5 天 （术后 1 日）	住院第 6 天 （术后 2 日）
主要诊疗工作	□ 手术 □ 向患儿家属交代手术过程情况及术后注意事项 □ 完成手术记录 □ 上级医师查房 □ 患儿一般状态，患肢血运情况，足趾活动情况	□ 上级医师查房 □ 完成常规病程记录 □ 观察患儿术后一般情况，导尿情况 □ 切口情况 □ 石膏情况	□ 上级医师查房 □ 完成常规病程记录
重点医嘱	**长期医嘱：** □ 一级护理 □ 禁食 □ 全身麻醉下行 X 侧髋关节切开复位、骨盆截骨/髋臼成形、股骨短缩旋转截骨术＋石膏固定术 □ 静脉抗菌药物 □ 注意患肢血运活动情况 □ 注意石膏护理 **临时医嘱：** □ 静脉补液 □ 据情况输血后复查血常规	**长期医嘱：** □ 一级护理 □ 普通饮食 □ 抗菌药物 **临时医嘱：** □ 补液支持 □ 复查血常规 □ 镇痛等对症处理	**长期医嘱：** □ 一级护理 □ 普通饮食 □ 抗菌药物 **临时医嘱：** □ 补液支持 □ 复查骨盆 X 线片
病情变异记录	□ 无　　□ 有，原因： 1. 2.	□ 无　　□ 有，原因： 1. 2.	□ 无　　□ 有，原因： 1. 2.
医师签名			

时间	住院第 7~9 天 （术后 3~5 日）	住院第 10~12 天 （出院日）
主 要 诊 疗 工 作	□ 上级医师查房 □ 完成常规病程记录 □ 观察患儿一般情况、石膏情况、足趾血运及活 　动情况 □ 切口情况 □ 石膏情况	□ 上级医师查房 □ 完成常规病程记录 □ 观察患儿一般情况 □ 切口情况 □ 石膏情况
重 点 医 嘱	长期医嘱： □ 二级护理 □ 普通饮食 □ 据情况停用静脉抗菌药物 □ 注意患肢血运活动情况 □ 注意石膏护理 临时医嘱： □ 复查血常规	长期医嘱： □ 二级护理 □ 普通饮食 临时医嘱： □ 办理出院
病情 变异 记录	□ 无　□ 有，原因： 1. 2.	□ 无　□ 有，原因： 1. 2.
医师 签名		

（二）护士表单

发育性髋脱位（2 岁以上）临床路径护士表单

适用对象：第一诊断为发育性髋脱位（ICD-10：Q65.0/Q65.1）

行关节囊切开复位、骨盆截骨/髋臼成形（股骨短缩旋转截骨）术（ICD-9-CM-3：79.85、77.29/77.25）+石膏固定术

患儿姓名：	性别：　　　年龄：　　　门诊号：	住院号：
住院日期：　　　年　月　日	出院日期：　　　年　月　日	标准住院日：10~12 天

时间	住院第 1 天	住院第 2 天	住院第 3 天
健康宣教	入院宣教： □ 介绍责任护士、主管医师 □ 病房环境、设施和设备 □ 陪住规定、作息制度、送餐规定 □ 住院注意事项 疾病相关知识介绍： □ 饮食指导 □ 术前检查的目的与注意事项 □ 术前感染的预防 □ 安全教育	□ 术前检查目的与注意事项 □ 术前感染的预防 □ 安全教育 □ 肺功能训练及床上大小便训练的方法及目的	□ 术前备皮、配血、禁食、禁水、输液、应用抗菌药物的目的 □ 进手术室前排便、排尿的重要性 □ 家长术前的心理疏导
护理处置	□ 核对患儿，佩戴腕带 □ 建立入院病历 □ 卫生处置：剪指/趾甲、沐浴，更换病号服 □ 协助医师完成术前检查	□ 协助医师进一步完成各项术前检查	□ 术野皮肤准备 □ 采血样协助配血 □ 术前晚、术日晨开塞露保留灌肠清洁肠道 □ 术前禁食、禁水
基础护理	二级护理： □ 晨晚间护理 □ 安全护理 □ 饮食护理	二级护理： □ 晨晚间护理 □ 安全护理 □ 饮食护理	二级护理： □ 晨晚间护理 □ 安全护理 □ 饮食护理
专科护理	□ 护理查体 □ 日常生活能力评估 □ 完全独立 □ 需部分帮助 □ 完全依赖帮助 □ 坠床/跌倒评估，需要时填写防范表 □ 心理护理 □ 预防感染 □ 需要时请家长陪住	□ 心理护理 □ 术前肺功能及床上大小便训练	□ 心理护理 □ 术前肺功能及床上大小便训练 □ 评估患侧肢体有无感觉、运动、肌力等异常
重点医嘱	□ 详见医嘱执行单	□ 详见医嘱执行单	□ 详见医嘱执行单
病情变异记录	□ 无　　□ 有，原因： 1. 2.	□ 无　　□ 有，原因： 1. 2.	□ 无　　□ 有，原因： 1. 2.
护士签名			

时间	住院第 4 天 （手术日）	住院第 5 天 （术后 1 日）	住院第 6 天 （术后 2 日）
健康宣教	□ 正确的体位要求和注意事项 □ 防止皮肤压伤的方法 **饮食指导：** □ 禁食 □ 禁水 □ 静脉补液、用药目的 □ 保持石膏干洁、适当垫高患侧肢体的重要性	**饮食指导：** □ 普通饮食 □ 特殊饮食 □ 防止坠积性肺炎的肺功能训练方法 □ 防止患侧肢体失用性肌萎缩的静态运动功能锻炼方法	□ 防止便秘的相关知识 □ 保持会阴清洁防止泌尿系统感染的重要性
护理处置	□ 进手术室前再次清洁术野皮肤 □ 进手术室前排空肠道、膀胱 □ 术前正确补液、用药 □ 备好术中所用 X 线片、CT 片等 □ 术后 6 小时全身麻醉护理	□ 根据医嘱完成治疗 □ 根据病情测量生命体征	□ 根据医嘱完成治疗 □ 根据病情测量生命体征
基础护理	一级护理 □ 晨晚间护理 □ 安全护理 □ 饮食护理 □ 大小便护理	一级护理 □ 晨晚间护理 □ 安全护理 □ 饮食护理 □ 大小便护理	一级护理 □ 晨晚间护理 □ 安全护理 □ 饮食护理 □ 大小便护理
专科护理	□ 正确体位护理 □ 石膏护理 □ 引流管护理 □ 皮肤护理 □ 疼痛护理 □ 体温发热的护理 □ 心理护理	□ 正确体位护理 □ 石膏护理 □ 引流管护理 □ 皮肤护理 □ 疼痛护理 □ 体温发热的护理 □ 正确补液、用药 □ 心理护理	□ 正确体位护理 □ 石膏护理 □ 引流管护理 □ 皮肤护理 □ 疼痛护理 □ 体温发热的护理 □ 正确补液、用药 □ 心理护理
重点医嘱	□ 详见医嘱执行单	□ 详见医嘱执行单	□ 详见医嘱执行单
病情变异记录	□ 无　　□ 有，原因： 1. 2.	□ 无　　□ 有，原因： 1. 2.	□ 无　　□ 有，原因： 1. 2.
护士签名			

时间	住院第 7~9 天 （术后 3~5 日）	住院第 10~12 天 （出院日）
健康宣教	□ 教会家长正确的卧位护理 □ 教会家长大小便护理	□ 石膏护理的注意事项 □ 出院后注意安全，避免外力碰撞石膏 □ 卧床期间避免坠积性肺炎、皮肤压伤、泌尿 　系统感染、失用性肌萎缩的重要性 □ 复查的时间 □ 指导家长办理出院手续 □ 发放健康处方
护理处置	□ 根据医嘱完成治疗 □ 根据病情测量生命体征	□ 办理出院手续 □ 完成护理病历
基础护理	**一级或二级护理** □ 晨晚间护理 □ 安全护理 □ 饮食护理 □ 大小便护理	**二级护理** □ 晨间护理 □ 安全护理 □ 饮食护理 □ 大小便护理
专科护理	□ 正确体位护理 □ 石膏护理 □ 皮肤护理 □ 疼痛护理 □ 体温发热的护理 □ 心理护理	□ 正确体位护理 □ 石膏护理 □ 皮肤护理
重点医嘱	□ 详见医嘱执行单	□ 详见医嘱执行单
病情变异记录	□ 无　　□ 有，原因： 1. 2.	□ 无　　□ 有，原因： 1. 2.
护士签名		

（三）患儿家属表单

发育性髋脱位（2岁以上）临床路径患儿家属表单

适用对象：第一诊断为发育性髋脱位（ICD-10：Q65.0/Q65.1）
行关节囊切开复位、骨盆截骨/髋臼成形（股骨短缩旋转截骨）术（ICD-9-CM-3：79.85、77.29/77.25）+石膏固定术

患儿姓名：	性别： 年龄： 门诊号：	住院号：
住院日期： 年 月 日	出院日期： 年 月 日	标准住院日：10~12天

时间	住院第1天	住院第2天	住院第3天
监测	□ 测量生命体征，体重	□ 测量生命体征，体重	□ 测量生命体征 □ 与医护沟通
医患配合	□ 护士行入院护理评估（简单询问病史） □ 接受入院宣教 □ 医师询问现病史、既往病史、用药情况，收集资料 □ 收集资料	□ 接受入院宣教 □ 医师询问现病史、既往病史、用药情况，收集资料 □ 收集资料	□ 配合完善术前相关检查 **术前宣教：** □ 髋脱位知识 □ 术前用物准备
重点诊疗及检查	**重点诊疗：** □ 二级护理 □ 既往用药	**重点诊疗：** □ 二级护理	**重点诊疗：** **术前准备：** □ 备皮，备血 □ 术前签字 **重要检查：** □ 抽血实验室检查 □ 心电图 □ X线胸片
饮食活动	□ 术前普通饮食 □ 正常活动	□ 术前普通饮食 □ 正常活动	□ 术前普通饮食 □ 术前12小时禁食、禁水 □ 正常活动

时间	住院第4天 （手术日）	住院第5天 （术后1日）	住院第6天 （术后2日）	住院第7~12天 （术后3~8日，出院日）
监测	□ 清晨测量体温、脉搏、呼吸、血压1次	□ 定时监测生命体征	□ 定时监测生命体征	□ 定时监测生命体征
医患配合	**术后宣教：** □ 术后体位：麻醉未醒时平卧，清醒后护士协助翻身，抬高患肢，石膏护理 □ 予监护设备、吸氧 □ 配合护士定时监测生命体征、伤口敷料等 □ 告知医护术后不适主诉	□ 医师巡视，了解病情 □ 注意探视及陪伴时间	□ 伤口保护 □ 医师巡视，了解病情 □ 医师讲解术后下肢石膏护理方法及注意事项	□ 下肢石膏护理及注意事项 □ 定时翻身 **出院宣教：** □ 出院前康复宣教 □ 下肢石膏拆除方法及时间 □ 了解复查程序，办理门诊预约 □ 办理出院手续
重点诊疗及检查	**重点诊疗：** □ 一级护理 □ 予以监测设备、吸氧 □ 用药：止血药、补液药物应用 □ 护士协助记录出入量	**重点诊疗：** □ 一级护理 □ 静脉补液用药	**重点诊疗：** □ 一级护理 □ 复查骨盆X线正位片	**重点诊疗：** □ 二级护理
饮食活动	□ 根据病情术后6小时半流质饮食 □ 卧床休息，抬高患肢	□ 术后根据病情逐渐半流质饮食及普通饮食 □ 卧床	□ 术后普通饮食 □ 卧床	□ 术后普通饮食 □ 卧床

附：原表单（2010 年版）

发育性髋脱位（2 岁以上）临床路径表单

适用对象：第一诊断为发育性髋脱位（ICD-10：Q65.0/Q65.1）

行关节囊切开复位、骨盆截骨/髋臼成形（股骨短缩旋转截骨）术（ICD-9-CM-3：79.85、77.29/77.25）+石膏固定术

患儿姓名：	性别： 年龄： 门诊号：	住院号：
住院日期： 年 月 日	出院日期： 年 月 日	标准住院日：10~12 天

时间	住院第 1 天	住院第 2 天	住院第 3 天
主要诊疗工作	□ 询问病史以及体格检查 □ 初步诊断和治疗方案 □ 住院医师完成住院志、首次病程、上级医师查房等病历书写 □ 完善术前检查	□ 上级医师查房 □ 进一步完善术前检查 □ 等待术前检查结果	□ 上级医师查房，术前评估 □ 决定手术方案 □ 向患儿家属交代围术期注意事项并签署手术知情同意书、输血同意书、自费用品同意书等 □ 麻醉医师看患儿并签署麻醉同意书等 □ 完成各项术前准备
重点医嘱	长期医嘱： □ 二级护理 □ 普通饮食 临时医嘱： □ 血、尿、便常规 □ 凝血功能 □ 肝、肾功能 □ 感染性疾病筛查 □ 骨盆 X 线正位片 □ 心电图	长期医嘱： □ 二级护理 □ 普通饮食	长期医嘱： □ 二级护理 □ 普通饮食 临时医嘱： □ 手术医嘱，清洁皮肤等 □ 应用抗菌药物 □ 备血 □ 术中 X 线摄片申请单
主要护理工作	□ 入院宣教，介绍医护人员、病房环境、设施和设备 □ 入院护理评估 □ 执行术前检查	□ 等待检查结果 □ 家属沟通	□ 做好术前准备 □ 提醒家属患儿术前禁食、禁水 □ 家属术前的心理护理
病情变异记录	□ 无 □ 有，原因： 1. 2.	□ 无 □ 有，原因： 1. 2.	□ 无 □ 有，原因： 1. 2.
护士签名			
医师签名			

时间	住院第 4 天 （手术日）	住院第 5 天 （术后 1 日）	住院第 6 天 （术后 2 日）
主要诊疗工作	□ 手术 □ 向患儿家属交代手术过程情况以及术后注意事项 □ 完成手术记录 □ 上级医师查房 □ 患儿一般状态，患肢血运情况，足趾活动情况	□ 上级医师查房 □ 完成常规病程记录 □ 观察患儿术后一般情况 □ 切口情况 □ 石膏情况	□ 上级医师查房 □ 完成常规病程记录
重点医嘱	**长期医嘱：** □ 一级护理 □ 禁食 □ 全身麻醉下行 X 侧髋关节切开复位、骨盆截骨/髋臼成形、股骨短缩旋转截骨术＋石膏固定术 □ 静脉抗菌药物 □ 注意患肢血运活动情况 □ 注意石膏护理 **临时医嘱：** □ 静脉补液 □ 输血后复查血常规	**长期医嘱：** □ 二级护理 □ 普通饮食 □ 抗菌药物 **临时医嘱：** □ 补液支持 □ 复查血常规 □ 镇痛等对症处理	**长期医嘱：** □ 二级护理 □ 普通饮食 □ 抗菌药物 **临时医嘱：** □ 补液支持 □ 复查 X 线片
主要护理工作	□ 监护患儿生命体征及呼吸情况 □ 术后护理 □ 术后应用抗菌药物及补液	□ 注意患儿一般情况 □ 术后护理 □ 注意肢端血运和石膏护理	□ 注意患儿一般情况 □ 术后护理 □ 注意肢端血运和石膏护理
病情变异记录	□ 无 □ 有，原因： 1. 2.	□ 无 □ 有，原因： 1. 2.	□ 无 □ 有，原因： 1. 2.
护士签名			
医师签名			

时间	住院第 7~9 天 （术后 3~5 日）	住院第 10~12 天 （出院日）
主要 诊疗 工作	□ 上级医师查房 □ 住院医师完成病程记录 □ 切口换药（必要时）	□ 上级医师查房，进行手术以及伤口评估，确 　定有无手术并发症和伤口愈合不良的情况， 　明确是否出院 □ 完成住院志、病案首页、出院小结等 □ 向家属交代复诊时间
重 点 医 嘱	**长期医嘱：** □ 二级护理 □ 普通饮食 □ 抗菌药物	**出院医嘱：** □ 根据伤口愈合情况，预约换药拆线的时间 □ 定期随诊 □ 石膏护理
主要 护理 工作	□ 观察患儿病情变化 □ 注意石膏以及肢端血运	□ 注意石膏以及肢端血运 □ 指导家属办理出院手续 □ 出院宣教
病情 变异 记录	□ 无 □ 有，原因： 1. 2.	□ 无 □ 有，原因： 1. 2.
护士 签名		
医师 签名		

第十八章
小儿房间隔缺损临床路径释义

一、小儿房间隔缺损编码

疾病名称及编码：房间隔缺损（继发孔型）（ICD-10：Q21.102）
手术操作名称及编码：心房间隔缺损假体修补术（ICD-9-CM-3：35.51）
　　　　　　　　　　心房间隔缺损组织补片修补术（ICD-9-CM-3：35.61）
　　　　　　　　　　心房间隔缺损修补术（ICD-9-CM-3：35.71）

二、临床路径检索方法

Q21.102 伴 35.51/35.61/35.71　　　出院科别：儿科

三、小儿房间隔缺损临床路径标准住院流程

（一）适用对象

第一诊断为房间隔缺损（继发孔型）（ICD-10：Q21.102）行房间隔缺损直视修补术（ICD-9-CM-3：35.51/35.61/ 35.71），年龄在 18 岁以下的患儿。

> 释义
>
> ■ 本路径适用对象为临床诊断为单纯房间隔缺损（继发孔型）的患儿。本路径不包括原发孔型房间隔缺损、静脉窦型房间隔缺损及冠状窦型房间隔缺损。
> ■ 房间隔缺损的治疗多样，本路径仅针对的是外科直视修补术。

（二）诊断依据

根据《临床诊疗指南·心血管外科学分册》（中华医学会编著，人民卫生出版社）。
1. 病史：可有心脏杂音，活动后心悸、气促等。
2. 体征：可以出现胸骨左缘 2~3 肋间收缩期柔和杂音，第二心音固定分裂等。
3. 辅助检查：心电图、胸部 X 线平片、超声心动图等。

> 释义
>
> ■ 本路径的制定主要参考国内权威参考书籍和诊疗指南。
> ■ 大多数房间隔缺损由于分流量有限，小儿期患儿往往没有明显的临床症状，而仅在查体时发现心脏杂音。大多数房间隔缺损患儿在胸骨左缘 2~3 肋间可闻及 2~3 级的收缩期杂音，一般不会超过 3/6 级。肺动脉瓣听诊区第二心音固定分裂在房间隔缺损中较有特征性，随年龄增长而越加明显。

■ 房间隔缺损的心电图表现为电轴右偏、右心室肥大和不完全性右束支传导阻滞。小的房间隔缺损患儿心电图表现可正常。中等大小房间隔缺损的典型 X 线征象是肺血增多，右心房、右心室增大，肺动脉段突出。超声心动是临床诊断的主要手段，具有重要的临床指导意义。通过超声心动图检查可以明确房间隔缺损的大小、部位和数目，估测肺动脉高压的程度，判断有无其他合并畸形。

（三）治疗方案的选择

根据《临床技术操作规范·心血管外科学分册》（中华医学会编著，人民军医出版社）。房间隔缺损（继发孔型）直视修补术（ICD-9-CM-3：35.51/35.61/35.71）。

释义

■ 房间隔缺损的治疗方法随着外科技术的进步和医疗材料的完善而不断发展变化。

■ 目前可采用胸骨正中切口手术，或右腋下切口手术进行治疗，可根据情况选用补片修补或者直接缝合。房间隔缺损介入封堵术或者镶嵌治疗不在本路径中。

（四）标准住院日一般不超过 15 天

释义

■房间隔缺损的患儿入院后，术前准备 1~3 天，在入院第 2~4 天实施手术，术后恢复 5~11 天出院。只要总住院时间不超过 15 天，均符合本路径要求。

（五）进入路径标准

1. 第一诊断必须符合 ICD-10：Q21.102 房间隔缺损（继发孔型）疾病编码。
2. 有适应证，无禁忌证。
3. 不合并中度以上肺动脉高压的患儿。
4. 当患儿同时具有其他疾病诊断，但在住院期间不需要特殊处理也不影响第一诊断的临床路径流程实施时，可以进入路径。

释义

■手术的适应证选择：小的房间隔缺损有自行闭合的机会无临床症状，生长发育正常，超声检查心脏大小未见异常，一般不主张手术治疗。少数患儿因房间隔缺损较大，有相应临床症状或影响发育，超声检查右心房室中重度增大，则需尽早手术。一部分房间隔缺损可以在 3 岁左右行介入封堵治疗，而避免开刀手术。房间隔缺损<5mm，无临床症状，生长发育正常，无心脏负荷增加表现，不建议手术治疗。

■原发性房间隔缺损的病理变化完全不同于继发孔型房间隔缺损，手术矫治技术要求高，术后并发症发生率高；静脉窦型房间隔缺损多合并部分肺静脉异位引流，手术方式多样，矫治要求技术高；冠状窦型房间隔缺损也较复杂，如合并左上腔静脉矫治会相对困难。因此原发孔房间隔缺损、合并部分肺静脉异位引流的静脉窦型房间隔缺损及合并左上腔的冠状静脉窦型房间隔缺损不在本路径内。

■房间隔缺损合并其他心血管畸形，或房间隔缺损造成心肺功能损害者，临床需要相应的综合治疗手段处理，从而导致住院时间延长，治疗费用增加，治疗效果受影响，因此不应入选本临床路径。

■单纯房间隔缺损导致中度以上的肺动脉高压的患儿（排除患儿比较严重的肺炎或肺不张），其肺血管的病理改变均较为严重，对此类患儿，术前需对患儿病情进行充分评估，治疗费用上可能出现较大的变异。为便于进行统一的医疗质量管理，本路径将合并重度肺动脉高压的患儿排除在入选标准之外。

■只要是采用直视修补，无论房间隔缺损直接缝合还是补片修补（自体心包补片或者人工材料补片），均适用本径路。

■经入院常规检查发现以往所没有发现的畸形，而该疾病可能对患儿健康的损害更为严重，或者该疾病可能影响手术实施、增加手术或麻醉的风险、影响预后，则应优先考虑治疗该种疾病，暂不宜进入本路径。如心功能不全、肝肾功能不全、凝血功能障碍等。

■若以往患有以上疾病，经合理治疗后达到稳定，或者目前尚需持续用药，经评估无手术及麻醉禁忌，则可进入本临床路径。

（六）术前准备（术前评估）不超过 3 天

1. 必需的检查项目：
（1）血常规、尿常规、便常规。
（2）肝肾功能、电解质、血型、凝血功能、感染性疾病筛查（乙型肝炎、丙型肝炎、梅毒、艾滋病等）。
（3）心电图、胸部 X 线平片、超声心动图。
2. 根据情况可选择的检查项目：如心肌酶、24 小时动态心电图、肺功能检查、血气分析、心脏增强 CT 等。

释义

■术前常规检查包括血常规、尿常规、便常规，肝肾功能、电解质、血型、凝血功能、感染性疾病筛查（乙型肝炎、丙型肝炎、梅毒、艾滋病等），心电图、胸部 X 线平片、超声心动图检查必须在术前完成，是确保手术治疗安全、有效的基础，相关人员应认真分析检查结果，以便及时发现异常情况并采取对应处理。

■患儿近期有过感冒、发热，可检查心肌酶，建议常规检查心肌酶，若异常增高则不宜进入本路径治疗。

■既往有反复呼吸道疾病病史或胸廓明显畸形患儿，应进行肺功能检查。

■如可能合并其他畸形可以做增强 CT 检查，进一步明确诊断。

(七) 预防性抗菌药物选择与使用时机

抗菌药物使用：按照《抗菌药物临床应用指导原则（2015 年版）》（国卫办医发〔2015〕43 号）执行，并根据患儿的病情决定抗菌药物的选择与使用时间。可使用第二代头孢菌素类抗菌药物，术前 30 分钟至 1 小时静脉注射，总预防时间一般不超过 24 小时，个别情况可延长至 48 小时。如皮试过敏者可调整使用抗菌药物。

> **释义**
>
> ■ 房间隔缺损修补术属于Ⅰ类切口手术，但由于有心腔内手术操作、异物植入等易感因素存在，且一旦感染可导致严重后果，因此，可按照规定适当预防性应用抗菌药物，通常选择第二代头孢菌素。

(八) 手术日一般在入院 3~4 天

1. 麻醉方式：全身麻醉。
2. 体外循环辅助下房间隔缺损修补术。
3. 手术植入物：缺损补片材料、胸骨固定线等。
4. 术中用药：麻醉和体外循环常规用药。
5. 输血及血液制品：视术中情况而定。

> **释义**
>
> ■ 本路径规定的房间隔缺损修补手术均是在全身麻醉、体外循环辅助下实施。其他一些非体外循环辅助下继发孔型房间隔缺损介入封堵或者镶嵌治疗不包括在本路径中。
>
> ■ 对于房间隔缺损修补可以采用补片、自体心包修补或者直接缝合。
>
> ■ 术中用药依据麻醉医师和体外循环师选择相关药品，维护术中血流动力学稳定，减少损伤。
>
> ■ 是否输入血制品，要看患儿情况，术中由体外循环医师选择。

(九) 术后住院恢复~-10 天

1. 术后转监护病房，持续监测治疗。
2. 病情平稳后转回普通病房。
3. 必须复查的检查项目：血常规、血电解质、肝肾功能胸部 X 线平片。必要时查超声心动图、心电图等。
4. 抗菌药物使用：按照《抗菌药物临床应用指导原则（2015 年版）》（国卫办医发〔2015〕43 号）执行，并根据患儿的病情决定抗菌药物的选择与使用时间。可使用第二代头孢菌素类抗菌药物，如出现术后感染，可结合药敏试验结果选择抗菌药物。

> **释义**
>
> ■ 房间隔缺损修补术后早期应对患儿进行持续的监测治疗，以便及时掌握病情变化。主管医师评估患儿病情平稳后，方可终止持续监测。

■根据患儿病情需要，开展相应的检查及治疗。检查项目不只限于路径中规定的必须复查的项目，可根据需要增加，如血气分析、凝血功能分析等。必要时可增加同一项目的检查频次。

■术后常规应用第二代头孢菌素，如果有药敏试验结果，或者血常规异常，肺部病变重，可选取敏感抗菌药物或更高级抗菌药物，甚至联用多种抗菌药物。

（十）出院标准

1. 患儿一般情况良好，体温正常，完成复查项目。
2. 引流管拔除，切口愈合无感染。
3. 没有需要住院处理的并发症。

> **释义**
>
> ■患儿出院前不仅应完成必须复查的项目，且复查项目应无明显异常，切口愈合良好。若检查结果明显异常，主管医师应进行仔细分析并作出相应处置。

（十一）变异及原因分析

1. 围术期并发症等可造成住院日延长或费用超出参考费用标准。
2. 手术耗材的选择：由于病情不同，使用不同的内植物和耗材，导致住院费用存在差异。
3. 入院后手术前发生不宜手术的情况。
4. 术中发现可能需要矫治的其他心脏大血管畸形。
5. 医师认可的变异原因分析。
6. 其他患儿方面的原因等。

> **释义**
>
> ■变异是指入选临床路径的患儿未能按路径流程完成医疗行为或者未达到预期的医疗质量控制目标。这包含三个方面的情况：①按路径流程完成治疗，但出现非预期结果，可能需要后续进一步处理。如本路径治疗后出现严重的房性心律失常等。②按路径流程完成治疗，但超出路径的时限或限定费用。如实际住院日超出标准住院日要求，或未能在规定的手术日时间限定内实施手术等。③不能按照路径流程完成治疗，患儿需要中途退出路径。如治疗过程中出现严重并发症，导致必须终止路径或需要转入其他路径进行治疗等。对这些患儿，主管医师均应进行变异原因的分析，并在临床路径的表单中予以说明。
>
> ■房间隔缺损的并发症主要有心律失常（房性心律失常）、房间隔缺损残余分流、心包积液、神经系统或其他系统并发症以及切口感染、延迟愈合。
>
> ■医师认可的变异原因主要指患儿入选路径后，医师在检查及治疗过程中发现患儿同时存在一些事前未预知的对本路径治疗可能产生影响的情况，需要终止执行路径或者延长治疗时间，增加治疗费用。医师需要在表单中说明。
>
> ■因患儿主观方面的原因，导致执行路径发生变异，也需要医师在表单中说明。

四、推荐表单

(一) 医师表单

小儿房间隔缺损临床路径医师表单

适用对象：第一诊断为房间隔缺损继发孔型 (ICD-10: Q21.102)
行房间隔缺损直视修补术 (ICD-9-CM-3: 35.51/35.61/35.71)

患儿姓名：	性别：　　年龄：　　门诊号：	住院号：
住院日期：　　年　月　日	出院日期：　　年　月　日	标准住院日：≤15 天

时间	住院第 1~2 天	住院第 2~3 天	住院第 3~4 天 (手术日)
主要诊疗工作	□ 病史询问，体格检查 □ 完成入院病历书写 □ 安排相关检查 □ 上级医师查房	□ 汇总检查结果 □ 完成术前准备与术前评估 □ 术前讨论，确定手术方案 □ 完成术前小结、上级医师查房记录等病历书写 □ 向患儿及家属交代病情及围手术期注意事项 □ 签署手术知情同意书、自费用品协议书、输血同意书	□ 气管插管，建立深静脉通路，建立有创血压监测 □ 手术 □ 术后转入监护病房 □ 术者完成手术记录 □ 完成术后病程记录 □ 向患儿家属交代手术情况及术后注意事项
重点医嘱	**长期医嘱：** □ 先天性心脏病护理常规 □ 一级护理 □ 饮食 □ 患儿既往基础用药 **临时医嘱：** □ 血常规、尿常规、便常规 □ 血型、凝血功能、电解质、肝肾功能、传染性疾病筛查 □ X 线胸片、心电图、超声心动图 □ 必要时增强 CT 或者 MRI 检查	**长期医嘱：** □ 强心、利尿、补钾治疗 **临时医嘱：** □ 拟于明日在全身麻醉体外循环下行房间隔缺损修补术 □ 备皮 □ 备血 □ 术前晚灌肠 □ 术前禁食、禁水 □ 术前镇静药（酌情） □ 其他特殊医嘱	**长期医嘱：** □ 心脏体外循环直视术后护理 □ 禁食 □ ICU 监护 □ 持续血压、心电及血氧饱和度监测 □ 呼吸机辅助呼吸 □ 清醒后拔除气管插管（酌情） □ 预防用抗菌药物 □ 强心利尿治疗 **临时医嘱：** □ 床旁 X 线胸片 □ 其他特殊医嘱
病情变异记录	□ 无　□ 有，原因： 1. 2.	□ 无　□ 有，原因： 1. 2.	□ 无　□ 有，原因： 1. 2.
医师签名			

时间	住院第 4~6 天 （术后 1~2 日）	住院第 6~10 天 （术后 3~6 日）	住院第 8~14 天 （术后 5~10 日）
主要诊疗工作	□ 各级医师查房 □ 观察切口有无血肿，渗血 □ 拔除胸管（根据引流量） □ 拔除尿管 □ 拔除气管插管撤离呼吸机 □ 患儿出监护室回普通病房	□ 各级医师查房 □ 安排相关复查并分析检查结果 □ 观察切口情况	□ 检查切口愈合情况并拆线 □ 确定患儿可以出院 □ 向患儿交代出院注意事项复查日期 □ 通知出院处 □ 开出院诊断书 □ 完成出院记录
重点医嘱	**长期医嘱：** □ 一级护理 □ 饮食（根据年龄） □ 氧气吸入 □ 心电、无创血压及血氧饱和度监测 □ 预防用抗菌药物 □ 强心、利尿、补钾治疗（酌情） **临时医嘱：** □ 大换药 □ 复查血常规及相关指标 □ 其他特殊医嘱	**长期医嘱：** □ 一级护理（酌情） □ 饮食 □ 停监测（酌情） □ 停抗菌药物（酌情） **临时医嘱：** □ 拔除深静脉置管并行留置针穿刺（酌情） □ 复查 X 线胸片、心电图、超声心动图以及血常规，血生化全套 □ 大换药	**临时医嘱：** □ 通知出院 □ 出院带药 □ 拆线换药
病情变异记录	□ 无　□ 有，原因： 1. 2.	□ 无　□ 有，原因： 1. 2.	□ 无　□ 有，原因： 1. 2.
医师签名			

（二）护士表单

小儿房间隔缺损临床路径护士表单

适用对象：第一诊断为房间隔缺损继发孔型（ICD-10：Q21.102）
　　　　　行房间隔缺损直视修补术（ICD-9-CM-3：35.51/35.61/35.71）

患儿姓名：		性别：　　年龄：　　门诊号：		住院号：
住院日期：　　年　月　日		出院日期：　　年　月　日		标准住院日：≤15 天

时间	住院第 1~2 天	住院第 2~3 天	住院第 3~4 天（手术日）
健康宣教	□ 入院宣教 □ 介绍主管医师、责任护士 □ 介绍环境、设施 □ 介绍住院注意事项 □ 介绍探视和陪床制度和要求	□ 术前宣教 □ 提醒患儿按时禁食、禁水 □ 其他	□ 通知患儿家属 CICU 购买的物品
护理处置	□ 核对患儿，佩戴腕带 □ 建立入院护理病历 □ 协助患儿留取各种标本 □ 测量血压心率呼吸	□ 术前准备（备皮，外周静脉留置套管针等） □ 药物灌肠 □ 佩戴腕带	□ 观察患儿病情变化 □ 定期记录重要监测指标
基础护理	□ 一级护理 □ 晨晚间护理 □ 安全护理 □ 完善检查 □ 评估患儿情况	□ 一级护理 □ 晨晚间护理 □ 安全护理 □ 完善检查	□ 特级护理 □ 接收手术患儿 □ 核对患儿及资料，应用血制品情况
专科护理	□ 护理查体 □ 病情观察 □ 吸氧（酌情） □ 雾化（酌情）	□ 护理查体 □ 体温监测 □ 术前医嘱的执行	□ 与麻醉医师和手术医师交接病情 □ 心脏体外循环直视术后护理 □ 评价患儿状态及危重程度 □ 循环系统护理（生命体征，体温，尿量） □ 呼吸系统管理（妥善固定气管插管，呼吸机监测，保持呼吸道通畅，拔出气管插管准备） □ 管道管理（静脉通路，动脉测压，引流管管理，胃管，尿管护理） □ 切口护理 □ 监测血气情况 □ 压疮护理
重点医嘱	□ 详见医嘱执行单	□ 详见医嘱执行单	□ 详见医嘱执行单
病情变异记录	□ 无　□ 有，原因： 1. 2.	□ 无　□ 有，原因： 1. 2.	□ 无　□ 有，原因： 1. 2.
护士签名			

时间	住院第 4~6 天 （术后 1~2 日）	住院第 6~10 天 （术后 3~6 日）	住院第 8~14 天 （术后 5~10 日）
健康 宣教	□ 术后护理宣教	□ 术后护理宣教 □ 指导家属进行术后护理	出院护理指导： □ 术后健康指导 □ 指导复诊事宜
护理 处置	□ 遵医嘱进行相关护理	□ 从 CICU 转运患儿到普通病房	□ 帮助办理出院手续
基础 护理	□ 晨晚间护理 □ 排泄管理 □ 患儿安全管理	□ 晨晚间护理 □ 排泄管理 □ 患儿安全管理	□ 晨晚间护理 □ 排泄管理 □ 患儿安全管理
专 科 护 理	观察患儿病情： □ 血压、心电及血氧饱和度 □ 呼吸机辅助呼吸（或氧气吸入或 CPAP 呼吸支持） □ 血气 □ 伤口敷料 □ 引流情况 □ 记录生命体征 □ 记录 24 小时出入量 □ 拔除气管插管 □ 拔除导尿管，胃管 □ 执行各项医嘱	执行护理操作： □ 观察患儿病情 □ 观察伤口敷料 □ 术后康复指导 □ 振动仪排痰治疗 □ 叩胸拍背 □ 经鼻、口腔吸痰 □ 指导喂养 □ 按时服药 □ 记录生命体征 □ 记录 24 小时出入量	□ 出院带药 □ 发出院带药 □ 协助医师讲解服药方法 □ 其他 □ 终末消毒
重点 医嘱	□ 详见医嘱执行单	□ 详见医嘱执行单	□ 详见医嘱执行单
病情 变异 记录	□ 无　　□ 有，原因： 1. 2.	□ 无　□ 有，原因： 1. 2.	□ 无　□ 有，原因： 1. 2.
护士 签名			

（三）患儿家属表单

小儿房间隔缺损临床路径患儿家属表单

适用对象：第一诊断为房间隔缺损继发孔型（ICD-10：Q21.102）
行房间隔缺损直视修补术（ICD-9-CM-3：35.51/35.61/35.71）

患儿姓名：	性别： 年龄： 门诊号：	住院号：
住院日期： 年 月 日	出院日期： 年 月 日	标准住院日：≤15 天

时间	住院第 1~2 天	住院第 2~3 天	住院第 3~4 天（手术日）
医患配合	□ 配合询问病史、收集资料，务必详细告知既往史、用药史、过敏史 □ 配合进行体格检查 □ 有任何不适告知医师	□ 配合完善术前检查前相关检查 □ 医师向家属介绍病情，签手术同意书，自费用品同意书，输血同意书	□ 医师向家属交代手术情况，术后情况
护患配合	□ 配合测量体温、脉搏、呼吸血压、体重 □ 配合完成入院护理评估（简单询问病史、过敏史、用药史） □ 接受入院宣教配合执行探视和陪伴制度 □ 有任何不适告知护士	□ 配合测量体温、脉搏、呼吸血压 □ 接受术前宣教 □ 配合进行术前准备，如备皮，抽取血样	□ 配合进行术后护理操作
饮食	□ 遵医嘱饮食	□ 遵医嘱禁食	□ 遵医嘱禁食、禁水
排泄	□ 正常排尿便	□ 正常排尿便	□ 正常排尿便
活动	□ 正常活动	□ 正常活动	□ 卧床

时间	住院第 4~6 天 （术后 1~2 日）	住院第 6~10 天 （术后 3~6 日）	住院第 8~14 天 （术后 5~10 日）
医患配合	□ 配合医师各种操作，及抽血检查 □ 配合医师进行体格检查	□ 配合医师进行术后检查及抽血检验 □ 配合医师进行体格检查	□ 接受出院前指导，康复指导及用药指导 □ 知道复查程序 □ 知道复印病历程序
护患配合	□ 配合进行术后肺部护理 □ 接受输液、服药等治疗 □ 配合护士进行生活护理 □ 配合活动，预防皮肤压力伤 □ 配合执行探视及陪伴	□ 配合进行术后肺部护理 □ 接受输液、服药等治疗 □ 配合护士进行生活护理 □ 配合活动，预防皮肤压力伤 □ 配合执行探视及陪伴	□ 接受出院宣教 □ 办理出院手续 □ 获取出院带药
饮食	□ 限量饮食和水	□ 限量饮食和水	□ 限量饮食和水
排泄	□ 正常排尿便	□ 正常排尿便	□ 正常排尿便
活动	□ 限制活动	□ 限制活动	□ 限制活动

附：原表单（2016 年版）

小儿房间隔缺损临床路径表单

适用对象：第一诊断为房间隔缺损继发孔型（ICD-10：Q21.102）
行房间隔缺损直视修补术（ICD-9-CM-3：35.51/35.61/35.71）

患儿姓名：　　　　　性别：　　年龄：　　门诊号：　　住院号：

住院日期：　　年　月　日　　出院日期：　　年　月　日　　标准住院日：≤15 天

时间	住院第 1~2 天	住院第 2~3 天	住院第 3~4 天（手术日）
主要诊疗工作	□ 病史询问，体格检查 □ 完成入院病历书写 □ 安排相关检查 □ 上级医师查房	□ 汇总检查结果 □ 完成术前准备与术前评估 □ 术前讨论，确定手术方案 □ 完成术前小结、上级医师查房记录等病历书写 □ 向患儿及家属交代病情及围术期注意事项 □ 签署手术知情同意书、自费用品协议书、输血同意书	□ 气管插管，建立深静脉通路 □ 手术 □ 术后转入监护病房 □ 术者完成手术记录 □ 完成术后病程记录 □ 向患儿家属交代手术情况及术后注意事项
重点医嘱	**长期医嘱：** □ 先天性心脏病护理常规 □ 一级护理 □ 饮食 □ 患儿既往基础用药 **临时医嘱：** □ 血常规、尿常规、便常规血型、凝血功能、电解质、肝肾功能、感染性疾病筛查 □ X 线胸片、心电图、超声心动图	**长期医嘱：** □ 强心、利尿、补钾治疗 **临时医嘱：** □ 拟于明日在全身麻醉体外循环下行房间隔缺损修补术 □ 备皮 □ 备血 □ 血型 □ 术前晚灌肠 □ 术前禁食、禁水 □ 术前镇静药（酌情） □ 其他特殊医嘱	**长期医嘱：** □ 心脏体外循环直视术后护理 □ 禁食 □ ICU 监护 □ 持续血压、心电及血氧饱和度监测 □ 呼吸机辅助呼吸 □ 清醒后拔除气管插管（酌情） □ 预防用抗菌药物 **临时医嘱：** □ 床旁 X 线胸片 □ 其他特殊医嘱
主要护理工作	□ 入院宣教（环境、设施、人员等） □ 入院护理评估（营养状况、性格变化等）	□ 术前准备（备皮等） □ 术前宣教（提醒患儿按时禁水等）	□ 观察患儿病情变化 □ 定期记录重要监测指标
病情变异记录	□ 无 □ 有，原因： 1. 2.	□ 无 □ 有，原因： 1. 2.	□ 无 □ 有，原因： 1. 2.
护士签名			
医师签名			

时间	住院第 4~6 天 （术后 1~2 日）	住院第 6~10 天 （术后 3~6 日）	住院第 8~14 天 （术后 5~10 日）
主要诊疗工作	□ 医师查房 □ 观察切口有无血肿，渗血 □ 拔除胸管（根据引流量） □ 拔除尿管 □ 拔除气管插管撤离呼吸机 □ 患儿出监护室回普通病房	□ 医师查房 □ 安排相关复查并分析检查结果 □ 观察切口情况	□ 检查切口愈合情况并拆线 □ 确定患儿可以出院 □ 向患儿交代出院注意事项 □ 复查日期 □ 通知出院处 □ 开出院诊断书 □ 完成出院记录
重点医嘱	长期医嘱： □ 一级护理 □ 半流质饮食 □ 氧气吸入 □ 心电、无创血压及血氧饱和度监测 □ 预防用抗菌药物 □ 强心、利尿、补钾治疗（酌情） 临时医嘱： □ 心电图 □ 大换药 □ 复查血常规及相关指标 □ 其他特殊医嘱	长期医嘱： □ 二级护理（酌情） □ 饮食 □ 停监测（酌情） □ 停抗菌药物（酌情） 临时医嘱： □ 拔除深静脉置管并行留置针穿刺（酌情） □ 复查 X 线胸片、心电图、超声心动图以及血常规，血生化全套 □ 大换药	临时医嘱： □ 通知出院 □ 出院带药 □ 拆线换药
主要护理工作	□ 观察患儿情况 □ 记录生命体征 □ 记录 24 小时出入量 □ 术后康复指导	□ 患儿一般状况及切口情况 □ 鼓励患儿下床活动，利于恢复 □ 术后康复指导	□ 帮助办理出院手续 □ 康复宣教
病情变异记录	□ 无　□ 有，原因： 1. 2.	□ 无　□ 有，原因： 1. 2.	□ 无　□ 有，原因： 1. 2.
护士签名			
医师签名			

备注：
1. 院内感染（是/否）_____院感名称：_____
2. 预防性使用抗菌药物的原因：_____抗菌药物名称：_____使用时间：___天
3. 延长住院时间原因：_____
4. 退径（是/否）____退径原因：_____
5. 其他特殊事项及原因：_____

第十九章

小儿室间隔缺损临床路径释义

一、小儿室间隔缺损编码

疾病名称及编码：室间隔缺损（ICD-10：Q21.0）

手术操作名称及编码：心室间隔缺损假体修补术：（ICD-9-CM-3 35.53）

室间隔缺损组织补片修补术（ICD-9-CM-3 35.62）

心室间隔缺损修补术（ICD-9-CM-3 35.72）

二、临床路径检索方法

Q21.0伴35.53/35.62/35.72　　出院科别：儿科

三、小儿室间隔缺损直视修补术临床路径标准住院流程

（一）适用对象

第一诊断为室间隔缺损（ICD-10：Q21.0），行室间隔缺损直视修补术（ICD-9-CM-3：35.53/35.62/ 35.72），年龄在18岁以下的患儿。

> **释义**
>
> ■本路径适用对象为临床诊断为先天性室间隔缺损的患儿，包括常见的干下型、嵴内型、嵴下型、膜周部缺损等。
>
> ■室间隔缺损的治疗手段多种，本路径针对的是体外循环下心内直视修补术。

（二）诊断依据

根据《临床诊疗指南·心血管外科学分册》（中华医学会编著，人民卫生出版社）。

1. 病史：发现心脏杂音，可伴有反复呼吸道感染，生长发育迟缓等。

2. 体征：可有胸骨左缘3~4肋间全收缩期粗糙杂音等。

3. 辅助检查：心电图、胸部X线平片、超声心动图等。

> **释义**
>
> ■本路径的制定主要参考国内权威参考书籍和诊疗指南。
>
> ■室间隔缺损分流量的大小决定患儿的症状，大的室间隔缺损超过主动脉直径的1/2，患儿可有反复呼吸道感染，明显的发育不良，如果出现上述情况应当尽早手术。如果缺损很小，患儿无明显症状，发育也不受影响，可以选择择期手术。

■ 典型室间隔缺损的患儿在胸骨左缘第 3~4 肋间全收缩期杂音，向右胸传导，常伴有震颤。室间隔缺损大小及位置对杂音的变化可产生一定的影响，如大型室间隔缺损伴有肺动脉高压的患儿，收缩期杂音缩短，多无震颤，肺动脉第二心音明显亢进。肌小梁部室间隔缺损，其直径随而变化，杂音最响部位常偏低，可在心尖部，收缩晚期可消失。干下型室间隔缺损，杂音最响位置可出现在胸骨左缘第 2~3 肋间。

■ 室间隔缺损较小者，心电图可以正常或仅提示左心室肥大、左心房增大。室间隔缺损较大并伴有肺动脉高压者，心电图表现为左、右心均增大。若心电图以右心增大为主要表现，常提示存在阻力性肺动脉高压。

■ 室间隔缺损较小者，胸部 X 线平片可正常或左心房、左心室增大，主动脉弓大小正常。室间隔缺损较大且分流量较大者，X 线平片可显示全心增大，主动脉弓大小正常或偏小，肺动脉主干及其分支明显增粗，呈明显肺血增多征象，随时间延长出现肺动脉高阻力改变。室间隔缺损较大并伴有肺血管阻力升高者，心影可不大，肺动脉主支明显增粗，但血管影不粗甚至变细。

■ 超声心动图是临床诊断的主要手段，具有重要的临床指导意义。通过超声心动图检查可以明确室间隔缺损的大小、部位；同时可精确描述心室流出道、主动脉瓣及房室瓣情况，以利于对室间隔缺损是否合并其他心脏畸形加以判断，而且可以对心功能进行测定，估测肺动脉高压的程度。但与心导管检查相比，其对肺血流量的测定、肺动脉压力的测定仍缺乏精确的数据。对合并重度肺动脉高压的患儿，心导管检查仍是确定手术适应证的重要依据。

（三）治疗方案的选择

根据《临床技术操作规范·心血管外科学分册》（中华医学会编著，人民军医出版社）室间隔缺损直视修补术（ICD-9-CM-3：35.53/35.62/ 35.72）。

> **释义**
>
> ■ 本路径只包括需要体外循环下行室间隔缺损修补术的患儿，非体外循环下的镶嵌治疗或者介入封堵治疗则不在此路径内。切口可选择正中切口或者右腋下切口进行。

（四）标准住院日为 11~15 天

> **释义**
>
> ■ 室间隔缺损患儿入院后，术前准备一般 1~3 天，在 2~4 天实施手术，术后恢复 1 周左右，总住院时间不超过 15 天均符合本路径要求。

（五）进入路径标准

1. 第一诊断必须符合 ICD-10：Q21.0 室间隔缺损疾病编码。

2. 有适应证，无禁忌证。

3. 不合并重度肺动脉高压的患儿。

4. 当患儿同时具有其他疾病诊断，但在住院期间不需要特殊处理也不影响第一诊断的临床路径流程实施时，可以进入路径。

释义

■ 本路径适用对象为临床诊断为先天性室间隔缺损的患儿，常见于下型缺损、嵴内型缺损、嵴下型缺损、膜周缺损。原发性间隔缺损归类于房室通道缺损因此不在本路径内。

■ 中小型室间隔缺损的患儿由于存在自行闭合的可能，无临床症状，生长发育正常，且可密切随访下，择期手术，小型室间隔缺损，无临床症状，生长发育正常，无心脏负荷增加表现，是否手术虽仍有争议，但是由于手术安全性的提高，仍建议学龄前手术治疗。大型室间隔缺损出现充血性心力衰竭及肺炎内科治疗困难者，可于出生后 3 个月限期手术；内科治疗满意而无心力衰竭者，可在出生后 6 个月手术治疗。

■ 多发肌部室间隔缺损病理变化较为复杂，手术矫治技术要求高，术后并发症发生率高，少数病例需分期手术治疗，本路径将其排除在路径以外。

■ 室间隔缺损合并其他心血管畸形，或室间隔缺损造成严重心肺功能损害者，临床需要相应的综合治疗手段处理，从而导致住院时间延长，治疗费用增加，治疗效果受影响，因此不应入选本临床路径。

■ 单纯室间隔缺损而导致重度肺动脉高压的患儿，其肺血管的病理改变均较为严重。对此类患儿，术前对适应证的充分评估及围术期对肺动脉的严格处理是治疗成功的关键，这些特殊检查及处理会导致治疗时间和治疗疗费用上出现较大的变异。为便于统一的医疗质量管理，本路径将合并重度肺动脉高压的患儿排除在入选标准以外。

■ 经入院常规检查发现以往所没有发现的疾病，而可能对患儿健康的损害更为严重，或者可能影响手术、增加手术或麻醉风险，影响预后，则应优先考虑治疗该病种，暂不进入路径径。例如心功能不全，肝肾功能不全，严重的凝血障碍等。

■ 若以往患有以上疾病，经合理治疗后达到稳定，或者目前尚需持续用药，经评估无手术及麻醉禁忌，则可进入临床路径。

（六）术前准备（术前评估）2~3 天

1. 必需的检查项目：

（1）血常规、尿常规、便常规。

（2）肝肾功能、电解质、血型、凝血功能、感染性疾病筛查（乙型肝炎、丙型肝炎、梅毒、艾滋病等）。

（3）心电图、胸部 X 线平片、超声心动图。

2. 根据情况可选择的检查项目：如心肌酶、24 小时动态心电图、肺功能检查、心脏增强CT 等。

释义

■ 常规的术前检查有助于明确病情，排除手术隐患，有助于手术的安全

■ 患儿近期有过感冒及发热病史，可检查心肌酶，若异常增高则不宜进入本路径治疗。

■ 既往有呼吸道症状或者明显的胸廓畸形，应行肺功能检查。

■ 如可能合并其他畸形可以做增强 CT 检查，进一步明确诊断。

（七）预防性抗菌药物选择与使用时机

抗菌药物使用：按照《抗菌药物临床应用指导原则（2015 年版）》（国卫办医发〔2015〕43 号）执行，并根据患儿的病情决定抗菌药物的选择与使用时间。可使用第二代头孢菌素类抗菌药物，术前 30 分钟至 1 小时静脉注射，总预防时间一般不超过 24 小时，个别情况可延长至 48 小时。如皮试过敏者可调整使用抗菌药物。

释义

■ 室间隔缺损修补手术属于 I 类切口手术，但由于有心腔内手术操作、异物植入等易感因素存在，且一旦感染可导致严重后果。因此，可按规定适当预防性应用抗菌药物，通常选用第二代头孢菌素。

（八）手术日为入院第 3~4 天

1. 麻醉方式：全身麻醉。
2. 体外循环辅助下室间隔缺损修补术。
3. 手术植入物：缺损补片材料、胸骨固定钢丝等。
4. 术中用药：麻醉和体外循环常规用药。
5. 输血及血液制品：视术中情况而定。

释义

■ 本路径规定的室间隔缺损修补手术均是在全身麻醉、体外循环辅助下实施。其他一些非体外循环辅助下室间隔缺损封堵治疗技术或镶嵌治疗均不包括在此路径中。

■ 对于室间隔缺损修补补，直接缝合或采用补片修补缺损，均为本路径范围。补片材料可选用自体心包或人工材料。

（九）术后住院恢复 5~10 天

1. 术后转监护病房，持续监测治疗。
2. 病情平稳后转回普通病房。
3. 必须复查的检查项目：血常规、血电解质、肝肾功能胸部 X 线平片。必要时查超声心动图、心电图等。

4. 抗菌药物使用：按照《抗菌药物临床应用指导原则（2015年版）》（国卫办医发〔2015〕43号）执行，并根据患儿的病情决定抗菌药物的选择与使用时间。可使用第二代头孢菌素类抗菌药物，如头孢呋辛钠。如出现术后感染，可结合药敏试验结果选择抗菌药物。

> **释义**
>
> ■ 室间隔缺损修补术后早期应对患儿进行持续的监测治疗，以便及时掌握病情变化。主管医师评估患儿病情平稳后，方可终止持续监测。
>
> ■ 根据患儿病情需要，开展相应的检查及治疗。检查项目不只限于路径中规定的必须复查的项目，可根据需要增加，如血气分析、凝血功能分析等。必要时可增加同一项目的检查频次。
>
> ■ 术后常规应用第二代头孢菌素，如果有药敏试验结果，或者血常规异常，肺部病变重，可选取敏感抗菌药物或更高级抗菌药物，甚至联用多种抗菌药物。

（十）出院标准

1. 患儿一般情况良好，体温正常，完成复查项目。
2. 切口愈合好：引流管拔除，伤口无感染。
3. 没有需要住院处理的并发症。

> **释义**
>
> ■ 患儿出院前不仅应完成必须复查的项目，且复查项目应无明显异常。切口愈合良好，若检查结果明显异常，主管医师应进行仔细分析并作出相应处置。

（十一）变异及原因分析

1. 围术期并发症等可造成住院日延长或费用超出参考费用标准。
2. 手术耗材的选择：由于病情不同，使用不同的内植物和耗材，导致住院费用存在差异。
3. 入院后手术前发生不宜手术的情况。
4. 术中发现可能需要矫治的其他心脏大血管畸形。
5. 医师认可的变异原因分析。
6. 其他患儿方面的原因等。

> **释义**
>
> ■ 变异是指入选临床路径的患儿未能按路径流程完成医疗行为或者未达到预期的医疗质量控制目标。这包含三个方面的情况：①按路径流程完成治疗，但出现非预期结果，可能需要后续进一步处理。如本路径治疗后室间隔残余分流、三度房室传导阻滞，术中发现其他畸形等。②按路径流程完成治疗，但超出路径的时限或限定费用。如实际住院日超出标准住院日要求，或未能在规定的手术日时间限定内实施手术等。③不能按照路径流程完成治疗，患儿需要中途退出路径。如治疗过程中出现严重并发症，导致必须终止路径或需要转入其他路径进行治疗等。对这些患儿，主管医师均应进行变异原因的分析，并在临床路径的表单中予以说明。

■ 室间隔缺损的并发症主要有心律失常（房室传导阻滞），室间隔缺损残余分流，瓣膜反流（主动脉瓣反流、三尖瓣反流），神经系统或其他系统并发症，以及切口感染、延迟愈合。

■ 医师认可的变异原因主要指患儿入选本路径后，医师在检查及治疗过程中发现患儿同时存在一些事前未预知的对本路径治疗可能产生影响的情况，需要终止执行路径或者延长治疗时间，增加治疗费用。医师需要在表单中说明。

■ 因患儿主观方面的原因，导致执行路径发生变异，也需要医师在表单中说明。

四、推荐表单

（一）医师表单

小儿室间隔缺损临床路径医师表单

适用对象：第一诊断为室间隔缺损（ICD10：Q21.0）

行室间隔缺损直视修补术（ICD-9-CM-3：35.53/35.62/35.72）

| 患儿姓名： | 性别： | 年龄： | 门诊号： | 住院号： |

| 住院日期： 年 月 日 | 出院日期： 年 月 日 | 标准住院日：11~15 天 |

时间	住院第 1~2 天	住院第 2~3 天	住院第 3~4 天（手术日）
主要诊疗工作	□ 病史询问，体格检查 □ 完成入院病历书写 □ 安排相关检查 □ 上级医师查房	□ 汇总检查结果 □ 完成术前准备与术前评估 □ 术前讨论，确定手术方案 □ 完成术前小结、上级医师查房记录等病历书写 □ 向患儿及家属交代病情及围术期注意事项 □ 签署手术知情同意书、自费用品协议书、输血同意书	□ 气管插管，建立深静脉通路，建立有创血压监测 □ 手术 □ 术后转入监护病房 □ 术者完成手术记录 □ 完成术后病程记录 □ 向患儿家属交代手术情况及术后注意事项
重点医嘱	**长期医嘱：** □ 先天性心脏病护理常规 □ 一级护理 □ 饮食 □ 患儿既往基础用药 **临时医嘱：** □ 血常规、尿常规、便常规 □ 血型、凝血功能、电解质、肝肾功能、传染性疾病筛查 □ X 线胸片、心电图、超声心动图 □ 必要时增强 CT 或者磁共振检查	**长期医嘱：** □ 强心、利尿、补钾治疗 **临时医嘱：** □ 拟于明日在全身麻醉体外循环下行房间隔缺损修补术 □ 备皮 □ 备血 □ 术前晚灌肠 □ 术前禁食、禁水 □ 术前镇静药（酌情） □ 其他特殊医嘱	**长期医嘱：** □ 心脏体外循环直视术后护理 □ 禁食 □ ICU 监护 □ 持续血压、心电及血氧饱和度监测 □ 呼吸机辅助呼吸 □ 清醒后拔除气管插管（酌情） □ 预防用抗菌药物 □ 强心利尿治疗 **临时医嘱：** □ 床旁 X 线胸片 □ 其他特殊医嘱
病情变异记录	□ 无 □ 有，原因： 1. 2.	□ 无 □ 有，原因： 1. 2.	□ 无 □ 有，原因： 1. 2.
医师签名			

时间	住院第4~6天 （术后1~2日）	住院第6~10天 （术后3~6日）	住院第8~14天 （术后5~10日）
主要诊疗工作	□ 各级医师查房 □ 观察切口有无血肿，渗血 □ 拔除胸管（根据引流量） □ 拔除尿管 □ 拔除气管插管撤离呼吸机 □ 患儿出监护室回普通病房	□ 各级医师查房 □ 安排相关复查并分析检查结果 □ 观察切口情况	□ 检查切口愈合情况并拆线 □ 确定患儿可以出院 □ 向患儿交代出院注意事项复查日期 □ 通知出院处 □ 开出院诊断书 □ 完成出院记录
重点医嘱	长期医嘱： □ 一级护理 □ 饮食（根据年龄） □ 氧气吸入 □ 心电、无创血压及血氧饱和度监测 □ 预防用抗菌药物 □ 强心、利尿、补钾治疗（酌情） 临时医嘱： □ 大换药 □ 复查血常规及相关指标 □ 其他特殊医嘱	长期医嘱： □ 一级护理（酌情） □ 饮食 □ 停监测（酌情） □ 停抗菌药物（酌情） 临时医嘱： □ 拔除深静脉置管并行留置针穿刺（酌情） □ 复查X线胸片、心电图、超声心动图以及血常规、血生化全套 □ 大换药	临时医嘱： □ 通知出院 □ 出院带药 □ 拆线换药
病情变异记录	□ 无 □ 有，原因： 1. 2.	□ 无 □ 有，原因： 1. 2.	□ 无 □ 有，原因： 1. 2.
医师签名			

（二）护士表单

小儿室间隔缺损临床路径护士表单

适用对象：第一诊断为室间隔缺损（ICD10：Q21.0）

行室间隔缺损直视修补术（ICD-9-CM-3：35.53/35.62/35.72）

| 患儿姓名： | 性别： 年龄： 门诊号： | 住院号： |

| 住院日期： 年 月 日 | 出院日期： 年 月 日 | 标准住院日：11~15 天 |

时间	住院第 1~2 天	住院第 2~3 天	住院第 3~4 天 （手术日）
健康宣教	□ 入院宣教 □ 介绍主管医师、责任护士 □ 介绍环境、设施 □ 介绍住院注意事项 □ 介绍探视和陪床制度和要求	□ 术前宣教 □ 提醒患儿按时禁食、禁水 □ 其他	□ 通知患儿家属 CICU 购买的物品
护理处置	□ 核对患儿，佩戴腕带 □ 建立入院护理病历 □ 协助患儿留取各种标本 □ 测量血压心率呼吸	□ 术前准备（备皮，外周静脉留置套管针等） □ 药物灌肠 □ 佩戴腕带	□ 观察患儿病情变化 □ 定期记录重要监测指标
基础护理	□ 一级护理 □ 晨晚间护理 □ 安全护理 □ 完善检查 □ 评估患儿情况	□ 一级护理 □ 晨晚间护理 □ 安全护理 □ 完善检查	□ 特级护理 □ 接收手术患儿 □ 核对患儿及资料，应用血制品情况
专科护理	□ 护理查体 □ 病情观察 □ 吸氧（酌情） □ 雾化（酌情）	□ 护理查体 □ 体温监测 □ 术前医嘱的执行	□ 与麻醉医师和手术医师交接病情 □ 心脏体外循环直视术后护理 □ 评价患儿状态及危重程度 □ 循环系统护理（生命体征，体温，尿量） □ 呼吸系统管理（妥善固定气管插管，呼吸机监测，保持呼吸道通畅，拔出气管插管准备） □ 管道管理（静脉通路，动脉测压，引流管管理，胃管，尿管护理） □ 切口护理 □ 监测血气情况 □ 压疮护理
重点医嘱	□ 详见医嘱执行单	□ 详见医嘱执行单	□ 详见医嘱执行单
病情变异记录	□ 无 □ 有，原因： 1. 2.	□ 无 □ 有，原因： 1. 2.	□ 无 □ 有，原因： 1. 2.
护士签名			

时间	住院第 4~6 天 （术后 1~2 日）	住院第 6~10 天 （术后 3~6 日）	住院第 8~14 天 （术后 5~10 日）
健康 宣教	□ 术后护理宣教	□ 术后护理宣教 □ 指导家属进行术后护理	□ 出院护理指导 □ 术后健康指导 □ 指导复诊事宜
护理 处置	□ 遵医嘱进行相关护理	□ 从 CICU 转运患儿到普通病房	□ 帮助办理出院手续
基础 护理	□ 晨晚间护理 □ 排泄管理 □ 患儿安全管理	□ 晨晚间护理 □ 排泄管理 □ 患儿安全管理	□ 晨晚间护理 □ 排泄管理 □ 患儿安全管理
专科 护理	□ 观察患儿病情 □ 血压、心电及血氧饱和度 □ 呼吸机辅助呼吸（或氧气吸 　 入或 CPAP 呼吸支持） □ 血气 □ 伤口敷料 □ 引流情况 □ 记录生命体征 □ 记录 24 小时出入量 □ 拔除气管插管 □ 拔除导尿管，胃管 □ 执行各项医嘱	□ 执行护理操作 □ 观察患儿病情 □ 观察伤口敷料 □ 术后康复指导 □ 振动仪排痰治疗 □ 叩胸拍背 □ 经鼻、口腔吸痰 □ 指导喂养 □ 按时服药 □ 记录生命体征 □ 记录 24 小时出入量	□ 出院带药 □ 发出院带药 □ 协助医师讲解服药方法 □ 其他 □ 终末消毒
重点 医嘱	□ 详见医嘱执行单	□ 详见医嘱执行单	□ 详见医嘱执行单
病情 变异 记录	□ 无　□ 有，原因： 1. 2.	□ 无 □ 有，原因： 1. 2.	□ 无　□ 有，原因： 1. 2.
护士 签名			

（三）患儿家属表单

小儿室间隔缺损临床路径患儿家属表单

适用对象：第一诊断为室间隔缺损（ICD10：Q21.0）

行室间隔缺损直视修补术（ICD-9-CM-3：35.53/35.62/35.72）

患儿姓名：	性别：	年龄：	门诊号：	住院号：
住院日期：　年　月　日	出院日期：　年　月　日			标准住院日：11~15天

时间	住院第1~2天	住院第2~3天	住院第3~4天（手术日）
医患配合	□ 配合询问病史、收集资料，务必详细告知既往史、用药史、过敏史 □ 配合进行体格检查 □ 有任何不适告知医师	□ 配合完善术前检查前相关检查 □ 医师向家属介绍病情，签手术同意书，自费用品同意书，输血同意书	□ 医师向家属交代手术情况，术后情况
护患配合	□ 配合测量体温、脉搏、呼吸血压、体重 □ 配合完成入院护理评估（简单询问病史、过敏史、用药史） □ 接受入院宣教配合执行探视和陪伴制度 □ 有任何不适告知护士	□ 配合测量体温、脉搏、呼吸血压 □ 接受术前宣教 □ 配合进行术前准备，如备皮，抽取血样	□ 配合进行术后护理操作
饮食	□ 遵医嘱饮食	□ 遵医嘱禁食、禁水	□ 遵医嘱禁食、禁水
排泄	□ 正常排尿便	□ 正常排尿便	□ 正常排尿便
活动	□ 正常活动	□ 正常活动	□ 卧床

时间	住院第 4~6 天 （术后 1~2 日）	住院第 6~10 天 （术后 3~6 日）	住院第 8~14 天 （术后 5~10 日）
医患配合	□ 配合医师各种操作，及抽血检查 □ 配合医师进行体格检查	□ 配合医师进行术后检查及抽血检验 □ 配合医师进行体格检查	□ 接受出院前指导，康复指导及用药指导 □ 知道复查程序 □ 知道复印病历程序
护患配合	□ 配合进行术后肺部护理 □ 接受输液、服药等治疗 □ 配合护士进行生活护理 □ 配合活动，预防皮肤压力伤 □ 配合执行探视及陪伴	□ 配合进行术后肺部护理 □ 接受输液、服药等治疗 □ 配合护士进行生活护理 □ 配合活动，预防皮肤压力伤 □ 配合执行探视及陪伴	□ 接受出院宣教 □ 办理出院手续 □ 获取出院带药
饮食	□ 限量饮食和水	□ 限量饮食和水	□ 限量饮食和水
排泄	□ 正常排尿便	□ 正常排尿便	□ 正常排尿便
活动	□ 限制活动	□ 限制活动	□ 限制活动

附：原表单（2016 年版）

室间隔缺损临床路径表单

适用对象：第一诊断为室间隔缺损（ICD10：Q21.0）
行室间隔缺损直视修补术（ICD-9-CM-3：35.53/35.62/35.72）

患儿姓名：	性别： 年龄： 门诊号：	住院号：
住院日期： 年 月 日	出院日期： 年 月 日	标准住院日：11~15 天

时间	住院第 1 天	住院第 2~3 天	住院第 3~4 天（手术日）
主要诊疗工作	□ 病史询问，体格检查 □ 完成入院病历书写 □ 安排相关检查 □ 上级医师查房	□ 汇总检查结果 □ 完成术前准备与术前评估 □ 术前讨论，确定手术方案 □ 完成术前小结、上级医师查房记录等病历书写 □ 向患儿及家属交代病情及围术期注意事项 □ 签署手术知情同意书、自费用品协议书、输血同意书	□ 气管插管，建立深静脉通路 □ 手术 □ 术后转入重症监护病房 □ 术者完成手术记录 □ 完成术后病程记录 □ 向患儿家属交代手术情况及术后注意事项
重点医嘱	**长期医嘱：** □ 先天性心脏病护理常规 □ 二级护理 □ 饮食 □ 患儿既往基础用药 **临时医嘱：** □ 血常规、尿常规、便常规 □ 血型、凝血功能、电解质、肝肾功能、感染性疾病筛查 □ X 线胸片、心电图、超声心动图 □ 肺功能（必要时） □ 冠状动脉造影（必要时）	**长期医嘱：** □ 强心、利尿、补钾治疗 **临时医嘱：** □ 拟于明日在全身麻醉体外循环下行室间隔缺损修补术 □ 备皮 □ 备血 □ 术前晚灌肠 □ 术前禁食、禁水 □ 术前镇静药（酌情） □ 其他特殊医嘱	**长期医嘱：** □ 心脏体外循环直视术后护理 □ 禁食 □ 持续血压、心电及血氧饱和度监测 □ 呼吸机辅助呼吸 □ 预防用抗菌药物 □ 血管活性药（酌情） **临时医嘱：** □ 床旁心电图、X 线胸片 □ 其他特殊医嘱
主要护理工作	□ 入院宣教（环境、设施、人员等） □ 入院护理评估（营养状况、性格变化等）	□ 术前准备（备皮等） □ 术前宣教（提醒患儿按时禁水等）	□ 随时观察患儿病情变化 □ 记录生命体征 □ 记录 24 小时出入量 □ 定期记录重要监测指标
病情变异记录	□ 无 □ 有，原因： 1. 2.	□ 无 □ 有，原因： 1. 2.	□ 无 □ 有，原因： 1. 2.
护士签名			
医师签名			

日期	住院第 5~6 天 （术后 1~2 日）	住院第 7~10 天 （术后 3~6 日）	住院第 11~14 天 （术后 5~10 日）
主要诊疗工作	□ 医师查房 □ 清醒后拔除气管插管 □ 转回普通病房 □ 观察切口有无血肿，渗血 □ 拔除胸管（根据引流量） □ 拔除尿管	□ 医师查房 □ 安排相关复查并分析检查结果 □ 观察切口情况	□ 检查切口愈合情况并拆线 □ 确定患儿可以出院 □ 向患儿交代出院注意事项复查日期 □ 通知出院处 □ 开出院诊断书 □ 完成出院记录
重点医嘱	**长期医嘱：** □ 一级护理 □ 半流质饮食 □ 氧气吸入 □ 心电、无创血压及血氧饱和度监测 □ 预防用抗菌药物 □ 强心、利尿、补钾治疗（酌情） **临时医嘱：** □ 心电图 □ 大换药 □ 复查血常规及相关指标 □ 其他特殊医嘱	**长期医嘱：** □ 二级护理（酌情） □ 饮食 □ 停监测（酌情） □ 停抗菌药物（酌情） **临时医嘱：** □ 拔除深静脉置管并行留置针穿刺（酌情） □ 复查胸部 X 线平片、心电图、超声心动图以及血常规，血生化 □ 大换药	**临时医嘱：** □ 通知出院 □ 出院带药 □ 拆线换药
主要护理工作	□ 观察患儿情况 □ 记录生命体征 □ 记录 24 小时出入量 □ 术后康复指导	□ 患儿一般状况及切口情况 □ 鼓励患儿下床活动，利于恢复 □ 术后康复指导	□ 帮助患儿办理出院手续 □ 康复宣教
病情变异记录	□ 无　□ 有，原因： 1. 2.	□ 无　□ 有，原因： 1. 2.	□ 无　□ 有，原因： 1. 2.
护士签名			
医师签名			

备注：

1. 院内感染（是/否）＿＿＿＿院感名称：＿＿＿＿＿＿＿＿＿

2. 预防性使用抗菌药物的原因：＿＿＿＿＿＿＿＿抗菌药物名称：＿＿＿＿＿使用时间：＿＿＿天

3. 延长住院时间原因：＿＿＿＿＿＿＿＿＿＿＿＿＿＿＿＿＿＿＿＿＿＿＿＿

4. 退径（是/否）＿＿＿退径原因：＿＿＿＿＿＿＿＿＿＿＿＿＿＿＿＿＿＿＿＿

5. 其他特殊事项及原因：＿＿＿＿＿＿＿＿＿＿＿＿＿＿＿＿＿＿＿＿＿＿＿

第二十章

单侧隐睾（腹股沟型）临床路径释义

一、单侧隐睾（腹股沟型）编码

1. 原编码：

疾病名称及编码：单侧腹股沟型隐睾（ICD-10：Q53.901）

手术操作名称及编码：单侧睾丸下降固定术（ICD-10-CM-3：62.5001）

2. 修改编码：

疾病名称及编码：单侧腹股沟型隐睾（ICD-10：Q53.101）

手术操作名称及编码：睾丸固定术（ICD-9-CM-3：62.5）

二、临床路径检索方法

Q53.101 伴 62.5　　出院科别：儿科

三、单侧隐睾（腹股沟型）临床路径标准住院流程

（一）适用对象

第一诊断为单侧腹股沟型隐睾（ICD-10：Q53.901）。

行单侧睾丸下降固定术（ICD-10-CM-3：62.5001）。

> **释义**
>
> ■ 本路径适用对象为临床诊断为隐睾或睾丸下降不全，查体睾丸位于腹股沟的患儿，如合并睾丸位于腹腔内、滑动睾丸、回缩睾丸、睾丸异位、缺如等情况，需进入其他相应路径。

（二）诊断依据

根据《临床诊疗指南·小儿外科学分册》（中华医学会编著，人民卫生出版社）、《临床技术操作规范·小儿外科学分册》（中华医学会编著，人民军医出版社）。

隐睾是指男婴出生后单侧或双侧睾丸未降至阴囊而停留在其正常下降过程中的任何一处。

典型的单侧腹股沟型隐睾体格检查：患侧阴囊发育较差，空虚，阴囊内无法触及睾丸组织，可在腹股沟区触及睾丸样组织，但是不能推送进入阴囊。

辅助检查：对于体检触诊不满意的患儿，可以行B超检查明确睾丸位置。

> **释义**
>
> ■ 本路径的制订主要参考国内权威参考书籍和诊疗指南。

■临床表现和查体是诊断隐睾的主要依据，患侧阴囊扁平、发育差、不对称，触诊患侧阴囊空虚，无睾丸。部分隐睾患儿睾丸发育差，查体不配和，睾丸发育小，查体触诊睾丸不满意，可行超声检查。但阴囊内不能扪及睾丸并非全为隐睾，应注意和回缩性睾丸、滑动性睾丸鉴别。经反复仔细检查，大多数隐睾可在腹股沟区被扪及，压之胀痛，可与腹股沟淋巴结鉴别。

（三）治疗方案的选择

根据《临床诊疗指南·小儿外科学分册》（中华医学会编著，人民卫生出版社）、《临床技术操作规范·小儿外科学分册》（中华医学会编著，人民军医出版社）。

单侧睾丸下降固定术或腹腔镜睾丸下降固定术。

释义

■隐睾确诊后需要尽早治疗，使处于不正常位置的睾丸降至正常阴囊位置，以增加睾丸生精能力，减少小儿及家长的心理压力，对早期发现患侧恶变的睾丸有利。

■出生后6个月，睾丸仍未下降则自行下降的机会极少，本病确诊后需要在1岁左右完成手术。手术可采取标准的睾丸下降固定术，取腹股沟切口，分离并结扎鞘状突，游离睾丸及精索血管，在无张力下将睾丸固定于阴囊中下1/3处。上述离断鞘状突、游离精索血管步骤也可在腹腔镜下完成。

（四）标准住院日3~4天

释义

■隐睾患儿入院后第1天，完善术前检查，备皮；第2天，全身麻醉下行睾丸下降固定术；第3~4天，术后观察，患儿意识清醒，伤口无渗血、血肿，睾丸位置正常者可出院。

（五）进入路径标准

1. 第一诊断必须符合 ICD-10：Q53.101 隐睾疾病编码。

2. 单侧、体表可触及睾丸的隐睾，可以进入路径。

3. 已排除睾丸发育不良、性别畸形。

4. 当患儿同时具有其他疾病诊断，但在住院期间不需要特殊处理也不影响第一诊断的临床路径实施时，可以进入路径。

释义

■本路径适用对象为临床诊断为隐睾，查体可于腹股沟触及睾丸的患儿，如合并睾丸位于腹腔内、回缩睾丸、滑动隐睾、睾丸异位、缺如等情况，需进入其他相应路径。

（六）术前准备1~2天

1. 必需的检查项目：
（1）实验室检查：血常规、尿常规、肝肾功能、电解质、凝血功能、感染性疾病筛查。
（2）心电图，X线胸片（正位），腹股沟、阴囊超声。
2. 根据病情选择的项目：
（1）泌尿系超声。
（2）超声心动图（心电图异常者）。

> **释义**
>
> ■ 血常规、尿常规是最基本的常规检查，进入路径的患儿均需完成。肝肾功能、电解质、血糖、凝血功能、心电图、X线胸片可评估有无基础疾病，是否影响住院时间、费用及其治疗预后；血型、感染性疾病筛查用于手术前和输血前准备。
>
> ■ 阴囊和腹股沟超声是诊断隐睾最主要的术前检查，为术前了解睾丸发育情况、大小和位置提供了信息。

（七）预防性抗菌药物选择与使用时机

抗菌药物使用：按照《抗菌药物临床应用指导原则（2015年版）》（国卫办医发〔2015〕43号）执行。原则上不应用抗菌药物。

> **释义**
>
> ■ 隐睾手术为Ⅰ类手术切口，严格按照无菌操作的原则下，术后无需使用抗菌药物。如术后发热、寒战，可根据血常规、血培养等证据给予抗炎治疗。

（八）手术日为入院第2~3天

1. 麻醉方式：全身麻醉。
2. 手术方式：睾丸下降固定术或腹腔镜睾丸下降固定术。
3. 术中用药：麻醉常规用药。

> **释义**
>
> ■ 小儿隐睾手术应在全身麻醉下完成，术前无感染征象可不用预防性抗炎治疗。

（九）术后住院恢复1天

术后需要复查的项目：根据患儿病情决定。

> **释义**
>
> ■ 术后观察患儿食欲、精神状态恢复情况。术后3天可于门诊进行伤口换药，同时了解伤口愈合情况，有无伤口感染、裂开，皮下有无血肿等。

（十）出院标准

1. 一般情况良好，伤口无出血、无感染。
2. 没有需要住院处理的并发症。

> 释义
>
> ■ 患儿无发热，饮食食欲良好，大小便正常，伤口愈合良好，无阴囊肿胀、渗血等情形，则可出院。

（十一）变异及原因分析

1. 围术期并发症等造成住院日延长和费用增加。
2. 术后有明显阴囊血肿、持续高热、切口感染等并发症。

> 释义
>
> ■ 小儿抵抗力相对较弱，手术后容易出现上呼吸道感染症状，如发热、咳嗽、流涕、喘息等，可造成住院日延长。位置较高的隐睾，由于腹膜后游离精索的创面大，出现伤口渗血、皮下血肿、阴囊肿胀的可能风险增加。

四、单侧隐睾（腹股沟型）给药方案

睾丸固定术属于Ⅰ类切口，原则上不应用抗菌药物。

五、推荐表单

(一) 医师表单

单侧隐睾（腹股沟型）临床路径医师表单

适用对象：第一诊断为单侧腹股沟型隐睾（ICD-10：Q53.101）

　　　　　行睾丸固定术（ICD-9-CM-3：62.5）

患儿姓名：	性别：　　年龄：　　门诊号：	住院号：
出院日期：　　年　月　日	出院日期：　　年　月　日	标准住院日：3~4 天

时间	住院第1~2天	住院第2~3天（手术日）	住院第3~4天（术后1日）
主要诊疗工作	□ 询问病史与体格检查 □ 完成病历书写 □ 常规相关检查 □ 上级医师查房与手术前评估 □ 向患儿监护人交代病情，签署手术知情同意书、手术麻醉知情同意书	□ 早晨再次术前评估 □ 手术（睾丸下降固定术） □ 上级医师查房	□ 上级医师查房，对手术进行评估 □ 注意有无手术后并发症
重点医嘱	长期医嘱： □ 泌尿外科护理常规 □ 二级护理 □ 饮食：普通饮食/半流质饮食 临时医嘱： □ 血常规、凝血功能、肝肾功能、感染性疾病筛查 □ 尿便常规 □ 心电图、X线胸片（正位） □ B超（可选） □ 拟明日行左/右侧睾丸下降固定术 □ 5%葡萄糖氯化钠注射液250~500ml 术前慢滴（可选）	长期医嘱（术后医嘱）： □ 泌尿外科护理常规 □ 二级护理 □ 术后饮食：普通饮食/半流质饮食 临时医嘱（术后医嘱）： □ 继术中补液 □ 5% 葡萄糖氯化钠注射液 250~500ml 静滴（可选）	长期医嘱： □ 小儿外科护理常规 □ 二级护理 □ 饮食：普通饮食/半流质饮食 临时医嘱： □ 今日出院 □ 手术伤口换药（可选）
主要护理工作	□ 入院宣教：介绍病房环境、设施和设备、安全教育 □ 入院护理评估 □ 静脉采血 □ 指导患儿家长带患儿到相关科室进行心电图、X线胸片等检查	□ 观察患儿情况 □ 手术后生活护理 □ 夜间巡视	□ 观察患儿情况 □ 指导家长办理出院手续等事项 □ 出院宣教
病情变异记录	□ 无　□ 有，原因： 1. 2.	□ 无　□ 有，原因： 1. 2.	□ 无　□ 有，原因： 1. 2.

时间	住院第1~2天	住院第2~3天 （手术日）	住院第3~4天 （术后1日）
护士 签名			
医师 签名			

备注：

1. 院内感染（是/否）_____院感名称：_____
2. 预防性使用抗菌药物的原因：_____抗菌药物名称：_____使用时间：___天
3. 延长住院时间原因：_____
4. 退径（是/否）____退径原因：_____
5. 其他特殊事项及原因：_____

（二）护士表单

单侧隐睾（腹股沟型）临床路径护士表单

适用对象：第一诊断为单侧腹股沟型隐睾（ICD-10：Q53.101）

行睾丸固定术（ICD-9-CM-3：62.5）

患儿姓名：	性别：　年龄：　门诊号：	住院号：
出院日期：　　年　月　日	出院日期：　　年　月　日	标准住院日：3~4 天

时间	住院第 1~2 天	住院第 2~3 天 （手术日）	住院第 3~4 天 （出院日）
健康宣教	□ 入院宣教 □ 介绍主管医师、护士 □ 介绍环境、设施 □ 介绍住院注意事项 □ 介绍探视和陪伴制度 □ 介绍贵重物品制度 □ 介绍检查内容 □ 术前宣教及手术后注意事项	□ 告知手术后饮食 □ 主管护士与患儿及家长沟通，消除紧张情绪 □ 告知手术后可能出现的情况及应对方式	□ 观察皮肤有无血肿、感染等 □ 向家长交代出院后注意事项，预约复诊日期 □ 完成出院通知 □ 出院宣教
护理处置	□ 核对患儿，佩戴腕带 □ 建立入院护理病历 □ 协助患儿留取各种标本 □ 测量体重 □ 协助医师完成手术前的相关实验室检查	□ 睾丸固定术前准备 □ 禁食、禁水 □ 与手术室护士及麻醉医师完成三方核对	□ 遵医嘱给予对症治疗
基础护理	□ 二级护理 □ 晨晚间护理 □ 排泄管理 □ 患儿安全管理	□ 一级护理 □ 晨晚间护理 □ 排泄管理 □ 患儿安全管理	□ 指导家长办理出院手续等事项
专科护理	□ 护理查体 □ 病情观察 □ 需要时，填写坠床及压疮防范表 □ 需要时，请家属陪伴 □ 确定饮食种类 □ 心理护理	□ 病情观察 □ 注意伤口有无出血感染 □ 心理护理	□ 病情观察 □ 拔除尿管后观察排尿情况 □ 出院安全宣教
重点医嘱	□ 详见医嘱执行单	□ 详见医嘱执行单	□ 详见医嘱执行单
病情变异记录	□ 无　□ 有，原因： 1. 2.	□ 无　□ 有，原因： 1. 2.	□ 无　□ 有，原因： 1. 2.
护士签名			

（三）患儿家属表单

单侧隐睾（腹股沟型）临床路径患儿家属表单

适用对象：第一诊断为单侧腹股沟型隐睾（ICD-10：Q53.101）

行睾丸固定术（ICD-9-CM-3：62.5）

患儿姓名：		性别：　　年龄：　　门诊号：	住院号：
住院日期：　　年　月　日		出院日期：　　年　月　日	标准住院日：3~4 天

时间	入院	术前	手术日
医患配合	□ 配合询问病史、收集资料，务必详细告知既往史、用药史、过敏史 □ 配合对患儿进行体格检查	□ 配合完善手术前相关检查，如采血、留尿、心电图、X线胸片 □ 医师与患儿及家属介绍病情，睾丸固定术术前谈话、家长需签字表示同意	□ 配合完善相关检查 □ 配合医师安排做好术前禁食、禁水
护患配合	□ 配合测量体温、脉搏、呼吸3次，血压、体重1次 □ 配合完成入院护理评估（简单询问病史、过敏史、用药史） □ 接受入院宣教（环境介绍、病室规定、订餐制度、贵重物品保管等） □ 配合执行探视和陪伴制度 □ 有任何不适告知护士	□ 配合测量体温、脉搏、呼吸3次，询问大便1次 □ 接受手术前宣教 □ 接受饮食宣教 □ 接受药物宣教	□ 配合测量体温、脉搏、呼吸3次，询问大便1次 □ 送往手术室前，协助完成核对，带齐影像资料及用药 □ 返回病房后，配合接受生命体征的测量，配合检查意识（全身麻醉者） □ 接受饮食宣教：手术前禁食、禁水6小时 □ 接受药物宣教 □ 有任何不适告知护士
饮食	□ 遵医嘱饮食	□ 遵医嘱饮食	□ 术后，根据医嘱2小时后试饮水，无恶心呕吐进少量流质饮食或者半流质饮食
排泄	□ 正常排尿便	□ 正常排尿便	□ 正常排尿便
活动	□ 正常活动	□ 正常活动	□ 正常活动

时间	手术后	出院
医患 配合	□ 配合腹股沟伤口部查体 □ 配合完善术后检查，如采血等	□ 接受出院前指导 □ 知道复查程序 □ 获取出院诊断书
护 患 配 合	□ 配合定时测量生命体征、每日询问大便 □ 配合检查会阴部 □ 接受输液、服药等治疗 □ 接受进食、进水、排便等生活护理 □ 配合活动，预防皮肤压力伤 □ 注意活动安全，避免坠床或跌倒 □ 配合执行探视及陪伴	□ 接受出院宣教 □ 办理出院手续 □ 获取出院带药 □ 知道服药方法、作用、注意事项 □ 知道复印病历程序
饮食	□ 遵医嘱饮食	□ 遵医嘱饮食
排泄	□ 正常排尿便	□ 正常排尿便
活动	□ 正常适度活动，避免疲劳	□ 正常适度活动，避免疲劳

附：原表单（2016年版）

单侧隐睾（腹股沟型）临床路径表单

适用对象：第一诊断为单侧腹股沟型隐睾（ICD-10：Q53.101）

行睾丸下降固定术（ICD-10-CM-3：62.5001）

患儿姓名：	性别：　年龄：　门诊号：	住院号：
出院日期：　　年　月　日	出院日期：　　年　月　日	标准住院日：3~4 天

时间	住院第1~2天	住院第2~3天 （手术日）	住院第3~4天 （术后1日）
主要诊疗工作	□ 询问病史与体格检查 □ 完成病历书写 □ 常规相关检查 □ 上级医师查房与手术前评估 □ 向患儿监护人交代病情，签署手术知情同意书、手术麻醉知情同意书	□ 早晨再次术前评估 □ 手术（睾丸下降固定术） □ 上级医师查房	□ 上级医师查房，对手术进行评估 □ 注意有无手术后并发症
重点医嘱	长期医嘱： □ 泌尿外科护理常规 □ 二级护理 □ 饮食：普通饮食/半流质饮食 临时医嘱： □ 血常规、凝血功能、肝肾功能、感染性疾病筛查 □ 尿便常规 □ 心电图、X线胸片（正位） □ B超（可选） □ 拟明日行左/右侧睾丸下降固定术 □ 5%葡萄糖氯化钠注射液250~500ml 术前慢滴（可选）	长期医嘱（术后医嘱）： □ 泌尿外科护理常规 □ 二级护理 □ 术后饮食：普通饮食/半流质饮食 临时医嘱（术后医嘱）： □ 继术中补液 □ 5%葡萄糖氯化钠注射液250~500ml 静滴（可选）	长期医嘱： □ 小儿外科护理常规 □ 二级护理 □ 饮食：普通饮食/半流质饮食 临时医嘱： □ 今日出院 □ 手术伤口换药（可选）
主要护理工作	□ 入院宣教：介绍病房环境、设施和设备、安全教育 □ 入院护理评估 □ 静脉采血 □ 指导患儿家长带患儿到相关科室进行心电图、X线胸片等检查	□ 观察患儿情况 □ 手术后生活护理 □ 夜间巡视	□ 观察患儿情况 □ 指导家长办理出院手续等事项 □ 出院宣教
病情变异记录	□ 无　□ 有，原因： 1. 2.	□ 无　□ 有，原因： 1. 2.	□ 无　□ 有，原因： 1. 2.

续　表

时间	住院第1~2天	住院第2~3天 （手术日）	住院第3~4天 （术后1日）
护士 签名			
医师 签名			

备注：

1. 院内感染（是/否）_____院感名称：_____
2. 预防性使用抗菌药物的原因：_____抗菌药物名称：_____使用时间：____天
3. 延长住院时间原因：_____
4. 退径（是/否）____退径原因：_____
5. 其他特殊事项及原因：_____

第二十一章

先天性胆管扩张症临床路径释义

一、先天性胆管扩张症编码

先天性胆管扩张症为临床上最常见的一种先天性胆道畸形。其病变主要是指胆总管的一部分呈囊状或梭状扩张，有时可伴有肝内胆管扩张的先天性畸形。

疾病名称及编码：先天性胆管扩张症（ICD-10：Q44.5）

胆总管囊肿（ICD-10：Q44.4）

手术操作名称及编码：扩张胆总管切除、胆道重建术（ICD-9-CM-3：51.63）

二、临床路径检索方法

Q44.4/Q44.5 伴 51.63　　　出院科别：儿科

三、先天性胆管扩张症临床路径标准住院流程

（一）适用对象

第一诊断为先天性胆管扩张症（胆总管囊肿）（ICD-10：Q44.4/Q44.504）。

行扩张胆总管切除、胆道重建术（ICD-9-CM-3：51.6301）。

> **释义**
>
> - 本路径适用对象为临床诊断为先天性胆管扩张症的患儿。
> - 治疗方法：本路径针对的是扩张胆总管切除、胆道重建手术。

（二）诊断依据

根据《临床诊疗指南·小儿外科学分册》（中华医学会编著，人民卫生出版社）、《临床技术操作规范·小儿外科学分册》（中华医学会编著，人民军医出版社）、《小儿外科学》（施诚仁等主编，第4版，人民卫生出版社，2009）。

1. 本病有三个主要临床特征，即腹痛、黄疸和腹部肿块，具体病例可仅有其中的1或2项。

2. 影像学检查：超声可显示肝内外胆管扩张、结石、肝实质损害、胆囊壁增厚、胰管扩张和胰腺水肿等情况，CT或MRI亦可用于检查。

3. 实验室检查：血白细胞计数升高提示合并感染，血、尿淀粉酶升高提示胰胆管合流伴发胰腺炎，碱性磷酸酶、转氨酶升高提示肝功能不良，胆红素检查呈梗阻性黄疸等。

> **释义**
>
> - 本路径的制定主要参考国内权威参考书籍和诊疗指南。
> - 胆管扩张症患儿的临床表现通常分为两种：婴儿型和成人型。婴儿型通常在生后1~3个月表现为梗阻性黄疸、肝大和无胆汁粪便。成人型胆管扩张症通常在2岁以后才出现明显症状，通常是间歇性的。

■实验室检查不可能确诊胆管扩张症，但可以提示患儿的临床状况。超声是最好的筛查手段，可以显示胰胆管直径的变化，也可以提供一些关于肝密度及肝纤维化的信息。所有婴儿均需行超声检查。

（三）选择治疗方案的依据

根据《临床诊疗指南·小儿外科学分册》（中华医学会编著，人民卫生出版社）、《临床技术操作规范·小儿外科学分册》（中华医学会编著，人民军医出版社）、《小儿外科学》（施诚仁等主编，第4版，人民卫生出版社，2009）。
行扩张胆总管切除、胆道重建术（ICD-9-CM-3：51.6301）。

> **释义**
>
> ■扩张胆总管切除、胆道重建术：切除胆囊及扩张的胆总管，距屈氏韧带15cm的空肠处切断，空肠升支从横结肠后引至肝下，行肝总管空肠端侧吻合。在距肝总管空肠吻合口25cm处行空肠-空肠端侧吻合，并做矩形瓣防反流。
>
> ■胆管穿孔引起胆汁性腹膜炎、严重的胆管炎及患儿全身条件较差致囊肿切除困难的病例，为了减少对患儿的打击，可行囊肿外引流术，待患儿病情好转后，再次行根治手术。
>
> ■扩张胆总管切除、胆道重建术后有吻合口狭窄的可能，虽然概率较低，但如果出现，需再次手术。

（四）标准住院日 10~12 天

> **释义**
>
> ■肝总管与空肠是两种不同的组织，容易出现吻合口漏等。待肠功能恢复后进食，查看有无吻合口漏，方能决定可否出院。

（五）进入临床路径标准

1. 第一诊断必须符合 ICD-10：Q44.4/Q44.504 先天性胆管扩张症（胆总管囊肿）疾病编码。
2. 患儿一般情况良好，可耐受手术。
3. 当患儿合并其他疾病，但住院期间不需特殊处理，也不影响第一诊断的临床路径实施时，可以进入临床路径。
4. 因本病发生胆管穿孔或严重感染等，已行胆管或胆囊外引流术者不进入临床路径。

释义

■ 第一诊断符合此诊断患儿即可进入本路径。但因本病发生胆管穿孔或严重感染等，已行胆管或胆囊外引流术者不进入路径。此类患儿手术难度可能会增大，医疗费用可能会增加等。

■ 经入院常规检查发现以往没有发现的疾病，而该疾病可能对患儿健康影响更为严重，或者该疾病可能影响手术实施、增加手术和麻醉风险、影响预后，则应优先考虑治疗该种疾病，暂不宜进入本路径。如重症感染、心功能不全、肝肾功能不全、凝血功能障碍等。

■ 若既往患有上述疾病，经合理治疗后达到稳定，抑或目前尚需要持续用药，经评估无手术及麻醉禁忌，则可进入本路径。但可能会增加医疗费用，延长住院时间。

（六）术前准备（术前评估）3 天

1. 必需的检查项目：

（1）实验室检查：血常规、血型、C 反应蛋白、尿常规、肝肾功能、血淀粉酶、凝血功能、感染性疾病筛查、血电解质、血气分析。

（2）X 线胸片（正位）、心电图、超声心动图（心电图异常者）。

（3）超声。

2. 根据患儿情况可选择：CT、MRCP 或 ERCP 检查。

释义

■ 必查项目是确保手术治疗安全、有效开展的基础，在术前必须完成。相关人员应认真分析检查结果，以便及时发现异常情况并采取对应处置。

■ 实验室检查虽不可能确诊胆管扩张症，但可以提示患儿的临床状况，以便及时对症处理。

■ 内镜逆行胰胆管造影（ERCP）虽可以提供胰胆管连接异常的信息，也可以确诊胰腺分裂畸形等，但是其为有创操作，应优先选择无创检查——磁共振胰胆管造影（MRCP）。

（七）预防性抗菌药物选择与使用时机

1. 按照《抗菌药物临床应用指导原则》（卫医发〔2004〕285 号），并结合患儿病情决定选择。

2. 推荐药物治疗方案（使用《国家基本药物》的药物）。

3. 预防性用药时间为 1 天，术前因感染已应用抗菌药物或术中发现胆管或胰腺有炎症者不在此列。

释义

■ 抗菌药物的使用主要参考国内权威药物使用指南。如果存在胆管炎或胰腺炎等，可依照病情使用抗菌药物，必要时送各项病原学的检查。

（八）手术日为入院第 4 天

1. 麻醉方式：气管插管全身麻醉。
2. 预防性抗菌药物的给药方法：第二代头孢菌素类（如头孢呋辛）或第三代头孢菌素类（如头孢曲松或头孢哌酮）静脉输入，切开皮肤前 30 分钟开始给药，手术延长到 3 小时以上或大量失血时，补充 1 个剂量（用头孢曲松时无需追加剂量）。
3. 手术方式：开放经腹或腹腔镜辅助下扩张胆总管切除、肝总管空肠 Roux-Y 吻合。
4. 输血：视术中和术后情况而定。

> **释义**
>
> ■ 本路径规定的手术均是在全身麻醉辅助下实施的。一般不需要输血，但如果囊肿炎症重，或囊肿巨大，分离后创面渗血多，可根据具体病情输血或血制品。

（九）术后住院恢复 6~8 天

1. 必须复查的检查项目：血常规、C 反应蛋白、血电解质、肝肾功能、淀粉酶。
2. 术后抗菌药物：第二代头孢菌素类（如头孢呋辛）、第三代头孢菌素类（如头孢曲松或头孢哌酮）及甲硝唑，用药时间一般为 3~5 天。
3. 出院前超声检查：吻合口情况，有无胰腺水肿、腹水等。

> **释义**
>
> ■ 如果患儿术前有梗阻性黄疸及肝功能损害，或者有胰腺炎，淀粉酶升高情况，术后第 7 天需复查胆红素、转氨酶及淀粉酶恢复情况。
>
> ■ 术后第 3 天复查血常规及 CRP，如果无异常，可停用抗菌药物。

（十）出院标准

1. 一般情况好，无发热，消化道功能恢复好。
2. 切口愈合良好，引流管拔除后愈合良好，无瘘形成。
3. 无其他需要住院处理的并发症。

> **释义**
>
> ■ 患儿出院前不仅应完成必须复查的项目，且复查项目应无明显异常。若检查结果明显异常，主管医师应进行仔细分析并作出对应处置。

（十一）变异及原因分析

1. 术前合并其他基础疾病影响手术的患儿，需要进行相关的诊断和治疗。
2. 为进一步明确诊断，术中须常规抽取胆囊或扩张胆管内胆汁，检测淀粉酶水平、细菌培养加药敏试验；可行术中胆管造影显示胰胆合流情况和肝内胆管畸形，以利手术具体方式和抗菌药物的选择。
3. 有并发症（有严重肝功能损害及黄疸、胆管穿孔、急性胰腺炎、胆管出血或恶变等）的先天性胆管扩张症，则转入相应临床路径。

> **释义**
>
> ■ 胆管扩张症术前可能有严重的并发症，如胆管穿孔、急性胰腺炎、严重肝功能损害等，而这些并发症可能会增加根治手术的风险，因此，不能进入路径。
>
> ■ 医师认可的变异原因主要指患儿入选路径后，医师在检查及治疗过程中发现患儿合并存在一些事前未预知的对本路径治疗可能产生影响的情况，需要终止执行路径或者延长治疗时间、增加治疗费用。医师需在表单中明确说明。
>
> ■ 因患儿方面的主观原因导致执行路径出现变异，也需要医师在表单中予以说明。

四、先天性胆管扩张症给药方案

【用药选择】

1. 先天性胆管扩张症胆汁细菌培养，主要为大肠埃希菌、粪肠球菌、克雷伯菌属。重症胆道感染时，需尽早开始抗菌药物经验治疗，首选从胆道排泄的头孢哌酮。轻中度感染，可选用第二代头孢菌素。

2. 体温高、全身症状严重者应送血培养，以对症下药。

【药学提示】

头孢哌酮选用剂量多为 40~80mg/（kg·d），分 2 次或 3 次给予，重症感染可增加剂量至 150mg/（kg·d）。

【注意事项】

无感染症状，术前不必预防用药，术前 30 分钟给抗菌药物 1 剂即可。

五、推荐表单

（一）医师表单

先天性胆管扩张症临床路径医师表单

适用对象：第一诊断为先天性胆管扩张症（胆总管囊肿）（ICD-10：Q44.4/Q44.5）
行扩张胆总管切除、胆道重建术（ICD-9-CM-3：51.63）

患儿姓名：		性别：　　年龄：　门诊号：		住院号：
住院日期：　　年　月　日		出院日期：　　年　月　日		标准住院日：10~12 天

时间	住院第 1 天	住院第 2 天	住院第 3 天
主要诊疗工作	□ 询问病史与体格检查 □ 上级医师查房与术前评估 □ 确定诊断和手术日期 □ 与患儿家属沟通病情并予以指导	□ 确定所有检查结果符合诊断和手术条件，异常者分析处理后复查 □ 签署输血知情同意书	□ 向患儿监护人交代病情，签署手术知情同意书 □ 麻醉科医师探望患儿并完成麻醉前书面评估 □ 完成手术准备
重点医嘱	**长期医嘱：** □ 二级护理 □ 无渣低脂饮食 **临时医嘱：** □ 血常规、尿常规、C 反应蛋白、血型 □ 肝肾功能、血电解质、凝血功能、血淀粉酶或尿淀粉酶、乙型肝炎五项、丙型肝炎、艾滋病、梅毒 □ 心电图、X 线胸片 □ 超声 □ MRCP □ 超声心动图（必要时） □ ERCP（必要时）	**长期医嘱：** □ 二级护理 □ 无渣低脂半流质饮食 □ 给予广谱抗菌药物（必要时） □ 给予维生素 K_1（必要时）	**临时医嘱：** □ 明晨禁食 □ 拟明日全身麻醉下行扩张胆总管切除、胆道重建术 □ 开塞露或灌肠通便 □ 带预防性抗菌药物、胃管、导尿管各 1 根，集尿袋 1 只 □ 备血
病情变异记录	□无 □有，原因： 1. 2.	□无 □有，原因： 1. 2.	□无 □有，原因： 1. 2.
医师签名			

时间	住院第 4 天 （手术日）	住院第 5 天 （术后 1 日）	住院第 6 天 （术后 2 日）
主要诊疗工作	□ 完成胆总管切除、胆道重建术 □ 完成术后医嘱和检查 □ 上级医师查房 □ 向患儿家属交代手术后注意事项 □ 确定有无手术并发症 □ 确定有无麻醉并发症（麻醉科医师随访和书面评价）	□ 上级医师查房 □ 仔细观察患儿腹部体征变化，腹腔引流情况（如有），伤口有无出血等，对手术进行评估	□ 上级医师查房 □ 仔细观察患儿腹部体征变化，腹腔引流情况，伤口情况
重点医嘱	**长期医嘱：** □ 禁食 □ 一级护理 □ 心电监护，血压，SaO_2 □ 胃肠减压接负压吸引，记量 □ 留置导尿，记量 □ 如有腹腔引流，接袋，记量 □ 甲硝唑静脉滴注 □ 广谱抗菌药物 **临时医嘱：** □ 血常规、C 反应蛋白 □ 血电解质、血气分析、肝肾功能、淀粉酶（必要时） □ 按体重和出入量补液和电解质 □ 必要时按需输血	**长期医嘱：** □ 禁食、禁水 □ 二级护理 □ 甲硝唑静脉滴注 □ 广谱抗菌药物 □ 心电监护，血压，SaO_2 □ 胃肠减压接负压吸引，记量 □ 留置导尿，记量 □ 如有腹腔引流，接袋，记量 **临时医嘱：** □ 按体重和出入量补液和电解质	**长期医嘱：** □ 禁食、禁水 □ 二级护理 □ 甲硝唑静脉滴注 □ 广谱抗菌药物 □ 心电监护，血压，SaO_2 □ 胃肠减压接负压吸引，记量 □ 留置导尿，记量 □ 如有腹腔引流，接袋，记量 **临时医嘱：** □ 按体重和出入量补液和电解质
病情变异记录	□ 无 □ 有，原因： 1. 2.	□ 无 □ 有，原因： 1. 2.	□ 无 □ 有，原因： 1. 2.
医师签名			

时间	住院第 7 天 （术后 3 日）	住院第 8~9 天 （术后 4~5 日）	住院第 10~12 天 （术后 6~8 日，出院日）
主要诊疗工作	□ 上级医师查房，确定有无手术并发症和手术切口感染 □ 仔细观察患儿腹部体征变化，腹腔引流情况，伤口情况 □ 消化道恢复功能情况	□ 上级医师查房，确定有无手术并发症和手术切口感染	□ 上级医师查房，确定有无手术并发症和手术切口感染 □ 了解所有实验室检查报告 □ 请示上级医师给予出院 □ 出院医嘱 □ 完成出院病程记录、出院小结 □ 通知患儿及其家属，交代出院后注意事项，预约复诊日期
重点医嘱	长期医嘱： □ 禁食、禁水 □ 二级护理 □ 如有腹腔引流，接袋，记量 临时医嘱： □ 按体重和出入量补液和电解质 □ 停留置导尿 □ 停胃肠减压 □ 血常规、C反应蛋白 □ 伤口换药	长期医嘱： □ 流质或半流质饮食 □ 二级护理 临时医嘱： □ 按需补液	长期医嘱： □ 半流质饮食 □ 二级护理 临时医嘱： □ 术后 7 天拔除腹腔引流管
病情变异记录	□ 无　□ 有，原因： 1. 2.	□ 无　□ 有，原因： 1. 2.	□ 无　□ 有，原因： 1. 2.
医师签名			

（二）护士表单

先天性胆管扩张症临床路径护士表单

适用对象：第一诊断为先天性胆管扩张症（胆总管囊肿）（ICD-10：Q44.4/Q44.5）
行扩张胆总管切除、胆道重建术（ICD-9-CM-3：51.63）

患儿姓名：	性别： 年龄： 门诊号：	住院号：
住院日期： 年 月 日	出院日期： 年 月 日	标准住院日：10~12 天

时间	住院第 1 天	住院第 2 天	住院第 3 天
主要护理工作	**入院宣教：** □ 病房环境、设施和设备 □ 主治医师、责任护士 □ 陪住制度、作息制度、探视要求 **入院评估：** □ 跌倒、坠床 □ 自理能力 **基础护理：** □ 晨晚间护理 □ 安全护理 □ 心理护理 **专科护理：** □ 观察有无发热、腹痛、黄疸 □ 观察腹部体征 □ 协助医师完成各项实验室检查、检查 □ 动静脉取血（明晨取血） □ 指导患儿到相关科室进行检查 **健康教育：** □ 饮食指导 □ 活动指导 □ 绝对卧床 □ 减少活动 □ 适当活动	**观察病情变化：** □ 有无发热、腹痛、黄疸 □ 腹部体征 **基础护理：** □ 晨晚间护理 □ 安全护理 □ 心理护理 **专科护理：** □ 遵医嘱正确给药（必要时） **健康教育：** □ 饮食指导 □ 活动指导 □ 绝对卧床 □ 减少活动 □ 适当活动	**观察病情变化：** □ 有无发热、腹痛、黄疸 □ 腹部体征 **基础护理：** □ 晨晚间护理 □ 安全护理 □ 心理护理 **专科护理：** □ 术前准备 □ 术前禁食、禁水 □ 皮肤准备 □ 肠道准备 □ 物品准备 **健康教育：** □ 饮食指导 □ 活动指导 □ 绝对卧床 □ 减少活动 □ 适当活动
病情变异记录	□ 无 □ 有，原因： 1. 2.	□ 无 □ 有，原因： 1. 2.	□ 无 □ 有，原因： 1. 2.
护士签名			

时间	住院第 4 天 （手术日）	住院第 5 天 （术后 1 日）	住院第 6 天 （术后 2 日）
主要护理工作	观察病情变化： □ 生命体征 □ 血氧饱和度 □ 伤口敷料情况 □ 观察腹部体征变化 护理措施： □ 基础护理 □ 晨晚间护理 □ 安全护理 □ 心理护理 □ 专科护理 □ 饮食护理，禁食、禁水 □ 胃肠减压的护理 □ 适当活动 □ 保护性约束 □ 正确给药 □ 遵医嘱正确补液 □ 记录大小便 □ 协助医师完善各项实验室检查 □ 腹腔引流的护理（必要时） □ 记录引流液的颜色、性质、量 □ 留置导尿的护理 □ 准确记录 24 小时出入量 □ 其他 □ 药物不良反应观察和护理 □ 疼痛护理指导及镇痛泵（必要时）	观察病情变化： □ 生命体征 □ 血氧饱和度 □ 伤口敷料情况 □ 观察腹部体征变化 护理措施： □ 基础护理 □ 晨晚间护理 □ 安全护理 □ 心理护理 □ 专科护理 □ 饮食护理，禁食、禁水 □ 胃肠减压的护理 □ 适当活动 □ 保护性约束 □ 正确给药 □ 遵医嘱正确补液 □ 记录大小便 □ 腹腔引流的护理（必要时） □ 记录引流液的颜色、性质、量 □ 留置导尿的护理 □ 准确记录 24 小时出入量 □ 其他 □ 药物不良反应观察和护理 □ 疼痛护理指导及镇痛泵（必要时）	观察病情变化： □ 生命体征 □ 血氧饱和度 □ 伤口敷料情况 □ 观察腹部体征变化 护理措施： □ 基础护理 □ 晨晚间护理 □ 安全护理 □ 心理护理 □ 专科护理 □ 饮食护理，禁食、禁水 □ 胃肠减压的护理 □ 适当活动 □ 保护性约束 □ 正确给药 □ 遵医嘱正确补液 □ 记录大小便 □ 腹腔引流的护理（必要时） □ 记录引流液的颜色、性质、量 □ 留置导尿的护理 □ 准确记录 24 小时出入量 □ 其他 □ 药物不良反应观察和护理 □ 疼痛护理指导及镇痛泵（必要时）
病情变异记录	□ 无　□ 有，原因： 1. 2.	□ 无　□ 有，原因： 1. 2.	□ 无　□ 有，原因： 1. 2.
护士签名			

时间	住院第 7 天 （术后 3 日）	住院第 8~9 天 （术后 4~5 日）	住院第 10~12 天 （术后 6~8 日，出院日）
主要护理工作	观察病情变化： □ 生命体征 □ 伤口敷料情况 □ 观察腹部体征变化 护理措施： □ 基础护理 □ 晨晚间护理 □ 安全护理 □ 心理护理 □ 专科护理 □ 饮食护理，禁食、禁水 □ 适当活动 □ 保护性约束 □ 正确给药 □ 遵医嘱正确补液 □ 协助医师完成各项实验室检查 □ 记录大小便 □ 腹腔引流的护理（必要时） □ 记录引流液的颜色、性质、量 □ 其他 □ 药物不良反应观察和护理 □ 拔除胃肠减压后有无呕吐 □ 拔除尿管后排尿情况	观察病情变化： □ 生命体征 □ 伤口敷料情况 □ 观察腹部体征变化 护理措施： □ 基础护理 □ 晨晚间护理 □ 安全护理 □ 心理护理 □ 专科护理 □ 正确饮食：流质或半流质饮食 □ 适当活动 □ 保护性约束 □ 正确给药 □ 记录大小便 □ 腹腔引流的护理（必要时） □ 记录引流液的颜色、性质、量 □ 其他 □ 药物不良反应观察和护理 □ 进食后胃肠情况	观察病情变化： □ 生命体征 □ 伤口敷料情况 □ 观察腹部体征变化 护理措施： □ 基础护理 □ 晨晚间护理 □ 安全护理 □ 心理护理 □ 专科护理 □ 正确饮食 □ 适当活动 □ 记录大小便 出院指导： □ 对患儿家属进行出院准备指导和出院宣教 □ 服药指导 □ 遵医嘱按时服药 □ 避免剧烈活动 □ 定期来院复查 □ 指导家长办理出院手续 □ 预约复诊日期 □ 发放健康处方
病情变异记录	□ 无　□ 有，原因： 1. 2.	□ 无　□ 有，原因： 1. 2.	□ 无　□ 有，原因： 1. 2.
护士签名			

（三）患儿家属表单

先天性胆管扩张症临床路径患儿家属表单

适用对象：第一诊断为先天性胆管扩张症（胆总管囊肿）（ICD-10：Q44.4/Q44.5）
行扩张胆总管切除、胆道重建术（ICD-9-CM-3：51.63）

患儿姓名：		性别：	年龄：	门诊号：	住院号：
住院日期： 年 月 日		出院日期： 年 月 日			标准住院日：10~12 天

时间	住院第 1~3 天	住院第 4 天	住院第 5~9 天	住院第 10~12 天
医患配合	□ 接受入院宣教 □ 接受入院护理评估 □ 接受病史询问 □ 进行体格检查 □ 交代既往用药情况 □ 进行相关体格检查 □ 向患儿家长交代病情，患儿家长签署手术麻醉知情同意书和输血知情同意书	□ 患儿及家属与医师在手术前、后交流了解病情	□ 了解术后病情变化	□ 接受出院前康复宣教 □ 学习出院注意事项 □ 了解复查程序 □ 办理出院手续 □ 获取出院诊断书 □ 获取出院带药
重点诊疗及检查	重点诊疗： □ 一级护理 □ 抗炎、补液 □ 退黄、保肝 重要检查： □ 术前常规实验室检查 □ X 线胸片、MRCP、超声	重点诊疗： □ 手术	重点诊疗： □ 补液、支持治疗 □ 防止电解质平衡紊乱	重点诊疗： □ 出院
病情变异记录	□ 无 □ 有，原因： 1. 2.	□ 无 □ 有，原因： 1. 2.	□ 无 □ 有，原因： 1. 2.	□ 无 □ 有，原因： 1. 2.

附：原表单（2010 年版）

先天性胆管扩张症临床路径表单

适用对象：第一诊断为先天性胆管扩张症（胆总管囊肿）（ICD-10：Q44.4/Q44.504）
　　　　　行扩张胆总管切除、胆道重建术（ICD-9-CM-3：51.6301）

患儿姓名：	性别：　　年龄：　　门诊号：	住院号：
住院日期：　　年　月　日	出院日期：　　年　月　日	标准住院日：10~12 天

时间	住院第 1 天	住院第 2 天	住院第 3 天
主要诊疗工作	□ 询问病史与体格检查 □ 上级医师查房与术前评估 □ 确定诊断和手术日期 □ 与患儿家属沟通病情并予以指导	□ 确定所有检查结果符合诊断和手术条件，异常者分析处理后复查 □ 签署输血知情同意书	□ 向患儿监护人交代病情，签署手术知情同意书 □ 麻醉科医师探望患儿并完成麻醉前书面评估 □ 完成手术准备
重点医嘱	**长期医嘱：** □ 二级护理 □ 无渣低脂饮食 **临时医嘱：** □ 血常规、尿常规、C 反应蛋白、血型、便常规 □ 肝肾功能、血气分析、血电解质、凝血功能、血淀粉酶或尿淀粉酶 □ 心电图、X 线胸片 □ 超声 □ MRCP（必要时） □ 超声心动图（必要时） □ ERCP（必要时）	**长期医嘱：** □ 二级护理 □ 无渣低脂半流质饮食 □ 给予广谱抗菌药物（必要时） □ 给予维生素 K_1（必要时）	**临时医嘱：** □ 明晨禁食 □ 拟明日全身麻醉下行扩张胆总管切除、胆道重建术 □ 开塞露或灌肠通便 □ 带预防性抗菌药物、胃管、导尿管各 1 根，集尿袋 1 只 □ 备血
主要护理工作	□ 入院宣教：介绍责任护士、床位医师、病房环境、设施和设备 □ 入院护理评估 □ 动静脉取血（明晨取血） □ 指导患儿到相关科室进行检查	□ 饮食护理 □ 观察有无发热、腹痛、黄疸 □ 观察腹部体征	□ 手术前皮肤准备 □ 手术前物品准备 □ 手术前心理护理 □ 明晨禁食、禁水
病情变异记录	□ 无　□ 有，原因： 1. 2.	□ 无　□ 有，原因： 1. 2.	□ 无　□ 有，原因： 1. 2.
护士签名			
医师签名			

时间	住院第 4 天 （手术日）	住院第 5 天 （术后 1 日）	住院第 6 天 （术后 2 日）
主要诊疗工作	□ 完成胆总管切除、胆道重建术 □ 完成术后医嘱和检查 □ 上级医师查房 □ 向患儿家属交代手术后注意事项 □ 确定有无手术并发症 □ 确定有无麻醉并发症（麻醉科医师随访和书面评价）	□ 上级医师查房 □ 仔细观察患儿腹部体征变化，腹腔引流情况（如有），伤口有无出血等，对手术进行评估	□ 上级医师查房 □ 仔细观察患儿腹部体征变化，腹腔引流情况，伤口情况
重点医嘱	**长期医嘱：** □ 禁食 □ 一级护理 □ 置监护病房 □ 心电监护，血压，SaO_2 □ 胃肠减压接负压吸引，记量 □ 留置导尿，记量 □ 如有腹腔引流，接袋，记量 □ 甲硝唑静脉滴注 □ 广谱抗菌药物 **临时医嘱：** □ 血常规、C 反应蛋白 □ 血电解质、血气分析、肝肾功能、淀粉酶（必要时） □ 按体重和出入量补液和电解质 □ 必要时按需输血	**长期医嘱：** □ 禁食 □ 转入普通病房 □ 二级护理 □ 甲硝唑静脉滴注 □ 广谱抗菌药物 □ 心电监护，血压，SaO_2 □ 胃肠减压接负压吸引，记量 □ 留置导尿，记量 □ 如有腹腔引流，接袋，记量 **临时医嘱：** □ 按体重和出入量补液和电解质	**长期医嘱：** □ 禁食 □ 二级护理 □ 甲硝唑静脉滴注 □ 广谱抗菌药物 □ 心电监护，血压，SaO_2 □ 胃肠减压接负压吸引，记量 □ 留置导尿，记量 □ 如有腹腔引流，接袋，记量 **临时医嘱：** □ 按体重和出入量补液和电解质
主要护理工作	□ 观察患儿生命体征、腹部体征 □ 手术后心理与生活护理 □ 伤口护理 □ 引流管护理 □ 疼痛护理指导及镇痛泵（必要时）	□ 观察患儿生命和腹部体征 □ 手术后心理与生活护理 □ 引流管护理 □ 药物不良反应观察和护理 □ 疼痛护理指导及镇痛泵使用	□ 观察患儿生命体征 □ 手术后心理与生活护理 □ 引流管护理 □ 观察排便排气情况 □ 伤口护理 □ 疼痛护理指导及镇痛泵使用
病情变异记录	□ 无 □ 有，原因： 1. 2.	□ 无 □ 有，原因： 1. 2.	□ 无 □ 有，原因： 1. 2.
护士签名			
医师签名			

时间	住院第 7 天 （术后 3 日）	住院第 8~9 天 （术后 4~5 日）	住院第 10~12 天 （术后 6~8 日，出院日）
主要诊疗工作	□ 上级医师查房，确定有无手术并发症和手术切口感染 □ 仔细观察患儿腹部体征变化，腹腔引流情况，伤口情况 □ 消化道恢复功能情况	□ 上级医师查房，确定有无手术并发症和手术切口感染	□ 上级医师查房，确定有无手术并发症和手术切口感染 □ 了解所有实验室检查报告 □ 请示上级医师给予出院 出院医嘱： □ 完成出院病程录、出院小结 □ 通知患儿及其家属，交代出院后注意事项，预约复诊日期
重点医嘱	长期医嘱： □ 禁食 □ 二级护理 □ 如有腹腔引流，接袋，记量 临时医嘱： □ 按体重和出入量补液和电解质 □ 停留置导尿	长期医嘱： □ 流质或半流质饮食 □ 二级护理 临时医嘱： □ 停胃肠减压 □ 血常规、C 反应蛋白、肝肾功能、淀粉酶 □ 拔除腹腔引流（如有）	长期医嘱： □ 低脂饮食 □ 二级护理 临时医嘱： □ 复查超声 □ 术后 7 天拆线
主要护理工作	□ 随时观察患儿情况 □ 手术后心理与生活护理 □ 按医嘱拔除尿管、镇痛泵管	□ 随时观察患儿情况 □ 手术后心理与生活护理 □ 指导并监督患儿手术后活动 □ 饮食护理 □ 按医嘱拔除胃管	□ 对患儿家属进行出院准备指导和出院宣教 □ 帮助患儿家属办理出院手续
病情变异记录	□ 无 □ 有，原因： 1. 2.	□ 无 □ 有，原因： 1. 2.	□ 无 □ 有，原因： 1. 2.
护士签名			
医师签名			

第二十二章

肾母细胞瘤（Ⅰ~Ⅱ期）临床路径释义

一、肾母细胞瘤（Ⅰ~Ⅱ期）编码

疾病名称及编码：肾母细胞瘤（Ⅰ~Ⅱ期）（ICD-10：C64.0+M8960/3）

手术操作名称及编码：肾切除术（ICD-9-CM-3：55.51）

二、临床路径检索方法

（C64.0+M8960/3）伴55.51　　出院科别：儿科

三、肾母细胞瘤（Ⅰ~Ⅱ期）临床路径标准住院流程

（一）适用对象

第一诊断为肾母细胞瘤（Ⅰ~Ⅱ期）（ICD-10：C64.0+ M8960/3）。行肾切除术（ICD-9：55.51）。

> **释义**
>
> ■ 适用对象编码参见第一部分。
> ■ 本路径适用对象为临床诊断为肾母细胞瘤（Ⅰ~Ⅱ期）的患儿，Ⅰ期：肿瘤限于肾内，可以被完全切除。肾被膜完整，术前、术中肿瘤未破溃，切除边缘无肿瘤残存。Ⅱ期：肿瘤已扩散到肾外，但可以完全切除。有局限性肿瘤扩散，如肿瘤已穿透肾被膜达周围软组织，肾外血管内有瘤栓或已被浸润；曾做过活体组织检查，或在术中曾有肿瘤溢出，但仅限于腰部；切除边缘无明显肿瘤残存。

（二）诊断依据

根据《临床诊疗指南·小儿外科学分册》（中华医学会编著，人民卫生出版社，2005）、《临床技术操作规范·小儿外科学分册》（中华医学会编著，人民军医出版社，2005）、《小儿外科学》（蔡威等主编，第5版，人民卫生出版社，2014）。

1. 临床表现：腹部肿块，可伴腹痛、血尿、高血压。

> **释义**
>
> ■ 腹痛和腹部肿块是最常见的临床表现，大部分患儿出现无症状的肿块，约40%患儿会出现疼痛的症状。患儿偶有发热。肉眼血尿也是需要注意的症状之一，约25%的肉眼血尿患儿被诊断为肾母细胞瘤。同时，约有25%的患儿由于肾素的过度分泌造成高血压。

2. 体格检查：上腹季肋部或腰区肿块；表面光滑，中等硬度，无压痛，可有一定活动性。

> **释义**
>
> ■ 肾母细胞瘤常因无痛性，偶然发现腹部肿块就诊，所以上腹部或中腹部偏向一侧的肿物是查体的重要体征，肿瘤多数有一定活动度，但如果处于破裂后愈合期，则粘连较重而相对固定。肿物无明显压痛，肿瘤较大时可在腹部表面看到明显隆起，有时伴有腹壁静脉曲张。特殊类型肾母细胞瘤如虹膜缺如型可通过眼底检查发现。

3. 辅助检查：腹部超声、胸腹部增强 CT 三维成像检查明确肿瘤来自肾脏，并符合Ⅰ～Ⅱ期肿瘤，静脉尿路造影和 MRI 亦可用于检查。

> **释义**
>
> ■ 肾母细胞瘤的诊断主要依赖于临床症状和影像学诊断，但是仍有5%左右的病例影像学特征不明显，会被误诊为良性肿瘤或者肾细胞癌。腹部超声应作为首选影像学检查，多为单侧肾脏来源的巨大低回声包块，可辨别来源部位，实性，血运通常较丰富，可同时判断周围脏器毗邻关系及血管包绕以及有无穿刺活检的可能，还有肿物与肾盂输尿管的关系。胸部检查可了解肋骨胸膜转移及肺转移，但肾母细胞瘤肺转移较少见。增强 CT 检查是明确肿物与血管关系的最优选择，建议应用血管重建等三维方法。MRI 适合鉴别软组织的性质分类以及液态结构的区分。PET/CT 对诊断肾母细胞瘤有着重要意义，其高代谢影响对判断双侧病变以及转移性病变都发挥着重要的作用。

4. 手术情况：术中探查和完整切除情况符合Ⅰ～Ⅱ期肿瘤。

> **释义**
>
> ■ 病理是肾母细胞瘤的诊断金标准，但是对于Ⅰ、Ⅱ期肾母细胞瘤推荐不做肾活检手术，目的是预防活检过程中肿瘤细胞播散导致的肿瘤升期。肾活检常用于不具有典型肾母细胞瘤临床及影像学表现的患儿或者无法耐受肾切除者，通过肾活检明确病理诊断，指导进一步治疗。因此，对于肾脏肿块患儿，术前腹腔、盆腔及胸部的 CT 及 MRI 检查是必要的，以明确原发肿瘤的影像学诊断并明确有无转移灶存在。

（三）治疗方案的选择

根据《临床诊疗指南·小儿外科学分册》（中华医学会编著，人民卫生出版社，2005）、《临床技术操作规范·小儿外科学分册》（中华医学会编著，人民军医出版社，2005）、《小儿外科学》（蔡威等主编，第5版，人民卫生出版社，2014）。

行肾切除术（ICD-9：55.51）。

> **释义**
>
> ■ 一切影像学及术前间接检查的结果均应以术中实际情况为准，如肿瘤分期所述，必须符合Ⅰ～Ⅱ期肿瘤诊断标准才能适用本路径，术中情况+术后病理，缺一不可。
>
> ■ 对于Ⅰ期和Ⅱ期肾母细胞瘤的患儿，可以无需进行术前新辅助化疗，而在术后直接辅以化疗。术式选择瘤肾切除术或保存肾单位的肾肿瘤切除术，术后予以化疗。有研究表明，对于Ⅱ期患儿来讲，即使存在术中的肿瘤外溢，术后给予EE-4A方案化疗治疗，无需放疗，仍然能取得令人满意的治疗效果。

（四）标准住院日 14 天

（五）进入路径标准

1. 第一诊断必须符合肾母细胞瘤疾病编码（ICD-10：C64.0+M8960/3），术前评估属Ⅰ～Ⅱ期病例。

2. 当患儿合并其他疾病，但住院期间不需特殊处理，也不影响第一诊断的临床路径实施时，可以进入路径。

3. 术前评估属Ⅲ、Ⅳ、Ⅴ期者不进入路径：如肿瘤巨大、区域淋巴结受累、术前肿瘤破裂入游离腹腔、肿瘤已侵入肾静脉或下腔静脉形成瘤栓、有远处转移、估计肿瘤无法完全切除或术中肿瘤有破溃危险等。

（六）术前准备（术前评估）1~5 天

必需的检查项目：

1. 实验室检查：血常规、血型、尿常规、便常规、凝血功能、血电解质、血气分析、肝功能、肾功能、乳酸脱氢酶（LDH）、铁蛋白、感染性疾病筛查，根据病情选择血神经元特异性烯醇化酶（NSE）、尿 24 小时尿草扁桃酸（VMA）、血甲胎蛋白（AFP）等项目。

2. 胸部 X 线片、心电图、超声心动图。

> **释义**
>
> ■ 注意有无肺部感染、严重心律失常、心功能不全、先天性心脏病等手术禁忌证。

3. 腹部超声、CT（腹部增强+三维重建，肺部增强）。

> **释义**
>
> ■ 观察化疗效果，手术时机是否合适，影像学检查距手术时间越近越有辅助价值。

4. 必要时行骨髓穿刺和核素骨扫描。

（七）预防性抗菌药物选择与使用时机

1. 按照《抗菌药物临床应用指导原则（2015 年版）》（国卫办医发〔2015〕43 号），并结合患儿病情决定选择。

2. 推荐药物治疗方案（使用《国家基本药物》的药物）。

（八）手术日

手术日为入院第 6 天。

1. 麻醉方式：气管插管全身麻醉。

2. 术中抗菌药物给药方法：静脉输入，切开皮肤前 30 分钟开始给药，手术延长到 3 小时以上或大量失血，补充药物剂量（用头孢曲松时无需追加剂量）。

3. 手术方式：肾切除术+区域淋巴结活检。

> **释义**
>
> ■ 手术治疗是肾母细胞瘤的主要治疗手段，目前应用最多的术式为经腹横/斜向切口行肿瘤和瘤肾切除术。如有条件，可行保留肾单位的肿瘤切除术。单侧肿瘤一旦确诊，即使已出现肺转移，也应尽早手术切除。

4. 手术内置物：无。

> **释义**
>
> ■ 如需要使用生物材料辅助创面止血，建议使用短时间内吸收较完全的材料，否则在术后复查时易被影像学误判为复发或残留灶。

5. 输血：必要时。

> **释义**
>
> ■ 早期肿瘤手术切除通常出血不多，不必输血。不可自体输血。

（九）术后住院恢复 7~9 天

1. 必须复查的检查项目：血常规、尿常规。

2. 术后抗菌药物应用：按照《抗菌药物临床应用指导原则（2015 年版）》（国卫办医发〔2015〕43 号），并根据患儿病情合理使用抗菌药物，用药时间一般不超过 3 天。

> **释义**
>
> ■ 如果合并腹腔感染用药时间需延长，根据微生物具体情况选择抗菌药物。

3. 化疗：根据手术中冰冻病理结果，手术当日可给予化疗，术后 5~7 天，根据石蜡切片病理结果，选择化疗方案。

释义

■ EE-4A 方案：

评估						↓						↓						↓
周数	1	2	3	4	5	6	7	8	9	10	11	12	13	14	15	16	17	18	19
方案	A			A			A			A			A			A			A
	V	V	V	V	V	V	V	V	V	V			Vx			Vx			Vx

适应证：Ⅰ期肾母细胞瘤 FH 型。

FH：预后良好型；↓：基本评估：B超及胸X线片，停药时胸部 CT 平扫及腹部增强 CT；周数：1 为术后第 8 天、化疗第 1 周第 1 天；A：更生霉素 0.023mg/kg（<1 岁），0.045mg/kg（≥1 岁，最大 2.3mg），第 1 天，静脉滴注；V：长春新碱 0.025mg/kg（<1 岁），0.05mg/kg（1～3 岁），1.5mg/m² （>3 岁，最大 2mg），第 1 天，静脉推注；Vx：长春新碱 0.03mg/kg（<1 岁），0.067mg/kg（1～3 岁），2mg/m²（>3 岁，最大 2mg），第 1 天，静脉推注；全程无放疗

■ DD-4A 方案：

评估						↓							↓						↓						↓
周数	1	2	3	4	5	6	7	8	9	10	11	12	13	14	15	16	17	18	19	20	21	22	23	24	25
方案	A			D+			A			D+			A			Dx			A			Dx			A
	V	V	V	V	V	V	V	V	V	V	V		Vx			Vx			Vx			Vx			Vx

适应证：Ⅱ期肾母细胞瘤 FH 型；Ⅰ、Ⅱ期局灶间变型；Ⅰ期弥漫间变性

FH：预后良好型；↓：基本评估：B超及胸X线片，术前及停药时胸部 CT 平扫及腹部增强 CT；周数：1 为术后或化疗第 1 周；A：更生霉素 0.023mg/kg（<1 岁），0.045mg/kg（≥1 岁，最大 2.3mg），第 1 天，静脉滴注；D+：阿霉素 1.5mg/kg（≤1 岁），45mg/m2（>1 岁），第 1 天，静脉滴注；D×：阿霉素 1mg/kg（≤1 岁），30mg/m² （>1 岁），第 1 天，静脉滴注；V：长春新碱 0.025mg/kg（<1 岁），0.05mg/kg（1～3 岁），1.5mg/m²（>3 岁，最大 2mg），第 1 天，静脉推注；V×：长春新碱 0.033mg/kg（< 1 岁），0.067mg/kg（1～3 岁），2mg/m²（>3 岁，最大 2mg），第 1 天，静脉推注；XRT：腹部放疗在术后 10 天内开始；Ⅱ期 FH 型、Ⅰ期局灶间变型不放疗，Ⅳ期及初诊不能切除的Ⅲ期在活检后先化疗，第 6 周再次评估，转移灶消失并可手术完全切除原发肿瘤定义为治疗反应良好，手术后完成原方案，否则为反应不良，进入 M 方案 6 周后再次评估手术

药物说明：

药物名称	缩写	适应证	禁忌证	补充说明
长春新碱	VCR	①急性白血病，尤其是小儿急性白血病，对急性淋巴细胞白血病疗效显著 ②恶性淋巴瘤 ③生殖细胞肿瘤 ④小细胞肺癌，尤文肉瘤、肾母细胞瘤、神经母细胞瘤 ⑤乳腺癌、慢性淋巴细胞白血病、消化道癌、黑色素瘤及多发性骨髓瘤等	尚不明确	①剂量限制性毒性是神经系统毒性，主要引起外周神经症状，如手指、神经毒性等，与累积量有关。足趾麻木、腱反射迟钝或消失，外周神经炎。腹痛、便秘，麻痹性肠梗阻偶见。运动神经、感觉神经和脑神经也可受到破坏，并产生相应症状。神经毒性常发生于 40 岁以上者，小儿的耐受性好于成人，恶性淋巴瘤患儿出现神经毒性的倾向高于其他肿瘤患儿 ②骨髓抑制和消化道反应较轻 ③有局部组织刺激作用，药液不能外漏，否则可引起局部坏死 ④可见脱发，偶见血压的改变
放线菌素 D（更生霉素）	ACD	①对霍奇金病（HD）及神经母细胞瘤疗效突出，尤其是控制发热 ②对无转移的绒癌初治时单用本药，治愈率达 90% ~ 100%，与单用 MTX 的效果相似 ③对睾丸癌亦有效，一般均与其他药物联合应用 ④与放疗联合治疗小儿肾母细胞瘤（Wilms 瘤）可提高生存率，对尤文肉瘤和横纹肌肉瘤亦有效	有患水痘病史者禁用	①当本品漏出血管外时，应即用 1% 普鲁卡因局部封闭，或用 50 ~ 100mg 氢化可的松局部注射，及冷湿敷 ②骨髓功能低下、有痛风病史、肝功能损害、感染、有尿酸盐性肾结石病史、近期接受过放疗或抗癌药物者慎用本品 ③有出血倾向者慎用

（十）出院标准

1. 一般情况良好。
2. 进食良好，无腹胀，尿便正常。
3. 伤口愈合良好。

（十一）变异及原因分析

1. 术后病理提示为透明细胞样肉瘤或恶性肾横纹肌样瘤致使治疗方案变更，围手术期并发症或化疗不良反应，造成住院时间延长或费用增加。
2. 术中探查示区域淋巴结受累，或术中肿瘤破溃，或肿瘤无法完整切除，提示患儿已不属 Ⅰ~Ⅱ期病例，则转入相应临床路径。

四、推荐表单

(一) 医师表单

肾母细胞瘤 (Ⅰ~Ⅱ期) 临床路径医师表单

适用对象: 第一诊断为肾母细胞瘤 (Ⅰ~Ⅱ期) (ICD-10: C64.0+M8960/3)

行肾切除术 (ICD-9-CM-3: 55.51)

患儿姓名:	性别: 年龄: 门诊号:	住院号:
住院日期: 年 月 日	出院日期: 年 月 日	标准住院日: 14 天

时间	住院第 1 天	住院第 2~4 天	住院第 5 天 (术前日)
主要诊疗工作	□ 询问病史,体格检查 □ 书写病历 □ 上级医师查房 □ 完善相关检查 □ 与家属沟通病情	□ 完善相关检查 □ 上级医师查房 □ 术前评估 □ 分析异常结果,处理后复查	□ 完善术前准备 □ 向患儿监护人交代病情,签署手术同意书 □ 签署输血同意书 □ 麻醉科医师探望患儿完成麻醉术前评估
重点医嘱	**长期医嘱:** □ 二级护理 □ 普通饮食 **临时医嘱:** □ 血常规、血型、尿常规、便常规 □ 肝功能、肾功能、凝血检查、血气分析、电解质 □ AFP、NSE、VMA、LDH (必要时) □ 感染性疾病筛查 □ 心电图、胸部 X 线片 □ 超声心电图 (必要时)	**长期医嘱:** □ 二级护理 □ 普通饮食 **临时医嘱:** □ 超声 □ CT (腹部增强三维重建、胸部增强) □ 骨髓穿刺 (必要时) □ 核素骨扫描 (必要时) □ 核素分肾功能 (必要时) □ MRI (必要时)	**长期医嘱:** □ 二级护理 □ 普通饮食 **临时医嘱:** □ 拟明日在麻醉下行患侧肾切除术 □ 备血 □ 备胃管和腹带入手术室 □ 备抗菌药物入手术室 □ 术前晚温盐水灌肠
医师签名			

时间	住院第6天 （手术日）	住院第7天 （术后1日）	住院第8天 （术后2日）
主要诊疗工作	□ 手术 □ 完成术后医嘱和检查 □ 上级医师查房 □ 向患儿家属交代手术中情况和术后注意事项 □ 确定有无手术和麻醉并发症 □ 书写手术记录 □ 书写术后首次病程记录 □ 麻醉科医师随访和书面评价	□ 上级医师查房 □ 仔细观察生命体征 □ 仔细观察患儿腹部体征 □ 对手术进行评估	□ 上级医师查房 □ 仔细观察生命体征 □ 仔细观察腹部体征 □ 对手术进行评估，确定有无手术并发症
重点医嘱	**长期医嘱：** □ 今日在麻醉下行患肾切除术+腹膜后淋巴结活检 □ 一级护理 □ 禁食 □ 胃肠减压 □ 持续心电监护 □ 留置导尿，计尿量 □ 广谱抗菌药物 □ 止血药物 **临时医嘱：** □ 按体重和出入液量补充液体和电解质 □ 必要时按需输血 □ 更生霉素化疗 □ 切除标本家长过目并送病理	**长期医嘱：** □ 一级护理 □ 禁食 □ 持续心电监护 □ 胃肠减压 □ 留置导尿，计尿量 □ 广谱抗菌药物 □ 止血药物 **临时医嘱：** □ 复查血常规、C反应蛋白，电解质，血气分析 □ 按体重和出入液量补充 □ 液体和电解质	**长期医嘱：** □ 二级护理 □ 禁食 □ 胃肠减压 □ 留置导尿，计尿量 □ 广谱抗菌药物 □ 停止血药物 **临时医嘱：** □ 按体重和出入液量补充液体和电解质 □ 长春新碱（VCR）化疗
医师签名			

时间	住院第 9 天 (术后 3 日)	住院第 10 天 (术后 4 日)
主要 诊疗 工作	□ 上级医师查房 □ 仔细观察生命体征 □ 仔细观察腹部体征 □ 对手术进行评估，确定胃肠道功能恢复情况， 　有无手术并发症	□ 上级医师查房 □ 观察腹部体征和伤口情况
重 点 医 嘱	**长期医嘱：** □ 二级护理 □ 停胃肠减压 □ 停留置导尿 □ 流质饮食 □ 停广谱抗菌药物 **临时医嘱：** □ 伤口换药 □ 按体重和出入液量补充液体和电解质	**长期医嘱：** □ 二级护理 □ 半流质饮食 **临时医嘱：** □ 复查血常规，C 反应蛋白，肝功能、肾功能， 　电解质
医师 签名		

时间	住院第 11~13 天 （术后 5~7 日）	住院第 14 天 （术后 8 日，出院日）
主要诊疗工作	□ 上级医师查房 □ 观察腹部体征 □ 分析病理结果，确定肿瘤分型分期，制订化疗方案	□ 上级医师查房 □ 仔细观察腹部体征 □ 观察化疗反应 □ 检查伤口 **如果患儿可以出院：** □ 通知患儿及其家属出院 □ 交代出院后注意事项及术后随访事宜，预约复诊日期及拆线日期（术后 10 天） □ 告知化疗后注意事项，转小儿肿瘤内科化疗，肿瘤门诊随访，定期复查血常规和定期化疗
重点医嘱	**长期医嘱：** □ 二级护理 □ 半流质/普通饮食 **临时医嘱：** □ 给予化疗方案制订的化疗	**临时医嘱：** □ 定期复查，规范化疗 □ 出院带药
医师签名		

（二）护士表单

肾母细胞瘤（Ⅰ~Ⅱ期）临床路径护士表单

适用对象：第一诊断为肾母细胞瘤（Ⅰ~Ⅱ期）（ICD-10：C64.0+M8960/3）

行肾切除术（ICD-9-CM-3：55.51）

患儿姓名：	性别： 年龄： 门诊号：	住院号：
住院日期： 年 月 日	出院日期： 年 月 日	标准住院日：14 天

时间	住院第 1 天	住院第 2~4 天	住院第 5 天（术前日）
主要护理工作	□ 入院宣教：介绍医护人员、病房环境、设施 □ 入院护理评估 □ 动静脉取血	□ 指导患儿到相关科室完成辅助检查	□ 腹部皮肤准备 □ 术前肠道准备 □ 术前物品准备 □ 术前心理护理
病情变异记录	□ 无 □ 有，原因： 1. 2.	□ 无 □ 有，原因： 1. 2.	□ 无 □ 有，原因： 1. 2.
护士签名			

时间	住院第6天 （手术日）	住院第7天 （术后1日）	住院第8天 （术后2日）
主要护理工作	□ 观察生命体征，腹部体征 □ 手术后心理与生活护理 □ 引流管护理和记录引流量 □ 疼痛护理及镇痛泵使用（必要时）	□ 观察生命体征，腹部体征 □ 手术后心理与生活护理 □ 引流管护理和记录引流量 □ 疼痛护理及镇痛泵使用（必要时）	□ 观察生命体征，腹部体征 □ 手术后心理与生活护理 □ 引流管护理和记录引流量 □ 观察排大便情况 □ 疼痛护理及镇痛泵使用（必要时）
病情变异记录	□ 无　□ 有，原因： 1. 2.	□ 无　□ 有，原因： 1. 2.	□ 无　□ 有，原因： 1. 2.
护士签名			

时间	住院第 9 天 （术后 3 日）	住院第 10 天 （术后 4 日）
主要 护理 工作	□ 观察患儿情况 □ 术后心理与生活护理 □ 饮食护理 □ 按医嘱拔除胃管、镇痛泵管	□ 观察患儿情况 □ 术后心理和生活护理 □ 指导并监督患儿术后活动
病情 变异 记录	□ 无　□ 有，原因： 1. 2.	□ 无　□ 有，原因： 1. 2.
护士 签名		

时间	住院第 11~13 天 （术后 5~7 日）	住院第 14 天 （术后 8 日，出院日）
主要 护理 工作	□ 观察患儿情况 □ 术后心理护理 □ 化疗药物不良反应观察	□ 对患儿家属进行出院准备指导和出院宣教 □ 帮助患儿家属办理出院 □ 化疗后的心理辅导和注意事项宣教
病情 变异 记录	□ 无　□ 有，原因： 1. 2.	□ 无　□ 有，原因： 1. 2.
护士 签名		

（三）患儿家属表单

肾母细胞瘤（Ⅰ～Ⅱ期）临床路径患儿家属表单

适用对象：第一诊断为肾母细胞瘤（Ⅰ～Ⅱ期）（ICD-10：C64.0+M8960/3）

行肾切除术（ICD-9-CM-3：55.51）

患儿姓名：		性别：	年龄：	门诊号：	住院号：
住院日期： 年 月 日		出院日期： 年 月 日			标准住院日：14 天

时间	住院第 1 天	住院第 2~4 天	住院第 5 天（术前日）
主要任务	□ 汇报病史，接受体格检查 □ 完善相关检查 □ 与医护沟通病情	□ 完善相关检查 □ 术前准备	□ 术前准备 □ 签署手术同意书 □ 签署输血同意书 □ 麻醉科医师探望患儿
患儿/家长签名			

时间	住院第 6 天 （手术日）	住院第 7 天 （术后 1 日）	住院第 8 天 （术后 2 日）
主要 诊疗 工作	□ 手术 □ 注意聆听医护交代的手术中 　情况和术后注意事项	□ 医师查房 □ 仔细观察生命体征 □ 仔细观察腹部体征	□ 医师查房 □ 仔细观察生命体征 □ 仔细观察腹部体征
患儿/ 家长 签名			

时间	住院第 9 天 （术后 3 日）	住院第 10 天 （术后 4 日）
主 要 任 务	□ 医师查房 □ 仔细观察生命体征 □ 仔细观察腹部体征 □ 观察胃肠道功能恢复情况，有无手术并发症	□ 医师查房 □ 观察腹部体征和伤口情况
患者 家属 签名		

时间	住院第 11~13 天 （术后 5~7 日）	住院第 14 天 （术后 8 日，出院日）
主要任务	□ 上级医师查房 □ 观察腹部体征 □ 咨询病理结果，确定肿瘤分型分期，咨询化疗方案	□ 上级医师查房 □ 仔细观察腹部体征 □ 观察化疗反应 □ 检查伤口 **如果可以出院：** □ 注意记录医护交代的出院后注意事项及术后随访事宜，预约复诊日期及拆线日期（术后 10 天） □ 注意化疗后注意事项，转小儿肿瘤内科化疗，肿瘤门诊随访，定期复查血常规和定期化疗
患儿/家长签名		

附：原表单（2016 年版）

肾母细胞瘤（Ⅰ~Ⅱ期）临床路径表单

适用对象：第一诊断为肾母细胞瘤（Ⅰ~Ⅱ期）（ICD-10：C64.0+M8960/3）
行肾切除术（ICD-9：55.51）

患儿姓名：	性别： 年龄： 门诊号：	住院号：
住院日期： 年 月 日	出院日期： 年 月 日	标准住院日：14 天

时间	住院第 1 天	住院第 2~4 天	住院第 5 天 （术前日）
主要诊疗工作	□ 询问病史，体格检查 □ 书写病历 □ 上级医师查房 □ 完善相关检查 □ 与家属沟通病情	□ 完善相关检查 □ 上级医师查房 □ 术前评估 □ 分析异常结果，处理后复查	□ 完善术前准备 □ 向患儿监护人交代病情，签署手术同意书 □ 签署输血同意书 □ 麻醉科医师探望患儿完成麻醉术前评估
重点医嘱	长期医嘱： □ 二级护理 □ 普通饮食 临时医嘱： □ 血常规、血型、尿常规、便常规 □ 肝功能、肾功能、凝血检查、血气分析、电解质 □ AFP、NSE、VMA、LDH（必要时） □ 感染性疾病筛查 □ 心电图、胸部 X 线片 □ 超声心电图（必要时）	长期医嘱： □ 二级护理 □ 普通饮食 临时医嘱： □ 超声 □ CT（腹部增强三维重建、胸部增强） □ 骨髓穿刺（必要时） □ 核素骨扫描（必要时） □ 核素分肾功能（必要时） □ MRI（必要时）	长期医嘱： □ 二级护理 □ 普通饮食 临时医嘱： □ 拟明日在麻醉下行患侧肾切除术 □ 备血 □ 备胃管和腹带入手术室 □ 备抗菌药物入手术室 □ 术前晚温盐水灌肠
主要护理工作	□ 入院宣教：介绍医护人员、病房环境、设施 □ 入院护理评估 □ 动静脉取血	□ 指导患儿到相关科室完成辅助检查	□ 腹部皮肤准备 □ 术前肠道准备 □ 术前物品准备 □ 术前心理护理
病情变异记录	□ 无 □ 有，原因： 1. 2.	□ 无 □ 有，原因： 1. 2.	□ 无 □ 有，原因： 1. 2.
护士签名			
医师签名			

时间	住院第 6 天 （手术日）	住院第 7 天 （术后 1 日）	住院第 8 天 （术后 2 日）
主要诊疗工作	□ 手术 □ 完成术后医嘱和检查 □ 上级医师查房 □ 向患儿家属交代手术中情况和术后注意事项 □ 确定有无手术和麻醉并发症 □ 书写手术记录 □ 书写术后首次病程记录 □ 麻醉科医师随访和书面评价	□ 上级医师查房 □ 仔细观察生命体征 □ 仔细观察患儿腹部体征 □ 对手术进行评估	□ 上级医师查房 □ 仔细观察生命体征 □ 仔细观察腹部体征 □ 对手术进行评估，确定有无手术并发症
重点医嘱	长期医嘱： □ 今日在麻醉下行患肾切除术+腹膜后淋巴结活检 □ 一级护理 □ 禁食 □ 胃肠减压 □ 持续心电监护 □ 留置导尿，计尿量 □ 广谱抗菌药物 □ 止血药物 临时医嘱： □ 按体重和出入液量补充液体和电解质 □ 必要时按需输血 □ 更生霉素化疗 □ 切除标本家长过目并送病理	长期医嘱： □ 一级护理 □ 禁食 □ 持续心电监护 □ 胃肠减压 □ 留置导尿，计尿量 □ 广谱抗菌药物 □ 止血药物 临时医嘱： □ 复查血常规、C 反应蛋白，电解质，血气分析 □ 按体重和出入液量补充液体和电解质	长期医嘱： □ 二级护理 □ 禁食 □ 胃肠减压 □ 留置导尿，计尿量 □ 广谱抗菌药物 □ 停止血药物 临时医嘱： □ 按体重和出入液量补充液体和电解质 □ 长春新碱（VCR）化疗
主要护理工作	□ 观察生命体征，腹部体征 □ 手术后心理与生活护理 □ 引流管护理和记录引流量 □ 疼痛护理及镇痛泵使用（必要时）	□ 观察生命体征，腹部体征 □ 手术后心理与生活护理 □ 引流管护理和记录引流量 □ 疼痛护理及镇痛泵使用（必要时）	□ 观察生命体征，腹部体征 □ 手术后心理与生活护理 □ 引流管护理和记录引流量 □ 观察排大便情况 □ 疼痛护理及镇痛泵使用（必要时）
病情变异记录	□ 无　□ 有，原因： 1. 2.	□ 无　□ 有，原因： 1. 2.	□ 无　□ 有，原因： 1. 2.
护士签名			
医师签名			

时间	住院第 9 天 （术后 3 日）	住院第 10 天 （术后 4 日）
主要 诊疗 工作	□ 上级医师查房 □ 仔细观察生命体征 □ 仔细观察腹部体征 □ 对手术进行评估，确定胃肠道功能恢复情况， 　有无手术并发症	□ 上级医师查房 □ 观察腹部体征和伤口情况
重 点 医 嘱	**长期医嘱：** □ 二级护理 □ 停胃肠减压 □ 停留置导尿 □ 流质饮食 □ 停广谱抗菌药物 **临时医嘱：** □ 伤口换药 □ 按体重和出入液量补充液体和电解质	**长期医嘱：** □ 二级护理 □ 半流质饮食 **临时医嘱：** □ 复查血常规，C 反应蛋白，肝功能、肾功能， 　电解质
主要 护理 工作	□ 观察患儿情况 □ 术后心理与生活护理 □ 饮食护理 □ 按医嘱拔除胃管、镇痛泵管	□ 观察患儿情况 □ 术后心理和生活护理 □ 指导并监督患儿术后活动
病情 变异 记录	□ 无　□ 有，原因： 1. 2.	□ 无　□ 有，原因： 1. 2.
护士 签名		
医师 签名		

时间	住院第 11~13 天 （术后 5~7 日）	住院第 14 天 （术后 8 日，出院日）
主要诊疗工作	□ 上级医师查房 □ 观察腹部体征 □ 分析病理结果，确定肿瘤分型分期，制订化疗方案	□ 上级医师查房 □ 仔细观察腹部体征 □ 观察化疗反应 □ 检查伤口 **如果患儿可以出院：** □ 通知患儿及其家属出院 □ 交代出院后注意事项及术后随访事宜，预约复诊日期及拆线日期（术后 10 天） □ 告知化疗后注意事项，转小儿肿瘤内科化疗，肿瘤门诊随访，定期复查血常规和定期化疗
重点医嘱	**长期医嘱：** □ 二级护理 □ 半流质/普通饮食 **临时医嘱：** □ 给予化疗方案制订的化疗	**临时医嘱：** □ 定期复查，规范化疗 □ 出院带药
主要护理工作	□ 观察患儿情况 □ 术后心理护理 □ 化疗药物不良反应观察	□ 对患儿家属进行出院准备指导和出院宣教 □ 帮助患儿家属办理出院 □ 化疗后的心理辅导和注意事项宣教
病情变异记录	□ 无　□ 有，原因： 1. 2.	□ 无　□ 有，原因： 1. 2.
护士签名		
医师签名		

第二十三章

肾盂输尿管连接部梗阻性肾积水临床路径释义

一、肾盂输尿管连接部梗阻性肾积水编码

1. 原编码:

疾病名称及编码:肾盂积水伴有输尿管肾盂连接处梗阻（ICD-10:N13.000）

手术操作名称及编码:开放或经腹腔镜离断式肾盂输尿管成形术（ICD-9-CM-3:55.87）

2. 修改编码:

疾病名称及编码:肾盂积水伴有输尿管肾盂连接处梗阻（ICD-10:N13.0）

手术操作名称及编码:肾盂输尿管成形术（ICD-9-CM-3:55.87）

二、临床路径检索方法

N13.0 伴 55.87　　出院科别:儿科

三、肾盂输尿管连接部梗阻性肾积水临床路径标准

（一）适用对象

第一诊断为肾盂输尿管连接部梗阻性肾积水（ICD-10:N13.000）。

> **释义**
>
> ■ 适用对象编码参考见第一部分。
> ■ 肾盂输尿管连接部梗阻是引起肾积水的一种常见的尿路梗阻性疾病,由于肾盂输尿管连接部的梗阻使肾盂排空产生障碍,导致集合系统扩张形成肾积水。引起肾盂输尿管连接部梗阻的原因,包括肾盂输尿管连接部狭窄、瓣膜、息肉、高位输尿管开口以及迷走血管压迫等。
> ■ 治疗上本路径针对的是行肾盂输尿管离断性成形术的患儿。

（二）诊断依据

根据《小儿外科学》（蔡威等主编,第5版,人民卫生出版社,2014）、《临床诊疗指南-小儿外科学分册》（中华医学会编著,人民卫生出版社,2005）。

1. 临床表现:多数新生儿及婴儿以无症状腹部肿块就诊,年龄较大小儿可出现上腹部或脐周腹痛伴恶心、呕吐。患儿可出现血尿,偶见尿路感染。或孕检、生后体检超声发现,无临床症状。

2. 体格检查:积水严重的患儿患侧腹部可触及肿块,多呈张力较高的囊性包块,表面光滑而无压痛,少数质地柔软,偶有波动感。部分大龄患儿可有肾区叩痛。经超声检查发现的患儿可没有阳性体征。

3. 辅助检查:

（1）超声显示患肾的肾盂肾盏扩张,但同侧输尿管和膀胱形态正常。

（2）静脉尿路造影（IVU）显示肾盂肾盏扩张，对比剂突然终止于肾盂输尿管连接部，输尿管不显影，或部分显影但无扩张。

（3）如有条件可行肾核素扫描检查，进一步明确肾功能和梗阻肾引流情况。

（4）逆行肾盂输尿管造影用于肾盂输尿管显影不佳病例，可明确积水程度、病变部位、显示远端输尿管通畅情况。

（5）CT 和 MRI 可用于积水较重及复杂病例检查。

（6）有尿路感染史者需行排尿性膀胱尿道造影以排除膀胱输尿管反流。

> **释义**
>
> ■ 在新生儿及婴儿常以无痛性肿块就诊，除婴幼儿外，多数患儿均能陈述上腹部和脐周痛，腹痛多为间歇性并伴有呕吐。大量饮水后出现腰痛，是本病的一大特点，是肾盂因利尿突然扩张而引起的疼痛。另外，还可因合并结石或血块堵塞而引起绞痛。有10%~30%出现血尿，可因肾盂内压力增高，肾髓质血管断裂引起，也可由感染或结石引起。少数患儿出现尿路感染，一旦出现病情严重且不易控制，常伴有全身中毒症状，如高热、寒战和败血症。
>
> ■ 典型的肾积水可在患侧腹部触及肿块，多呈中度紧张的囊性，表面光滑无压痛，少数质地柔软，偶有波动感。
>
> ■ 随着产前超声的普及，目前大部分肾积水患儿无明显临床症状，而是由超声检查发现，在随访的过程之中逐渐加重。
>
> ■ 肾积水诊断并不困难，符合临床表现就可以考虑本病，一般需要一种或多种检查，其中超声、静脉肾盂造影（IVU）、肾核素扫描检查最为常用。CT 尿路造影，MRI 尿路造影次之。
>
> 1. 超声检查：B 超发现肾脏集合系统分离（>1cm）或肾内可见互相连通的多个液性暗区即可诊断肾积水。B 超可清楚地显示肾脏大小和肾实质的厚度。
>
> 2. 静脉肾盂造影检查：表现为扩张的肾盂肾盏，对比剂突然终止于肾盂输尿管连接部，输尿管不显影。
>
> 3. 核素扫描检查：肾动态显像可了解肾功能，利尿肾图还可根据利尿后放射性核素排泄的曲线变化区分功能性梗阻和器质性梗阻。
>
> 4. 排尿性膀胱尿道造影（VCUG）：可了解排尿时有无膀胱输尿管反流，可同时鉴别有无输尿管囊肿，尿道瓣膜和尿道憩室等疾病。对于双侧肾积水的患儿，排尿性膀胱尿道造影可作为鉴别反流引起的继发性肾积水的必要手段。
>
> 5. CT 和 MRI 检查：两者均可诊断肾脏大小形态以及肾实质厚度，三维重建还可进一步了解梗阻的部位，有逐渐取代静脉肾盂造影的趋势。

（三）治疗方案的选择

根据《小儿外科学》（蔡威等主编，第 5 版，人民卫生出版社，2014）、《临床诊疗指南·小儿外科学分册》（中华医学会编著，人民卫生出版社，2005）。

行开放或经腹腔镜离断式肾盂输尿管成形术（ICD-9-CM-3：55.87）。

> **释义**
>
> ■ 肾盂输尿管连接部梗阻的标准术式是离断性肾盂成形术，可选择开放手术与腹腔镜手术，部分医院有条件者也可选用机器人辅助的肾盂成形术。

（四）进入路径标准

1. 第一诊断必须符合肾盂输尿管连接部梗阻性肾积水疾病编码（ICD-10：N13.000）。
2. 当患儿合并其他疾病，但住院期间不需特殊处理，也不影响第一诊断的临床路径实施时，可以进入路径。

> **释义**
>
> ■ 本路径仅包括第一诊断为肾盂输尿管连接部梗阻性肾积水。如术前可以诊断患儿存在输尿管多发狭窄，合并膀胱输尿管反流等其他畸形，则不进入本路径。
>
> ■ 若患儿合并其他疾病，但住院期间不需特殊处理，也不影响第一诊断的临床路径实施，可以进入路径。若其他疾病可能影响手术实施，提高手术和麻醉风险，影响预后则应优先考虑治疗该种疾病暂不宜进入路径，如严重泌尿系统感染、肾功能异常等。

（五）住院期间的检查项目

1. 必需的检查项目：
（1）实验室检查：血常规、C 反应蛋白、血型、尿常规、肝功能、肾功能、电解质、凝血功能、感染性疾病（乙型肝炎病毒抗体、艾滋病、梅毒、结核抗体）筛查。
（2）心电图、胸部 X 线正位片。
（3）泌尿系统超声。
（4）IVU。
2. 根据患儿病情可选择的检查项目：
（1）超声心动图（心电图异常者）。
（2）排尿性膀胱尿道造影（有尿路感染者）。
（3）CT 或 MRI。
（4）利尿性肾图。
（5）逆行肾盂输尿管造影。

> **释义**
>
> ■ 必查项目是确保手术安全、术后顺利恢复的基础。所有检查均应在术前完成并进行认真核对，如有异常应及时复查或请相关专业医师进行会诊。
>
> ■ 患儿有呼吸道症状或近期有过发热、咳嗽等，应在彻底治愈的前提下再收入院治疗。
>
> ■ 心电图、超声心动或凝血功能异常者需复查或除外其他疾病，不宜进入路径。

> ■ 泌尿系超声可以明确尿道下裂手术患儿是否合并其他畸形。部分患儿肾功能较差，IVU 不显影，可进一步行核素扫描，CT 或 MRI 检查已明确肾脏的形态和功能，确定梗阻点。

（六）预防性抗菌药物选择与使用时机

按照《抗菌药物临床应用指导原则（2015 年版）》（国卫办医发〔2015〕43 号）执行，并结合患儿的病情决定抗菌药物的选择与使用时间。

> 释义
>
> ■ 离断性肾盂成形手术属于Ⅱ类切口手术，由于存在手术操作复杂，手术时间长，术后需防止支架管，且一旦感染可导致伤口裂开、尿外渗等，因此可按规定适当预防性应用抗菌药物。一般应用第二代头孢菌素类抗菌药物，应用 5~7 天为宜。

（七）手术日

手术日为入院第 3~5 天。

1. 麻醉方式：气管插管全身麻醉。
2. 手术方式：开放或经腹腔镜离断式肾盂输尿管成形术（ICD-9-CM-3：55.87）。
3. 预防性抗菌药物：静脉输入，切开皮肤前 30 分钟开始给药。
4. 手术内置物：双 J 管或支架管（必要时）。

> 释义
>
> ■ 离断性肾盂成形术是最常用的手术方法，主要步骤是切除肾盂输尿管连接部和部分扩大的肾盂，进行肾盂输尿管吻合，要求吻合口宽广、低位、呈漏斗状。吻合部位无扭曲。术后可放置外引流支架管或内引流支架管（双 J 管）。外引流支架管一般保留 7~10 天，内引流支架管（双 J 管）可保留 1~2 个月。

（八）术后住院恢复

术后住院恢复 7~10 天。

1. 术后需要复查的项目：根据患儿病情决定。
2. 术后用药：抗菌药物使用按照《抗菌药物临床应用指导原则（2015 年版）》（国卫办医发〔2015〕43 号）执行，并结合患儿的病情决定抗菌药物的选择与使用时间。

> 释义
>
> ■ 术后可常规复查血常规，了解术后是否存在贫血，以及术后是否存在感染。
> ■ 肾积水手术属于Ⅱ类切口手术，由于存在手术操作复杂，手术时间长，创伤大等易感因素，且一旦感染可导致尿外渗、伤口裂开等，因此可按规定适当预防性应用抗菌药物。一般应用第二代头孢菌素类抗菌药物，应用 5~7 天为宜。

(九) 出院标准

1. 一般情况良好，饮食良好，排便正常。
2. 伤口愈合良好，排尿通畅，无腰腹痛等不适。
2. 没有需要住院处理的并发症。

> **释义**
>
> ■ 患儿出院前临床表现无异常，体温正常，血常规检查正常，如检查结果明显异常，主管医师应进行仔细分析，并作出相应处理。
>
> ■ 患儿排尿正常，伤口无红肿无渗出物，如放置外引流支架管，需在术后 7~10 天拔除，并于出院前拔除肾造瘘管。如为内引流支架管（双 J 管），可带管出院，待 1~2 个月后门诊拔除双 J 管。

(十) 标准住院日 10~15 天

病情多变，标准住院日为 10~15 天。

> **释义**
>
> ■ 因手术可选择开放手术及腹腔镜手术，腹腔镜手术需放置双 J 管作为内引流，相对住院时间较短。放置外引流一般术后 7~10 天拔除。住院时间可稍长，但总体不超过 15 天。

(十一) 变异及原因分析

1. 围术期并发症等造成住院日延长和费用增加。
2. 存在其他系统的先天畸形或不能耐受手术的患儿，转入相应的路径治疗。

> **释义**
>
> ■ 变异是指入选临床路径的患儿未能按照路径流程完成医疗行为或未达到预期的医疗质量控制目标。包括以下情况：①治疗过程中发现合并其他异常，无法完成相应手术；②术后出现伤口感染、裂开、出血等并发症不能按照路径时间出院者；③术后无法拔除肾造瘘管，需带管出院或其他处理者需退出本临床路径。
>
> ■ 因患儿方面的主观原因导致执行路径出现变异，医师需在表单中予以说明。

四、肾盂输尿管连接部梗阻性肾积水给药方法

【用药选择】

回肠浆肌层膀胱扩容术是 Ⅱ 类切口，一般预防性应用抗菌药物 7~10 天。可选择第二代头孢菌素类抗菌药物，如头孢孟多、头孢美唑等。

【药学提示】

头孢孟多甲酸酯钠临床应用发生的不良反应较少（约为 7.8%），肾脏毒性比第一代头孢菌素低。

1. 偶见药疹、药物热等过敏反应。

2. 少数患儿用药后可出现肝功能改变（血清丙氨酸氨基转移酶、血清天门冬氨酸氨基转移酶一过性升高）。

3. 少数患儿用药后出现可逆性肾损害（血清肌酐和血尿素氮升高）。

4. 肾功能减退者大剂量用药时，由于头孢孟多甲酸酯钠干扰维生素 K 在肝中的代谢，可导致低凝血酶原血症，偶可出现凝血功能障碍所致的出血倾向，凝血酶原时间和出血时间延长等。

5. 肌内或静脉用药时可致注射部位疼痛，严重者可致血栓性静脉炎。

五、推荐表单

(一) 医师表单

肾盂输尿管连接部梗阻性肾积水临床路径医师表单

适用对象：第一诊断为肾盂输尿管连接部梗阻性肾积水（ICD-10：N13.000）

行离断式肾盂输尿管成形术（ICD-9-CM-3：55.87）

患儿姓名：	性别： 年龄：	住院号：
住院日期： 年 月 日	出院日期： 年 月 日	标准住院日：10~15 天

时间	住院第1~3天	住院第3~5天 （手术日）	住院第4~6天 （术后1日）
主要诊疗工作	□ 询问病史与体格检查 □ 完成病历书写 □ 完成各项检查 □ 评估检查结果 □ 上级医师查房与手术前评估 □ 向患儿家属交代病情，签署手术知情同意书、手术麻醉知情同意书	□ 上级医师查房 □ 手术（肾盂成形术）	□ 上级医师查房，对手术进行评估 □ 注意有无手术后并发症（尿外渗、肠道损伤、出血等）、肾造瘘管、输尿管支架管、导尿通畅情况
重点医嘱	长期医嘱： □ 二级护理 □ 普通饮食 临时医嘱： □ 血常规、尿常规、便常规、血型、凝血功能、肝功能、肾功能、感染性疾病筛查 □ 心电图、胸部 X 线正位片 □ 泌尿系统超声 □ IVU 或利尿性肾图（必要时） □ 超声心动图，CT 或 MRI，排尿性膀胱尿道造影，逆行肾盂输尿管造影	长期医嘱： □ 今日行肾盂成形术 □ 一级护理 □ 禁食 □ 支架管护理（必要时） □ 导尿管护理 □ 肾造瘘管护理（必要时） □ 留置导尿接无菌袋 □ 抗菌药物 □ 镇静剂（必要时）	长期医嘱： □ 二级护理 □ 饮水或半流质饮食 □ 支架管护理（必要时） □ 肾造瘘管护理（必要时） □ 导尿管护理 □ 留置导尿接无菌袋 □ 抗菌药物
病情变异记录	□ 无 □ 有，原因： 1. 2.	□ 无 □ 有，原因： 1. 2.	□ 无 □ 有，原因： 1. 2.
医师签名			

时间	住院第 5~7 天（术后 2 日）	住院第 6~8 天（术后 3 日）	住院第 7~11 天（术后 4~6 日）	住院第 10~15 天（出院日）
主要诊疗工作	□ 上级医师查房，对手术进行评估 □ 注意有无术后并发症、导尿通畅情况，支架管引流情况	□ 上级医师查房，对手术进行评估 □ 注意有无手术后并发症、导尿通畅情况，支架管引流情况	□ 注意有无术后并发症、导尿通畅情况及支架管引流情况 □ 拔除导尿管及支架管、肾造瘘管	□ 注意有无尿路梗阻、尿外渗、尿路感染症状 □ 向家长交代出院后注意事项 □ 完成出院小结等 □ 术后 7 天拆线
重点医嘱	**长期医嘱：** □ 二级护理 □ 普通饮食 □ 支架管护理（必要时） □ 导尿管护理 □ 肾造瘘管护理（必要时） □ 留置导尿接无菌袋 □ 抗菌药物 **临时医嘱：** □ 复查血常规、尿常规（必要时） □ 复查电解质、血清蛋白（必要时）	**长期医嘱：** □ 二级护理 □ 普通饮食 □ 支架管护理（必要时） □ 肾造瘘管护理（必要时） □ 导尿管护理 □ 留置导尿接无菌袋 □ 抗菌药物	**长期医嘱：** □ 二级护理 □ 普通饮食 □ 口服抗菌药物 **临时医嘱：** □ 停导尿管护理 □ 停支架管护理 □ 停肾造瘘管护理	**出院医嘱：** □ 定期复诊，复查影像学检查 □ 口服抗菌药物
病情变异记录	□ 无 □ 有，原因： 1. 2.	□ 无 □ 有，原因： 1. 2.	□ 无 □ 有，原因： 1. 2.	□ 无 □ 有，原因： 1. 2.
医师签名				

（二）护士表单

肾盂输尿管连接部梗阻性肾积水临床路径护士表单

适用对象：第一诊断为肾盂输尿管连接部梗阻性肾积水（ICD-10：N13.000）

行离断式肾盂输尿管成形术（ICD-9-CM-3：55.87）

患儿姓名：	性别： 年龄：	住院号：
住院日期： 年 月 日	出院日期： 年 月 日	标准住院日：10~15 天

日期	住院第1~3天	住院第3~5天	住院第4~6天（术后1日）
健康宣教	□ 入院宣教 □ 介绍主管医师、护士 □ 介绍环境、设施 □ 介绍住院注意事项 □ 介绍探视和陪伴制度 □ 介绍贵重物品制度 □ 介绍检查内容	□ 肾盂成形术术前宣教 □ 术前宣教，告知手术安排	□ 术后常规宣教 □ 防止坠床及伤口护理宣教 □ 引流管护理宣教 □ 向家长交代病情
护理处置	□ 核对患儿，佩戴腕带 □ 建立入院护理病历 □ 协助患儿留取各种标本 □ 测量体重 □ 协助医师完成手术前的相关实验室检查	□ 测量生命体征 □ 肾盂成形术术前准备 □ 禁食、禁水 □ 与手术室护士及麻醉医师完成三方核对	□ 随时观察患儿情况 □ 手术后生活护理 □ 夜间巡视
基础护理	□ 二级护理 □ 晨晚间护理 □ 排泄管理 □ 患儿安全管理	□ 二级护理 □ 晨晚间护理 □ 排泄管理 □ 患儿安全管理	□ 观察患儿情况 □ 手术后生活护理 □ 观察各引流管是否通畅及色量 □ 疼痛护理及镇痛泵使用（必要时）
专科护理	□ 护理查体 □ 病情观察 □ 需要时，填写坠床及压疮防范表 □ 需要时，请家属陪伴 □ 确定饮食种类 □ 心理护理	□ 随时观察患儿情况 □ 术前生活护理 □ 夜间巡视	□ 随时观察患儿情况 □ 术前生活护理 □ 夜间巡视
重点医嘱	□ 详见医嘱执行单	□ 详见医嘱执行单	□ 详见医嘱执行单
病情变异记录	□ 无 □ 有，原因： 1. 2.	□ 无 □ 有，原因： 1. 2.	□ 无 □ 有，原因： 1. 2.
护士签名			

日期	住院第 5~7 天 （术后 2 日）	住院第 6~8 天 （术后 3 日）	住院第 7~11 天 （术后 4~6 日）	住院第 10~15 天 （出院日）
健康宣教	□ 术后常规宣教 □ 防止坠床及伤口护理宣教 □ 引流管护理宣教 □ 向家长交代病情	□ 术后常规宣教 □ 防止坠床及伤口护理宣教 □ 引流管护理宣教 □ 向家长交代病情	□ 术后常规宣教 □ 防止坠床及伤口护理宣教 □ 引流管护理宣教 □ 向家长交代病情	□ 术后常规宣教 □ 出院注意事项，复查时间等
护理处置	□ 随时观察患儿情况 □ 手术后生活护理 □ 夜间巡视	□ 随时观察患儿情况 □ 手术后生活护理 □ 夜间巡视	□ 随时观察患儿情况 □ 手术后生活护理 □ 夜间巡视	□ 帮助办理出院手续 □ 交代注意事项
基础护理	□ 二级护理 □ 晨晚间护理 □ 排泄管理 □ 患儿安全管理	□ 二级护理 □ 晨晚间护理 □ 排泄管理 □ 患儿安全管理	□ 二级护理 □ 晨晚间护理 □ 排泄管理 □ 患儿安全管理	□ 二级护理 □ 晨晚间护理 □ 排泄管理 □ 患儿安全管理
专科护理	□ 随时观察患儿情况 □ 手术后生活护理 □ 夜间巡视	□ 随时观察患儿情况 □ 手术后生活护理 □ 夜间巡视	□ 随时观察患儿情况 □ 手术后生活护理 □ 夜间巡视	□ 帮助办理出院手续 □ 交代注意事项
重点医嘱	□ 详见医嘱执行单	□ 详见医嘱执行单	□ 详见医嘱执行单	□ 详见医嘱执行单
病情变异记录	□ 无　□ 有，原因： 1. 2.	□ 无　□ 有，原因： 1. 2.	□ 无　□ 有，原因： 1. 2.	□ 无　□ 有，原因： 1. 2.
护士签名				

（三）患儿家属表单

肾盂输尿管连接部梗阻性肾积水临床路径患儿家属表单

适用对象：第一诊断为肾盂输尿管连接部梗阻性肾积水（ICD-10：N13.000）

行离断式肾盂输尿管成形术（ICD-9-CM-3：55.87）

患儿姓名：		性别： 年龄：		住院号：
住院日期： 年 月 日		出院日期： 年 月 日		标准住院日：10~15 天

时间	住院第 1~3 天 （入院）	住院第 4 天 （术前）	住院第 5 天 （手术日）
医患配合	□ 配合询问病史、收集资料，务必详细告知既往史、用药史、过敏史 □ 配合对患儿进行体格检查	□ 配合完善手术前相关检查，如采血、留尿、心电图、X 线胸片 □ 医师与患儿及家属介绍病情，肾盂成形术术前谈话、家长需签字表示同意	□ 配合完善相关检查 □ 配合医师安排做好术前禁食、禁水
护患配合	□ 配合测量体温、脉搏、呼吸 3 次，血压、体重 1 次 □ 配合完成入院护理评估（简单询问病史、过敏、用药史） □ 接受入院宣教（环境介绍、病室规定、订餐制度、贵重物品保管等） □ 配合执行探视和陪伴制度 □ 有任何不适告知护士	□ 配合测量体温、脉搏、呼吸 3 次，询问大便 1 次 □ 接受手术前宣教 □ 接受饮食宣教 □ 接受药物宣教	□ 配合测量体温、脉搏、呼吸 3 次，询问大便 1 次 □ 送往手术室前，协助完成核对，带齐影像资料及用药 □ 返回病房后，配合接受生命体征的测量，配合检查意识（全身麻醉者） □ 接受饮食宣教：手术前禁食、禁水 6~8 小时 □ 接受药物宣教 □ 有任何不适告知护士
饮食	□ 遵医嘱饮食	□ 遵医嘱饮食	□ 术后，根据医嘱 2 小时后试饮水，无恶心呕吐进少量流质饮食或者半流质饮食
排泄	□ 正常排尿便	□ 正常排尿便	□ 正常排尿便
活动	□ 正常活动	□ 正常活动	□ 正常活动

时间	住院第 6~13 天 （手术后）	住院第 14 天 （出院）
医患 配合	□ 配合腹部伤口部查体 □ 配合完善术后检查，如采血等	□ 接受出院前指导 □ 知道复查程序 □ 获取出院诊断书
护 患 配 合	□ 配合定时测量生命体征、每日询问大便 □ 配合检查会阴部 □ 接受输液、服药等治疗 □ 接受进食、进水、排便等生活护理 □ 配合活动，预防皮肤压力伤 □ 注意活动安全，避免坠床或跌倒 □ 配合执行探视及陪伴	□ 接受出院宣教 □ 办理出院手续 □ 获取出院带药 □ 知道服药方法、作用、注意事项 □ 知道复印病历程序
饮食	□ 遵医嘱饮食	□ 遵医嘱饮食
排泄	□ 正常排尿便	□ 正常排尿便
活动	□ 正常适度活动，避免疲劳	□ 正常适度活动，避免疲劳

附：原表单（2016 年版）

肾盂输尿管连接部梗阻性肾积水临床路径表单

适用对象：第一诊断为肾盂输尿管连接部梗阻性肾积水（ICD-10：N13.000），行离断式肾盂输尿管成形术（ICD-9-CM-3：55.87）

患儿姓名：		性别： 年龄：	住院号：
住院日期： 年 月 日	出院日期： 年 月 日		标准住院日：10~15 天

时间	住院第 1~3 天	住院第 3~5 天（手术日）	住院第 4~6 天（术后 1 日）
主要诊疗工作	□ 询问病史与体格检查 □ 完成病历书写 □ 完成各项检查 □ 评估检查结果 □ 上级医师查房与手术前评估 □ 向患儿家属交代病情，签署手术知情同意书、手术麻醉知情同意书	□ 上级医师查房 □ 手术（肾盂成形术）	□ 上级医师查房，对手术进行评估 □ 注意有无手术后并发症（尿外渗、肠道损伤、出血等）、肾造瘘管、输尿管支架管、导尿通畅情况
重点医嘱	长期医嘱： □ 二级护理 □ 普通饮食 临时医嘱： □ 血常规、尿常规、便常规、血型、凝血功能、肝功能、肾功能、感染性疾病筛查 □ 心电图、胸部 X 线正位片 □ 泌尿系统超声 □ IVU 或利尿性肾图（必要时） □ 超声心动图，CT 或 MRI，排尿性膀胱尿道造影，逆行肾盂输尿管造影	长期医嘱： □ 今日行肾盂成形术 □ 一级护理 □ 禁食 □ 支架管护理（必要时） □ 导尿管护理 □ 肾造瘘管护理（必要时） □ 留置导尿接无菌袋 □ 抗菌药物 □ 镇静剂（必要时）	长期医嘱： □ 二级护理 □ 饮水或半流质饮食 □ 支架管护理（必要时） □ 肾造瘘管护理（必要时） □ 导尿管护理 □ 留置导尿接无菌袋 □ 抗菌药物
主要护理工作	□ 入院宣教：介绍病房环境、设施和设备、安全教育 □ 入院护理评估 □ 静脉采血 □ 指导患儿家长带患儿进行心电图、胸部 X 线片等检查	□ 手术后生活护理 □ 观察各引流管是否通畅及色量 □ 疼痛护理及镇痛泵使用（必要时） □ 复查电解质血清蛋白	□ 观察患儿情况 □ 手术后生活护理 □ 观察各引流管是否通畅及色量 □ 疼痛护理及镇痛泵使用（必要时）
病情变异记录	□ 无 □ 有，原因： 1. 2.	□ 无 □ 有，原因： 1. 2.	□ 无 □ 有，原因： 1. 2.
护士签名			
医师签名			

时间	住院第 5~7 天（术后 2 日）	住院第 6~8 天（术后 3 日）	住院第 7~11 天（术后 4~6 日）	住院第 10~15 天（出院日）
主要诊疗工作	□ 上级医师查房，对手术进行评估 □ 注意有无术后并发症、导尿通畅情况，支架管引流情况	□ 上级医师查房，对手术进行评估 □ 注意有无手术后并发症、导尿通畅情况，支架管引流情况	□ 注意有无术后并发症、导尿通畅情况及支架管引流情况 □ 拔除导尿管及支架管、肾造瘘管	□ 注意有无尿路梗阻、尿外渗、尿路感染症状 □ 向家长交代出院后注意事项 □ 完成出院小结等 □ 术后 7 天拆线
重点医嘱	**长期医嘱：** □ 二级护理 □ 普通饮食 □ 支架管护理（必要时） □ 导尿管护理 □ 肾造瘘管护理（必要时） □ 留置导尿接无菌袋 □ 抗菌药物 **临时医嘱：** □ 复查血常规、尿常规（必要时） □ 复查电解质、血清蛋白（必要时）	**长期医嘱：** □ 二级护理 □ 普通饮食 □ 支架管护理（必要时） □ 肾造瘘管护理（必要时） □ 导尿管护理 □ 留置导尿接无菌袋 □ 抗菌药物	**长期医嘱：** □ 二级护理 □ 普通饮食 □ 口服抗菌药物 **临时医嘱：** □ 停导尿管护理 □ 停支架管护理 □ 停肾造瘘管护理	**出院医嘱：** □ 定期复诊，复查影像学检查 □ 口服抗菌药物
主要护理工作	□ 观察患儿情况 □ 手术后生活护理 □ 疼痛护理及镇痛泵使用（必要时） □ 观察各引流管是否通畅及色量	□ 观察患儿情况 □ 手术后生活护理 □ 观察各引流管是否通畅及色量 □ 按医嘱拔镇痛泵管（必要时）	□ 观察患儿情况 □ 手术后生活护理 □ 观察各引流管是否通畅及色量 □ 宣教、示范导尿管护理及注意事项	□ 指导家长办理出院手续等事项 □ 出院宣教
病情变异记录	□ 无 □ 有，原因： 1. 2.	□ 无 □ 有，原因： 1. 2.	□ 无 □ 有，原因： 1. 2.	□ 无 □ 有，原因： 1. 2.
护士签名				
医师签名				

第二十四章

小儿先天性动脉导管未闭临床路径释义

一、小儿先天性动脉导管未闭编码

1. 原编码：

病名称及编码：小儿先天性动脉导管未闭（ICD-10：Q25.001）

手术操作名称及编码：非体外循环下结扎或切断缝合术（ICD-10-CM-3：38.8501-38.8503）

2. 修改编码：

疾病名称及编码：先天性动脉导管未闭（ICD-10：Q25.0）

手术操作名称及编码：动脉导管未闭结扎术（ICD-10-CM-3：38.85）

二、临床路径检索方法

Q25.0 伴 38.85　　出院科别：儿科

三、小儿先天性动脉导管未闭临床路径标准住院流程

（一）适用对象

第一诊断为小儿先天性动脉导管未闭（ICD-10：Q25.001），行非体外循环下结扎或切断缝合术（ICD-10-CM-3：38.8501-38.8503，且不包括39.6），年龄在18岁以下的患儿。

> **释义**
>
> ■ 本路径适用对象，为临床诊断动脉导管未闭的患儿，包括常见的漏斗型、管型动脉导管未闭及其他少见病理类型。
> ■ 动脉导管未闭的治疗手段多种，本路径针对的是外科非体外循环下结扎或切断缝合术。

（二）诊断依据

根据《临床诊疗指南·心血管外科学分册》（中华医学会编著，人民卫生出版社，2009）。

1. 病史：可有反复呼吸道感染、乏力、发育迟缓、发现心脏杂音等，轻者可无症状。病程早期常有上呼吸道感染病史，中期可有心悸、气短，晚期可有发绀、杵状指（趾）等表现。

2. 体征：听诊可有胸骨左缘第2肋间连续性机械性杂音，粗糙、传导广、伴震颤，婴幼儿期或晚期病例常仅有收缩期杂音。可伴有周围血管征。

3. 辅助检查：心电图、胸部X线片、超声心动图等。

（1）心电图：正常或左心室肥厚表现，大分流量时双心室肥厚表现，晚期右心室肥厚心电图表现。

（2）胸部X线片：肺血增多，左心室或左、右心室增大，肺动脉段突出，主动脉结增宽。

（3）超声心动图：主肺动脉分叉与降主动脉之间异常通道分流即可确诊。

4. 鉴别诊断：注意与主-肺动脉间隔缺损、冠状动静脉瘘、主动脉窦瘤破裂进行鉴别。

释义

■ 本路径的制订主要参考国内权威参考书籍和诊疗指南。

■ 动脉导管未闭的症状取决于导管的大小、肺血管阻力等因素。早产儿肺血管阻力下降早，出生后 1 周即可因大量左向右分流而出现症状。足月儿一般生后 6~8 周肺血管阻力下降，左向右分流增加，出现心动过速、呼吸急促和喂养困难。单纯动脉导管未闭患儿小儿期少有自觉症状，只是发育欠佳、身材瘦小。有些小儿仅在劳累时疲乏、心悸。肺动脉高压虽在 2 岁以下可出现，但明显肺动脉高压症状大多在年龄较大时才会出现，如头晕、气促、咯血、活动后发绀（多以下半身明显）。

■ 动脉导管分流量大者，左侧胸廓隆起，心尖搏动增强，一般在胸骨左缘 2~3 肋间闻及响亮的连续性机械样杂音，向左锁骨下、左胸外侧或左颈部传导，常伴有震颤。动脉导管分流量小者，心脏杂音可不典型，可在相应部位闻及收缩期杂音，合并肺动脉高压病例，因肺动脉高压程度不同，可以收缩期为主，舒张期微弱的双期杂音；单纯收缩期杂音或几乎无杂音。可伴有肺动脉关闭音亢进。有些病例可闻及继发于二尖瓣血流增加导致的心尖部舒张中期柔和杂音。

■ 动脉导管未闭患儿血压可正常，但分流量大者，收缩压往往升高，而舒张压下降，同时出现周围血管征。

■ 大龄小儿及成人动脉导管未闭患儿心电图可显示左心室肥大，随病情进展，心电图逐渐由左心室肥大至左、右心室肥大。若心电图以右心增大为主要表现，常提示存在阻力性肺动脉高压。

■ 中量以上左向右分流量者胸部 X 线平片显示主动脉结增大，降主动脉形成漏斗征为特征性改变（但阳性率为 50%）。胸部 X 线平片显示心脏增大、肺血增多征象，与分流量相关。

■ 超声心动图是临床诊断的主要手段，具有重要的临床指导意义。通过超声心动图检查可以明确动脉导管未闭的粗细及长度。肺动脉高压严重时，由于血液分流缓慢会影响诊断的准确性。

■ 动脉导管未闭杂音上与主-肺动脉间隔缺损、冠状动静脉瘘、主动脉窦瘤破裂有相似处，如超声诊断不明，可通过增强 CT 或者磁共振检查明确诊断。

（三）治疗方案的选择

根据《临床技术操作规范·心血管外科学分册》（中华医学会编著，人民军医出版社，2009）。

释义

■ 动脉导管未闭的治疗方法随外科技术的进步和医疗材料的完善而不断发展。由于大部分动脉导管未闭均可以采用介入封堵治疗（非路径内），需要外科手术的越来越少，本路径仅针对非体外循环下后外侧开胸行动脉导管结扎或切断缝合的患儿。

（四）标准住院日 10~14 天

> **释义**
>
> ■ 动脉导管未闭的患儿入院后，术前准备 1~3 天，在第 2~4 天实施手术，术后 5~10 天出院。总住院时间不超过 14 天均符合路径要求。

（五）进入路径标准

1. 第一诊断必须符合小儿先天性动脉导管未闭疾病编码（ICD-10：Q25.001）。
2. 当患儿同时具有其他疾病诊断，只要住院期间不需要特殊处理也不影响第一诊断的临床路径流程实施时，可以进入路径。

> **释义**
>
> ■ 动脉导管未闭患儿，若诊断明确，检查提示左心容量负荷增加，肺血增多，即有手术指征。1 岁以内患儿若出现充血性心力衰竭应积极手术治疗。对动脉导管未闭细小（<2mm）的患儿，无临床症状，生长发育正常，无左心容量负荷增加表现，可定期随访，暂不手术。
>
> ■ 动脉导管未闭患儿合并其他心血管畸形，或动脉导管未闭造成心肺功能损害者，临床需要相应的综合治疗手段处理，从而导致住院时间延长，治疗费用增加，治疗效果受影响，因此不应入选本临床路径。
>
> ■ 因单纯动脉导管未闭而导致重度肺动脉高压的患儿，其肺血管的病理改变均较为严重。对此类患儿，术前对适应证的充分评估及围术期对肺动脉高压的严格处理是治疗成功的关键，这些特殊检查及处理会导致治疗时间及治疗费用上出现较大的变异。为便于进行统一的医疗质量管理，本路径将合并重度肺动脉高压的患儿排除在入选标准以外。
>
> ■ 若入院常规检查发现以往所没有发现的疾病，而该疾病可能对患儿健康的损害更为严重，或者该疾病可能影响手术实施、增加手术或麻醉风险、影响预后，则应优先考虑治疗该种疾病，暂不宜进入路径。如心功能不全、肝肾功能不全、凝血功能障碍等。
>
> ■ 若以往患有以上疾病，经合理治疗后达到稳定，或目前尚需持续用药，经评估无手术及麻醉禁忌，则可进入路径。但可能增加医疗费用，延长住院时间。

（六）术前准备（术前评估）1~2 天

1. 必需的检查项目：
(1) 血常规、尿常规。
(2) 肝功能、肾功能、血型、凝血功能、感染性疾病筛查（乙型肝炎、丙型肝炎、梅毒、艾滋病等）。
(3) 心电图、胸部 X 线片、超声心电图。
(4) 血压、经皮氧饱和度。
2. 根据情况可选择的检查项目：如便常规、心肌酶、24 小时动态心电图、肺功能检查、血气分析、心脏增强 CT 等。

> **释义**
>
> ■ 常规的术前检查有助于明确病情，排除手术隐患，有助于手术的安全。
> ■ 患儿近期有过感冒及发热病史，可检查心肌酶，若异常增高则不宜进入路径治疗。
> ■ 既往有呼吸道症状或者明显的胸廓畸形，应行肺功能检查。
> ■ 如果可能合并其他畸形如主动脉弓缩窄或中断，建议行增强 CT 检查。

（七）预防性抗菌药物选择与使用时机

抗菌药物预防性使用：按照《抗菌药物临床应用指导原则》（卫医发〔2004〕285 号）执行，并根据患儿的病情决定抗菌药物的选择与使用时间。可使用第二代头孢菌素类抗菌药物，术前 30 分钟至 1 小时静脉注射。

> **释义**
>
> ■ 动脉导管未闭结扎或切断缝合手术属于 I 类切口手术，但由于有胸腔内手术操作且一旦感染可导致严重后果。因此，可按规定适当预防性应用抗菌药物，通常选用第二代头孢菌素。

（八）手术日

一般在入院 7 天内。
1. 麻醉方式：全身麻醉。
2. 手术植入物：缺损补片材料、胸骨固定钢丝等。
3. 术中用药：麻醉常规用药。
4. 输血及血液制品：视术中情况而定。

> **释义**
>
> ■ 本路径规定的动脉导管未闭结扎或切断缝合手术均是在全身麻醉、非体外循环辅助下实施。其他一些体外循环辅助下手术镶嵌或介入封堵治疗技术不包括在本路径中。
> ■ 对于动脉导管切断缝合，或结扎均在本路径中。

（九）术后住院恢复≤9 天

1. 基本治疗方案：
（1）机械通气（术后 24 小时内）。
（2）24 小时心电监护。
（3）止血药物（术后 24 小时内）。
（4）扩血管降血压：硝普钠、卡托普利。
（5）抗菌药物使用：按照《抗菌药物临床应用指导原则（2015 年版）》（国卫办医发

〔2015〕43号）执行，并根据患儿的病情决定抗菌药物的选择与使用时间。可使用第二代头孢菌素类抗菌药物，如头孢呋辛钠，小儿平均一日剂量为60mg/kg，严重感染可用到100 mg/kg，分3~4次给予。肾功能不全患儿按照肌酐清除率制订给药方案：肌酐清除率>20ml/min者，每日3次，每次0.75~1.5g；肌酐清除率10~20ml/min患儿，每次0.75g，1日2次；肌酐清除率<10ml/min患儿，每次0.75g，1日1次。如出现术后感染，可结合药敏试验结果选择抗菌药物。

（6）强心利尿：地高辛，米力农，呋塞米。

（7）氧疗（鼻导管或面罩），雾化吸入。

2. 必须复查的检查项目：心电图、胸部X线片、超声心动图。

> **释义**
>
> ■ 动脉导管非体外循环下切断/结扎术后早期应对患儿进行持续的监测治疗，以便及时掌握病情变化。主管医师评估患儿病情平稳后，方可终止持续监测。
>
> ■ 根据患儿病情需要，开展相应的检查及治疗。检查项目不只限于路径中规定的必须复查的项目，可根据需要增加，如血气分析、凝血功能分析等。必要时可增加同一项目的检查频次。
>
> ■ 通常比较粗大的动脉导管未闭术后，患儿血压明显升高，术后早期可应用硝普钠控制血压，然后用卡托普利接替口服降压治疗。
>
> ■ 根据患儿出血情况，必要时可使用注射用尖吻蝮蛇血凝酶等止血药，减少术后出血，促进创面愈合和恢复。

（十）出院标准

1. 患儿一般情况良好，体温正常，完成复查项目。

2. 切口愈合好，引流管拔除，伤口无感染。

3. 没有需要住院处理的并发症。

> **释义**
>
> ■ 患儿出院前不仅应完成必须复查的项目，且复查项目应无明显异常，切口愈合良好。若检查结果明显异常，主管医师应进行仔细分析并作出相应处置。

（十一）变异及原因分析

1. 存在除动脉导管未闭的其他并发症，需要处理干预。

2. 患儿入院时已发生严重的肺部感染、心功能不良，需进行积极对症治疗和检查，导致住院时间延长，增加住院费用等。

> **释义**
>
> ■ 变异是指入选临床路径的患儿未能按路径流程完成医疗行为或者未达到预期的医疗质量控制目标。这包含三个方面的情况：①按路径流程完成治疗，但出现非预期结果，可能需要后续进一步处理。如本路径治疗后动脉导管再通、出现乳糜胸

等。②按路径流程完成治疗，但超出路径的时限或限定费用。如实际住院日超出标准住院日要求，或未能在规定的手术日时间限定内实施手术等。③不能按照路径流程完成治疗，患儿需要中途退出路径。如治疗过程中出现严重并发症，导致必须终止路径或需要转入其他路径进行治疗等。对这些患儿，主管医师均应进行变异原因的分析，并在临床路径的表单中予以说明。

■ 动脉导管非体外循环下切断缝合/结扎术可能出现的并发症有：动脉导管再通（残余分流）、乳糜胸、喉返神经损伤或者其他重要并发症切口感染、延迟愈合等。

■ 医师认可的变异原因主要指患儿入选路径后，医师在检查及治疗过程中发现患儿合并存在一些事前未知的对本路径治疗可能产生影响的情况，需要终止执行路径或者延长治疗时间、增加治疗费用。医师需要在表单中说明。

■ 因患儿方面的主观原因导致执行路径出现变异，也需要医师在表单中予以说明。

四、推荐表单

（一）医师表单

小儿先天性动脉导管未闭临床路径医师表单

适用对象：第一诊断为小儿先天性动脉导管未闭（ICD-10：Q25.0）
行动脉导管未闭结扎术（ICD-10-CM-3：38.85）

患儿姓名：	性别： 年龄： 门诊号：	住院号：
住院日期： 年 月 日	出院日期： 年 月 日	标准住院日：10~14 天

时间	住院第 1~2 天	住院第 2~3 天	住院第 3~4 天 （手术日）
主要诊疗工作	□ 病史询问，体格检查 □ 完成入院病历书写 □ 安排相关检查 □ 上级医师查房	□ 汇总检查结果 □ 完成术前准备与术前评估 □ 术前讨论，确定手术方案 □ 完成术前小结、上级医师查房记录等病历书写 □ 向患儿及家属交代病情及围术期注意事项 □ 签署手术知情同意书、自费用品协议书、输血同意书	□ 气管插管，建立深静脉通路，建立有创血压监测 □ 手术 □ 术后转入监护病房 □ 术者完成手术记录 □ 完成术后病程记录 □ 向患儿家属交代手术情况及术后注意事项
重点医嘱	**长期医嘱：** □ 先天性心脏病护理常规 □ 一级护理 □ 饮食 □ 患儿既往基础用药 **临时医嘱：** □ 血常规、尿常规、便常规 □ 血型、凝血功能、电解质、肝肾功能、传染性疾病筛查 □ X 线胸片、心电图、超声心动图 □ 必要时增强 CT 或者磁共振检查	**长期医嘱：** □ 强心、利尿、补钾治疗 **临时医嘱：** □ 拟于明日在全身麻醉下行非体外循环下动脉导管结扎或切断缝合术 □ 备皮 □ 备血 □ 术前晚灌肠 □ 术前禁食、禁水 □ 术前镇静药（酌情） □ 其他特殊医嘱	**长期医嘱：** □ 心脏体外循环直视术后护理 □ 禁食 □ ICU 监护 □ 持续血压、心电及血氧饱和度监测 □ 呼吸机辅助呼吸 □ 清醒后拔除气管插管（酌情） □ 预防用抗菌药物 □ 强心利尿治疗 **临时医嘱：** □ 床旁 X 线胸片 □ 其他特殊医嘱
病情变异记录	□ 无 □ 有，原因： 1. 2.	□ 无 □ 有，原因： 1. 2.	□ 无 □ 有，原因： 1. 2.
医师签名			

时间	住院第 4~6 天 （术后 1~2 日）	住院第 6~10 天 （术后 3~6 日）	住院第 8~14 天 （术后 5~10 日）
主要诊疗工作	□ 各级医师查房 □ 观察切口有无血肿、渗血 □ 拔除胸管（根据引流量） □ 拔除尿管 □ 拔除气管插管撤离呼吸机 □ 患儿出监护室回普通病房	□ 各级医师查房 □ 安排相关复查并分析检查结果 □ 观察切口情况	□ 检查切口愈合情况并拆线 □ 确定患儿可以出院 □ 向患儿交代出院注意事项 　复查日期 □ 通知出院处 □ 开出院诊断书 □ 完成出院记录
重点医嘱	长期医嘱： □ 一级护理 □ 饮食（根据年龄） □ 氧气吸入 □ 心电、无创血压及血氧饱和度监测 □ 预防用抗菌药物 □ 强心、利尿、补钾治疗（酌情） 临时医嘱： □ 大换药 □ 复查血常规及相关指标 □ 其他特殊医嘱	长期医嘱： □ 一级护理（酌情） □ 饮食 □ 停监测（酌情） □ 停抗菌药物（酌情） 临时医嘱： □ 拔除深静脉置管并行留置针穿刺（酌情） □ 复查 X 线胸片、心电图、超声心动图以及血常规，血生化全套 □ 大换药	临时医嘱： □ 通知出院 □ 出院带药 □ 拆线换药
病情变异记录	□ 无　□ 有，原因： 1. 2.	□ 无　□ 有，原因： 1. 2.	□ 无　　□ 有，原因： 1. 2.
医师签名			

（二）护士表单

小儿先天性动脉导管未闭临床路径护士表单

适用对象：第一诊断为小儿先天性动脉导管未闭（ICD-10：Q25.0）

行动脉导管未闭结扎术（ICD-10-CM-3：38.85）

患儿姓名：		性别： 年龄： 门诊号：		住院号：
住院日期： 年 月 日		出院日期： 年 月 日		标准住院日：10~14 天

时间	住院第 1~2 天	住院第 2~3 天	住院第 3~4 天（手术日）
健康宣教	□ 入院宣教 □ 介绍主管医师、责任护士 □ 介绍环境、设施 □ 介绍住院注意事项 □ 介绍探视和陪床制度和要求	□ 术前宣教 □ 提醒患儿按时禁食、禁水 □ 其他	□ 通知患儿家属 CICU 购买的物品
护理处置	□ 核对患儿，佩戴腕带 □ 建立入院护理病历 □ 协助患儿留取各种标本 □ 测量血压心率呼吸	□ 术前准备（备皮，外周静脉留置套管针等） □ 药物灌肠 □ 佩戴腕带	□ 观察患儿病情变化 □ 定期记录重要监测指标
基础护理	□ 一级护理 □ 晨晚间护理 □ 安全护理 □ 完善检查 □ 评估患儿情况	□ 一级护理 □ 晨晚间护理 □ 安全护理 □ 完善检查	□ 特级护理 □ 接收手术患儿 □ 核对患儿及资料，应用血制品情况
专科护理	□ 护理查体 □ 病情观察 □ 吸氧（酌情） □ 雾化（酌情）	□ 护理查体 □ 体温监测 □ 术前医嘱的执行	□ 与麻醉医师和手术医师交接病情 □ 心脏体外循环直视术后护理 □ 评价患儿状态及危重程度 □ 循环系统护理（生命体征，体温，尿量） □ 呼吸系统管理（妥善固定气管插管，呼吸机监测，保持呼吸道通畅，拔出气管插管准备） □ 管道管理（静脉通路，动脉测压，引流管管理，胃管，尿管护理） □ 切口护理 □ 监测血气情况 □ 压疮护理
重点医嘱	详见医嘱执行单	详见医嘱执行单	详见医嘱执行单
病情变异记录	□ 无 □ 有，原因： 1. 2.	□ 无 □ 有，原因： 1. 2.	□ 无 □ 有，原因： 1. 2.
护士签名			

时间	住院第 4~6 天 （术后 1~2 日）	住院第 6~10 天 （术后 3~6 日）	住院第 8~14 天 （术后 5~10 日）
健康 宣教	□ 术后护理宣教	□ 术后护理宣教 □ 指导家属进行术后护理	□ 出院护理指导 □ 术后健康指导 □ 指导复诊事宜
护理 处置	□ 遵医嘱进行相关护理	□ 从 CICU 转运患儿到普通病房	□ 帮助办理出院手续
基础 护理	□ 晨晚间护理 □ 排泄管理 □ 患儿安全管理	□ 晨晚间护理 □ 排泄管理 □ 患儿安全管理	□ 晨晚间护理 □ 排泄管理 □ 患儿安全管理
专 科 护 理	□ 观察患儿病情 □ 血压、心电及血氧饱和度 □ 呼吸机辅助呼吸（或氧气吸 　入或 CPAP 呼吸支持）血气 □ 伤口敷料 □ 引流情况 □ 记录生命体征 □ 记录 24 小时出入量 □ 拔除气管插管 □ 拔除导尿管，胃管 □ 执行各项医嘱	□ 执行护理操作 □ 观察患儿病情 □ 观察伤口敷料 □ 术后康复指导 □ 振动仪排痰治疗 □ 叩胸拍背 □ 经鼻、口腔吸痰 □ 指导喂养 □ 按时服药 □ 记录生命体征 □ 记录 24 小时出入量	□ 出院带药 □ 发出院带药 □ 协助医师讲解服药方法 □ 其他 □ 终末消毒
重点 医嘱	□ 详见医嘱执行单	□ 详见医嘱执行单	□ 详见医嘱执行单
病情 变异 记录	□ 无　□ 有，原因： 1. 2.	□ 无　□ 有，原因： 1. 2.	□ 无　□ 有，原因： 1. 2.
护士 签名			

（三）患儿家属表单

小儿先天性动脉导管未闭临床路径患儿家属表单

适用对象：第一诊断为小儿先天性动脉导管未闭（ICD-10：Q25.0）

行动脉导管未闭结扎术（ICD-10-CM-3：38.85）

患儿姓名：	性别： 年龄： 门诊号：	住院号：
住院日期： 年 月 日	出院日期： 年 月 日	标准住院日：10~14 天

时间	住院第 1~2 天	住院第 2~3 天	住院第 3~4 天 （手术日）
医患配合	□ 配合询问病史、收集资料，务必详细告知既往史、用药史、过敏史 □ 配合进行体格检查 □ 有任何不适告知医师	□ 配合完善术前检查前相关检查 □ 医师向家属介绍病情，签手术同意书，自费用品同意书，输血同意书	□ 医师向家属交代手术情况，术后情况
护患配合	□ 配合测量体温、脉搏、呼吸血压、体重 □ 配合完成入院护理评估（简单询问病史、过敏史、用药史） □ 接受入院宣教配合执行探视和陪伴制度 □ 有任何不适告知护士	□ 配合测量体温、脉搏、呼吸血压 □ 接受术前宣教 □ 配合进行术前准备，如备皮，抽取血样	□ 配合进行术后护理操作
饮食	□ 遵医嘱饮食	□ 遵医嘱禁食、禁水	□ 遵医嘱禁食、禁水
排泄	□ 正常排尿便	□ 正常排尿便	□ 正常排尿便
活动	□ 正常活动	□ 正常活动	□ 卧床

时间	住院第 4~6 天 （术后 1~2 日）	住院第 6~10 天 （术后 3~6 日）	住院第 8~14 天 （术后 5~10 日）
医患配合	□ 配合医师各种操作，及抽血检查 □ 配合医师进行体格检查	□ 配合医师进行术后检查及抽血检验 □ 配合医师进行体格检查	□ 接受出院前指导，康复指导及用药指导 □ 知道复查程序 □ 知道复印病历程序
护患配合	□ 配合进行术后肺部护理 □ 接受输液、服药等治疗 □ 配合护士进行生活护理 □ 配合活动，预防皮肤压力伤 □ 配合执行探视及陪伴	□ 配合进行术后肺部护理 □ 接受输液、服药等治疗 □ 配合护士进行生活护理 □ 配合活动，预防皮肤压力伤 □ 配合执行探视及陪伴	□ 接受出院宣教 □ 办理出院手续 □ 获取出院带药
饮食	□ 限量饮食和水	□ 限量饮食和水	□ 限量饮食和水
排泄	□ 正常排尿便	□ 正常排尿便	□ 正常排尿便
活动	□ 限制活动	□ 限制活动	□ 限制活动

附：原表单（2016 年版）

小儿先天性动脉导管未闭临床路径表单

适用对象：第一诊断为小儿先天性动脉导管未闭（ICD-10：Q25.001）；行非体外循环下结扎或切断缝合术（ICD-10-CM-3：38.8501-38.8503，且不包括：39.6）

患儿姓名：	性别： 年龄： 门诊号：	住院号：
住院日期： 年 月 日	出院日期： 年 月 日	标准住院日：10~14 天

时间	住院第 1 天	住院第 2~3 天	住院第 4~5 天（手术日）
主要诊疗工作	□ 询问病史及体格检查 □ 病情告知 □ 如患儿病情重，应当及时通知上级医师 □ 完成入院病历	□ 上级医师查房 □ 完善术前准备 □ 询问送检项目报告，有异常者应当及时向上级医师汇报，并予以相应处置 □ 注意预防并发症 □ 与家长沟通，讲解手术风险及可能并发症 □ 对症治疗 □ 签署手术知情同意书、输血同意书	□ 注意预防并发症 □ 手术治疗 □ 术后监护 □ 完成手术记录、病程记录 □ 向患儿及家属交代病情及术中基本情况
重点医嘱	**长期医嘱：** □ 心外科护理常规 □ 三级护理 □ 饮食 □ 健康宣教 **临时医嘱：** □ 血常规、尿常规，肝功能、肾功能、血型＋配血、凝血功能、感染性疾病筛查，心电图、胸部 X 线片、超声心电图 □ 测血压、血氧饱和度	**长期医嘱** □ 心外科护理常规 **临时医嘱** □ 拟明日行非体外循环下动脉导管结扎或切断缝合术 □ 禁食 □ 开塞露 □ 备血 □ 置胃管 □ 抗菌药物	**长期医嘱** □ 术后医嘱 □ 特级护理 □ 心电、血压监测 □ 胸部引流 □ 呼吸机 □ 湿化、呼吸道护理 **临时医嘱** □ 吸氧、补液 □ 对症治疗 □ 必要时复查血气分析，复查胸部 X 线片、心电图，血常规 □ 抗菌药物
主要护理工作	□ 入院宣教 □ 入院护理评估	□ 护理评估 □ 生活护理	□ 观察患儿情况 □ 记录生命体征 □ 记录 24 小时出入量 □ 术后康复指导
病情变异记录	无 □有，原因 1. 2.	无 □有，原因 1. 2.	无 □有，原因 1. 2.
护士签名			
医师签名			

时间	住院第 6 天 （术后第 1 天）	住院第 7~12 天 （术后 2~6 天）	住院第 12~14 天 （出院日）
主要诊疗工作	□ 医师查房 □ 清醒后拔除气管插管 □ 转回普通病房 □ 观察切口有无血肿、渗血 □ 拔除胸腔引流管（根据引流量） □ 拔除尿管	□ 医师查房 □ 安排相关复查并分析检查结果 □ 观察切口情况	□ 检查切口愈合情况并拆线 □ 确定患儿可以出院 □ 向患儿交代出院注意事项、复查日期 □ 通知出院处 □ 开出院诊断书 □ 完成出院记录
重点医嘱	长期医嘱： □ 一级护理 □ 半流质饮食 □ 氧气吸入 □ 心电、无创血压及经皮血氧饱和度监测 □ 预防用抗菌药物 □ 强心、利尿、补钾治疗 临时医嘱： □ 心电图 □ 大换药 □ 复查血常规及相关指标 □ 其他特殊医嘱	长期医嘱： □ 饮食 □ 改二级护理（视病情恢复定） □ 停监测 □ 停抗菌药物（视病情恢复定） 临时医嘱： □ 拔除深静脉置管并行留置针穿刺（视病情恢复定） □ 复查胸部 X 线片、心电图、超声心动图以及血常规、肝功能、肾功能、电解质 □ 大换药	临时医嘱： □ 通知出院 □ 出院带药 □ 拆线换药
主要护理工作	□ 观察患儿情况 □ 记录生命体征 □ 记录 24 小时出入量 □ 术后康复指导	□ 患儿一般状况及切口情况 □ 鼓励患儿下床活动，利于恢复 □ 术后康复指导	□ 帮助患儿办理出院手续 □ 康复宣教
病情变异记录	□ 无　□ 有，原因 1. 2.	□ 无　□ 有，原因 1. 2.	□ 无　□ 有，原因 1. 2.
护士签名			
医师签名			

第二十五章

小儿先天性肺动脉瓣狭窄临床路径释义

一、小儿先天性肺动脉瓣狭窄编码

1. 原编码：

疾病名称及编码：小儿先天性非发绀型肺动脉瓣狭窄（ICD-10：Q22.101）

手术操作名称及编码：行直视肺动脉瓣膜切开术和（或）右室流出道疏通术（ICD-9-CM-3：35.13，35.25，35.26，35.34，35.35，35.96）

2. 修改编码：

疾病名称及编码：先天性肺动脉瓣狭窄（ICD-10：Q22.1）

手术操作名称及编码：无置换的开放性肺动脉瓣成形术（ICD-9-CM-3：35.13）

建立右心室和肺动脉通道（ICD-9-CM-3：35.92）

二、临床路径检索方法

Q22.1 伴（35.13/35.92）　　　出院科别：儿科

三、小儿先天性肺动脉瓣狭窄临床路径标准住院流程

（一）适用对象

第一诊断为小儿先天性非发绀型肺动脉瓣狭窄（ICD-10：Q22.101），行直视肺动脉瓣膜切开术和（或）右心室流出道疏通术（ICD-9-CM-3：35.13，35.25，35.26，35.34，35.35，35.96），年龄在 1~18 岁的患儿。

> **释义**
>
> ■ 本路径适用对象为临床诊断为先天性非发绀型肺动脉瓣狭窄的患儿。
>
> ■ 肺动脉瓣狭窄的治疗手段多种，本路径针对的是外科直视肺动脉瓣膜切开术和（或）右心室流出道疏通术的患儿。

（二）诊断依据

根据《临床诊疗指南·心血管外科学分册》（中华医学会编著，人民卫生出版社，2009）。

1. 病史：轻度狭窄可无症状，中重度狭窄出现活动受限、气促、易疲劳甚至猝死。

2. 体征：肺动脉区听诊可闻及收缩期杂音。

3. 辅助检查：心电图、胸部 X 线片、超声心动图等。

> **释义**
>
> ■ 本路径的制定主要参考国内权威参考书籍和诊疗指南。

■肺动脉瓣狭窄程度取决于右心室和肺动脉干之间的收缩期压力阶差的大小。轻度狭窄其压力阶差<50mmHg，中度狭窄为50~80 mmHg，重度狭窄>80mmHg。

■肺动脉瓣狭窄的症状与狭窄程度、是否有卵圆孔未闭、右心室功能、心肌纤维化程度、是否有三尖瓣反流以及右心室腔大小有关。重度肺动脉瓣狭窄在新生儿期已存在青紫、心脏扩大，甚至发生心力衰竭，青紫与卵圆孔未闭有关，活动后或哭闹后存在心房水平的右向左分流，安静时消失。部分患儿可以出现呼吸困难、乏力、心悸、胸痛，偶见昏厥、心律失常引起猝死。轻度肺动脉瓣狭窄患儿可无临床表现，仅在查体时发现心脏杂音。

■肺动脉瓣狭窄患儿肺动脉瓣听诊区可闻及特征性喷射性收缩期杂音，左上方传导，并伴有震颤。轻度狭窄或极重型狭窄可无震颤。在收缩期可听到喀喇音，狭窄严重时不存在喀喇音，肺动脉第二心音减弱或不能闻及肺动脉第二心音。严重狭窄患儿生长发育较差，心前区隆起明显并有抬举感。

■如发展至右心衰竭，则可见肝大、腹水及水肿，但因肺内血流量减少并不出现肺充血现象。

■心电图：对狭窄程度的判断很有意义。除轻度狭窄心电图可正常外，一般均显示右心室肥大，电轴偏右或出现不完全右束支传导阻滞。右心室肥大程度与狭窄轻重成正比。在重度狭窄时，右心室压力超过13.3kPa（100mmHg）者，心电图至少有下列三点之一：①RV1>20mV；②P波高尖，示右心房肥大；③各导联ST段偏移，Ⅱ、aVF以及V1~V4导联T波倒置，显示心肌劳损。

■X线检查：心脏大小随狭窄加重而逐渐加大。一般情况下，轻度狭窄时，心脏可不增大，肺血大致正常；重度狭窄时，右心室增大明显而左心室不大。肺纹理纤细、减少，肺动脉主干因狭窄后而突出搏动明显，左肺搏动增强而右肺门搏动相对较弱或呈静止状态。

■超声心动检查：二维超声多普勒检查可以精确评估狭窄部位及严重程度，检测右心室收缩压与肺动脉压的压差，判断是否合并右心室流出道或肺动脉瓣上狭窄及有无三尖瓣反流。

（三）治疗方案的选择

根据《临床技术操作规范·心血管外科学分册》（中华医学会编著，人民军医出版社，2009）。

直视肺动脉瓣膜切开术和（或）右心室流出道疏通术。

释义

■肺动脉瓣狭窄的治疗方法随外科技术的进步和医疗材料的完善而不断发展变化。依据患儿病变的病理类型和特点，合理选择手术方式，如体外循环下肺动脉瓣切开术、右心室流出道疏通术，而经皮球囊肺动脉瓣成形术或者经胸镶嵌介入球囊扩张治疗均不在本路径内。

（四）标准住院日 10~14 天

> **释义**
>
> ■肺动脉瓣狭窄的患儿入院后，术前准备 1~3 天，在第 2~4 天实施手术，术后恢复 5~10 天出院。总住院时间不超过 14 天均符合本路径要求。

（五）进入路径标准

1. 第一诊断必须符合小儿先天性肺动脉瓣狭窄疾病编码（ICD-10：Q22.101）。
2. 有手术适应证，无禁忌证。
3. 无发绀，超声心动图显示无心房水平右向左分流。
4. 当患儿同时具有其他疾病诊断，但住院期间不需要特殊处理也不影响第一诊断的临床路径流程实施时，可以进入路径。

> **释义**
>
> ■肺动脉瓣狭窄患儿中，重度肺动脉瓣狭窄婴幼儿合并心力衰竭需要急诊手术。右心室收缩压或超过体循环收缩压，尽管无症状也需尽早手术。
>
> ■单纯肺动脉瓣狭窄（PS）跨肺动差≥40mmHg，首先经皮球囊肺动脉瓣成形术（PBPV）介入治疗。单纯肺动脉瓣狭窄外科治疗与介入治疗效果相仿，但若存在较明显的继发性漏斗部肌肉肥厚、瓣环发育不良、右心室腔小或重度 PS 导丝不能通过瓣口必须手术治疗，当压力阶差<40mmHg 时，无临床症状，生长发育正常，无右心室负荷表现时，可定期检查以决定手术。
>
> ■因重度肺动脉瓣狭窄合并青紫的患儿，其右心室及肺血管的病理改变均较为严重。对此类患儿，术前对适应证的充分评估，围术期的严格处理是治疗成功的关键，这些特殊检查及处理会导致治疗费用上出现较大的变异。为便于统一的医疗质量管理，本路径将重度肺动脉狭窄的患儿排除在入选标准以外。
>
> ■经入院常规检查发现以往所没有发现的疾病，而该疾病可能对患儿健康的损害更为严重，或者该疾病可能影响手术实施、增加手术或麻醉风险、影响预后，则应优先考虑治疗该种疾病，暂不宜进入路径。如心功能不全、肝肾功能不全、凝血功能障碍等。

（六）术前准备（术前评估）1~3 天

1. 必需的检查项目：
（1）血常规、尿常规。
（2）肝功能、肾功能、血型、凝血功能、感染性疾病（乙型肝炎、丙型肝炎、梅毒、艾滋病等）筛查。
（3）心电图、胸部 X 线片、超声心电图。
（4）血压、经皮血氧饱和度。
2. 根据情况可选择的检查项目：如便常规、心肌酶、24 小时动态心电图、肺功能检查、血气分析、心脏增强 CT 等。

> **释义**
>
> ■ 常规的术前检查有助于明确病情，排除手术隐患，有助于手术的安全。
>
> ■ 患儿近期有过感冒及发热病史，可检查心肌酶，若异常增高则不宜进入路径治疗。
>
> ■ 既往有呼吸道症状或者明显的胸廓畸形，应行肺功能检查。
>
> ■ 如可能合并其他畸形可以做增强CT检查，进一步明确诊断。

（七）预防性抗菌药物选择与使用时机

抗菌药物预防性使用：按照《抗菌药物临床应用指导原则》（卫医发〔2004〕285号）执行，并根据患儿的病情决定抗菌药物的选择与使用时间。可使用第二代头孢菌素类抗菌药物，术前30分钟至1小时静脉注射。

> **释义**
>
> ■ 肺动脉瓣狭窄手术属于Ⅰ类切口手术，但由于有心腔内手术操作、异物植入等易感因素存在，且一旦感染可导致严重后果。因此，可按规定适当预防性应用抗菌药物，通常选用第二代头孢菌素。

（八）手术日

手术日一般在入院3~6天。

1. 麻醉方式：全身麻醉。
2. 手术植入物：胸骨固定钢丝等。
3. 术中用药：麻醉常规用药。
4. 输血及血液制品：视术中情况而定。

> **释义**
>
> ■ 本路径规定的外科直视肺动脉瓣切开术和（或）右心室流出道疏通术均是在全身麻醉、心内直视下实施。其他介入或镶嵌治疗技术不包括在本路径中。

（九）术后住院恢复≤9天

1. 基本治疗方案：

（1）机械通气（24小时内）。

（2）24小时心电监护。

（3）止血（24小时内）。

（4）改善心功能：米力农、β受体阻滞剂。

（5）抗菌药物使用：按照《抗菌药物临床应用指导原则（2015年版）》（国卫办医发〔2015〕43号）执行，并根据患儿的病情决定抗菌药物的选择与使用时间。可使用第二代头孢菌素类抗菌药物，如使用头孢呋辛钠，小儿平均1日剂量为60mg/kg，严重感染可用到

100mg/kg，分3~4次给予。肾功能不全患儿按照肌酐清除率制订给药方案：肌酐清除率>20ml/min者，每日3次，每次0.75~1.5g；肌酐清除率10~20ml/min患儿，每次0.75g，1日2次；肌酐清除率<10ml/min患儿，每次0.75g，1日1次。如出现术后感染，可结合药敏试验结果选择抗菌药物。

（6）氧疗（鼻导管或面罩），雾化吸入。

2. 必须复查的检查项目：心电图、胸部X线片、超声心动图。

> **释义**
>
> ■肺动脉瓣狭窄外科直视肺动脉瓣膜切开术和（或）右心室流出道疏通术后早期应对患儿进行持续的监测治疗，以便及时掌握病情变化。主管医师评估患儿病情平稳后，方可终止持续监测。24小时内还需行止血治疗，必要时可使用注射用尖吻蝮蛇血凝酶。
>
> ■根据患儿病情需要，开展相应的检查及治疗。检查项目不只限于路径中规定的必须复查的项目，可根据需要增加，如血气分析、凝血功能分析等。必要时可增加同一项目的检查频次。

（十）出院标准

1. 体温正常，创口愈合良好。
2. 发绀、气促改善或消失，经皮氧饱和度90%以上，心脏杂音减轻。
3. 胸部X线片、超声心动图提示无胸腔、心包积液，跨瓣压差、心房水平及三尖瓣反流程度明显减轻，心电图无心律失常。

> **释义**
>
> ■患儿出院前不仅应完成必须复查的项目，且复查项目应无明显异常，切口愈合良好。若检查结果明显异常，主管医师应进行仔细分析并作出相应处置。

（十一）变异及原因分析

1. 存在除肺动脉狭窄的其他并发症，需要处理干预。
2. 患儿入院时已发生严重的肺部感染、心功能不良，需积极对症治疗和检查，导致住院时间延长，增加住院费用等。
3. 其他患儿方面的原因等。

> **释义**
>
> ■变异是指入选临床路径的患儿未能按路径流程完成医疗行为或者未达到预期的医疗质量控制目标。这包含三个方面的情况：①按路径流程完成治疗，但出现非预期结果，可能需要后续进一步处理。如本路径治疗后严重低血氧饱和度，右心衰竭等。②按路径流程完成治疗，但超出路径的时限或限定费用。如实际住院日超出标准住院日要求，或未能在规定的手术日时间限定内实施手术等。③不能按照路径流程完成治疗，患儿需要中途退出路径。如治疗过程中出现严重并发症，导致必

终止路径或需要转入其他路径进行治疗等。对这些患儿，主管医师均应进行变异原因的分析，并在临床路径的表单中予以说明。

■ 肺动脉瓣狭窄的并发症主要有低氧血症，心力衰竭、神经系统或其他系统并发症，以及切口感染、延迟愈合。

■ 医师认可的变异原因主要指患儿入选路径后，医师在检查及治疗过程中发现患儿合并存在一些事前未预知的对本路径治疗可能产生影响的情况，需要终止执行路径或者延长治疗时间，增加治疗费用。医师需要在表单中说明。

■ 因患儿主观方面的原因，导致执行路径发生变异，也需要医师在表单中说明。

四、推荐表单

(一) 医师表单

小儿先天性肺动脉瓣狭窄临床路径医师表单

适用对象：第一诊断为先天性肺动脉狭窄 (ICD-10：Q22.1)
行无置换的开放性肺动脉瓣成形术、建立右心室和肺动脉通道 (ICD-9-CM-3：35.13，92)

患儿姓名：	性别： 年龄： 门诊号：	住院号：
住院日期： 年 月 日	出院日期： 年 月 日	标准住院日：10~14 天

时间	住院第 1~2 天	住院第 2~3 天	住院第 3~4 天 (手术日)
主要诊疗工作	□ 病史询问，体格检查 □ 完成入院病历书写 □ 安排相关检查 □ 上级医师查房	□ 汇总检查结果 □ 完成术前准备与术前评估 □ 术前讨论，确定手术方案 □ 完成术前小结、上级医师查房记录等病历书写 □ 向患儿及家属交代病情及围术期注意事项 □ 签署手术知情同意书、自费用品协议书、输血同意书	□ 气管插管，建立深静脉通路，建立有创血压监测 □ 手术 □ 术后转入监护病房 □ 术者完成手术记录 □ 完成术后病程记录 □ 向患儿家属交代手术情况及术后注意事项
重点医嘱	**长期医嘱：** □ 先天性心脏病护理常规 □ 一级护理 □ 饮食 □ 患儿既往基础用药 **临时医嘱：** □ 血常规、尿常规、便常规 □ 血型、凝血功能、电解质、肝肾功能、传染性疾病筛查 □ X 线胸片、心电图、超声心动图 □ 必要时增强 CT 或者 MRI 检查	**长期医嘱：** □ 强心、利尿、补钾治疗 **临时医嘱：** □ 拟于明日在全麻体外循环下行直视下肺动脉瓣膜切开术或/和右室流出道疏通术 □ 备皮 □ 备血 □ 术前晚灌肠 □ 术前禁食、禁水 □ 术前镇静药（酌情） □ 其他特殊医嘱	**长期医嘱：** □ 心脏体外循环直视术后护理 □ 禁食 □ ICU 监护 □ 持续血压、心电及血氧饱和度监测 □ 呼吸机辅助呼吸 □ 清醒后拔除气管插管（酌情） □ 预防用抗菌药物 □ 强心利尿治疗 **临时医嘱：** □ 床旁 X 线胸片 □ 其他特殊医嘱
病情变异记录	□ 无 □ 有，原因： 1. 2.	□ 无 □ 有，原因： 1. 2.	□ 无 □ 有，原因： 1. 2.
医师签名			

时间	住院第 4~6 天 （术后 1~2 日）	住院第 6~10 天 （术后 3~6 日）	住院第 8~14 天 （术后 5~10 日）
主要诊疗工作	□ 各级医师查房 □ 观察切口有无血肿、渗血 □ 拔除胸管（根据引流量） □ 拔除尿管 □ 拔除气管插管撤离呼吸机 □ 患儿出监护室回普通病房	□ 各级医师查房 □ 安排相关复查并分析检查结果 □ 观察切口情况	□ 检查切口愈合情况并拆线 □ 确定患儿可以出院 □ 向患儿交代出院注意事项复查日期 □ 通知出院处 □ 开出院诊断书 □ 完成出院记录
重点医嘱	长期医嘱： □ 一级护理 □ 饮食（根据年龄） □ 氧气吸入 □ 心电、无创血压及血氧饱和度监测 □ 预防用抗菌药物 □ 强心、利尿、补钾治疗（酌情） 临时医嘱： □ 大换药 □ 复查血常规及相关指标 □ 其他特殊医嘱	长期医嘱： □ 一级护理（酌情） □ 饮食 □ 停监测（酌情） □ 停抗菌药物（酌情） 临时医嘱： □ 拔除深静脉置管并行留置针穿刺（酌情） □ 复查 X 线胸片、心电图、超声心动图以及血常规，血生化全套 □ 大换药	临时医嘱： □ 通知出院 □ 出院带药 □ 拆线换药
病情变异记录	□ 无　□ 有，原因： 1. 2.	□ 无　□ 有，原因： 1. 2.	□ 无　□ 有，原因： 1. 2.
医师签名			

（二）护士表单

小儿先天性肺动脉瓣狭窄临床路径护士表单

适用对象：第一诊断为先天性肺动脉狭窄（ICD-10：Q22.1）

行无置换的开放性肺动脉瓣成形术、建立右心室和肺动脉通道（ICD-9-CM-3：35.13，92）

患儿姓名：	性别： 年龄： 门诊号：	住院号：
住院日期： 年 月 日	出院日期： 年 月 日	标准住院日：10~14 天

时间	住院第 1~2 天	住院第 2~3 天	住院第 3~4 天（手术日）
健康宣教	□ 入院宣教 □ 介绍主管医师、责任护士 □ 介绍环境、设施 □ 介绍住院注意事项 □ 介绍探视和陪床制度和要求	□ 术前宣教 □ 提醒患儿按时禁食、禁水 □ 其他	□ 通知患儿家属 CICU 购买的物品
护理处置	□ 核对患儿，佩戴腕带 □ 建立入院护理病历 □ 协助患儿留取各种标本 □ 测量血压心率呼吸	□ 术前准备（备皮，外周静脉留置套管针等） □ 药物灌肠 □ 佩戴腕带	□ 观察患儿病情变化 □ 定期记录重要监测指标
基础护理	□ 一级护理 □ 晨晚间护理 □ 安全护理 □ 完善检查 □ 评估患儿情况	□ 一级护理 □ 晨晚间护理 □ 安全护理 □ 完善检查	□ 特级护理 □ 接收手术患儿 □ 核对患儿及资料，应用血制品情况
专科护理	□ 护理查体 □ 病情观察 □ 吸氧（酌情） □ 雾化（酌情）	□ 护理查体 □ 体温监测 □ 术前医嘱的执行	□ 与麻醉医师和手术医师交接病情 □ 心脏体外循环直视术后护理 □ 评价患儿状态及危重程度 □ 循环系统护理（生命体征，体温，尿量） □ 呼吸系统管理（妥善固定气管插管，呼吸机监测，保持呼吸道通畅，拔出气管插管准备） □ 管道管理（静脉通路，动脉测压，引流管管理，胃管，尿管护理） □ 切口护理 □ 监测血气情况 □ 压疮护理
重点医嘱	□ 详见医嘱执行单	□ 详见医嘱执行单	□ 详见医嘱执行单
病情变异记录	□ 无 □ 有，原因： 1. 2.	□ 无 □ 有，原因： 1. 2.	□ 无 □ 有，原因： 1. 2.
护士签名			

时间	住院第 4~6 天 （术后 1~2 日）	住院第 6~10 天 （术后 3~6 日）	住院第 8~14 天 （术后 5~10 日）
健康 宣教	□ 术后护理宣教	□ 术后护理宣教 □ 指导家属进行术后护理	□ 出院护理指导 □ 术后健康指导 □ 指导复诊事宜
护理 处置	□ 遵医嘱进行相关护理	□ 从 CICU 转运患儿到普通病房	□ 帮助办理出院手续
基础 护理	□ 晨晚间护理 □ 排泄管理 □ 患儿安全管理	□ 晨晚间护理 □ 排泄管理 □ 患儿安全管理	□ 晨晚间护理 □ 排泄管理 □ 患儿安全管理
专 科 护 理	□ 观察患儿病情 □ 血压、心电及血氧饱和度 □ 呼吸机辅助呼吸（或氧气吸 　入或 CPAP 呼吸支持） □ 血气 □ 伤口敷料 □ 引流情况 □ 记录生命体征 □ 记录 24 小时出入量 □ 拔除气管插管 □ 拔除导尿管，胃管 □ 执行各项医嘱	□ 执行护理操作 □ 观察患儿病情 □ 观察伤口敷料 □ 术后康复指导 □ 振动仪排痰治疗 □ 叩胸拍背 □ 经鼻、口腔吸痰 □ 指导喂养 □ 按时服药 □ 记录生命体征 □ 记录 24 小时出入量	□ 出院带药 □ 发出院带药 □ 协助医师讲解服药方法 □ 其他 □ 终末消毒
重点 医嘱	□ 详见医嘱执行单	□ 详见医嘱执行单	□ 详见医嘱执行单
病情 变异 记录	□ 无　□ 有，原因： 1. 2.	□ 无　□ 有，原因： 1. 2.	□ 无　□ 有，原因： 1. 2.
护士 签名			

（三）患儿家属表单

小儿先天性肺动脉瓣狭窄临床路径患儿家属表单

适用对象：第一诊断为先天性肺动脉狭窄（ICD-10：Q22.1）
行无置换的开放性肺动脉瓣成形术、建立右心室和肺动脉通道（ICD-9-CM-3：35.13，92）

患儿姓名：	性别： 年龄： 门诊号：	住院号：
住院日期： 年 月 日	出院日期： 年 月 日	标准住院日：10~14 天

时间	住院第1~2天	住院第2~3天	住院第3~4天（手术日）
医患配合	□ 配合询问病史、收集资料，务必详细告知既往史、用药史、过敏史 □ 配合进行体格检查 □ 有任何不适告知医师	□ 配合完善术前检查前相关检查 □ 医师向家属介绍病情，签手术同意书，自费用品同意书，输血同意书	□ 医师向家属交代手术情况，术后情况
护患配合	□ 配合测量体温、脉搏、呼吸血压、体重 □ 配合完成入院护理评估（简单询问病史、过敏史、用药史） □ 接受入院宣教配合执行探视和陪伴制度 □ 有任何不适告知护士	□ 配合测量体温、脉搏、呼吸血压 □ 接受术前宣教 □ 配合进行术前准备，如备皮，抽取血样	□ 配合进行术后护理操作
饮食	□ 遵医嘱饮食	□ 遵医嘱禁食、禁水	□ 遵医嘱禁食、禁水
排泄	□ 正常排尿便	□ 正常排尿便	□ 正常排尿便
活动	□ 正常活动	□ 正常活动	□ 卧床

时间	住院第 4~6 天 （术后 1~2 日）	住院第 6~10 天 （术后 3~6 日）	住院第 8~14 天 （术后 5~10 日）
医患配合	□ 配合医师各种操作，及抽血检查 □ 配合医师进行体格检查	□ 配合医师进行术后检查及抽血检验 □ 配合医师进行体格检查	□ 接受出院前指导，康复指导及用药指导 □ 知道复查程序 □ 知道复印病历程序
护患配合	□ 配合进行术后肺部护理 □ 接受输液、服药等治疗 □ 配合护士进行生活护理 □ 配合活动，预防皮肤压力伤 □ 配合执行探视及陪伴	□ 配合进行术后肺部护理 □ 接受输液、服药等治疗 □ 配合护士进行生活护理 □ 配合活动，预防皮肤压力伤 □ 配合执行探视及陪伴	□ 接受出院宣教 □ 办理出院手续 □ 获取出院带药
饮食	□ 限量饮食和水	□ 限量饮食和水	□ 限量饮食和水
排泄	□ 正常排尿便	□ 正常排尿便	□ 正常排尿便
活动	□ 限制活动	□ 限制活动	□ 限制活动

附：原表单（2016 年版）

小儿先天性肺动脉瓣狭窄临床路径表单

适用对象：第一诊断为肺动脉狭窄（ICD-10：Q22.101）；行直视肺动脉瓣膜切开术和（或）右心室流出道疏通术（ICD-9-CM-3：35.13，35.25，35.26，35.34，35.35，35.96）

患儿姓名：	性别： 年龄： 门诊号：	住院号：
住院日期： 年 月 日	出院日期： 年 月 日	标准住院日：10~14 天

时间	住院第 1 天	住院第 2~3 天	住院第 3~5 天（手术日）
主要诊疗工作	□ 询问病史及体格检查 □ 病情告知 □ 如患儿病情重，应当及时通知上级医师 □ 完成入院病历	□ 上级医师查房 □ 完善术前准备 □ 询问送检项目报告，并予以相应处置 □ 注意预防并发症 □ 与家长沟通，讲解手术风险及可能并发症 □ 对症治疗 □ 签署手术知情同意书、输血同意书	□ 注意预防并发症 □ 手术治疗 □ 术后监护 □ 完成手术记录、病程记录 □ 向患儿及家属交代病情及术中基本情况
重点医嘱	**长期医嘱：** □ 心外科护理常规 □ 普通饮食 □ 三级护理 □ 健康宣教 **临时医嘱：** □ 血常规、尿常规 □ 肝功能、肾功能、血型+配血、凝血功能、感染性疾病筛查 □ 心电图、胸部 X 线片、超声心动图 □ 测血压、血氧饱和度（SpO_2）	**长期医嘱：** □ 心外科常规护理 **临时医嘱：** □ 拟明日行直视下肺动脉瓣膜切开术和（或）右心室流出道疏通术 □ 禁食 □ 开塞露 □ 备血 □ 置胃管 □ 抗菌药物	**长期医嘱：** □ CICU 监护常规 □ 特级护理 □ 心电、血压、中心静脉压监测 □ 呼吸机 □ 呼吸道护理、湿化，必要时雾化 □ 强心、利尿治疗；抗菌药物 □ 肝功能异常者保肝治疗 □ 必要时胸腔引流 □ 肺顺应性测定，每 4 小时 1 次（酌情） **临时医嘱：** □ 对症治疗 □ 床旁胸部 X 线片 □ 床旁心电图、心脏超声（必要时） □ 复查血气
主要护理工作	□ 入院宣教 □ 入院护理评估	□ 护理评估 □ 生活护理	□ 观察患儿情况 □ 记录生命体征 □ 记录 24 小时出入量 □ 术后康复指导

续　表

时间	住院第 1 天	住院第 2~3 天	住院第 3~5 天 （手术日）
病情 变异 记录	□无　□有，原因： 1. 2.	□无　□有，原因： 1. 2.	□无　□有，原因： 1. 2.
护士 签名			
医师 签名			

时间	住院第 5~6 天 （术后 1 日）	住院第 6~12 天 （术后 2~8 日）	住院第 13~14 天 （出院日）
主要诊疗工作	□ 医师查房 □ 清醒后拔除气管插管 □ 转回普通病房 □ 观察切口有无血肿、渗血 □ 拔除尿管	□ 医师查房 □ 安排相关复查并分析检查结果 □ 观察切口情况	□ 检查切口愈合情况并拆线（根据切口愈合情况） □ 确定患儿可以出院 □ 向患儿交代出院注意事项、复查日期 □ 通知出院处 □ 开出院诊断书 □ 完成出院记录
重点医嘱	长期医嘱： □ 一级护理 □ 半流质饮食 □ 氧气吸入 □ 心电、无创血压及经皮血氧饱和度监测 □ 预防用抗菌药物 临时医嘱： □ 心电图 □ 大换药 □ 复查血常规及相关指标 □ 其他特殊医嘱	长期医嘱： □ 饮食 □ 改二级护理（视病情恢复定） □ 停监测（视病情恢复定） □ 停抗菌药物（视病情恢复定） 临时医嘱： □ 拔除深静脉置管并行留置针穿刺（视病情恢复定） □ 复查胸部 X 线片、心电图、超声心动图以及血常规，肝功能、肾功能 □ 大换药	临时医嘱： □ 通知出院 □ 出院带药 □ 拆线换药
主要护理工作	□ 观察患儿情况 □ 记录生命体征 □ 记录 24 小时出入量 □ 术后康复指导	□ 患儿一般状况及切口情况 □ 鼓励患儿下床活动，促进恢复 □ 术后康复指导	□ 帮助患儿办理出院手续 □ 康复宣教
病情变异记录	□ 无 □ 有，原因： 1. 2.	□ 无 □ 有，原因： 1. 2.	□ 无 □ 有，原因： 1. 2.
护士签名			
医师签名			

第二十六章

法洛四联症临床路径释义

一、法洛四联症编码

疾病名称及编码：法洛四联症（ICD-10：Q21.3）

手术操作名称及编码：法洛四联症根治术（ICD-9-CM-3：35.81）

二、临床路径检索方法

Q21.3 伴 35.81　　　出院科别：儿科

三、法洛四联症临床路径标准住院流程

（一）适用对象

第一诊断为法洛四联症（ICD-10：Q21.3）；行法洛四联症根治术（ICD-9-CM-3：35.81）。

> **释义**
>
> ■ 本路径适用对象为临床诊断为法洛四联症（右心室肥厚、主动脉骑跨、室间隔缺损、肺动脉狭窄）的患儿，法洛四联症根治术主要包括室间隔缺损修补及右心室流出道（肺动脉）疏通术。
>
> ■ 本路径针对的是体外循环下心内直视法洛四联症根治术。

（二）诊断依据

根据《临床诊疗指南·心血管外科学分册》（中华医学会编著，人民卫生出版社，2009）。

1. 病史：可有不同程度发绀、呼吸困难、行动受限、喜蹲踞、晕厥等。

2. 体征：可有唇、甲发绀，杵状指（趾），肺动脉听诊区第二心音减弱甚至消失，可闻及胸骨左缘收缩期喷射性杂音等。

3. 辅助检查：血常规、心电图、胸部 X 线片、超声心动图、心导管和心血管造影等。

> **释义**
>
> ■ 法洛四联症因存在右向左分流，因此患儿多数有发绀，部分轻症患儿发绀不明显，患儿一般体力较差，较大的小儿喜欢蹲踞以改善供血，有部分流出道狭窄的患儿哭闹后因缺氧发作可出现晕厥。口唇和甲床因缺氧可呈现发绀，部分轻症患儿可不明显，长期慢性缺氧可导致指趾端血管床扩张、血流量增多和组织增生，出现杵状指、趾，常在青紫出现后的 6~12 个月内出现。法洛四联症患儿一般在胸骨左缘 3~4 肋间可闻及粗糙的喷射性收缩期杂音，这是由于右心室流出道狭窄而产生的。第二心音因肺动脉狭窄而减弱、延长或消失。

> ■ 法洛四联症血常规检查，常伴有血细胞比容的升高。心电图特征为右心室压力负荷过大所导致的右心室肥厚，以及电轴右偏。在体表心电图上表现为 V3、V1 呈大 R 波型，V5 和 V6 呈深 S 波。双室肥厚可见于较轻的四联症。部分患儿可见右束支传导阻滞。典型的法洛四联症后前位 X 线胸片特征为肺纹理细小和靴型心。肺门血管阴影小，搏动不著。肺野清晰，中外带血管细小。超声心动图可以确诊法洛四联症。超声检查可明确肺动脉主干及左右肺动脉发育情况，室间隔缺损大小，心室发育情况，有无明显侧支及部分冠状动脉畸形。
>
> ■ 如果肺动脉发育不良，明显体-肺动脉侧支，可以考虑其他影像学检查如增强 CT、磁共振，甚至心脏造影及导管检查，进一步明确病情。

（三）选择治疗方案的依据

根据《临床技术操作规范·心血管外科学分册》（中华医学会编著，人民军医出版社，2009）。

行法洛四联症根治术。

> **释义**
>
> ■ 法洛四联症根治术主要是室间隔缺损修补，右心室流出道和（或）肺动脉疏通术，本路径仅适用于不需要分期手术的法洛四联症，不包括同时需要介入封堵体-肺动脉侧支治疗，或需要行分期手术治疗，或者已经行姑息手术再行二期根治术的患儿。

（四）标准住院日≤21 天

> **释义**
>
> ■ 法洛四联症住院时间稍长，住院后行术前检查1~3 天，有些患儿还需要增强 CT 或者造影等其他影像学检查，同时术后恢复也较简单先天性心脏畸形长，如果出现一些并发症可能还要长一些，1 次标准住院日为 3 周以内，总住院时间不超过 21 天均符合路径要求。

（五）进入路径标准

1. 第一诊断必须符合法洛四联症疾病编码（ICD-10：Q21.3）。
2. 有适应证，无禁忌证。
3. 无肺动脉闭锁及严重的左、右肺动脉发育不良；无重要冠状动脉分支横跨，影响右心室流出道补片扩大；无异常粗大的体-肺动脉侧支。
4. 年龄>6 个月或体重>6kg。
5. 当患儿同时具有其他疾病诊断，但在住院期间不需要特殊处理也不影响第一诊断的临床路径实施时，可以进入路径。

> **释义**
>
> ■ 法洛四联症的临床诊断是国际公认的诊断标准
>
> ■ 肺动脉闭锁是一种法洛四联症的极端类型，矫治困难，大多需要分期手术，因此不包括在本路径中。
>
> ■ 左右肺动脉发育不良，手术达不到一次根治标准，强行进行根治手术不包括在本路径中。
>
> ■ 粗大冠状动脉横跨右心室流出道，不能顺利行右心室流出道流出道补片，可能影响右心室流出道疏通效果，有的还得外加人工管道进行矫治，也不在本路径中。如果患儿存在异常粗大的体-肺动脉侧支，可能需要侧支结扎或者封堵治疗，且整体治疗效果较差，患儿术后恢复缓慢，因此也不在本路径中。
>
> ■ 法洛四联症患儿一般推荐 6 个月及 6 个月以上的患儿进行矫治手术，患儿 6 个月大时的器官成熟度相对较好，手术的安全性及恢复情况好。如果年龄不到，但是孩子发育尚可，体重达到 6kg 或 6kg 以上也可以行手术进入本路径。如果体重或年龄均不达标，需要急诊手术的严重缺氧发作的患儿不进入本路径。
>
> ■ 法洛四联症同时有脑脓肿的患儿建议规范治疗后，待脓肿消失再行手术治疗，如果患儿有明显的心功能不全、肝肾功能不全、凝血功能不全，因手术风险大，不建议进入本路径。
>
> ■ 有些患儿同时有其他疾病，如疝或鞘膜积液，无肛，多指或趾畸形，染色体或基因疾患，不需要同时治疗的，可以进入本路径。

（六）术前准备（术前评估）≤7 天

1. 必需的检查项目：

（1）血常规、尿常规。

（2）肝功能测定、肾功能测定、血电解质、血型、凝血功能、感染性疾病（乙型肝炎、丙型肝炎、梅毒、艾滋病等）筛查。

（3）心电图、胸部 X 线片、超声心动图。

2. 根据患儿病情可选择的检查项目：如便常规、心肌酶、心功能测定［如 B 型脑钠肽（BNP）测定、B 型钠尿肽前体（PRO-BNP）测定等］、24 小时动态心电图、肺功能检查、血气分析、心脏 CT、心脏 MRI、心导管及造影检查等。

> **释义**
>
> ■ 法洛四联症患儿的术前检查和其他简单先天性心脏病是一致的，对于超声一般很难明确肺动脉发育及体-肺动脉侧支情况，一般需要心脏增强 CT 或 MRI，必要时需要行心脏导管及造影检查，因此术前准备时间超过简单先天性心脏畸形，同时由于脑萎缩高发，推荐术前进行头颅 CT 检查。
>
> ■ 患儿近期有过感冒及发热病史，可检查心肌酶，若异常增高则不宜进入路径治疗。
>
> ■ 既往有呼吸道症状或者明显的胸廓畸形，应行肺功能检查。

（七）预防性抗菌药物选择与使用时机

抗菌药物：按照《抗菌药物临床应用指导原则》（卫医发〔2004〕285号）执行，并根据患儿的病情决定抗菌药物的选择与使用时间。建议使用第一、第二代头孢菌素。如可疑感染，需做相应的微生物学检查，必要时做药敏试验。

> **释义**
>
> ■ 法洛四联症根治术是Ⅰ类切口手术，手术是心内直视手术，一般需要人工补片或带瓣管道，所以需要严格的无菌操作，预防性抗菌药物的适用会减少术后的感染，一般推荐第二代头孢菌素。对于术前有感染的患儿需要做相关培养，选择有效针对性的抗菌药物治疗。

（八）手术日

手术日一般在入院7天内。

1. 麻醉方式：全身麻醉。
2. 体外循环辅助。
3. 手术植入物：补片材料、带瓣补片材料、胸骨固定钢丝等。
4. 术中用药：麻醉和体外循环常规用药。
5. 输血及血液制品：视术中情况而定。输血前需行血型鉴定、抗体筛选和交叉合血。

> **释义**
>
> ■ 法洛四联症手术完善术前检查后，需要全身麻醉体外循环下行根治手术，仅一次性根治手术进入本路径，需要同时进行体-肺动脉侧支介入封堵治疗，需要分期治疗的不在本路径。
>
> ■ 法洛四联症中室间隔缺损一般需要人工补片材料或者心包，右心室流出道或肺动脉一般行人工补片或者心包进行加宽。
>
> ■ 法洛四联症患儿因凝血较差，一般术中术后需要用血制品，如果出血较多，可以应用血小板。

（九）术后住院恢复时间≤14天

1. 术后早期持续监测治疗，观察生命体征。
2. 必须复查的检查项目：血常规、血电解质、肝功能、肾功能，心电图、胸部X线片、超声心动图。
3. 抗菌药物：按照《抗菌药物临床应用指导原则（2015年版）》（国卫办医发〔2015〕43号）执行，并根据患儿的病情决定抗菌药物的选择与使用时间。如可疑感染，需做相应的微生物学检查，必要时做药敏试验。
4. 根据病情需要进行支持治疗及可能出现的重要脏器并发症的防治。

> 释义
>
> ■ 法洛四联症后早期应对患儿进行持续的监测治疗，以便及时掌握病情变化。主管医师评估患儿病情平稳后，方可终止持续监测。
>
> ■ 根据患儿病情需要，开展相应的检查及治疗。检查项目不只限于路径中规定的必须复查的项目，可根据需要增加，如血气分析、凝血功能分析等。必要时可增加同一项目的检查频次。
>
> ■ 术后恢复时间在2周之内，法洛四联症患儿术后因病情不同，同时可能出现一些并发症，因此恢复时间比简单畸形长，如果出现严重并发症如严重肾功能衰竭、毛细血管渗漏综合征、呼吸节律异常、三度房室传导阻滞等，导致术后恢复时间超过两周，不在本路径。

（十）出院标准

1. 患儿一般情况良好，完成复查项目。
2. 引流管拔除，切口愈合无感染。
3. 没有需要住院处理的并发症。

> 释义
>
> ■ 患儿出院前不仅应完成必须复查的项目，且复查项目应无明显异常，切口愈合良好。若检查结果明显异常，主管医师应进行仔细分析并作出相应处置。

（十一）变异及原因分析

1. 围术期并发症等造成住院日延长或费用增加。
2. 手术耗材的选择：由于病情不同，使用不同的内植物和耗材，导致住院费用存在差异。
3. 医师认可的变异原因分析。
4. 其他患儿方面的原因等。

> 释义
>
> ■ 变异是指入选临床路径的患儿未能按路径流程完成医疗行为或者未达到预期的医疗质量控制目标。这包含三个方面的情况：①按路径流程完成治疗，但出现非预期结果，可能需要后续进一步处理。如本路径治疗后室间隔残余分流、三度房室传导阻滞、肾衰竭等。②按路径流程完成治疗，但超出路径的时限或限定费用。如实际住院日超出标准住院日要求，或未能在规定的手术日时间限定内实施手术等。③不能按照路径流程完成治疗，患儿需要中途退出路径。如治疗过程中出现严重并发症，导致必须终止路径或需要转入其他路径进行治疗等。对这些患儿，主管医师均应进行变异原因的分析，并在临床路径的表单中予以说明。
>
> ■ 法洛四联症的并发症主要有心律失常（房室传导阻滞），室间隔缺损残余分流，瓣膜反流（主动脉瓣反流、三尖瓣反流），右心室流出道梗阻，肾衰竭，神经系统或其他系统并发症，以及切口感染、延迟愈合。

■ 医师认可的变异原因主要指患儿入选路径后，医师在检查及治疗过程中发现患儿合并存在一些事前未预知的对本路径治疗可能产生影响的情况，需要终止执行路径或者延长治疗时间、增加治疗费用。医师需要在表单中说明。

■ 因患儿主观方面的原因，导致执行路径发生变异，也需要医师在表单中说明。

四、推荐表单

（一）医师表单

法洛四联症临床路径医师表单

适用对象：第一诊断为法洛四联症（ICD-10：Q21.3）

行法洛四联症根治术（ICD-9-CM-3：35.81）

患儿姓名：	性别：　　年龄：　　门诊号：	住院号：
住院日期：　　年　月　日	出院日期：　　年　月　日	标准住院日：≤21 天

时间	住院第 1~2 天	住院第 2~6 天	住院第 3~7 天（手术日）
主要诊疗工作	□ 病史询问，体格检查 □ 完成入院病历书写 □ 安排相关检查 □ 上级医师查房	□ 汇总检查结果 □ 完成术前准备与术前评估 □ 术前讨论，确定手术方案 □ 完成术前小结、上级医师查房记录等病历书写 □ 向患儿及家属交代病情及围术期注意事项 □ 签署手术知情同意书、自费用品协议书、输血同意书	□ 气管插管，建立深静脉通路，建立有创血压监测 □ 手术 □ 术后转入监护病房 □ 术者完成手术记录 □ 完成术后病程记录 □ 向患儿家属交代手术情况及术后注意事项
重点医嘱	**长期医嘱：** □ 先天性心脏病护理常规 □ 一级护理 □ 饮食 □ 患儿既往基础用药 **临时医嘱：** □ 血常规、尿常规、便常规 □ 血型、凝血功能、电解质、肝肾功能、传染性疾病筛查 □ X 线胸片、心电图、超声心动图 □ 必要时增强 CT 或者磁共振检查	**长期医嘱：** □ 强心、利尿、补钾治疗 **临时医嘱：** □ 拟于明日在全麻体外循环下行法洛四联症根治术 □ 备皮 □ 备血 □ 术前晚灌肠 □ 术前禁食、禁水 □ 术前镇静药（酌情） □ 其他特殊医嘱	**长期医嘱：** □ 心脏体外循环直视术后护理 □ 禁食 □ ICU 监护 □ 持续血压、心电及血氧饱和度监测 □ 呼吸机辅助呼吸 □ 清醒后拔除气管插管（酌情） □ 预防用抗菌药物 □ 强心利尿治疗 **临时医嘱：** □ 床旁 X 线胸片 □ 其他特殊医嘱
病情变异记录	□ 无　□ 有，原因： 1. 2.	□ 无　□ 有，原因： 1. 2.	□ 无　□ 有，原因： 1. 2.
医师签名			

时间	住院第 3~8 天 （术后 1 日）	住院第 4~20 天 （术后 2 日至出院前）	住院第 9~21 天 （术后 7~14 日）
主要诊疗工作	□ 各级医师查房 □ 观察切口有无血肿、渗血 □ 拔除胸管（根据引流量） □ 拔除尿管 □ 拔除气管插管撤离呼吸机 □ 患儿出监护室回普通病房	□ 各级医师查房 □ 安排相关复查并分析检查结果 □ 观察切口情况	□ 检查切口愈合情况并拆线 □ 确定患儿可以出院 □ 向患儿交代出院注意事项复查日期 □ 通知出院处 □ 开出院诊断书 □ 完成出院记录
重点医嘱	长期医嘱： □ 一级护理 □ 饮食（根据年龄） □ 氧气吸入 □ 心电、无创血压及血氧饱和度监测 □ 预防用抗菌药物 □ 强心、利尿、补钾治疗（酌情） 临时医嘱： □ 大换药 □ 复查血常规及相关指标 □ 其他特殊医嘱	长期医嘱： □ 一级护理（酌情） □ 饮食 □ 停监测（酌情） □ 停抗菌药物（酌情） 临时医嘱： □ 拔除深静脉置管并行留置针穿刺（酌情） □ 复查 X 线胸片、心电图、超声心动图以及血常规，血生化全套 □ 大换药	临时医嘱： □ 通知出院 □ 出院带药 □ 拆线换药
病情变异记录	□ 无　□ 有，原因： 1. 2.	□ 无　□ 有，原因： 1. 2.	□ 无　□ 有，原因： 1. 2.
医师签名			

（二）护士表单

法洛四联症临床路径护士表单

适用对象：第一诊断为法洛四联症（ICD-10：Q21.3）

行法洛四联症根治术（ICD-9-CM-3：35.81）

患儿姓名：	性别：　　年龄：　　门诊号：	住院号：
住院日期：　　年　月　日	出院日期：　　年　月　日	标准住院日：≤21 天

时间	住院第 1~2 天	住院第 2~6 天	住院第 3~7 天 （手术日）
健康宣教	□ 入院宣教 □ 介绍主管医师、责任护士 □ 介绍环境、设施 □ 介绍住院注意事项 □ 介绍探视和陪床制度和要求	□ 术前宣教 □ 提醒患儿按时禁食、禁水 □ 其他	□ 通知患儿家属 CICU 购买的物品
护理处置	□ 核对患儿，佩戴腕带 □ 建立入院护理病历 □ 协助患儿留取各种标本 □ 测量血压心率呼吸	□ 术前准备（备皮，外周静脉留置套管针等） □ 药物灌肠 □ 佩戴腕带	□ 观察患儿病情变化 □ 定期记录重要监测指标
基础护理	□ 一级护理 □ 晨晚间护理 □ 安全护理 □ 完善检查 □ 评估患儿情况	□ 一级护理 □ 晨晚间护理 □ 安全护理 □ 完善检查	□ 特级护理 □ 接收手术患儿 □ 核对患儿及资料，应用血制品情况
专科护理	□ 护理查体 □ 病情观察 □ 吸氧（酌情） □ 雾化（酌情）	□ 护理查体 □ 体温监测 □ 术前医嘱的执行	□ 与麻醉医师和手术医师交接病情 □ 心脏体外循环直视术后护理 □ 评价患儿状态及危重程度 □ 循环系统护理（生命体征，体温，尿量） □ 呼吸系统管理（妥善固定气管插管，呼吸机监测，保持呼吸道通畅，拔出气管插管准备） □ 管道管理（静脉通路，动脉测压，引流管管理，胃管，尿管护理） □ 切口护理 □ 监测血气情况 □ 压疮护理
重点医嘱	□ 详见医嘱执行单	□ 详见医嘱执行单	□ 详见医嘱执行单
病情变异记录	□ 无　□ 有，原因： 1. 2.	□ 无　□ 有，原因： 1. 2.	□ 无　□ 有，原因： 1. 2.
护士签名			

时间	住院第 3~8 天 （术后 1 日）	住院第 4~20 天 （术后 2 日至出院前）	住院第 9~21 天 （术后 7~14 日）
健康 宣教	□ 术后护理宣教	□ 术后护理宣教 □ 指导家属进行术后护理	□ 出院护理指导 □ 术后健康指导 □ 指导复诊事宜
护理 处置	□ 遵医嘱进行相关护理	□ 从 CICU 转运患儿到普通病房	□ 帮助办理出院手续
基础 护理	□ 晨晚间护理 □ 排泄管理 □ 患儿安全管理	□ 晨晚间护理 □ 排泄管理 □ 患儿安全管理	□ 晨晚间护理 □ 排泄管理 □ 患儿安全管理
专 科 护 理	□ 观察患儿病情 □ 血压、心电及血氧饱和度 □ 呼吸机辅助呼吸（或氧气吸 　入或 CPAP 呼吸支持） □ 血气 □ 伤口敷料 □ 引流情况 □ 记录生命体征 □ 记录 24 小时出入量 □ 拔除气管插管 □ 拔除导尿管，胃管 □ 执行各项医嘱	□ 执行护理操作 □ 观察患儿病情 □ 观察伤口敷料 □ 术后康复指导 □ 振动仪排痰治疗 □ 叩胸拍背 □ 经鼻、口腔吸痰 □ 指导喂养 □ 按时服药 □ 记录生命体征 □ 记录 24 小时出入量	□ 出院带药 □ 发出院带药 □ 协助医师讲解服药方法 □ 其他 □ 终末消毒
重点 医嘱	□ 详见医嘱执行单	□ 详见医嘱执行单	□ 详见医嘱执行单
病情 变异 记录	□ 无　□ 有，原因： 1. 2.	□ 无　□ 有，原因： 1. 2.	□ 无　□ 有，原因： 1. 2.
护士 签名			

（三）患儿家属表单

法洛四联症临床路径患儿家属表单

适用对象：第一诊断为法洛四联症（ICD-10：Q21.3）

行法洛四联症根治术（ICD-9-CM-3：35.81）

患儿姓名：	性别：　　年龄：　　门诊号：	住院号：
住院日期：　　年　月　日	出院日期：　　年　月　日	标准住院日：≤21 天

时间	住院第1~2天	住院第2~6天	住院第3~7天（手术日）
医患配合	□ 配合询问病史、收集资料，务必详细告知既往史、用药史、过敏史 □ 配合进行体格检查 □ 有任何不适告知医师	□ 配合完善术前检查前相关检查 □ 医师向家属介绍病情，签手术同意书，自费用品同意书，输血同意书	□ 医师向家属交代手术情况，术后情况
护患配合	□ 配合测量体温、脉搏、呼吸血压、体重 □ 配合完成入院护理评估（简单询问病史、过敏史、用药史） □ 接受入院宣教配合执行探视和陪伴制度 □ 有任何不适告知护士	□ 配合测量体温、脉搏、呼吸血压 □ 接受术前宣教 □ 配合进行术前准备，如备皮，抽取血样	□ 配合进行术后护理操作
饮食	□ 遵医嘱饮食	□ 遵医嘱禁食、禁水	□ 遵医嘱禁食、禁水
排泄	□ 正常排尿便	□ 正常排尿便	□ 正常排尿便
活动	□ 正常活动	□ 正常活动	□ 卧床

时间	住院第 3~8 天 （术后 1 日）	住院第 4~20 天 （术后 2 日至出院前）	住院第 9~21 天 （术后 7~14 日）
医患 配合	□ 配合医师各种操作，及抽血检查 □ 配合医师进行体格检查	□ 配合医师进行术后检查及抽血检验 □ 配合医师进行体格检查	□ 接受出院前指导，康复指导及用药指导 □ 知道复查程序 □ 知道复印病历程序
护 患 配 合	□ 配合进行术后肺部护理 □ 接受输液、服药等治疗 □ 配合护士进行生活护理 □ 配合活动，预防皮肤压力伤 □ 配合执行探视及陪伴	□ 配合进行术后肺部护理 □ 接受输液、服药等治疗 □ 配合护士进行生活护理 □ 配合活动，预防皮肤压力伤 □ 配合执行探视及陪伴	□ 接受出院宣教 □ 办理出院手续 □ 获取出院带药
饮食	□ 限量饮食和水	□ 限量饮食和水	□ 限量饮食和水
排泄	□ 正常排尿便	□ 正常排尿便	□ 正常排尿便
活动	□ 限制活动	□ 限制活动	□ 限制活动

附：原表单（2016 年版）

法洛四联症临床路径表单

适用对象：第一诊断为法洛四联症（ICD-10：Q21.3）；行法洛四联症根治术（ICD-9-CM-3：35.81）

患儿姓名：	性别：　　年龄：　　门诊号：	住院号：
住院日期：　　　年　月　日	出院日期：　　　年　月　日	标准住院日：≤21 天

时间	住院第 1~2 天	住院第 2~6 天	住院第 3~7 天（手术日）
主要诊疗工作	□ 询问病史 □ 体格检查 □ 完成入院病历书写 □ 安排相关检查 □ 上级医师查房	□ 汇总检查结果 □ 完成术前准备与术前评估 □ 术前讨论，确定手术方案 □ 完成术前小结、上级医师查房记录等病历书写 □ 向患儿及家属交代病情及围手术期注意事项 □ 签署手术知情同意书、自费用品协议书、输血同意书	□ 气管插管，建立深静脉通路 □ 手术、术后转入监护病房 □ 术者完成手术记录 □ 完成术后病程记录 □ 向患儿家属交代手术情况及术后注意事项 □ 上级医师查房 □ 麻醉医师查房 □ 观察生命体征及有无术后并发症并作相应处理
重点医嘱	**长期医嘱：** □ 先天性心脏病护理常规 □ 二级护理 □ 普通饮食 □ 吸氧 1 小时，每天 3 次 **临时医嘱：** □ 血常规、尿常规 □ 肝功能、肾功能、血电解质、血型、凝血功能、感染性疾病筛查 □ 心电图、胸部 X 线片、超声心动图 □ 经皮血氧饱和度检测 □ 测四肢血压	**临时医嘱：** □ 拟于明日在全身麻醉体外循环下行法洛四联症根治术 □ 备皮 □ 备血 □ 血型 □ 术前晚灌肠（酌情） □ 术前禁食、禁水 □ 5%葡萄糖溶液静脉滴注（酌情） □ 术前镇静药（酌情） □ 其他特殊医嘱	**长期医嘱：** □ 心脏体外循环直视术后护理 □ 禁食 □ 持续血压、心电及血氧饱和度监测 □ 呼吸机辅助呼吸 □ 预防用抗菌药物 □ 留置引流管并计引流量 □ 保留尿管并记录尿量 **临时医嘱：** □ 血常规、血气分析 □ 床旁胸部 X 线片 □ 补液，给予血管活性药 □ 输血及或补晶体、胶体液（必要时） □ 其他特殊医嘱
主要护理工作	□ 入院宣教（环境、设施、人员等） □ 入院护理评估（营养状况、性格变化等）	□ 术前准备（备皮等） □ 术前宣教（提醒患儿按时禁水等）	□ 观察患儿病情变化 □ 定期记录重要监测指标

续　表

时间	住院第 1~2 天	住院第 2~6 天	住院第 3~7 天 （手术日）
病情 变异 记录	□无　□有，原因： 1. 2.	□无　□有，原因： 1. 2.	□无　□有，原因： 1. 2.
护士 签名			
医师 签名			

时间	住院第 3~8 天 （术后 1 日）	住院第 4~20 天 （术后 2 日至出院前）	住院第 9~21 天 （术后 7~14 日）
主要诊疗工作	□ 上级医师查房 □ 住院医师完成病程记录 □ 观察体温、生命体征情况、有无并发症等并作出相应处理 □ 观察切口有无血肿、渗血 □ 拔除胸腔引流管（根据引流量） □ 拔除尿管（酌情）	□ 医师查房 □ 安排相关复查并分析检查结果 □ 观察切口情况	□ 检查切口愈合情况 □ 确定患儿可以出院 □ 向患儿交代出院注意事项复查日期 □ 通知出院处 □ 开出院诊断书 □ 完成出院记录
重点医嘱	**长期医嘱：** □ 特级或一级护理 □ 半流质饮食 □ 氧气吸入 □ 心电、血压及血氧饱和度监测 □ 预防用抗菌药物 □ 强心、利尿、补钾治疗 **临时医嘱：** □ 心电图 □ 输血和（或）补晶体、胶体液（必要时） □ 止痛等对症处理 □ 血管活性药 □ 换药 □ 复查血常规及相关指标 □ 其他特殊医嘱	**长期医嘱：** □ 二级护理（酌情） □ 普通饮食 □ 停监测（酌情） □ 停抗菌药物（酌情） **临时医嘱：** □ 拔除深静脉置管并行留置针穿刺（酌情） □ 复查心电图、胸部 X 线片、超声心动图以及血常规、血电解质 □ 换药 □ 其他特殊医嘱	**临时医嘱：** □ 通知出院 □ 出院带药 □ 切口换药
主要护理工作	□ 观察患儿情况 □ 记录生命体征 □ 记录 24 小时出入量 □ 术后康复指导	□ 患儿一般状况及切口情况 □ 鼓励患儿下床活动，促进恢复 □ 术后康复指导	□ 帮助患儿办理出院手续 □ 康复宣教
病情变异记录	□ 无　□ 有，原因： 1. 2.	□ 无　□ 有，原因： 1. 2.	□ 无　□ 有，原因： 1. 2.
护士签名			
医师签名			

第二十七章

先天性肠旋转不良临床路径释义

一、先天性肠旋转不良编码

1. 原编码：

疾病名称及编码：先天性肠旋转不良（ICD-10：Q43.3）

手术操作名称及编码：Ladd 术（ICD-9CM-3：54.95）

2. 修改编码：

疾病名称及编码：先天性肠旋转不良（ICD-10：Q43.301）

手术操作名称及编码：拉德手术（ICD-9-CM-3：54.9501）

二、临床路径检索方法

Q43.301 伴 54.9501   出院科别：儿科

三、先天性肠旋转不良临床路径标准住院流程

（一）适用对象

第一诊断为先天性肠旋转不良（ICD-10：Q43.3）。

行 Ladd 术（ICD-9CM-3：54.95）。

> **释义**
>
> - 本路径适用对象为临床诊断为先天性肠旋转不良的患儿。
> - 治疗方法：本路径针对的是 Ladd 手术。

（二）诊断依据

根据《临床诊疗指南·小儿外科学分册》（中华医学会编著，人民卫生出版社）、《临床技术操作规范·小儿外科学分册》（中华医学会编著，人民军医出版社）、《小儿外科学》（施诚仁等主编，第 4 版，人民卫生出版社，2009）。

1. 临床表现：多发于新生儿期，以胆汁性呕吐最为突出，并发肠扭转时可以出现完全性便秘，进而出现血便、腹胀等。婴幼儿病程较长，呈间歇发作的中上腹疼痛，并发肠扭转时产生急性腹痛和剧烈呕吐。

2. 体格检查：早期腹部无特殊体征，并发肠扭转时可出现腹部膨胀、肠鸣音减弱或消失、腹膜刺激征和休克。

3. 腹部 X 线平片：胃及十二指肠扩大，有液平，并发肠扭转时小肠内无气体。

4. 上消化道造影：十二指肠 C 状弯曲消失，呈部分梗阻，十二指肠空肠交界部位于脊柱右侧，并发肠扭转时十二指肠和空肠上端呈螺旋状走向。

5. 钡剂灌肠造影：盲肠位于上腹部或左侧腹部。

6. 腹部超声或 CT（必要时）：肠扭转病例，可显示肠系膜呈螺旋状排列（漩涡征），肠系膜上动、静脉位置异常。

> **释义**
>
> ■ 本路径的制订主要参考国内权威参考书籍和诊疗指南。
>
> ■ 临床表现：新生儿期发病者多见，表现为十二指肠梗阻的症状。呕吐含胆汁，腹部多数不胀。有统计说明，30%患儿在生后首周出现症状，1个月内有50%，1年内诊断者达90%。出现肠扭转坏死后可有腹胀、血便，腹腔穿刺可见血性液。
>
> ■ 确诊本病主要依赖辅助检查，如钡灌肠、上消化道造影及B超检查。目前上消化道造影检查见十二指肠形态及走行异常是诊断肠旋转不良的主要依据。钡灌肠中见到回盲部位置较高可能因为回盲部固定不佳。回盲部位置"正常"，则有可能合并中肠扭转时，回盲部恰好位于右下腹。但目前随着B超检查技术的提高，国际上有以其取代上消化道造影检查作为诊断标准的趋势。

（三）选择治疗方案的依据

根据《临床诊疗指南·小儿外科学分册》（中华医学会编著，人民卫生出版社）、《临床技术操作规范·小儿外科学分册》（中华医学会编著，人民军医出版社）、《小儿外科学》（施诚仁等主编，第4版，人民卫生出版社，2009）。
行 Ladd 术（ICD-9CM-3：54.95）。

> **释义**
>
> ■ Ladd手术：逆时针复位扭转肠管，松解十二指肠起始部压迫，将十二指肠拉直，打开小肠系膜根部，缓解梗阻。同时新生儿早期手术，要除外合并其他十二指肠畸形可能。切除异位阑尾目前并不是必须的手术步骤。
>
> ■ Ladd手术的意义是解决上消化道梗阻，并不要求恢复解剖位置正常。
>
> ■ 再次出现肠扭转并不常见，但可有发生，需再次手术。

（四）标准住院日为10天

> **释义**
>
> ■ 十二指肠梗阻患儿肠功能恢复较慢，住院时间相对较长。

（五）进入路径标准

1. 第一诊断必须符合 ICD-10：Q43.3 先天性肠旋转不良疾病编码。
2. 当患儿合并其他疾病，但住院期间不需特殊处理，也不影响第一诊断的临床路径实施时，可以进入路径。
3. 因肠扭转发生肠坏死，需行肠切除、肠吻合或肠造瘘者不进入路径。

> **释义**
>
> ■ 第一诊断符合此诊断患儿即可进入本路径。但曾行手术治疗本病未愈、病史长、年龄较大患儿手术难度增大，术后恢复时间较长，可能会增加医疗费用，延长住院时间。
>
> ■ 经入院常规检查发现以往没有发现的疾病，而该疾病可能对患儿健康影响更为严重，或者该疾病可能影响手术实施、增加手术和麻醉风险、影响预后，则应优先考虑治疗该种疾病，暂不宜进入路径。如低或极低出生体重患儿、呼吸窘迫综合征、重症感染、心功能不全、肝肾功能不全、凝血功能障碍等。
>
> ■ 若既往患有上述疾病，经合理治疗后达到稳定，抑或目前尚需要持续用药，经评估无手术及麻醉禁忌，则可进入路径。但可能会增加医疗费用，延长住院时间。
>
> ■ 合并肠扭转坏死，不能进行 Ladd 手术的患儿不能进入本路径。

（六）术前准备 1~2 天

1. 必需的检查项目：
（1）实验室检查：血常规、C 反应蛋白、血型、尿常规、便常规+隐血试验、肝肾功能、血电解质、血气分析、凝血功能、感染性疾病筛查。
（2）X 线胸片（正位）、心电图、上消化道造影或钡剂灌肠造影。
2. 消化道造影不明确时可选择超声或 CT 检查。

> **释义**
>
> ■ 必查项目是确保手术治疗安全、有效开展的基础，在术前必须完成。相关人员应认真分析检查结果，以便及时发现异常情况并采取对应处置。
>
> ■ 因新生儿期患儿可合并其他脏器畸形，术前应尽量完善检查以除外合并畸形，减少不必要的手术风险。
>
> ■ 本病合并肠扭转，易出现肠坏死，需尽快完善各项术前检查进行手术。

（七）预防性抗菌药物选择与使用时机

1. 按照《抗菌药物临床应用指导原则》（国卫办医发〔2015〕43 号），并结合患儿病情决定选择。
2. 推荐药物治疗方案（使用《国家基本药物》的药物）。
3. 肠壁因血供障碍出现水肿增厚和紫色淤斑者不在此列。

> **释义**
>
> ■ 抗菌药物的使用主要参考《抗菌药物临床应用指导原则》（国卫办医发〔2015〕43 号）。如果存在肠管血运障碍可能导致胃肠道屏障功能下降的情况，可依照病情使用抗菌药物，必要时送各项病原学的检查。

（八）手术日为入院后 1~2 天

1. 麻醉方式：气管插管全身麻醉。
2. 预防性抗菌药物的给药方法：可选择二代头孢菌素类（如头孢呋辛）等静脉输入，切开皮肤前 30 分钟开始给药，如有明显感染高危因素，可再用 1 次或数次，一般不超过 2 天。
3. 手术方式：开腹或腹腔镜 Ladd 术。
4. 手术内置物：无。
5. 输血：必要时。

> **释义**
>
> ■ 本路径规定的手术均是在全身麻醉辅助下实施。一般不需输血，对营养不良患儿可根据具体病情输血或血制品。

（九）术后住院恢复 7~8 天

1. 必须复查的检查项目：血常规、尿常规、便常规。
2. 术后用药：抗菌药物的使用按照《抗菌药物临床应用指导原则（2015 年版）》（国卫办医发〔2015〕43 号）执行。

> **释义**
>
> ■ 术后需复查血常规，观察病情变化。如术后患儿胃肠减压量不减少，肠功能恢复欠佳时，可视胃肠减压量进行补充，必要时复查血电解质。
>
> ■ 根据患儿病情需要，检查内容不只限于路径中规定的必须复查项目，可根据需要增加，如血气分析、肝肾功能、血电解质分析等。必要时可增加同一项目的检查频次，且复查项目应无明显异常。若检查结果明显异常，主管医师应进行仔细分析并作出对应处置。
>
> ■ 术后抗菌药物使用无特殊情况不超过 2 天。
>
> ■ 可酌情应用静脉营养支持治疗。

（十）出院标准

1. 伤口愈合好：局部无红肿、无皮下积液。
2. 胃纳好，排便正常。
3. 没有需要处理的并发症。

> **释义**
>
> ■患儿出院前需确认梗阻已经解除，患儿可正常进食，无呕吐。伤口愈合良好，无感染征象。

（十一）变异及原因分析

1. 有影响手术的合并症，需要进行相关的诊断和治疗。

2. 存在其他系统的先天畸形，不能耐受手术的患儿，转入相应的路径治疗。

> **释义**
>
> ■ Ladd 术可能出现的并发症有：肠管粘连，肠管迟发坏死、穿孔，神经系统或其他重要脏器并发症，以及切口感染、延迟愈合等。
> ■ 医师认可的变异原因主要指患儿入选路径后，医师在检查及治疗过程中发现患儿合并存在一些事前未预知的对本路径治疗可能产生影响的情况，需要终止执行路径或者是延长治疗时间、增加治疗费用。医师需在表单中明确说明。
> ■ 因患儿方面的主观原因导致执行路径出现变异，也需要医师在表单中予以说明。

四、先天性肠旋转不良给药方案

本病术中切除阑尾，为清洁-污染手术，可于术前预防性应用抗菌药物。为预防术后切口感染，应针对金黄色葡萄球菌选用药物。预防手术部位感染或全身性感染，则需依据手术野污染或可能的污染菌种类选用，选用的抗菌药物必须是疗效肯定、安全、使用方便及价格相对较低的品种。本病可应用第二代头孢菌素。给药方法：接受清洁-污染手术者的手术时预防用药时间为24小时，必要时延长至48小时。在术前30分钟至2小时内给药，或麻醉开始时给药，使手术切口暴露时局部组织中已达到足以杀灭手术过程中入侵切口细菌的药物浓度。本病术中污染不重，仅预防性应用抗菌药物24小时，必要时可应用至48小时。

五、推荐表单

（一）医师表单

先天性肠旋转不良临床路径医师表单

适用对象：第一诊断为先天性肠旋转不良（ICD-10：Q43.301）

行 Ladd 术（ICD-9-CM-3：54.9501）

患儿姓名：	性别：	年龄：	门诊号：	住院号：
住院日期： 年 月 日	出院日期： 年 月 日		标准住院日：10 天	

日期	住院第 1 天	住院第 2 天 （手术日）
主要诊疗工作	□ 询问病史与体格检查 □ 完成首次病程录和大病史 □ 开出常规检查、实验室检查单 □ 上级医师查房 □ 完成上级医师查房记录 □ 完成腹部 X 线平片（正侧位） □ 完成上消化道造影或钡灌肠造影 □ 必要时多普勒超声检查 □ 维持水电解质平衡 □ 确定诊断和手术时间 □ 患儿家长签署手术麻醉知情同意书和输血知情同意书 □ 向患儿家长交代手术前注意事项	□ 手术（Ladd 术） □ 术者完成手术记录 □ 完成手术日病程记录 □ 上级医师查房 □ 向患儿家长交代病情
重点医嘱	**长期医嘱：** □ 一级护理 □ 禁食 □ 胃肠减压 **临时医嘱：** □ 血常规+CRP、血型、尿常规、便常规+隐血试验、肝功能、肾功能 □ 凝血常规、输血前常规 □ 血电解质、血气分析 □ 感染性疾病筛查 □ 心电图、X 线胸片（正位），超声心动（必要时） □ 用血申请书 □ 腹部 X 线平片（正侧位） □ 上消化道造影（或钡剂灌肠造影） □ 肠系膜血管多普勒超声（必要时） □ 行 Ladd 术（必要时）	**长期医嘱：** □ 一级护理 □ 禁食 □ 胃肠减压 □ 心电、经皮氧监护 □ 头罩吸氧（4 小时） □ 急查血常规、血气分析、血电解质（必要时） □ 补充液体和电解质 □ 行 Ladd 术 □ 抗菌药物：第二代头孢菌素（术前 30 分钟用）
病情变异记录	□ 无 □ 有，原因： 1. 2.	□ 无 □ 有，原因： 1. 2.
医师签名		

日期	住院第 3 天 （术后 1 日）	住院第 4 天 （术后 2 日）	住院第 5 天 （术后 3 日）
主要诊疗工作	□ 上级医师查房，对手术及切口进行评估 □ 完成日常病程记录 □ 确认胃肠减压引流液性质及肠蠕动恢复情况 □ 评估营养状况，应用肠外营养 □ 向家长交代病情	□ 上级医师查房，对手术及切口进行评估 □ 完成日常病程记录 □ 确认胃肠减压引流液性质及肠蠕动恢复情况 □ 向家长交代病情	□ 上级医师查房，确认是否可转入普通病房 □ 完成日常病程记录 □ 确认胃肠减压引流液性质及肠蠕动恢复情况 □ 向家长交代病情
重点医嘱	**长期医嘱：** □ 一级护理 □ 禁食、胃肠减压 □ 心电、血压、血氧饱和度监护 □ 抗菌药物：第二代头孢菌素等 **临时医嘱：** □ 补充液体和电解质 □ 肠外营养全合一制剂（必要时）	**长期医嘱：** □ 一级护理 □ 禁食、胃肠减压 □ 心电、血压、血氧饱和度监护 □ 补充液体和电解质，必要时肠外营养全合一制剂 **临时医嘱：** □ 乳酸林格液补充胃肠减压丧失液量（必要时）	**长期医嘱：** □ 二级护理 □ 禁食、胃肠减压 □ 补充液体和电解质，必要时肠外营养全合一制剂 **临时医嘱：** □ 乳酸林格液补充胃肠减压丧失液量（必要时） □ 伤口换敷料
病情变异记录	□ 无 □ 有，原因： 1. 2.	□ 无 □ 有，原因： 1. 2.	□ 无 □ 有，原因： 1. 2.
医师签名			

日期	住院第6天 （术后4日）	住院第7天 （术后5日）	住院第8天 （术后6日）
主要诊疗工作	□ 上级医师查房，对手术及切口进行评估 □ 完成日常病程录 □ 确认胃肠减压引流液性质及肠蠕动恢复情况，允许时可停用胃肠减压 □ 向家长交代病情	□ 上级医师查房 □ 完成日常病程录 □ 确认肠蠕动恢复情况，允许时可予半量饮食 □ 向家长交代病情	□ 上级医师查房 □ 完成日常病程录 □ 确认肠蠕动恢复情况，允许时可予全量饮食 □ 复查血尿便常规，了解术后感染情况 □ 向家长交代病情
重点医嘱	长期医嘱： □ 二级护理 □ 少量饮水 □ 补充液体和电解质，必要时肠外营养全合一制剂 临时医嘱： □ 乳酸林格液补充胃肠减压丧失液量（必要时）	长期医嘱： □ 二级护理 □ 母乳或婴奶 □ 酌情补液	长期医嘱： □ 二级护理 □ 母乳或婴奶
病情变异记录	□ 无 □ 有，原因： 1. 2.	□ 无 □ 有，原因： 1. 2.	□ 无 □ 有，原因： 1. 2.
医师签名			

日期	住院第 9 天 （术后 7 日）	住院第 10 天 （术后 8 日，出院日）
主要诊疗工作	□ 上级医师查房 □ 完成日常病程录 □ 了解所有实验室检查报告 □ 确认肠蠕动恢复情况，确认奶量完成情况 □ 确认伤口恢复情况，酌情拆线 □ 决定患儿是否可以出院 **如果可以出院：** □ 完成出院小结、病史首页 □ 通知家长明天出院 □ 向家长交代出院的注意事项，预约复诊日期	**如果患儿可以出院：** □ 向家长交代出院的注意事项，预约复诊日期 □ 将出院小结交于家长 **如果患儿需继续住院：** □ 上级医师查房，确定进食及排便情况，作相应处理 □ 完成日常病程记录
重点医嘱	**长期医嘱：** □ 二级护理 □ 母乳或婴奶 **临时医嘱：** □ 明日出院	**出院医嘱：** □ 定期复查 **在院医嘱：** □ 二级护理 □ 母乳或婴奶
病情变异记录	□ 无　□ 有，原因： 1. 2.	□ 无　□ 有，原因： 1. 2.
医师签名		

（二）护士表单

先天性肠旋转不良临床路径护士表单

适用对象：第一诊断为先天性肠旋转不良（ICD-10：Q43.301）

行 Ladd 术（ICD-9-CM-3：54.9501）

患儿姓名：		性别： 年龄： 门诊号：		住院号：
住院日期： 年 月 日		出院日期： 年 月 日		标准住院日：10 天

日期	住院第 1 天	住院第 2 天 （手术日）
主要护理工作	□ 介绍病房环境、设施和设备 □ 入院护理评估 □ 护理计划 □ 静脉采血 □ 指导患儿家长带患儿到相关科室进行心电图、 　 X 线胸片等检查	□ 随时观察患儿情况 □ 手术后生活护理 □ 夜间巡视
重点医嘱	**长期医嘱：** □ 一级护理 □ 禁食 □ 胃肠减压 **临时医嘱：** □ 血常规+CRP、血型、尿常规、便常规+隐血试 　 验、肝功能、肾功能 □ 凝血常规、输血前常规 □ 血电解质、血气分析 □ 感染性疾病筛查 □ 心电图、X 线胸片（正位），超声心动（必要 　 时） □ 用血申请书 □ 腹部 X 线平片（正侧位） □ 上消化道造影（或钡剂灌肠造影） □ 肠系膜血管多普勒超声（必要时） □ 行 Ladd 术（必要时）	**长期医嘱：** □ 一级护理 □ 禁食 □ 胃肠减压 □ 心电、经皮氧监护 □ 头罩吸氧（4 小时） □ 急查血常规、血气分析、血电解质（必要 　 时） □ 补充液体和电解质 □ 行 Ladd 术 □ 抗菌药物：第二代头孢菌素（术前 30 分钟 　 用）
病情变异记录	□ 无　□ 有，原因： 1. 2.	□ 无　□ 有，原因： 1. 2.
护士签名		

日期	住院第 3 天 （术后 1 日）	住院第 4 天 （术后 2 日）	住院第 5 天 （术后 3 日）
主要 护理 工作	□ 随时观察患儿情况 □ 手术后生活护理 □ 夜间巡视	□ 随时观察患儿情况 □ 手术后生活护理 □ 夜间巡视	□ 随时观察患儿情况 □ 手术后生活护理 □ 夜间巡视
重 点 医 嘱	长期医嘱： □ 一级护理 □ 禁食、胃肠减压 □ 心电、血压、血氧饱和度 　监护 □ 抗菌药物：第二代头孢菌 　素等 临时医嘱： □ 补充液体和电解质 □ 肠外营养全合一制剂（必要 　时）	长期医嘱： □ 一级护理 □ 禁食、胃肠减压 □ 心电、血压、血氧饱和度 　监护 □ 补充液体和电解质，必要时 　肠外营养全合一制剂 临时医嘱： □ 乳酸林格液补充胃肠减压丧 　失液量（必要时）	长期医嘱： □ 二级护理 □ 禁食、胃肠减压 □ 补充液体和电解质，必要 　时肠外营养全合一制剂 临时医嘱： □ 乳酸林格液补充胃肠减压 　丧失液量（必要时） □ 伤口换敷料
病情 变异 记录	□ 无　□ 有，原因： 1. 2.	□ 无　□ 有，原因： 1. 2.	□ 无　□ 有，原因： 1. 2.
护士 签名			

日期	住院第6天 （术后4日）	住院第7天 （术后5日）	住院第8天 （术后6日）
主要 护理 工作	□ 随时观察患儿情况 □ 手术后生活护理 □ 夜间巡视	□ 随时观察患儿情况 □ 手术后生活护理 □ 夜间巡视	□ 随时观察患儿情况 □ 手术后生活护理 □ 夜间巡视
重 点 医 嘱	**长期医嘱：** □ 二级护理 □ 少量饮水 □ 补充液体和电解质，必要时 　肠外营养全合一制剂 **临时医嘱：** □ 乳酸林格液补充胃肠减压丧 　失液量（必要时）	**长期医嘱：** □ 二级护理 □ 母乳或婴奶 □ 酌情补液	**长期医嘱：** □ 二级护理 □ 母乳或婴奶
病情 变异 记录	□ 无　□ 有，原因： 1. 2.	□ 无　□ 有，原因： 1. 2.	□ 无　□ 有，原因： 1. 2.
护士 签名			

日期	住院第 9 天 （术后 7 日）	住院第 10 天 （术后 8 日，出院日）
主要护理工作	□ 随时观察患儿情况 □ 手术后生活护理 □ 夜间巡视	如果患儿可以出院： □ 帮助办理出院手续 □ 将出院小结交给家长 如果患儿需继续住院： □ 随时观察患儿情况 □ 手术后生活护理 □ 夜间巡视
重点医嘱	长期医嘱： □ 二级护理 □ 母乳或婴奶 临时医嘱： □ 明日出院	出院医嘱： □ 定期复查 在院医嘱： □ 二级护理 □ 母乳或婴奶
病情变异记录	□ 无　□ 有，原因： 1. 2.	□ 无　□ 有，原因： 1. 2.
护士签名		

（三）患儿家属表单

先天性肠旋转不良临床路径患儿家属表单

适用对象：第一诊断为先天性肠旋转不良（ICD-10：Q43.301）

行 Ladd 术（ICD-9-CM-3：54.9501）

患儿姓名：	性别： 年龄： 门诊号：	住院号：
住院日期： 年 月 日	出院日期： 年 月 日	标准住院日：10 天

时间	住院第 1 天	住院第 2 天	住院第 3~9 天	住院第 9~10 天
医患配合	□ 接受入院宣教 □ 接受入院护理评估 □ 接受病史询问 □ 进行体格检查 □ 交代既往用药情况 □ 进行相关体格检查 □ 向患儿家长交代病情，患儿家长签署手术麻醉知情同意书和输血知情同意书	□ 患儿及家属与医师在手术前、后交流了解病情	□ 了解术后病情变化	□ 接受出院前康复宣教 □ 学习出院注意事项 □ 了解复查程序 □ 办理出院手续 □ 获取出院诊断书 □ 获取出院带药
重点诊疗及检查	重点诊疗： □ 一级护理 □ 补液 □ 纠正电解质平衡紊乱 重要检查： □ 术前常规实验室检查 □ 超声心动图、X 线胸片	重点诊疗： □ 手术	重点诊疗： □ 补液、支持治疗 □ 防止电解质平衡紊乱	重点诊疗： □ 出院
病情变异记录	□ 无 □ 有，原因： 1. 2.	□ 无 □ 有，原因： 1. 2.	□ 无 □ 有，原因： 1. 2.	□ 无 □ 有，原因： 1. 2.

附：原表单（2010 年版）

先天性肠旋转不良临床路径表单

适用对象：第一诊断为先天性肠旋转不良（ICD-10：Q43.3）

行 Ladd 术（ICD-9CM-3：54.95）

患儿姓名：	性别：	年龄：	门诊号：	住院号：
住院日期： 年 月 日	出院日期： 年 月 日			标准住院日：10 天

日期	住院第 1 天	住院第 2 天（手术日）
主要诊疗工作	□ 询问病史与体格检查 □ 完成首次病程录和大病史 □ 开出常规检查、实验室检查单 □ 上级医师查房 □ 完成上级医师查房记录 □ 完成腹部 X 线平片（正侧位） □ 完成上消化道造影或钡灌肠造影 □ 必要时多普勒超声检查 □ 维持水电解质平衡 □ 确定诊断和手术时间 □ 患儿家长签署手术麻醉知情同意书和输血知情同意书 □ 向患儿家长交代手术前注意事项	□ 手术（Ladd 术） □ 术者完成手术记录 □ 完成手术日病程记录 □ 上级医师查房 □ 向患儿家长交代病情
重点医嘱	长期医嘱： □ 一级护理 □ 禁食 □ 胃肠减压 临时医嘱： □ 血常规+CRP、血型、尿常规、便常规+隐血试验、肝功能、肾功能 □ 凝血常规、输血前常规 □ 血电解质、血气分析 □ 感染性疾病筛查 □ 心电图、X 线胸片（正位），超声心动（必要时） □ 用血申请书 □ 腹部 X 线平片（正侧位） □ 上消化道造影（或钡剂灌肠造影） □ 肠系膜血管多普勒超声（必要时） □ 行 Ladd 术（必要时）	长期医嘱： □ 一级护理 □ 禁食 □ 胃肠减压 □ 心电、经皮氧监护 □ 头罩吸氧（4 小时） □ 急查血常规、血气分析、血电解质（必要时） □ 补充液体和电解质 □ 行 Ladd 术 □ 抗菌药物：第二代头孢菌素（术前 30 分钟用）
主要护理工作	□ 介绍病房环境、设施和设备 □ 入院护理评估 □ 护理计划 □ 静脉采血 □ 指导患儿家长带患儿到相关科室进行心电图、X 线胸片等检查	□ 随时观察患儿情况 □ 手术后生活护理 □ 夜间巡视

续 表

日期	住院第 1 天	住院第 2 天 （手术日）
病情 变异 记录	□ 无 □ 有，原因： 1. 2.	□ 无 □ 有，原因： 1. 2.
护士 签名		
医师 签名		

日期	住院第3天 （术后1日）	住院第4天 （术后2日）	住院第5天 （术后3日）
主要诊疗工作	□ 上级医师查房，对手术及切口进行评估 □ 完成日常病程记录 □ 确认胃肠减压引流液性质及肠蠕动恢复情况 □ 评估营养状况，应用肠外营养 □ 向家长交代病情	□ 上级医师查房，对手术及切口进行评估 □ 完成日常病程记录 □ 确认胃肠减压引流液性质及肠蠕动恢复情况 □ 向家长交代病情	□ 上级医师查房，确认是否可转入普通病房 □ 完成日常病程记录 □ 确认胃肠减压引流液性质及肠蠕动恢复情况 □ 向家长交代病情
重点医嘱	长期医嘱： □ 一级护理 □ 禁食、胃肠减压 □ 心电、血压、血氧饱和度监护 □ 抗菌药物：第二代头孢菌素等 临时医嘱： □ 补充液体和电解质 □ 肠外营养全合一制剂（必要时）	长期医嘱： □ 一级护理 □ 禁食、胃肠减压 □ 心电、血压、血氧饱和度监护 □ 补充液体和电解质，必要时肠外营养全合一制剂 临时医嘱： □ 乳酸林格液补充胃肠减压丧失液量（必要时）	长期医嘱： □ 二级护理 □ 禁食、胃肠减压 □ 补充液体和电解质，必要时肠外营养全合一制剂 临时医嘱： □ 乳酸林格液补充胃肠减压丧失液量（必要时） □ 伤口换敷料
主要护理工作	□ 随时观察患儿情况 □ 手术后生活护理 □ 夜间巡视	□ 随时观察患儿情况 □ 手术后生活护理 □ 夜间巡视	□ 随时观察患儿情况 □ 手术后生活护理 □ 夜间巡视
病情变异记录	□ 无　□ 有，原因： 1. 2.	□ 无　□ 有，原因： 1. 2.	□ 无　□ 有，原因： 1. 2.
护士签名			
医师签名			

日期	住院第 6 天 （术后 4 日）	住院第 7 天 （术后 5 日）
主要 诊疗 工作	□ 上级医师查房，对手术及切口进行评估 □ 完成日常病程录 □ 确认胃肠减压引流液性质及肠蠕动恢复情况， 　允许时可停用胃肠减压 □ 向家长交代病情	□ 上级医师查房 □ 完成日常病程录 □ 确认肠蠕动恢复情况，允许时可予半量饮食 □ 向家长交代病情
重 点 医 嘱	长期医嘱： □ 二级护理 □ 少量饮水 □ 补充液体和电解质，必要时肠外营养全合一 　制剂 临时医嘱： □ 乳酸林格液补充胃肠减压丧失液量（必要时）	长期医嘱： □ 二级护理 □ 母乳或婴奶 □ 酌情补液
主要 护理 工作	□ 随时观察患儿情况 □ 手术后生活护理 □ 夜间巡视	□ 随时观察患儿情况 □ 手术后生活护理 □ 夜间巡视
病情 变异 记录	□ 无　□ 有，原因： 1. 2.	□ 无　□ 有，原因： 1. 2.
护士 签名		
医师 签名		

日期	住院第 8 天 （术后 6 日）	住院第 9 天 （术后 7 日）	住院第 10 天 （术后 8 日，出院日）
主要诊疗工作	□ 上级医师查房 □ 完成日常病程录 □ 确认肠蠕动恢复情况，允许时可予全量饮食 □ 复查血尿便常规，了解术后感染情况 □ 向家长交代病情	□ 上级医师查房 □ 完成日常病程录 □ 了解所有实验室检查报告 □ 确认肠蠕动恢复情况，确认奶量完成情况 □ 确认伤口恢复情况，酌情拆线 □ 决定患儿是否可以出院 **如果可以出院：** □ 完成出院小结、病史首页 □ 通知家长明天出院 □ 向家长交代出院的注意事项，预约复诊日期	**如果患儿可以出院：** □ 向家长交代出院的注意事项，预约复诊日期 □ 将出院小结交于家长 **如果患儿需继续住院：** □ 上级医师查房，确定进食及排便情况，作相应处理 □ 完成日常病程记录
重点医嘱	**长期医嘱：** □ 二级护理 □ 母乳或婴奶	**长期医嘱：** □ 二级护理 □ 母乳或婴奶 **临时医嘱：** □ 明日出院	**出院医嘱：** □ 定期复查 **在院医嘱：** □ 二级护理 □ 母乳或婴奶
主要护理工作	□ 随时观察患儿情况 □ 手术后生活护理 □ 夜间巡视	□ 随时观察患儿情况 □ 手术后生活护理 □ 夜间巡视	**如果患儿可以出院：** □ 帮助办理出院手续 □ 将出院小结交给家长 **如果患儿需继续住院：** □ 随时观察患儿情况 □ 手术后生活护理 □ 夜间巡视
病情变异记录	□ 无　□ 有，原因： 1. 2.	□ 无　□ 有，原因： 1. 2.	□ 无　□ 有，原因： 1. 2.
护士签名			
医师签名			

第二十八章

甲状舌管囊肿或鳃源性囊肿临床路径释义

一、甲状舌管囊肿或鳃源性囊肿编码

1. 原编码：

疾病名称及编码：甲状舌管囊肿（ICD-10：Q89.202）

鳃源性囊肿（ICD-10：Q18.0）

手术操作名称及编码：甲状舌管囊肿切除术（ICD-9-CM-3：06.7）

鳃源性囊肿切除术（ICD-9-CM-3：29.2）

2. 修改编码：

疾病名称及编码：甲状舌管囊肿（ICD-10：Q89.202）

甲状舌管癌：（ICD-10：Q89.206）

鳃源性囊肿（ICD-10：Q18.0）

手术操作名称及编码：甲状舌管囊肿切除术（ICD-9-CM-3：06.7）

鳃源性囊肿切除术（ICD-9-CM-3：29.2）

二、临床路径检索方法

（Q18.0/Q89.202/Q89.206）伴 06.7/29.2）　　出院科别：儿科

三、甲状舌管囊肿或鳃源性囊肿临床路径标准住院流程

（一）适用对象

第一诊断为甲状舌管囊肿（ICD-10：Q89.202）或鳃源性囊肿（ICD-10：Q18.0）。

行甲状舌管囊肿切除术（ICD-9-CM-3：06.7）或鳃源性囊肿切除术（ICD-9-CM-3：29.2）。

> 释义
>
> ■ 诊断为甲状舌管囊肿或鳃源性囊肿可入院行手术根治的患儿纳入路径。

（二）诊断依据

根据《临床诊疗指南·小儿外科学分册》（中华医学会编著，人民卫生出版社，2005）、《临床技术操作规范·小儿外科学分册》（中华医学会编著，人民军医出版社，2005）、《小儿外科学》（施诚仁等主编，第4版，人民卫生出版社，2009）。

1. 临床表现：颈中线或侧部囊性肿块；如囊肿继发感染可自发破溃或被切开引流，可反复发作，形成瘘管。

2. 体格检查：为圆形囊性肿块，边缘清楚，光滑，较固定，无压痛，可有大小变化；如形成瘘管则在颈中线或侧部见瘘管开口，时有分泌物或脓液溢出。

3. 辅助检查：超声、CT（必要时），了解肿块与甲状腺的关系。

4. 当肿块不能与甲状腺特别是异位甲状腺鉴别时，应当进行甲状腺核素扫描和 T_3、T_4 等

检查。

> **释义**
>
> ■ 颈部包块或瘘管病史明确。
> ■ 体检发现颈部包块或瘘管。
> ■ 辅助检查多选取 B 超检查,发现颈部包块或瘘管可提示诊断,注意包块位置、瘘管走行,了解有无甲状腺及甲状腺与包块或瘘管的关系。
> ■ 主要与异位甲状腺相鉴别,需行甲状腺核素扫描,避免将异位甲状腺误诊为甲状舌管囊肿或鳃源性囊肿而行切除术。

(三) 选择治疗方案的依据

根据《临床诊疗指南·小儿外科学分册》(中华医学会编著,人民卫生出版社,2005)、《临床技术操作规范·小儿外科学分册》(中华医学会编著,人民军医出版社,2005)、《小儿外科学》(施诚仁等主编,第4版,人民卫生出版社,2009)。

行甲状舌管囊肿切除术(ICD-9-CM-3:06.7)或鳃源性囊肿切除术(ICD-9-CM-3:29.2)。

> **释义**
>
> ■ 临床诊疗指南规定甲状舌管囊肿或鳃源性囊肿需行手术切除。手术切除囊肿及瘘管,防止复发。
> ■ 甲状舌管囊肿因经舌骨通过舌盲孔与舌底相通,手术需切除囊肿及部分舌骨。
> ■ 鳃源性囊肿根据位置不同而可能与外耳道、咽隐窝或梨状窝相通,术中需注意瘘管走行,要求不残留瘘管,以防复发。
> ■ 对于囊肿近期有过感染的患儿,不宜手术,需待感染治愈3个月后再行根治手术。

(四) 标准住院日为 5~7 天

> **释义**
>
> ■ 包括术前检查及术后恢复、伤口愈合所需时间。

(五) 进入临床路径标准

1. 第一诊断必须符合 ICD-10:Q89.202 甲状舌管囊肿疾病编码或 ICD-10:Q18.0 鳃源性囊肿疾病编码。

2. 当患儿合并其他疾病,但住院期间不需特殊处理,也不影响第一诊断的临床路径实施时,可以进入临床路径。

3. 如囊肿或瘘存在明显感染,不进入路径,需抗菌药物控制感染后 2~3 个月再行手术。

> **释义**
>
> ■ 第一诊断为甲状舌管囊肿或鳃源性囊肿。
>
> ■ 患儿其他疾病对本次入院手术无影响、无需处理，且不延长住院时间，可进入本路径。
>
> ■ 囊肿或瘘感染时，需院外先行抗感染治疗，2~3个月后局部感染消退再考虑手术治疗。这样既降低手术风险，又可尽量保证完整切除囊肿或瘘管、减少复发。

（六）术前准备（术前评估）1~2 天

必需的检查项目：

1. 实验室检查：血常规、C反应蛋白、血型、尿常规、肝肾功能、电解质、凝血功能、感染性疾病筛查。
2. 影像学检查：超声、X线胸片（正位）、心电图。

> **释义**
>
> 包括常规的术前检查，B超为必需，当不能明确甲状腺情况时，需行甲状腺核素扫描。

（七）预防性抗菌药物选择与使用时机

1. 按照《抗菌药物临床应用指导原则》（卫医发〔2004〕285号），并结合患儿病情决定选择。
2. 推荐药物治疗方案（使用《国家基本药物》的药物）。
3. 预防性用药时间为1天，术前因感染已应用抗菌药物或术中发现有明显炎症者不在此列。

> **释义**
>
> ■ 甲状舌管囊肿因通过舌盲孔与舌底相通，手术切口为Ⅱ类切口；鳃源性囊肿根据位置不同而可能与外耳道、咽隐窝或梨状窝相通，手术切口为Ⅱ类切口。术前当日可予第二代头孢菌素预防感染。
>
> ■ 若囊肿或瘘管局部无明显感染表现，术后可不予抗菌药物，若术中发现明显感染征象，术后酌情使用抗菌药物3~5天。

（八）手术日为入院第2~3天

1. 麻醉方式：气管插管全身麻醉。
2. 预防性抗菌药物的给药方法：半合成青霉素、第一代或第二代头孢菌素类抗菌药物静脉输入，切开皮肤前30分钟开始给药，手术延长到3小时以上时补充1个剂量。
3. 手术方式：甲状舌管囊肿切除术或鳃源性囊肿切除术。
4. 手术内置物：切口皮片引流（必要时）。

> **释义**
>
> ■ 颈部手术操作应选择气管插管麻醉，便于呼吸道控制。
> ■ 术前30分钟静脉输入抗菌药物。
> ■ 手术需切除囊肿、瘘管，甲状舌管囊肿需切除部分舌骨，因其有瘘管穿过舌骨。
> ■ 如在切除囊肿后皮下组织缺损较多或可能遗留死腔的情况下，需放置皮片引流。

（九）术后住院恢复2~5天

1. 根据当时患儿情况而定：血常规。
2. 术后抗菌药物：用于术中发现局部有炎症者，按照《抗菌药物临床应用指导原则》（卫医发〔2004〕285号）执行，用药时间一般为3~5天。

> **释义**
>
> ■ 如患儿术后出现发热、伤口渗血或颈部皮下包块等，可行血常规检查了解有无感染、失血。
> ■ 术中发现局部炎症，术后可予抗菌药物治疗。

（十）出院标准

1. 一般情况良好。
2. 伤口愈合良好，无出血、感染或瘘。
3. 无其他需要住院处理的并发症。

> **释义**
>
> ■ 术后恢复顺利、伤口愈合良好、无严重并发症，可正常出院。

（十一）变异及原因分析

1. 围术期并发症等造成住院日延长和费用增加。
2. 术后切口感染、瘘复发等并发症，进入其他路径。

> **释义**
>
> ■ 呼吸道感染等围术期疾病需特殊处理、延长住院时间，导致费用增加。
> ■ 术后出血、切口感染、瘘复发等，属术后并发症，提示术后恢复不顺利，不进入本路径。

四、甲状舌管囊肿或鳃源性囊肿给药方案

【用药选择】

1. 根据病情需要可开始抗菌药物经验治疗。应选用较广谱的抗菌药物，致病菌常为革兰阴性杆菌、金黄色葡萄球菌等，推荐使用第二代头孢菌素，如头孢呋辛等。

2. 术中发现感染迹象可做细菌培养，对于术后体温高、有全身症状者应同时送血培养。

3. 轻症患儿可口服用药，重症患儿选用静脉给药，待临床表现显著改善并能口服时改用口服药治疗。但在实际临床工作中大多数患儿口服药物存在一定困难，因此推荐静脉给药。

【药学提示】

1. 头孢菌素类抗菌药物一般均可安全用于对青霉素过敏的患儿，但对有青霉素过敏史的患儿应特别加以注意。

2. 对于肾功能有损害的患儿，应对其肾功能进行监测。

【注意事项】

服用过多剂量的头孢菌素会导致大脑受刺激及引起惊厥，可用血液透析法或腹膜透析法降低头孢呋辛的血清浓度。

五、推荐表单

（一）医师表单

甲状舌管囊肿或鳃源性囊肿临床路径医师表单

适用对象：第一诊断为甲状舌管囊肿或鳃源性囊肿（ICD-10：Q89.202，206）
行甲状舌管囊肿切除术（ICD-9-CM-3：06.7）或鳃源性囊肿切除术（ICD-9-CM-3：29.2）

患儿姓名：	性别：　年龄：　门诊号：	住院号：
住院日期：　　年　月　日	出院日期：　　年　月　日	日标准住院日：5~7 天

时间	住院第 1 天	住院第 2 天	住院第 3 天 （手术日）
主要诊疗工作	□ 询问病史与体格检查 □ 上级医师查房与术前评估 □ 确定诊断、术前准备和手术日期 □ 向患儿监护人交代病情，签署手术知情同意书和手术麻醉知情同意书	□ 上级医师查房与术前评估 □ 评估检查结果符合诊断和手术条件 □ 分析异常结果，处理后复查 □ 麻醉科医师探望患儿并完成麻醉前书面评估 □ 完成手术准备	□ 手术 □ 术者完成手术记录 □ 完成术后医嘱和检查 □ 上级医师查房 □ 向患儿家属交代手术中情况和术后注意事项 □ 确定有无手术和麻醉并发症 □ 麻醉科医师随访和书面评价
重点医嘱	**长期医嘱：** □ 小儿外科护理常规 □ 二级护理 □ 普通饮食 **临时医嘱：** □ 血常规、血型、尿常规、便常规 □ 肝肾功能、C 反应蛋白（必要时）、电解质、凝血功能 □ 感染性疾病筛查 □ 超声、心电图、X 线胸片 □ CT、放射性核素检查（必要时）	**长期医嘱：** □ 小儿外科护理常规 □ 二级护理 □ 普通饮食 **临时医嘱：** □ 明晨禁食 □ 拟明日全身麻醉下行甲状舌管囊肿或鳃源性囊肿切除术 □ 麻醉前用药	**长期医嘱：** □ 小儿外科术后护理常规 □ 一级护理 □ 心电监护 □ 禁食 □ 记 24 小时出入量 □ 抗菌药物 **临时医嘱：** □ 按体重和出入量补充液体和电解质 □ 切除组织送病理
病情变异记录	□ 无　□ 有，原因： 1. 2.	□ 无　□ 有，原因： 1. 2.	□ 无　□ 有，原因： 1. 2.
医师签名			

时间	住院第 4 天 （术后 1 日）	住院第 5~6 天 （术后 2~3 日）	住院第 7 天 （出院日）
主要 诊疗 工作	□ 上级医师查房 □ 仔细观察患儿颈部切口情况 □ 对手术进行评估	□ 上级医师查房 □ 仔细观察患儿颈部切口情况 □ 对手术进行评估	□ 检查患儿的一般情况 □ 检查伤口换敷料 □ 完成出院小结 □ 交代家属注意事项
重 点 医 嘱	长期医嘱： □ 小儿外科术后护理常规 □ 二级护理 □ 流质饮食 □ 抗菌药物（必要时） 临时医嘱： □ 血常规（必要时） □ 按体重和出入量补充液体和 　电解质（必要时）	长期医嘱： □ 小儿外科术后护理常规 □ 二级护理 □ 普通饮食 □ 抗菌药物（术后第 3 天停） 临时医嘱： □ 伤口换敷料	临时医嘱： □ 今日出院 □ 带药（必要时） □ 出院后门诊拆线（如出院 　日为术后第 5 天，可在医 　院拆线）
病情 变异 记录	□ 无　□ 有，原因： 1. 2.	□ 无　□ 有，原因： 1. 2.	□ 无　□ 有，原因： 1. 2.
医师 签名			

（二）护士表单

甲状舌管囊肿或鳃源性囊肿临床路径护士表单

适用对象：第一诊断为甲状舌管囊肿或鳃源性囊肿（ICD-10：Q89.202，206）
行甲状舌管囊肿切除术（ICD-9-CM-3：06.7）或鳃源性囊肿切除术（ICD-9-CM-3：29.2）

| 患儿姓名： | 性别： 年龄： 门诊号： | 住院号： |
| 住院日期： 年 月 日 | 出院日期： 年 月 日 | 标准住院日：5~7 天 |

时间	住院第 1 天	住院第 2 天	住院第 3 天（手术日）
主要诊疗工作	□ 询问病史与体格检查 □ 上级医师查房与术前评估 □ 确定诊断、术前准备和手术日期 □ 向患儿监护人交代病情，签署手术知情同意书和手术麻醉知情同意书	□ 上级医师查房与术前评估 □ 评估检查结果符合诊断和手术条件 □ 分析异常结果，处理后复查 □ 麻醉科医师探望患儿并完成麻醉前书面评估 □ 完成手术准备	□ 手术 □ 术者完成手术记录 □ 完成术后医嘱和检查 □ 上级医师查房 □ 向患儿家属交代手术中情况和术后注意事项 □ 确定有无手术和麻醉并发症 □ 麻醉科医师随访和书面评价
重点医嘱	长期医嘱： □ 小儿外科护理常规 □ 二级护理 □ 普通饮食 临时医嘱： □ 血常规、血型、尿常规、便常规 □ 肝肾功能、C 反应蛋白（必要时）、电解质、凝血功能 □ 感染性疾病筛查 □ 超声、心电图、X 线胸片 □ CT、放射性核素检查（必要时）	长期医嘱： □ 小儿外科护理常规 □ 二级护理 □ 普通饮食 临时医嘱： □ 明晨禁食 □ 拟明日全身麻醉下行甲状舌管囊肿或鳃源性囊肿切除术 □ 麻醉前用药	长期医嘱： □ 小儿外科术后护理常规 □ 一级护理 □ 心电监护 □ 禁食 □ 记 24 小时出入量 □ 抗菌药物 临时医嘱： □ 按体重和出入量补充液体和电解质 □ 切除组织送病理
主要护理工作	□ 入院宣教：介绍医护人员、病房环境、设施和设备 □ 入院护理评估 □ 静脉取血（明晨取血） □ 指导患儿到相关科室完成辅助检查	□ 颈部皮肤准备 □ 手术前物品准备 □ 手术前心理护理 □ 明晨禁食、禁水	□ 观察患儿生命体征 □ 手术后心理与生活护理 □ 观察切口引流情况
病情变异记录	□ 无 □ 有，原因： 1. 2.	□ 无 □ 有，原因： 1. 2.	□ 无 □ 有，原因： 1. 2.
护士签名			

时间	住院第 4 天 （术后 1 日）	住院第 5~6 天 （术后 2~3 日）	住院第 7 天 （出院日）
主要 诊疗 工作	□ 上级医师查房 □ 仔细观察患儿颈部切口情况 □ 对手术进行评估	□ 上级医师查房 □ 仔细观察患儿颈部切口情况 □ 对手术进行评估	□ 检查患儿的一般情况 □ 检查伤口换敷料 □ 完成出院小结 □ 交代家属注意事项
重 点 医 嘱	长期医嘱： □ 小儿外科术后护理常规 □ 二级护理 □ 流质饮食 □ 抗菌药物 临时医嘱： □ 血常规 □ 按体重和出入量补充液体和 　电解质（必要时）	长期医嘱： □ 小儿外科术后护理常规 □ 二级护理 □ 普通饮食 □ 抗菌药物（术后第 3 天停） 临时医嘱： □ 换敷料，拔除引流皮片	临时医嘱： □ 今日出院 □ 带药（必要时） □ 出院后门诊拆线（如出院 　日为术后第 5 天，可在医 　院拆线）
主要 护理 工作	□ 观察患儿情况 □ 手术后生活护理 □ 夜间巡视 □ 观察记录颈部切口情况 □ 疼痛护理指导	□ 观察患儿情况 □ 手术后生活护理 □ 夜间巡视 □ 观察记录颈部切口情况	□ 指导家长办理出院手续等 　事项 □ 出院宣教
病情 变异 记录	□ 无　□ 有，原因： 1. 2.	□ 无　□ 有，原因： 1. 2.	□ 无　□ 有，原因： 1. 2.
护士 签名			

（三）患儿家属表单

甲状舌管囊肿或鳃源性囊肿临床路径患儿家属表单

适用对象：第一诊断为甲状舌管囊肿或鳃源性囊肿（ICD-10：Q89.202，206）

行甲状舌管囊肿切除术（ICD-9-CM-3：06.7）或鳃源性囊肿切除术（ICD-9-CM-3：29.2）

患儿姓名：	性别：　年龄：　门诊号：	住院号：
住院日期：　　年　月　日	出院日期：　　年　月　日	标准住院日：5~7 天

时间	住院第 1 天	住院第 2 天	住院第 3 天 （手术日）
主要诊疗工作	□ 询问病史与体格检查 □ 上级医师查房与术前评估 □ 确定诊断、术前准备和手术日期 □ 向患儿监护人交代病情，签署手术知情同意书和手术麻醉知情同意书	□ 上级医师查房与术前评估 □ 评估检查结果符合诊断和手术条件 □ 分析异常结果，处理后复查 □ 麻醉科医师探望患儿并完成麻醉前书面评估 □ 完成手术准备	□ 手术 □ 术者完成手术记录 □ 完成术后医嘱和检查 □ 上级医师查房 □ 向患儿家属交代手术中情况和术后注意事项 □ 确定有无手术和麻醉并发症 □ 麻醉科医师随访和书面评价
重点医嘱	**长期医嘱：** □ 小儿外科护理常规 □ 二级护理 □ 普通饮食 **临时医嘱：** □ 血常规、血型、尿常规、便常规 □ 肝肾功能、C 反应蛋白（必要时）、电解质、凝血功能 □ 感染性疾病筛查 □ 超声、心电图、X 线胸片 □ CT、放射性核素检查（必要时）	**长期医嘱：** □ 小儿外科护理常规 □ 二级护理 □ 普通饮食 **临时医嘱：** □ 明晨禁食 □ 拟明日全身麻醉下行甲状舌管囊肿或鳃源性囊肿切除术 □ 麻醉前用药	**长期医嘱：** □ 小儿外科术后护理常规 □ 一级护理 □ 心电监护 □ 禁食 □ 记 24 小时出入量 □ 抗菌药物 **临时医嘱：** □ 按体重和出入量补充液体和电解质 □ 切除组织送病理
主要护理工作	□ 入院宣教：介绍医护人员、病房环境、设施和设备 □ 入院护理评估 □ 静脉取血（明晨取血） □ 指导患儿到相关科室完成辅助检查	□ 颈部皮肤准备 □ 手术前物品准备 □ 手术前心理护理 □ 明晨禁食、禁水	□ 观察患儿生命体征 □ 手术后心理与生活护理 □ 观察切口引流情况
患儿签名			

时间	住院第 4 天 （术后 1 日）	住院第 5~6 天 （术后 2~3 日）	住院第 7 天 （出院日）
主要 诊疗 工作	□ 上级医师查房 □ 仔细观察患儿颈部切口情况 □ 对手术进行评估	□ 上级医师查房 □ 仔细观察患儿颈部切口情况 □ 对手术进行评估	□ 检查患儿的一般情况 □ 检查伤口换敷料 □ 完成出院小结 □ 交代家属注意事项
重 点 医 嘱	长期医嘱： □ 小儿外科术后护理常规 □ 二级护理 □ 流质饮食 □ 抗菌药物 临时医嘱： □ 血常规 □ 按体重和出入量补充液体和 电解质（必要时）	长期医嘱： □ 小儿外科术后护理常规 □ 二级护理 □ 普通饮食 □ 抗菌药物（术后第 3 天停） 临时医嘱： □ 换敷料，拔除引流皮片	临时医嘱： □ 今日出院 □ 带药（必要时） □ 出院后门诊拆线（如出院 日为术后第 5 天，可在医 院拆线）
主要 护理 工作	□ 观察患儿情况 □ 手术后生活护理 □ 夜间巡视 □ 观察记录颈部切口情况 □ 疼痛护理指导	□ 观察患儿情况 □ 手术后生活护理 □ 夜间巡视 □ 观察记录颈部切口情况	□ 指导家长办理出院手续等 事项 □ 出院宣教
患儿 签名			

附：原表单（2010 年版）

甲状舌管囊肿或鳃源性囊肿临床路径表单

适用对象：第一诊断为甲状舌管囊肿（ICD－10：Q89.202）或鳃源性囊肿（ICD－10：Q18.0）

行甲状舌管囊肿切除术（ICD－9－CM－3：06.7）或鳃源性囊肿切除术（ICD－9－CM－3：29.2）

患儿姓名：	性别： 年龄： 门诊号：	住院号：
住院日期： 年 月 日	出院日期： 年 月 日	标准住院日：5~7 天

时间	住院第 1 天	住院第 2 天	住院第 3 天（手术日）
主要诊疗工作	□ 询问病史与体格检查 □ 上级医师查房与术前评估 □ 确定诊断、术前准备和手术日期 □ 向患儿监护人交代病情，签署手术知情同意书和手术麻醉知情同意书	□ 上级医师查房与术前评估 □ 评估检查结果符合诊断和手术条件 □ 分析异常结果，处理后复查 □ 麻醉科医师探望患儿并完成麻醉前书面评估 □ 完成手术准备	□ 手术 □ 术者完成手术记录 □ 完成术后医嘱和检查 □ 上级医师查房 □ 向患儿家属交代手术中情况和术后注意事项 □ 确定有无手术和麻醉并发症 □ 麻醉科医师随访和书面评价
重点医嘱	**长期医嘱：** □ 小儿外科护理常规 □ 二级护理 □ 普通饮食 **临时医嘱：** □ 血常规、血型、尿常规、便常规 □ 肝肾功能、C 反应蛋白、电解质、凝血功能 □ 感染性疾病筛查 □ 超声、心电图、X 线胸片 □ CT、放射性核素检查（必要时）	**长期医嘱：** □ 小儿外科护理常规 □ 二级护理 □ 普通饮食 **临时医嘱：** □ 明晨禁食 □ 拟明日全身麻醉下行甲状舌管囊肿或鳃源性囊肿切除术 □ 麻醉前用药	**长期医嘱：** □ 小儿外科术后护理常规 □ 一级护理 □ 心电监护 □ 禁食 □ 记录 24 小时出入量 □ 抗菌药物 **临时医嘱：** □ 按体重和出入量补充液体和电解质 □ 切除组织送病理
主要护理工作	□ 入院宣教：介绍医护人员、病房环境、设施和设备 □ 入院护理评估 □ 静脉取血（明晨取血） □ 指导患儿到相关科室完成辅助检查	□ 颈部皮肤准备 □ 手术前物品准备 □ 手术前心理护理 □ 明晨禁食、禁水	□ 观察患儿生命体征 □ 手术后心理与生活护理 □ 观察切口引流情况

时间	住院第 1 天	住院第 2 天	住院第 3 天 （手术日）
病情 变异 记录	□无　□有，原因： 1. 2.	□无　□有，原因： 1. 2.	□无　□有，原因： 1. 2.
护士 签名			
医师 签名			

时间	住院第 4 天 （术后 1 日）	住院第 5~6 天 （术后 2~3 日）	住院第 7 天 （出院日）
主要 诊疗 工作	□ 上级医师查房 □ 仔细观察患儿颈部切口情况 □ 对手术进行评估	□ 上级医师查房 □ 仔细观察患儿颈部切口情况 □ 对手术进行评估	□ 检查患儿的一般情况 □ 检查伤口换敷料 □ 完成出院小结 □ 交代家属注意事项
重 点 医 嘱	**长期医嘱：** □ 小儿外科术后护理常规 □ 二级护理 □ 流质饮食 □ 抗菌药物 **临时医嘱：** □ 血常规 □ 按体重和出入量补充液体和 电解质（必要时）	**长期医嘱：** □ 小儿外科术后护理常规 □ 二级护理 □ 普通饮食 □ 抗菌药物（术后第 3 天停） **临时医嘱：** □ 换敷料，拔除引流皮片	**临时医嘱：** □ 今日出院 □ 带药（必要时） □ 出院后门诊拆线（如出院 日为术后第 5 天，可在医 院拆线）
主要 护理 工作	□ 观察患儿情况 □ 手术后生活护理 □ 夜间巡视 □ 观察记录颈部切口情况 □ 疼痛护理指导	□ 观察患儿情况 □ 手术后生活护理 □ 夜间巡视 □ 观察记录颈部切口情况	□ 指导家长办理出院手续等 事项 □ 出院宣教
病情 变异 记录	□ 无　□ 有，原因： 1. 2.	□ 无　□ 有，原因： 1. 2.	□ 无　□ 有，原因： 1. 2.
护士 签名			
医师 签名			

第二十九章

急性化脓性阑尾炎临床路径释义

一、急性化脓性阑尾炎编码

1. 原编码：

疾病名称及编码：急性化脓性阑尾炎（ICD-10：K35.901）

手术操作名称及编码：（腹腔镜）阑尾切除术（ICD-9-CM-3：47.09）

2. 修改编码：

疾病名称及编码：急性化脓性阑尾炎（ICD-10：K35.901）

手术操作名称及编码：腹腔镜阑尾切除术（ICD-9-CM-3：47.01）

二、临床路径检索方法

K35.901 伴 47.01　　出院科别：儿科

三、急性化脓性阑尾炎临床路径标准住院流程

（一）适用对象

第一诊断为急性化脓性阑尾炎（ICD-10：K35.901）。

行（腹腔镜）阑尾切除术（ICD-9-CM-3：47.09）。

> 释义
>
> ■ 本路径适用对象为临床诊断急性化脓性阑尾炎的患儿。
>
> ■ 治疗方法：本路径针对的是（腹腔镜）阑尾切除术。

（二）诊断依据

根据《临床诊疗指南·小儿外科学分册》（中华医学会编著，人民卫生出版社）、《临床技术操作规范·小儿外科学分册》（中华医学会编著，人民军医出版社）、《小儿外科学》（施诚仁等主编，第4版，人民卫生出版社，2009）。

1. 临床表现：持续性右下腹痛，伴食欲减退、恶心或呕吐，可有发热。

2. 腹部体检：右下腹有固定压痛，伴肌紧张。

3. 实验室检查：血白细胞总数和中性粒细胞增多，尿便常规一般无异常，C反应蛋白可升高。

4. 影像学检查：超声可显示阑尾肿胀，阑尾周围有渗出液积聚。必要时CT亦可用于检查。

> 释义
>
> ■ 临床表现：本病典型的症状为转移性右下腹痛，多伴有发热、呕吐，部分患儿可有轻度腹泻；婴幼儿患儿可表现为哭闹、厌食、发热、不喜动、腹部拒按等症状，年龄越小症状越不典型。

■ 本病多表现为阑尾原发或继发（如粪石嵌顿等）引起的细菌感染，致病菌多为革兰阴性杆菌，血常规表现为白细胞总数升高、中性粒细胞升高为主，伴有 C 反应蛋白升高。

■ 对于经验丰富的 B 超医师来说可以通过发现阑尾形态上的变化及周围渗出、粘连情况提示阑尾发炎的可能性，CT 检查并不是常规检查。膈下游离气体是新生儿阑尾炎伴穿孔的特有表现。

（三）选择治疗方案的依据

根据《临床诊疗指南·小儿外科学分册》（中华医学会编著，人民卫生出版社）、《临床技术操作规范·小儿外科学分册》（中华医学会编著，人民军医出版社）、《小儿外科学》（施诚仁等主编，第 4 版，人民卫生出版社，2009）。
行（腹腔镜）阑尾切除术（ICD-9-CM-3：47.09）。

> **释义**
>
> ■（腹腔镜）阑尾切除术适用于发病时间超过 12 小时、保守治疗症状不能缓解或 B 超明确提示阑尾腔内粪石嵌顿的患儿；对于病史超过 72 小时、腹痛局限于右下腹、余腹部无明显腹膜刺激征且超声提示阑尾脓肿形成的患儿，慎行手术治疗。
>
> ■ 手术目的为切除病变阑尾，尽可能吸净腹腔脓液，适当冲洗腹腔，但不可为追求吸净脓液而过度冲洗腹腔导致炎症扩散。对于术中发现阑尾周围粘连成团，强行分离有可能损伤正常肠管的患儿可留置腹腔引流姑息治疗，择期二次手术切除阑尾。

（四）标准住院日为 5~7 天

> **释义**
>
> ■ 阑尾炎诊断一经确认应第一时间给予抗感染治疗，根据肠道菌群特点多选用第三代头孢菌素联合甲硝唑类抗菌药物，术后应继续抗感染治疗。对于单纯和化脓性阑尾炎应在术后 3 天行血常规检查了解感染控制情况，酌情停静点改口服抗感染；对于伴有阑尾穿孔、坏疽的患儿应适当延长静点抗菌药物使用时间，并酌情选用更高级别的抗菌药物，根据临床表现、查体及辅助检查结果决定抗感染时间。

（五）进入路径标准

1. 第一诊断必须符合 ICD-10：K35.901 急性化脓性阑尾炎疾病编码。
2. 当患儿合并其他疾病，但住院期间不需特殊处理，也不影响第一诊断的临床路径实施时，可以进入路径。
3. 如诊断为穿孔性阑尾炎，不进入本路径。

> **释义**
>
> ■穿孔、坏疽性阑尾炎由于病史较长、术中情况复杂、术后并发症较多尤其是残余感染的发生率较高，住院时间较长，治疗费用较高，因此不进入本路径。

（六）术前准备 2~4 小时

必需的检查项目：

实验室检查：血常规、血型、C 反应蛋白、凝血常规、尿常规、生化、感染性疾病筛查。

> **释义**
>
> ■阑尾炎手术属急诊手术，主要完善实验室检查。

（七）预防性抗菌药物选择与使用时机

1. 按照《抗菌药物临床应用指导原则》（卫医发〔2004〕285 号），并结合患儿病情决定选择。
2. 推荐药物治疗方案（使用《国家基本药物》的药物）。

> **释义**
>
> ■阑尾炎的致病菌多为肠道的革兰阴性杆菌及脆弱类杆菌，如大肠埃希菌等，应选用敏感的第三代头孢菌素联合甲硝唑类抗菌药物。

（八）手术日为入院第 1 天

1. 麻醉方式：气管插管全身麻醉，或基础+椎管内麻醉。
2. 手术方式：（腹腔镜）阑尾切除术。

> **释义**
>
> ■（腹腔镜）阑尾切除术属急诊手术，完善检查无手术禁忌后尽早进行。

（九）术后住院恢复 4~6 天

1. 根据当时病情而定，可选择血常规、C 反应蛋白、血电解质、肝肾功能、超声等。
2. 术后抗菌药物：应选用第三代头孢菌素类联合甲硝唑类抗菌药物静点抗感染，待炎症控制后酌情改用口服感染。

释义

■ 通常情况下阑尾炎手术的操作范围仅限于回盲部附近，对腹腔和肠管影响不大，术后肠功能可在短时间内恢复，常规术后第一天给予试饮水，若耐受好可逐渐增加到流质饮食至半流质饮食；术后3天行血常规检查了解感染控制情况，同时检查伤口有无感染征象，为调整抗菌药物的使用提供依据。

（十）出院标准

1. 一般情况好。
2. 切口无红肿、无渗出。
3. 进食可，无腹胀，二便正常。

释义

■ 严格把握出院指征，避免院外发生严重并发症造成危险。可酌情带口服抗菌药物。1周左右返院复查。

（十一）变异及原因分析

视病变程度，如腹膜炎、腹腔渗出、切口感染、肠粘连等，处理及病程则有所变动。

释义

■ 阑尾炎术后常见并发症包括切口感染、腹腔残余脓肿、肠粘连梗阻，应根据实际情况调整治疗方案。

四、急性化脓性阑尾炎给药方案

急性化脓性阑尾炎的病理改变为肠道菌群引起阑尾局部炎症，累及阑尾壁全层，肠道菌群以革兰阴性菌杆菌为主，如大肠埃希菌，同时可以合并脆弱类杆菌等厌氧菌和屎肠球菌、链球菌等阳性球菌，根据药敏试验结果应选用第三代头孢菌素联合甲硝唑类抗菌药物。抗菌药物的使用应在急性化脓性阑尾炎诊断成立后尽早开始。术后通常需要继续静点抗感染5~7天，根据患儿体温、腹部症状、伤口愈合情况及血常规检查结果酌情减停抗菌药物。

五、推荐表单

（一）医师表单

急性化脓性阑尾炎临床路径医师表单

适用对象：第一诊断为急性化脓性阑尾炎（ICD-10：K35.901）
行（腹腔镜）阑尾切除术（ICD-9-CM-3：47.01）

患儿姓名：	性别：　　年龄：　　门诊号：	住院号：
住院日期：　　年　月　日	出院日期：　　年　月　日	标准住院日：5~7天

日期	住院第1天 （手术前）	住院第1天 （手术后）
主要诊疗工作	□ 询问病史与体格检查 □ 完成病历书写 □ 完成上级医师查房记录 □ 确定手术时间 □ 向患儿监护人交代病情，签署手术相关知情同意书	□ 完成术后记录 □ 完成手术记录 □ 完成术后医嘱 □ 向家属展示切除组织 □ 向家属交代交代手术情况
重点医嘱	**长期医嘱：** □ 一级护理 □ 禁食、禁水 **临时医嘱：** □ 血常规+血型、 □ 尿常规 □ 生化 □ 凝血 □ 传染病学检查（乙型肝炎、丙型肝炎、梅毒、艾滋病） □ X线胸片、腹立位片（必要时） □ 心电图（必要时） □ 补液 □ 抗菌药物应用 □ 今日在全身麻醉下行（腹腔镜）阑尾切除术 □ 备皮	**长期医嘱：** □ 术后医嘱 □ 一级护理 □ 禁食、禁水 □ 吸氧 □ 保留导尿（必要时） □ 会阴冲洗（必要时） **临时医嘱：** □ 术后医嘱 □ 心电监护 □ 补充水电解质 □ 抗菌药物 □ 止血药物（必要时） □ 病理检查 □ 腹腔液体培养+药敏试验（必要时）
病情变异记录	□ 无　□ 有，原因： □ 腹膜炎 □ 肠粘连	□ 无　□ 有，原因： □ 腹膜炎 □ 切口感染 □ 肠粘连
医师签名		

日期	住院第 2 天 （术后 1 日）	住院第 3 天 （术后 2 日）
主要 诊疗 工作	□ 检查患儿的全身情况及腹部情况 □ 了解肠功能恢复情况 □ 检查伤口敷料情况 □ 评估辅助检查结果 □ 上级医师查房	□ 了解患儿的出入量 □ 检查患儿的一般情况及腹部情况 □ 检查伤口敷料 □ 评估实验室检查结果 □ 医师查房
重 点 医 嘱	**长期医嘱：** □ 一级护理 □ 饮水 □ 抗菌药物 □ 生理维持液 □ 静脉营养（必要时） □ 保心肌（必要时） □ 保肝（必要时） □ 停保留导尿（必要时） □ 停会阴冲洗（必要时） **临时医嘱：** □ 血常规（必要时） □ 补充液体及电解质 □ 纠酸（必要时） □ 止血药（必要时）	**长期医嘱：** □ 一级护理 □ 流质饮食或半流质饮食 □ 抗菌药物 □ 生理维持液 □ 静脉营养（必要时） □ 保心肌（必要时） □ 保肝（必要时） **临时医嘱：** □ 补充液体及电解质
病情 变异 记录	□ 无　□ 有，原因： □ 腹膜炎 □ 切口感染 □ 肠粘连	□ 无　□ 有，原因： □ 腹膜炎 □ 切口感染 □ 肠粘连
医师 签名		

日期	住院第 4 天 （术后 3 日）	住院第 5~7 天 （术后 4~6 日，出院日）
主要 诊疗 工作	□ 了解患儿的出入量 □ 检查患儿的一般情况及腹部情况 □ 检查伤口换敷料	□ 检查患儿的一般情况及腹部情况 □ 检查伤口换敷料 □ 完成出院小结 □ 交代家属注意事项
重 点 医 嘱	**长期医嘱：** □ 一级护理 □ 半流质饮食或普通饮食 □ 抗菌药物 □ 生理维持液 □ 保心肌（必要时） □ 保肝（必要时） □ 伤口理疗 **临时医嘱：** □ 补充液体及电解质 □ 血常规 □ 换药	**临时医嘱：** □ 今日出院 □ 带药 □ 换药 □ B 超检查（必要时） □ 血常规（必要时）
病情 变异 记录	□ 无　□ 有，原因： □ 腹膜炎 □ 切口感染 □ 肠粘连	□ 无　□ 有，原因： □ 腹膜炎 □ 切口感染 □ 肠粘连
医师 签名		

（二）护士表单

急性化脓性阑尾炎临床路径护士表单

适用对象：第一诊断为急性化脓性阑尾炎（ICD-10：K35.901）
行（腹腔镜）阑尾切除术（ICD-9-CM-3：47.01）

患儿姓名：		性别： 年龄： 门诊号：		住院号：
住院日期： 年 月 日		出院日期： 年 月 日		标准住院日：5~7 天

日期	住院第 1 天 （手术前）	住院第 1 天 （手术后）
主要护理工作	入院宣教： □ 环境 □ 设施 □ 主管医师 □ 责任护士、护士长 □ 规章制度 入院评估： □ 体温 □ 生活自理能力 护理措施： □ 基础护理： □ 晨晚间护理 □ 安全护理 □ 保护性约束 □ 监测生命体征 □ 心理护理 □ 专科护理 □ 禁食 □ 疼痛护理 □ 协助完成各项检查 □ 发热的护理 术前准备： □ 备皮 □ 禁食、禁水 健康教育： □ 药物知识 □ 围术期注意事项	观察病情变化： □ 生命体征 □ 伤口敷料 □ 腹部情况 护理措施： □ 禁食 □ 术后卧床 □ 活动指导 □ 保护性约束 □ 用药护理 □ 正确给药 □ 观察补液速度 □ 观察用药反应 □ 疼痛护理 □ 心理护理 健康教育： □ 术后注意事项
病情变异记录	□ 无 □ 有，原因： □ 腹膜炎 □ 肠粘连	□ 无 □ 有，原因： □ 腹膜炎 □ 切口感染 □ 肠粘连
护士签名		

日期	住院第 2 天 （术后 1 日）	住院第 3 天 （术后 2 日）
主 要 护 理 工 作	**观察病情变化：** □ 生命体征 □ 腹部情况 □ 伤口敷料 **护理措施：** □ 饮食指导：流质饮食 □ 适当活动 □ 安全护理 □ 用药护理： □ 遵医嘱正确给药 □ 观察补液速度 □ 观察用药反应 □ 疼痛指导 □ 心理护理 **健康教育：** □ 饮食 □ 活动	**观察病情变化：** □ 生命体征 □ 腹部情况 □ 伤口敷料 □ 排便情况 **护理措施：** □ 饮食指导：半流质饮食 □ 适当活动 □ 安全护理 □ 用药护理 □ 正确给药 □ 观察补液速度 □ 观察用药反应 □ 引流管的护理 □ 心理护理 **健康教育：** □ 预防感染 □ 药物知识
病情 变异 记录	□ 无　□ 有，原因： □ 腹膜炎 □ 切口感染 □ 肠粘连	□ 无　□ 有，原因： □ 腹膜炎 □ 切口感染 □ 肠粘连
护士 签名		

日期	住院第 4 天 （术后 3 日）	住院第 5~7 天 （术后 4~6 日，出院日）
主要护理工作	观察病情变化： □ 生命体征 □ 腹部情况： □ 伤口敷料 □ 排便情况 护理措施： □ 饮食指导：半流质饮食 □ 适当活动 □ 安全护理 □ 用药护理 □ 正确给药 □ 观察补液速度 □ 观察用药反应 □ 配合医师换药 □ 心理护理 健康教育： □ 术后康复指导	观察病情变化： □ 生命体征 □ 腹部情况 □ 伤口敷料 护理措施： □ 饮食指导：半流质饮食或普通饮食 □ 适当活动 □ 安全护理 □ 用药护理 □ 正确给药 □ 观察补液速度 □ 观察用药反应 □ 出院指导 □ 饮食指导 □ 用药指导 □ 健康处方 □ 指导办理出院手续
病情变异记录	□ 无　□ 有，原因： □ 腹膜炎 □ 切口感染 □ 肠粘连	□ 无　□ 有，原因： □ 腹膜炎 □ 切口感染 □ 肠粘连
护士签名		

（三）患儿家属表单

急性化脓性阑尾炎临床路径患儿家属表单

适用对象：第一诊断为急性化脓性阑尾炎（ICD-10：K35.901）

行（腹腔镜）阑尾切除术（ICD-9-CM-3：47.01）

患儿姓名：	性别：　　年龄：　　门诊号：	住院号：
住院日期：　　年　月　日	出院日期：　　年　月　日	标准住院日：5~7 天

时间	住院第 1 天	住院第 2 天 （术后 1 日）	住院第 3~6 天	住院第 7 天 （出院日）
医患配合	□ 接受入院宣教 □ 接受入院护理评估 □ 接受病史询问 □ 进行体格检查 □ 交代既往用药情况 □ 进行相关体格检查 □ 向患儿家长交代病情，患儿家长签署手术、麻醉知情同意书	□ 患儿及家属与医师在手术前、后交流了解病情 □ 保护静脉通路 □ 保持伤口干洁 □ 观察排气排便	□ 了解术后病情变化	□ 接受出院前康复宣教 □ 学习出院注意事项 □ 了解复查程序 □ 办理出院手续 □ 获取出院诊断书 □ 获取出院带药
重点诊疗及检查	重点诊疗： □ 一级护理 □ 抗炎、补液 □ 禁食、禁水 □ 手术	重点诊疗： □ 饮水 □ 抗感染	重点诊疗： □ 补液、抗感染 □ 逐渐增加饮食 □ 伤口护理	重点诊疗： □ 出院
病情变异记录	□ 无　□ 有，原因： 1. 2.	□ 无　□ 有，原因： 1. 2.	□ 无　□ 有，原因： 1. 2.	□ 无　□ 有，原因： 1. 2.

附：原表单（2010 年版）

急性化脓性阑尾炎临床路径表单

适用对象：第一诊断为急性化脓性阑尾炎（ICD-10：K35.901）

行阑尾切除术（ICD-9-CM-3：47.09）

患儿姓名：	性别： 年龄： 门诊号：	住院号：
住院日期： 年 月 日	出院日期： 年 月 日	标准住院日：5~7 天

日期	住院第 1 天 （手术前）	住院第 1 天 （手术后）
主要诊疗工作	□ 询问病史与体格检查 □ 完成病历 □ 完成上级医师查房记录 □ 完成首次病程记录 □ 开常规及特殊检查单 □ 确定手术时间 □ 与家属谈话，告知治疗计划及手术风险、可能的并发症，签订手术同意书及其他告知事项	□ 完成手术记录 □ 完成术后记录 □ 完成术后医嘱 □ 切除组织给家属过目（必要时签字）
重点医嘱	**长期医嘱：** □ 二级护理 □ 卫生宣教 □ 禁食 **临时医嘱：** □ 血常规+CRP+血型 □ 凝血常规 □ 尿常规 □ 便常规 □ 肝肾功能 □ X 线胸片 □ X 线腹立位片（必要时） □ 心电图（必要时） □ 超声、CT（必要时） □ 抗菌药物应用 □ 胃肠减压（必要时） □ 手术医嘱	**长期医嘱：** □ 一级护理 □ 生命体征监测 □ 禁食 □ 胃肠减压记量色（必要时） □ 抗菌药物应用 **临时医嘱：** □ 血常规（必要时） □ 术后至次日 8AM 液体电解质补充量 □ 切除组织送病理 □ 腹腔液体培养+药敏试验（必要时）
主要护理工作	□ 介绍床位医师和医院有关规定 □ 卫生护理 □ 生命体征监测 □ 执行各项医嘱	□ 观察生命体征 □ 执行各项医嘱 □ 观察补液速度 □ 观察记录引流物 □ 记录二便 □ 疼痛护理指导

日期	住院第 1 天 （手术前）	住院第 1 天 （手术后）
病情 变异 记录	□无　□有，原因： 1. 2.	□无　□有，原因： 1. 2.
护士 签名		
医师 签名		

日期	住院第 2 天 （术后 1 日）	住院第 3 天 （术后 2 日）
主要诊疗工作	□ 检查患儿的全身情况及肠鸣音的恢复情况 □ 检查伤口敷料有否渗出物 □ 了解所有实验室检查报告 □ 修改医嘱 □ 完成病程记录 □ 向上级医师汇报	□ 了解患儿的生命体征 □ 了解患儿各引流管引流量色 □ 了解患儿的进出量 □ 检查患儿的一般情况及肠鸣音的恢复情况 □ 检查伤口敷料有否渗出物 □ 了解所有实验室检查报告 □ 修改医嘱 □ 完成病程记录 □ 向上级医师汇报
重点医嘱	**长期医嘱：** □ 进流质饮食 □ 抗菌药物应用 □ 维持水、电解质平衡必要时需要静脉营养补充 **临时医嘱：** □ 补充累计额外丧失量液体及电解质	**长期医嘱：** □ 置普通病房 □ 半流质饮食 □ 抗菌药物应用 **临时医嘱：** □ 补充累计丧失量液体及电解质 □ 开塞露 1 支通便（必要时）
主要护理工作	□ 观察生命体征 □ 执行各项医嘱 □ 观察补液速度 □ 观察记录引流物 □ 记录二便 □ 疼痛护理指导	□ 观察生命体征 □ 执行各项医嘱 □ 观察补液速度 □ 观察记录引流物 □ 记录二便 □ 疼痛护理指导
病情变异记录	□ 无 □ 有，原因： 1. 2.	□ 无 □ 有，原因： 1. 2.
护士签名		
医师签名		

日期	住院第 4 天 （术后 3 日）	住院第 5~7 天 （术后 4~6 日，出院日）
主要诊疗工作	□ 了解患儿的生命体征 □ 了解患儿的进出量 □ 检查患儿的一般情况及肠鸣音的恢复情况 □ 检查伤口换敷料 □ 了解所有实验室检查报告 □ 修改医嘱 □ 完成病程记录 □ 完成上级医师查房记录	□ 检查患儿一般情况及肠鸣音恢复情况 □ 了解患儿的进出量 □ 检查伤口敷料有否渗出物 □ 了解所有实验室检查报告 □ 请示上级医师给予出院 □ 修改医嘱 □ 完成出院病程记录 □ 完成出院小结 □ 嘱咐家属注意事项
重点医嘱	长期医嘱： □ 置普通病房 □ 半流质饮食 □ 抗菌药物应用 □ 维持水、电解质平衡 临时医嘱： □ 补充累计丧失量液体及电解质 □ 开塞露 1 支通便（必要时） □ 伤口换药	长期医嘱： □ 二级护理 □ 半流质或普通饮食 □ 停输液支持 □ 停抗菌药物 临时医嘱： □ 血常规（必要时） □ 腹部超声（必要时） □ 今日出院 □ 带药（必要时） □ 拆线或门诊拆线（提前出院时）
主要护理工作	□ 饮食护理 □ 观察生命体征 □ 执行各项医嘱 □ 观察补液速度 □ 观察记录引流物 □ 记录二便	□ 观察生命体征 □ 执行各项医嘱 □ 观察记录引流物 □ 记录二便
病情变异记录	□ 无 □ 有，原因： 1. 2.	□ 无 □ 有，原因： 1. 2.
护士签名		
医师签名		

第三十章

先天性马蹄内翻足临床路径释义

一、先天性马蹄内翻足编码

先天性马蹄内翻足是常见的先天性足畸形。由足下垂、内翻、内收三个主要畸形综合而成。以后足马蹄、内翻、内旋，前足内收、内翻、高弓为主要表现的畸形疾病。

疾病名称及编码：先天性马蹄内翻足（ICD-10：Q66.0）

手术操作及编码：足后内侧松解术（ICD-9-CM-3：83.84）

跟腱经皮切断延长（ICD-9-CM-3：83.85）

二、临床路径检索方法

Q66.0伴（83.84/83.85）　　　出院科别：儿科

三、先天性马蹄内翻足临床路径标准住院流程

（一）适用对象

第一诊断为先天性马蹄内翻足（ICD-10：Q66.801）。

行足后内侧松解术（包括跟腱经皮切断延长）（ICD-9-CM-3：83.84/83.85）、石膏固定术。

> **释义**
>
> ■ 主要适用于先天性马蹄内翻足，不适于神经性及其他继发性马蹄内翻足。

（二）诊断依据

根据《临床诊疗指南·小儿外科学分册》（中华医学会编著，人民卫生出版社，2005）、《临床技术操作规范·小儿外科学分册》（中华医学会编著，人民军医出版社，2005）、《小儿外科学》（施诚仁等主编，第4版，人民卫生出版社，2009）、《小儿外科学》（余亚雄主编，第3版，人民卫生出版社，2006），以及《实用小儿骨科学 Practice of Pediatric Orthopaedics》（Lippincott Williams & Wilkins，2006）。

1. 临床表现：出生后单足或双足呈现马蹄内翻改变。
2. 体格检查：前足内收、跟骨内翻、踝关节马蹄畸形等。
3. 影像学检查：X线检查。

> **释义**
>
> ■ 本路径的制订主要参考国内外权威参考书籍和治疗指南。
>
> ■ 先天性马蹄内翻足一般生后即可发现患足前足内收、跟骨内翻、踝关节马蹄畸形，且不能被动矫正，足内侧皮肤紧张，足跟腱紧张。患儿腰骶部未见膨出包块及皮毛窦等神经发育畸形。可单侧发生，也可双足同时存在。

（三）选择治疗方案的依据

根据《临床诊疗指南·小儿外科学分册》（中华医学会编著，人民卫生出版社，2005）、《临床技术操作规范·小儿外科学分册》（中华医学会编著，人民军医出版社，2005）、《小儿外科学》（施诚仁等主编，第4版，人民卫生出版社，2009）、《小儿外科学》（余亚雄主编，第3版，人民卫生出版社，2006），以及《实用小儿骨科学 Practice of Pediatric Orthopaedics》（Lippincott Williams & Wilkins，2006）。

行足后内侧松解术（包括跟腱经皮切断延长）（ICD-9-CM-3：83.84/83.85）、石膏固定术。

1. 非手术治疗失败或未能完全矫正畸形。

2. 无其他畸形。

> 释义
>
> ■ 早期先天性马蹄内翻足采用按摩及石膏等保守治疗，如 Ponseti 方法石膏矫形。保守治疗效果不佳、复发或年龄较大患儿需行手术治疗。

（四）标准住院日为 5~7 天

> 释义
>
> ■ 术前 1~2 天完善各项检查，术后 7 天病情平稳出院。

（五）进入临床路径标准

1. 第一诊断必须符合 ICD-10：Q66.801 先天性马蹄内翻足疾病编码且需行足后内侧松解术（包括跟腱经皮切断延长）（ICD-9-CM-3：83.84/83.85）、石膏固定术。

2. 当患儿合并其他疾病，但住院期间不需特殊处理，也不影响第一诊断的临床路径实施时，可以进入临床路径。

3. 需要进行肌力平衡手术以及僵硬型马蹄足、神经源性和肌源性马蹄足不进入临床路径。

> 释义
>
> ■ 进入本路径为先天性马蹄内翻足，其他继发性马蹄足不在本路径。

（六）术前准备（术前评估）2~3 天

1. 必需的检查项目：

（1）血常规、血型、C 反应蛋白、尿常规、便常规。

（2）肝肾功能、凝血功能。

（3）感染性疾病筛查（乙型肝炎、丙型肝炎、艾滋病、梅毒等）。

（4）心电图。

（5）足部 X 线片。

（6）X 线胸片。

2. 根据患儿病情可选择的检查项目：骶尾椎 X 线平片或 MRI。

> **释义**
>
> ■ 术前行血液检查，心电图检查，胸部 X 线正位片。腰椎、骶尾椎 X 线正位片
> 及 MRI 用于除外脊髓病变。

（七）预防性抗菌药物选择与使用时机

1. 按照《抗菌药物临床应用指导原则》（卫医发〔2004〕285 号）执行。
2. 推荐药物治疗方案（使用《国家基本药物》的药物）。
3. 术中 1 天，术后 2~3 天。

> **释义**
>
> ■ 预防性应用抗菌药物，术中 1 天，术后 2~3 天。

（八）手术日为入院第 3~4 天

1. 麻醉方式：联合麻醉（基础+椎管内麻醉）。
2. 手术方式：足后内侧松解（含经皮跟腱切断）术+长腿管型石膏固定术。
3. 手术内置物：克氏针（严重的马蹄内翻足）。
4. 术中用药：静脉抗菌药物〔按照《抗菌药物临床应用指导原则》（卫医发〔2004〕285
号）执行〕。
5. 输血：无。

> **释义**
>
> ■ 目前手术一般采用全身麻醉插管，一般行软组织手术，跟腱延长、胫前肌外
> 移、石膏固定。术中可应用止血带，不需输血。

（九）术后住院恢复 3~4 天

1. 必须复查的检查项目：无。
2. 术后用药：按照《抗菌药物临床应用指导原则》（卫医发〔2004〕285 号）执行。

> **释义**
>
> ■ 一般术后 1 周出院。

（十）出院标准

1. 体温正常。
2. 石膏完整、足趾血运良好、无明显肿胀等表现。
3. 没有需要住院处理的并发症。

> **释义**
>
> ■ 术后1周患儿体温正常，患肢石膏干洁，足趾血运、活动好，可出院。

（十一）变异及原因分析

非典型性马蹄内翻足，治疗情况受多重因素影响。体胖患儿石膏容易脱落，可考虑先行经皮跟腱切断手术，然后再按照 Ponseti 方法中手法和石膏矫形的步骤进行治疗。

四、先天性马蹄内翻足给药方案

马蹄内翻足如行肌腱转移及固定手术，可术前及术后3天考虑预防性应用抗菌药物，应用临床一线药物，如第一代或第二代头孢菌素类抗菌药物。

五、推荐表单

（一）医师表单

先天性马蹄内翻足临床路径医师表单

适用对象：第一诊断为先天性马蹄内翻足（ICD-10：Q66.0）
行足后内侧松解术（包括跟腱经皮切断延长）（ICD-9-CM-3：83.84/83.85）、
石膏固定术

患儿姓名：	性别：　　年龄：　　门诊号：	住院号：
住院日期：　　年　月　日	出院日期：　　年　月　日	标准住院日：7~10 天

时间	住院第 1 天	住院第 2 天	住院第 3 天（手术日）
主要诊疗工作	□ 询问病史以及体格检查 □ 初步诊断和治疗方案 □ 住院医师完成住院志、首次病程、上级医师查房等病历书写 □ 完善术前检查	□ 上级医师查房，术前评估 □ 决定手术方案 □ 完成上级医师查房记录等 □ 向患儿家属交代围术期注意事项并签署手术知情同意书、输血同意书、自费用品同意书等 □ 麻醉医师探望患儿并签署麻醉同意书等 □ 完成各项术前准备	□ 手术前做手术部位标记 □ 向患儿家属交代手术过程情况以及术后注意事项 □ 完成手术记录 □ 上级医师查房 □ 患儿一般状态，手术切口是否有渗血、患肢石膏情况等
重点医嘱	**长期医嘱：** □ 二级或一级护理 □ 普通饮食 □ 温水泡足 **临时医嘱：** □ 血、尿常规 □ 凝血功能 □ 肝、肾功能 □ 感染性疾病筛查 □ X 线胸片，必要时腰椎 X 线片 □ 心电图 □ 足 X 线片 □ 足踝 CT（必要时） □ 腰骶椎 MRI（必要时）	**长期医嘱：** □ 二级或一级护理 □ 普通饮食 □ 温水泡足 **临时医嘱：** □ 手术医嘱，清洁皮肤等 □ 术晨补液 □ 术前预防性抗菌药物 □ 术前麻醉科用药	**长期医嘱：** □ 一级护理 □ 禁食 □ 全身麻醉下行足后内侧松解术（包括跟腱经皮切断延长）、石膏固定术 □ 静脉抗菌药物 **临时医嘱：** □ 静脉补液
病情变异记录	□ 无　□ 有，原因： 1. 2.	□ 无　□ 有，原因： 1. 2.	□ 无　□ 有，原因： 1. 2.
医师签名			

时间	住院第 4 天 （术后 1 日）	住院第 5 天 （术后 2 日）	住院第 6~10 天 （术后 3~7 日，出院日）
主要诊疗工作	□ 上级医师查房 □ 完成常规病程记录 □ 观察患儿术后一般情况 □ 患肢石膏及伤口渗血情况	□ 上级医师查房 □ 完成常规病程记录 □ 患肢石膏及伤口渗血情况	□ 上级医师查房，进行手术后评估，确定有无手术并发症和伤口愈合不良的情况，明确是否出院 □ 完成住院志、病案首页、出院小结等 □ 向家属交代复诊时间
重点医嘱	长期医嘱： □ 一级护理 □ 普通饮食 □ 抗菌药物（必要时） □ 抬高患肢，注意末梢血运活动 □ 石膏护理 临时医嘱： □ 复查血常规 □ 观察伤口出血情况	长期医嘱： □ 一级护理 □ 普通饮食 临时医嘱： □ 镇痛等对症治疗	长期医嘱： □ 二级护理 □ 普通饮食 出院医嘱： □ 根据伤口及石膏情况，预约换药、换石膏的时间 □ 随诊复查
病情变异记录	□ 无 □ 有，原因： 1. 2.	□ 无 □ 有，原因： 1. 2.	□ 无 □ 有，原因： 1. 2.
医师签名			

（二）护士表单

先天性马蹄内翻足临床路径护士表单

适用对象：第一诊断为先天性马蹄内翻足（ICD-10：Q66.0）

行足后内侧松解术（包括跟腱经皮切断延长）（ICD-9-CM-3：83.84/83.85）、

石膏固定术

患儿姓名：	性别： 年龄： 门诊号：	住院号：
住院日期： 年 月 日	出院日期： 年 月 日	标准住院日：7~10 天

时间	住院第1天	住院第2天	住院第3天 （手术日）
健康宣教	**入院宣教：** □ 介绍责任护士、主管医师 □ 病房环境、设施和设备 □ 陪住规定、作息制度、送餐规定 □ 住院注意事项 □ 疾病相关知识介绍： □ 饮食指导 □ 术前检查目的与注意事项 □ 术前感染的安全教育 □ 温水泡足	□ 术前备皮、禁食、禁水、静脉输液、用药目的 □ 进手术室前排便、排尿的重要性 □ 家长术前的心理疏导	□ 石膏护理及抬高患肢目的 □ 术后补液用药目的 □ 饮食指导：术前禁食
护理处置	□ 核对患儿，佩戴腕带 □ 建立入院病历 □ 卫生处置：剪指/趾甲、沐浴，更换病号服 □ 协助医师完成术前检查	□ 协助医师进一步完成各项术前检查	□ 进手术室前再次清洁术野皮肤 □ 进手术室前排空肠道、膀胱 □ 术前遵医嘱补液 □ 术后6小时全身麻醉护理
基础护理	**二级护理：** □ 晨晚间护理 □ 安全护理 □ 饮食护理	**二级护理：** □ 晨晚间护理 □ 安全护理 □ 饮食护理	**一级护理：** □ 晨晚间护理 □ 安全护理 □ 饮食护理 □ 大小便护理
专科护理	□ 护理查体 □ 日常生活能力评估 □ 完全独立 □ 需部分帮助 □ 完全依赖帮助 □ 坠床/跌倒评估，需要时填写防范表 □ 心理护理 □ 术前感染的预防 □ 需要时请家长陪住	□ 心理护理 □ 术前感染的预防 □ 温水泡足	□ 伤口护理：抬高患肢，石膏护理 □ 疼痛护理 □ 体温发热的护理 □ 正确补液、用药 □ 心理护理

续　表

时间	住院第 1 天	住院第 2 天	住院第 3 天 （手术日）
重点 医嘱	□ 详见医嘱执行单	□ 详见医嘱执行单	□ 详见医嘱执行单
病情 变异 记录	□ 无　□ 有，原因： 1. 2.	□ 无　□ 有，原因： 1. 2.	□ 无　□ 有，原因： 1. 2.
护士 签名			

时间	住院第4天 （术后1日）	住院第5天 （术后2日）	住院第6~10天 （术后3~7日，出院日）
健康宣教	□ 术后感染的预防 □ 安全教育 □ 足部功能锻炼指导	□ 术后感染的预防 □ 安全教育 □ 温水泡足及足部功能锻炼目的	□ 下肢石膏护理重要性 □ 石膏固定6周 □ 复查的时间、地点，发生特殊情况的处理 □ 指导家长办理出院手续 □ 发放健康处方
护理处置	□ 根据医嘱完成治疗 □ 根据病情测量生命体征	□ 根据医嘱完成治疗 □ 根据病情测量生命体征	□ 办理出院手续 □ 完成护理病历
基础护理	一级护理： □ 晨晚间护理 □ 安全护理 □ 饮食护理 □ 大小便护理	二级护理： □ 晨晚间护理 □ 安全护理 □ 饮食护理 □ 大小便护理	二级护理： □ 晨间护理 □ 安全护理 □ 饮食护理 □ 大小便护理
专科护理	□ 疼痛护理 □ 体温发热的护理 □ 心理护理 □ 下肢石膏护理	□ 疼痛护理 □ 体温发热的护理 □ 心理护理 □ 下肢石膏护理	□ 心理护理 □ 下肢石膏护理
重点医嘱	□ 详见医嘱执行单	□ 详见医嘱执行单	□ 详见医嘱执行单
病情变异记录	□ 无 □ 有，原因： 1. 2.	□ 无 □ 有，原因： 1. 2.	□ 无 □ 有，原因： 1. 2.
护士签名			

（三）患儿家属表单

先天性马蹄内翻足临床路径患儿家属表单

适用对象：第一诊断为先天性马蹄内翻足（ICD-10：Q66.0）

行足后内侧松解术（包括跟腱经皮切断延长）（ICD-9-CM-3：83.84/83.85）、

石膏固定术

患儿姓名：	性别：　　年龄：　　门诊号：	住院号：
住院日期：　　年　月　日	出院日期：　　年　月　日	标准住院日：7~10 天

时间	住院第 1 天	住院第 2 天	住院第 3 天（手术日）
监测	□ 测量生命体征、体重	□ 测量生命体征 □ 与医护沟通	□ 清晨测量体温、脉搏、呼吸、血压 1 次
医患配合	□ 护士行入院护理评估（简单询问病史） □ 接受入院宣教 □ 医师询问现病史、既往病史、用药情况，收集资料 □ 收集资料	□ 配合完善术前相关检查 **术前宣教：** □ 先天性马蹄足知识 □ 术前用物准备	**术后宣教：** □ 术后体位：麻醉未醒时平卧，清醒后护士协助翻身，抬高患肢，石膏护理 □ 予监护设备、吸氧 □ 配合护士定时监测生命体征、伤口敷料等 □ 告知医护术后不适主诉
重点诊疗及检查	**重点诊疗：** □ 二级护理 □ 既往用药	**重点诊疗：** **术前准备：** □ 备皮 □ 术前签字 **重要检查：** □ 抽血实验室检查 □ 心电图 □ X 线胸片	**重点诊疗：** 一级护理 □ 予以监测设备、吸氧 □ 用药：止血药、补液药物应用 □ 护士协助记录出入量
饮食活动	□ 术前普通饮食 □ 正常活动	□ 术前普通饮食 □ 术前 12 小时禁食、禁水 □ 正常活动	□ 根据病情术后 6 小时半流质饮食 □ 卧床休息，抬高患肢

时间	住院第 4 天 （术后 1 日）	住院第 5 天 （术后 2 日）	住院第 6~10 天 （术后 3~7 日）
监测	□ 定时监测生命体征	□ 定时监测生命体征	□ 定时监测生命体征
医患配合	□ 医师巡视，了解病情 □ 注意探视及陪伴时间	□ 伤口保护 □ 医师巡视，了解病情 □ 医师讲解术后下肢石膏护理方法及注意事项	□ 下肢石膏护理及注意事项 □ 定时翻身 **出院宣教：** □ 出院前康复宣教 □ 下肢石膏更换、拆除方法及时间 □ 了解复查程序，办理门诊预约 □ 办理出院手续
重点诊疗及检查	**重点诊疗：** □ 一级护理 □ 静脉补液用药	**重点诊疗：** □ 一级护理	**重点诊疗：** □ 二级护理
饮食活动	□ 术后根据病情逐渐半流质饮食及普通饮食 □ 卧床	□ 术后普通饮食 □ 卧床	□ 术后普通饮食 □ 卧床

附：原表单（2010 年版）

先天性马蹄内翻足临床路径表单

适用对象：第一诊断为先天性马蹄内翻足（ICD-10：Q66.801）
行足后内侧松解术（包括跟腱经皮切断延长）（ICD-9-CM-3：83.84/83.85）、
石膏固定术

患儿姓名：	性别：	年龄：	门诊号：	住院号：
住院日期：　年　月　日	出院日期：　年　月　日			标准住院日：5~7 天

时间	住院第 1 天	住院第 2 天
主要诊疗工作	□ 询问病史以及体格检查 □ 初步诊断和确定治疗方案 □ 住院医师完成住院志、首次病程、上级医师查房 □ 完善术前检查和术前评估	□ 向患儿监护人交代病情、签署手术相关知情同意书 □ 辅助检查项目结果核查 □ 安排手术 □ 麻醉医师探望患儿并签署麻醉同意书等 □ 完成各项术前准备
重点医嘱	长期医嘱： □ 二级护理 □ 普通饮食 临时医嘱： □ 血、尿、便常规 □ 凝血功能 □ 肝、肾功能 □ 感染性疾病筛查 □ 足 X 线片 □ 心电图 □ 腰骶椎 MRI（必要时） □ 腰骶椎 X 线片（必要时）	长期医嘱： □ 二级护理 □ 普通饮食 临时医嘱： □ 手术医嘱 □ 清洁皮肤 □ 术前预防性应用抗菌药物
主要护理工作	□ 入院宣教，介绍医护人员、病房环境、设施和设备 □ 入院护理评估 □ 执行术前检查	□ 术前宣教 □ 术前准备
病情变异记录	□ 无　□ 有，原因： 1. 2.	□ 无　□ 有，原因： 1. 2.
护士签名		
医师签名		

时间	住院第3天 （手术日）	住院第4天 （术后1日）
主要诊疗工作	□ 手术 □ 向患儿家属交代手术中情况以及术后注意事项 □ 完成术后病程记录 □ 完成手术记录 □ 患儿生命体征监护 □ 观察患儿一般状态，患肢血运情况 □ 石膏或外固定架固定	□ 观察患儿术后情况 □ 上级医师查房 □ 检查石膏足趾活动及循环情况 □ 观察伤口有无渗出
重点医嘱	**长期医嘱：** □ 一级护理 □ 普通饮食 □ 抬高患肢，注意患肢血运活动情况 □ 石膏护理 □ 抗菌药物应用 **临时医嘱：** □ 术后6小时禁食、禁水 □ 基础生命体征监测 □ 静脉补液 □ 观察伤口出血情况	**长期医嘱：** □ 一级护理 □ 普通饮食 □ 抬高患肢，注意患肢血运活动情况 □ 石膏护理 □ 抗菌药物应用 **临时医嘱：** □ 复查血常规 □ 观察伤口出血情况
主要护理工作	□ 术后护理 □ 观察生命体征 □ 注意患肢血运、肿胀及活动情况 □ 石膏护理 □ 饮食护理	□ 观察一般情况 □ 注意患肢血运、肿胀及活动情况 □ 石膏护理 □ 按医嘱应用抗菌药物 □ 术后宣教
病情变异记录	□ 无　□ 有，原因： 1. 2.	□ 无　□ 有，原因： 1. 2.
护士签名		
医师签名		

时间	住院第5天 （术后2日）	住院第6天 （术后3日）	住院第7天 （出院日）
主要诊疗工作	□ 观察切口情况 □ 检查石膏情况 □ 检查足趾活动及循环情况	□ 上级医师查房 □ 观察患肢石膏情况 □ 依患儿情况可安排出院	□ 观察患肢石膏或外固定情况 □ 完成出院志、病历首页 □ 向家属交代出院后注意事项、复诊的时间、地点、发生特殊情况的处理等 □ 康复宣教
重点医嘱	长期医嘱： □ 二级护理 □ 普通饮食 □ 抬高患肢，注意患肢血运、活动情况 □ 石膏护理 临时医嘱： □ 根据患儿情况决定继续应用抗菌药物 □ 可能需要的相关影像学检查	长期医嘱： □ 二级护理 □ 普通饮食 □ 抬高患肢，注意患肢血运、活动情况 □ 石膏护理	出院医嘱： □ 石膏护理宣教 □ 定期随访
主要护理工作	□ 术后宣教 □ 观察一般情况 □ 注意患肢血运、肿胀及活动情况 □ 石膏护理 □ 康复宣教 □ 按医嘱应用抗菌药物	□ 术后宣教 □ 注意患肢血运、肿胀及活动情况 □ 石膏护理 □ 康复宣教	□ 出院宣教 □ 康复宣教 □ 指导家属办理出院手续
病情变异记录	□ 无　□ 有，原因： 1. 2.	□ 无　□ 有，原因： 1. 2.	□ 无　□ 有，原因： 1. 2.
护士签名			
医师签名			

第三十一章

梅克尔憩室临床路径释义

一、梅克尔憩室编码

疾病名称及编码：梅克尔憩室（ICD-10：Q43.0）

手术操作名称及编码：憩室切除伴小肠吻合术（ICD-9-CM-3：45.33 伴 45.91）

二、临床路径检索方法

Q43.0 伴 45.33 伴 45.91　　出院科别：儿科

三、梅克尔憩室临床路径标准住院流程

（一）适用对象

第一诊断为梅克尔憩室（ICD-10：Q43.001）。

行憩室切除+小肠吻合术（ICD-9-CM-3：45.3301/45.3302+45.9101）。

> **释义**
>
> ■ 梅克尔憩室又称先天性回肠末端憩室，由于卵黄管退化不全、其肠端未闭合引起，为一真性憩室，多位于距离回盲瓣100cm左右的回肠末端，在肠系膜对侧缘。
>
> ■ 诊断明确的病例，均应行手术治疗。

（二）诊断依据

根据《临床诊疗指南·小儿外科学分册》（中华医学会编著，人民卫生出版社，2005）、《临床技术操作规范·小儿外科学分册》（中华医学会编著，人民军医出版社，2005）、《小儿外科学》（施诚仁等主编，第4版，人民卫生出版社，2009）。

1. 临床表现：患儿以无痛性便血、肠梗阻或炎症三者之一为主要表现。便血者大便呈鲜红、暗红或褐色，大量出血时可发生休克；肠梗阻与炎症者与其他原因引起的机械性肠梗阻及阑尾炎的临床表现相似。

2. 体格检查：便血者腹部无特殊体征，大量出血者呈贫血貌；肠梗阻与炎症者与其他机械性肠梗阻及阑尾炎相似。

3. 梅克尔憩室 24 小时核素显像检查：$^{99}Tc^{m}$核素扫描可见中腹部或偏下存在异常浓聚灶。

4. 术中探查：探查回肠末端而证实。

> **释义**
>
> ■ 梅克尔憩室含有肠管的所有层次，约50%的憩室内有迷生组织，如胃黏膜（80%）、胰腺组织（5%）、空肠黏膜、十二指肠黏膜、结肠黏膜等。憩室可因迷生组织分泌消化液，损伤黏膜而引起溃疡、出血及穿孔；可因粪块、异物、寄生虫而发生急性炎症、坏死及穿孔；可因扭转、套叠、疝入、压迫、粘连而引起各种急性肠梗阻，继而出现便血、肠梗阻及炎症等临床表现。
>
> ■ ^{99m}Tc（^{99m}锝）对胃黏膜壁层细胞具有亲和力，并能被摄取，对于憩室壁层含有胃黏膜面积大于 0.5cm×0.5cm 的病例，腹部扫描可显示放射性浓集区。

（三）治疗方案的选择

根据《临床诊疗指南·小儿外科学分册》（中华医学会编著，人民卫生出版社，2005）、《临床技术操作规范·小儿外科学分册》（中华医学会编著，人民军医出版社，2005）、《小儿外科学》（施诚仁等主编，第4版，人民卫生出版社，2009）。

行憩室切除+小肠吻合术（ICD-9-CM-3：45.3301/45.3302+45.9101）。

> **释义**
>
> ■ 凡有梅克尔憩室并发症的病例，都应进行手术，将憩室切除。手术以肠切除肠吻合为妥，如仅楔形切除可造成异位黏膜残留。目前腹腔镜手术切除梅克尔憩室已得到广泛应用，具有微创、美观、方便探查等诸多优点。手术方法主要是经腹腔镜探查明确憩室后，将其经脐部切口提出腹腔，在腹腔外行肠切除肠吻合后，再将肠管回纳腹腔。

（四）标准住院日为10天

> **释义**
>
> ■ 梅克尔憩室病例，除有消化道穿孔、急性肠梗阻、休克、出血等急腹症体征、需行急诊剖腹探查术的病例，其余病例需待完善相关术前检查后，择期行手术治疗。手术行憩室切除+小肠吻合术，术后第3天试饮水，逐渐过渡饮食，胃肠道功能恢复较慢。一般术后1周，患儿胃肠道功能基本恢复正常，腹部切口如需拆线，术后7天基本可判断伤口愈合情况及能否拆线，并判断患儿是否达到出院标准。

（五）进入临床路径标准

1. 第一诊断必须符合 ICD-10：Q43.001 梅克尔憩室疾病编码。
2. 当患儿合并其他疾病，但住院期间不需特殊处理，也不影响第一诊断的临床路径实施时，可以进入路径。

> **释义**
>
> ■ 根据术前、术中情况梅克尔憩室诊断必须明确。
>
> ■ 患儿合并其他疾病但并不影响梅克尔憩室治疗的情况可进入临床路径。
>
> ■ 如患儿合并其他疾病，如基础代谢病、先天性心脏病等对手术及术后恢复造成影响的因素，患儿手术时机的把握及术后治疗情况较为复杂，因此不能进入路径。

（六）术前准备（术前评估）2 天

1. 必需的检查项目：

（1）实验室检查：血常规、血型、尿常规、便常规、肝肾功能、电解质、血气分析、凝血功能、感染性疾病筛查。

（2）X 线胸片、心电图、腹部消化系统超声。

2. 根据患儿情况可选择的检查项目：消化内镜、CT、MRI、^{99}Tc 核素检查等。

> **释义**
>
> ■ 手术均需全身麻醉，麻醉及术前常规检查是必要的。相关检查正常且无明显手术禁忌证的病例，方可手术。
>
> ■ 目前超声诊断日趋成熟，对梅克尔憩室的诊断起到很大的辅助作用。如超声检查提示回肠憩室样结构，结合患儿典型的无痛性血便病史，即可高度怀疑梅克尔憩室诊断，有手术探查指征。
>
> ■ 小儿消化内镜检查一般需在麻醉下进行，增加了患儿的麻醉次数。CT、MRI等检查虽在影像学方面提供了诊断的可靠依据，但目前并不推荐为首选诊断方式。

（七）预防性抗菌药物选择与使用时机

1. 按照《抗菌药物临床应用指导原则》（卫医发〔2004〕285 号），并结合患儿病情决定选择。

2. 推荐药物治疗方案（使用《国家基本药物》的药物）。

> **释义**
>
> ■ 梅克尔憩室有 14%~34% 出现憩室炎，其症状和体征与急性阑尾炎相似，结合术前检查结果，应及时应用抗菌药物，多予抗革兰阴性和阳性菌药物，并联用抗厌氧菌药物。对于无明显炎症表现的患儿，医师需按照相关规定及患儿病情，酌情预防性应用抗菌药物。

（八）手术日为入院第 3 天

1. 麻醉方式：气管插管全身麻醉。

2. 预防性抗菌药物的给药方法：可选择第二代头孢菌素类（如头孢呋辛）+甲硝唑静脉输入，切开皮肤前 30 分钟开始给药，如有明显感染高危因素，可再用 1 次或数次，一般不超过 2 天。

3. 手术方式：（开腹或腹腔镜）憩室切除+小肠吻合术。

4. 手术内置物：无。

5. 输血：必要时。

> **释义**
>
> ■ 本手术大多为择期手术，基本均为全身麻醉。
>
> ■ 预防性应用抗菌药物于切皮前 30 分钟给药。如患儿入院时已出现消化道穿孔、急性肠梗阻、休克等急腹症体征，且实验室检查室检查提示白细胞（WBC）、中性粒细胞、C 反应蛋白等感染指标超出正常标准时，应规范应用抗菌药物治疗，并根据病情、感染情况及时调整用药，可选用第三代头孢菌素类抗菌药物（如拉氧头孢、头孢哌酮等），并联合应用甲硝唑。
>
> ■ 开腹手术切口一般选取右上腹探查横切口，发现憩室后行憩室切除+小肠吻合术。腹腔镜手术选脐部切口放置 Troca，探查发现憩室后将其自腹腔内提出，在腹腔外行肠切除肠吻合后，再将肠管回纳腹腔。在这里应强调下腹腔镜手术将憩室提出腹腔前，应适当扩大脐部切口。因为将憩室及肠管提出腹腔进行切除+肠吻合术，如脐部切口较小，会影响局部肠管、系膜血运，首先出现静脉淤血性扩张，肠壁出现不同程度的水肿表现，对缝合操作及术后吻合口愈合有一定影响；缝合结束后，将肠管送还腹腔时，如肠壁肿胀，将增加送还难度，影响手术效果。特此提出。
>
> ■ 如患儿血红蛋白值<7g/L 时，可输血纠正贫血。如患儿大量消化道出血导致休克时，需及时扩容、补充血容量，并急诊行剖腹探查术。

（九）术后住院恢复 7 天

1. 必须复查的检查项目：血常规。

2. 术后用药：抗菌治疗药物使用按照《抗菌药物临床应用指导原则》（卫医发〔2004〕285 号）执行。

> **释义**
>
> ■ 因行肠道手术，故术后前 3 天内，患儿需禁食、行胃肠减压，期间需要根据患儿病情及时复查生化，了解电解质有无紊乱并及时纠正。术后 3 天常规复查血常规，了解患儿感染控制及血红蛋白情况，决定是否需要继续输血、应用抗菌药物。如患儿术中输血，术后第 1 天应复查血常规。
>
> ■ 术后常规应用抗革兰阴性和阳性菌药物，并联用抗厌氧菌药物，一般予第二代头孢菌素类+甲硝唑静脉输注。
>
> ■ 术后第 3 天，常规换药看伤口。观察伤口有无红肿、皮下漂浮感、渗出、裂开、流脓等情况。
>
> ■ 术后第 4 天，予试饮水，注意观察患儿腹部情况，如患儿耐受良好，可适当增加单次饮水量。如患儿出现腹痛、呕吐等症状，查体发现腹部除切口部位外有明显压痛，甚至出现肌紧张（+）时，应立即禁食，并行立位腹 X 线平片及超声检查，了解有无吻合口瘘。如明确诊断吻合口瘘，需再次开腹探查，此时禁忌腹腔镜探查。

■如患儿饮水耐受良好，腹部无异常情况出现，消化道排气、排便良好，可逐渐过渡为流质饮食、半流质饮食，并注意患儿腹部情况，有无呕吐、腹痛、停止排气、排便等。

（十）出院标准

1. 一般情况良好，进食可，无腹痛、腹胀，排便正常。
2. 伤口愈合良好，无出血、感染等。
3. 无其他需要住院处理的并发症。

释义

■主管医师应严格掌握出院指征，以避免因短期术后并发症而造成院外危险或再次返院。

（十一）变异及原因分析

1. 围术期并发症等造成住院时间延长和费用增加。
2. 存在其他系统的先天畸形，不能耐受手术的患儿，转入相应的路径治疗。

释义

■变异是指入选临床路径的患儿未能按路径流程完成医疗行为或未达到预期的医疗质量控制目标。这包含有以下情况：①按路径流程完成治疗，但超出了路径规定的时限或限定的费用。如围术期并发症等造成住院日延长和费用增加。②不能按路径流程完成治疗，患儿需要中途退出路径。如存在其他系统的先天畸形或不能耐受手术的患儿，需转入相应的路径治疗。对这些患儿，主管医师均应进行变异原因的分析，并在临床路径的表单中予以说明。

■医师认可的变异原因主要指患儿入选路径后，医师在检查及治疗过程中发现患儿合并存在一些事前未预知的对本路径治疗可能产生影响的情况，需要终止执行路径或者是延长治疗时间、增加治疗费用。医师需在表单中明确说明。

■因患儿方面的主观原因导致执行路径出现变异，也需要医师在表单中予以说明。

■梅克尔憩室如合并腹内疝，或因术中、术后情况较为复杂，围术期出现并发症包括吻合口狭窄、吻合口瘘，伤口感染、裂开，腹腔出血等情况，必要时需再次手术治疗，患儿恢复较慢，主管医师在治疗上需根据临床变化及时作出调整，应退出本路径。

■梅克尔憩室患儿，常伴发其他先天性畸形，如先天性巨结肠、唐氏综合征、脐膨出、食管闭锁、十二指肠闭锁、肠旋转不良和先天性心脏病等。如合并上述疾病，多需要住院治疗，故需转入相应路径。

四、梅克尔憩室给药方案

【用药选择】

梅克尔憩室有14%～34%出现憩室炎，其症状和体征与急性阑尾炎相似，结合术前检查结果，应及时应用抗菌药物。针对胃肠道细菌如大肠埃希菌、肠球菌，厌氧菌如粪杆菌属、双歧杆菌属和真杆菌属等，术前及术后多予抗革兰阴性和阳性菌药物，并联用抗厌氧菌药物。临床上多用第二代头孢菌素类连用甲硝唑静脉输注。如患儿无明显炎症表现，医师需按照相关规定及患儿病情，酌情预防性应用抗菌药物。

【药学提示】

1. 头孢菌素类抗菌药物用药相对比较安全，小儿多应用头孢菌素类抗菌药物。应用时偶可见过敏性休克、哮喘及速发型皮疹等，青霉素过敏者有5%～10%对头孢菌素有交叉过敏反应，临床应用过程中需提高警惕。

2. 头孢菌素可导致胃肠道反应和菌群失调，可致恶心、呕吐、食欲缺乏等反应。本类药物强力地抑制肠道菌群，可致菌群失调，引起维生素B族和维生素K缺乏。也可引起二重感染，如假膜性肠炎、念珠菌感染等，尤以第二、三代头孢菌素为甚。

3. 肝毒性：多数头孢菌素大剂量应用可导致氨基转移酶、碱性磷酸酶、血胆红素等值的升高。

4. 造血系统毒性偶可致红细胞或白细胞减少、血小板减少、嗜酸性粒细胞增多等。

5. 肾损害：绝大多数的头孢菌素由肾排泄，偶可致血尿素氮（BUN）、血肌酐值升高、少尿、蛋白尿等。头孢菌素与高效利尿药或氨基糖苷类抗菌药物合用，肾损害显著增强。

6. 凝血功能障碍：所有的头孢菌素都抑制肠道菌群产生维生素K，因此具有潜在的致出血作用。具有硫甲基四氮唑侧链的头孢菌素尚在体内干扰维生素K循环，阻碍凝血酶原的合成，扰乱凝血机制，而导致比较明显的出血倾向。在7位C原子的取代基中有COOH基团的头孢菌素有阻抑血小板凝聚的功能，而使出血倾向更加重。凝血功能障碍的发生与药物的用量大小、疗程长短直接有关。

7. 甲硝唑用药：①肝功能严重损害者本品代谢缓慢，药物及其代谢物易在体内积蓄，应予减量，且应进行血药浓度监测；②念珠菌感染者应用本品，其症状会加重，需同时给予抗念珠菌的药物；③可引起轻度粒细胞减少，用药前后需检查血象；④药物不应与含铝的针头和套管接触，静滴速度宜慢，并避免与其他药物一起滴注。

【注意事项】

近年来，随着抗菌药物使用广泛甚至出现滥用的情况，给临床医师在治疗方面带来了困难。

五、推荐表单

（一）医师表单

梅克尔憩室临床路径医师表单

适用对象：第一诊断为梅克尔憩室（ICD-10：Q43.0）

行开腹/腹腔镜憩室切除+小肠吻合术（ICD-9-CM-3：45.33 伴 45.91）

患儿姓名：	性别：	年龄：	门诊号：	住院号：
住院日期： 年 月 日	出院日期： 年 月 日			标准住院日：10 天

时间	住院第 1~2 天	住院第 3 天（手术日）
主要诊疗工作	□ 询问病史，体格检查，完成病历书写 □ 开检查、实验室检查单 □ 上级医师查房并确定手术指征，确定手术方案 □ 改善一般情况，完善术前准备 □ 向患儿及家属交代围术期注意事项、签署各种医疗文书	□ 手术 □ 完成手术记录、麻醉记录和术后当天的病程记录 □ 上级医师查房 □ 开术后医嘱 □ 向患儿家属交代病情及术后注意事项 □ 确定有无麻醉、手术并发症
重点医嘱	**长期医嘱：** □ 外科常规护理 □ 二级护理 □ 无渣饮食 **临时医嘱：** □ 血常规、血型、尿常规、便常规 □ 肝肾功能，凝血功能，电解质 □ 感染性疾病筛查 □ 心电图、X 线胸片、腹部消化道超声 □ 梅克尔憩室 24 小时核素显像（必要时） □ 开塞露或灌肠通便	**长期医嘱：** □ 外科术后常规护理 □ 一级护理 □ 禁食、禁水 □ 记 24 小时出入量 □ 留置胃管、胃肠减压、记量 □ 尿管接袋记量 □ 抗菌药物 □ 心电监护 **临时医嘱：** □ 术后急查血常规（必要时）、电解质（必要时） □ 按体重和出入量补充液体和电解质 □ 其他特殊医嘱
病情变异记录	□ 无 □ 有，原因： 1. 2.	□ 无 □ 有，原因： 1. 2.
医师签名		

时间	住院第 4 天 （术后 1 日）	住院第 5 天 （术后 2 日）
主要诊疗工作	□ 上级医师查房 □ 注意观察生命体征 □ 观察胃管、尿管及性状 □ 观察肠功能恢复情况 □ 观察切口情况 □ 评估辅助检查结果 □ 完成常规病历书写	□ 上级医师查房 □ 注意胃管、尿管及性状 □ 观察肠功能恢复情况 □ 观察切口情况 □ 完成常规病历书写
重点医嘱	长期医嘱： □ 外科术后常规护理 □ 一级或二级护理 □ 禁食、禁水 □ 记 24 小时出入量 □ 留置胃管、胃肠减压、胃管护理记量 □ 尿管接袋记量 □ 抗菌药物 □ 心电监护 临时医嘱： □ 按体重和出入量补充液体和电解质	长期医嘱： □ 外科术后常规护理 □ 二级护理 □ 禁食、禁水 □ 记 24 小时出入量 □ 留置胃管、胃肠减压、胃管护理记量 □ 尿管接袋，记量 □ 抗菌药物 临时医嘱： □ 按体重和出入量补充液体和电解质
病情变异记录	□ 无　□ 有，原因： 1. 2.	□ 无　□ 有，原因： 1. 2.
医师签名		

时间	住院第6天 （术后3日）	住院第7~9天 （术后4~6日）	住院第10天 （术后7日，出院日）
主要诊疗工作	□ 上级医师查房 □ 完成常规病历书写 □ 注意病情变化、引流量 □ 确定有无手术并发症和手术切口感染 □ 注意观察体温、血压等	□ 上级医师查房 □ 完成常规病历书写 □ 注意病情变化，确定有无手术并发症和手术切口感染 □ 注意观察体温、血压等	□ 上级医师查房 □ 完成常规病历书写 □ 注意病情变化，确定有无手术并发症和手术切口感染 □ 术后7天拆线 □ 通知患儿家属出院 □ 交代出院后注意事项及术后随访事宜，预约复诊日期
重点医嘱	长期医嘱： □ 外科术后常规护理 □ 二级护理 □ 留置胃管、胃肠减压、胃管护理记量 □ 停尿管接袋记量 □ 抗菌药物 临时医嘱： □ 切口换药 □ 复查血常规、电解质 □ 拔除胃管（酌情） □ 拔除尿管	长期医嘱： □ 外科术后常规护理 □ 二级护理 □ 少量饮水过渡至半流质饮食 □ 停胃肠减压、胃管记量 □ 视情况停抗菌药物	出院医嘱： □ 出院带药 □ 定期随访
病情变异记录	□ 无　□ 有，原因： 1. 2.	□ 无　□ 有，原因： 1. 2.	□ 无　□ 有，原因： 1. 2.
医师签名			

（二）护士表单

梅克尔憩室临床路径护士表单

适用对象：第一诊断为梅克尔憩室（ICD-10：Q43.0）

行开腹/腹腔镜憩室切除+小肠吻合术（ICD-9-CM-3：45.33 伴 45.91）

患儿姓名：	性别：　　年龄：　　门诊号：	住院号：
住院日期：　　年　月　日	出院日期：　　年　月　日	标准住院日：10 天

时间	住院第 1~2 天	住院第 3 天 （手术日）
主要护理工作	□ 入院宣教：介绍责任护士、床位医师、病房环境、设施和设备 □ 入院护理评估 □ 静脉取血（明晨取血） □ 指导患儿到相关科室进行检查	□ 保留胃管、尿管 □ 术后密切观察患儿情况 □ 术后心理、生活护理 □ 疼痛护理 □ 留置管道护理及指导 □ 记录 24 小时出入量观察患儿生命体征和腹部体征
病情变异记录	□ 无　□ 有，原因： 1. 2.	□ 无　□ 有，原因： 1. 2.
护士签名		

时间	住院第 4 天 （术后 1 日）	住院第 5 天 （术后 2 日）
主要护理工作	□ 密切观察患儿病情变化 □ 观察胃肠功能恢复情况 □ 留置管道护理及指导 □ 生活、心理护理 □ 记录 24 小时出入量 □ 疼痛护理	□ 密切观察患儿病情变化 □ 观察胃肠功能恢复情况 □ 留置管道护理及指导 □ 生活、心理护理 □ 记录 24 小时出入量 □ 疼痛护理 □ 按医嘱拔除尿管
病情变异记录	□ 无　□ 有，原因： 1. 2.	□ 无　□ 有，原因： 1. 2.
护士签名		

时间	住院第 6 天 （术后 3 日）	住院第 7~9 天 （术后 4~6 日）	住院第 10 天 （术后 7 日，出院日）
主要护理工作	□ 密切观察患儿病情变化 □ 生活、心理护理 □ 按医嘱拔除胃管、尿管	□ 观察患儿情况 □ 手术后生活护理	□ 观察患儿情况 □ 手术后生活护理 □ 对患儿家属进行出院准备指导和出院宣教 □ 帮助患儿家属办理出院手续
病情变异记录	□ 无　□ 有，原因： 1. 2.	□ 无　□ 有，原因： 1. 2.	□ 无　□ 有，原因： 1. 2.
护士签名			

（三）患儿家属表单

梅克尔憩室临床路径患儿家属表单

适用对象：第一诊断为梅克尔憩室（ICD-10：Q43.0）
行开腹/腹腔镜憩室切除+小肠吻合术（ICD-9-CM-3：45.33 伴 45.91）

| 患儿姓名： | 性别： | 年龄： | 门诊号： | 住院号： |
| 住院日期：　年　月　日 | 出院日期：　年　月　日 | | | 标准住院日：10 天 |

时间	住院第 1~2 天	住院第 3 天（手术日）
医患配合	□ 接受入院宣教 □ 接受入院护理评估 □ 接受病史询问，体格检查，协助医师完成病历书写 □ 病情告知，如患儿病情较重，应有上级医师与家属沟通 □ 签署必要文书（如临床路径知情同意书、输血同意书、有创操作同意书、手术同意书等） □ 接受相关检查及治疗 □ 患儿病情变化及时通知家属，需要家属同意的操作或检查手续要完备 □ 协助医师及护士完成患儿术前各项准备工作	□ 协助医师及护士完成患儿术前准备（备皮、留置胃管等） □ 手术 □ 术后患儿返回病房，协助医师及护士做好患儿安抚、约束等工作 □ 保护留置管道 □ 保护伤口，避免污染 □ 密切观察患儿病情，如有变化及时通知医师及护士
重点诊疗及检查	**重点诊疗：** □ 体温 □ 饮食 □ 大小便情况 □ 必要时输血 **重要检查：** □ 血常规、血型、尿常规、便常规 □ 肝肾功能，凝血功能，电解质 □ 感染性疾病筛查 □ 心电图、X 线胸片 □ 梅克尔憩室 24 小时核素显像 □ 开塞露或灌肠通便	**重点诊疗：** □ 外科术后常规护理 □ 禁食、禁水 □ 记 24 小时出入量 □ 留置胃管、胃肠减压、记量 □ 尿管接袋记量 □ 抗菌药物 □ 心电监护 **重点检查：** □ 术后急查血常规、电解质 □ 根据患儿病情接受相关检查

时间	住院第 4 天 （术后 1 日）	住院第 5 天 （术后 2 日）
医患配合	□ 注意观察生命体征 □ 观察胃管、尿管及性状 □ 记录 24 小时出入量 □ 观察肠功能恢复情况 □ 观察切口情况	□ 注意观察生命体征 □ 观察胃管、尿管及性状 □ 观察肠功能恢复情况 □ 观察切口情况
重点诊疗及检查	**重点诊疗：** □ 外科术后常规护理 □ 一级或二级护理 □ 禁食、禁水 □ 记 24 小时出入量 □ 留置胃管、胃肠减压、胃管护理记量 □ 尿管接袋记量 □ 抗菌药物 □ 心电监护 **重要检查：** □ 视之前检查结果及有无输血情况，决定是否复 　查血常规、电解质	**重点诊疗：** □ 外科术后常规护理 □ 二级护理 □ 禁食、禁水 □ 记 24 小时出入量 □ 留置胃管、胃肠减压、胃管护理记量 □ 尿管接袋记量 □ 抗菌药物 **重要检查：** □ 视患儿胃肠减压量情况，酌情复查电解质

时间	住院第6天 （术后3日）	住院第7~9天 （术后4~6日）	住院第10天 （术后7日，出院日）
医患配合	□ 注意病情变化、引流量 □ 接受换药，观察有无手术切口感染 □ 注意观察体温等	□ 注意病情变化、引流量 □ 注意患儿进食后腹部情况及胃肠功能恢复情况 □ 注意保护伤口 □ 注意观察体温等	□ 注意病情变化，确定有无手术并发症和手术切口感染 □ 术后7天换药/拆线 □ 通知出院 □ 接受出院准备指导和出院宣教 □ 医师交代出院后注意事项及术后随访事宜，预约复诊日期
重点诊疗及检查	重点诊疗： □ 外科术后常规护理 □ 二级护理 □ 留置胃管、胃肠减压、胃管护理记量 □ 拔除胃管（酌情） □ 停尿管接袋记量 □ 抗菌药物 重要检查： □ 切口换药 □ 复查血常规、电解质	重点诊疗： □ 外科术后常规护理 □ 二级护理 □ 少量饮水过渡至半流质饮食 □ 停胃肠减压、胃管记量 □ 视情况停抗菌药物	重点诊疗： □ 出院带药 □ 定期随访 重要检查： □ 切口换药

附：原表单（2010 年版）

梅克尔憩室临床路径表单

适用对象：第一诊断为梅克尔憩室（ICD-10：Q43.001）
行开腹/腹腔镜憩室切除＋小肠吻合术（ICD-9-CM-3：45.3301/45.3302＋45.9101）

患儿姓名：		性别：　　年龄：　　门诊号：	住院号：
住院日期：　　年　月　日		出院日期：　　年　月　日	标准住院日：10 天

时间	住院第 1~2 天	住院第 3 天 （手术日）
主要诊疗工作	□ 询问病史，体格检查，完成病历书写 □ 开检查、实验室检查单 □ 上级医师查房并确定手术指征，确定手术方案 □ 改善一般情况，完善术前准备 □ 向患儿及家属交代围术期注意事项、签署各种医疗文书	□ 手术 □ 完成手术记录、麻醉记录和术后当天的病程记录 □ 上级医师查房 □ 开术后医嘱 □ 向患儿家属交代病情及术后注意事项 □ 确定有无麻醉、手术并发症
重点医嘱	**长期医嘱：** □ 外科常规护理 □ 二级护理 □ 无渣饮食 **临时医嘱：** □ 血常规、血型、尿常规、便常规 □ 肝肾功能，凝血功能，电解质 □ 感染性疾病筛查 □ 心电图、X 线胸片 □ 梅克尔憩室 24 小时核素显像 □ 开塞露或灌肠通便	**长期医嘱：** □ 外科术后常规护理 □ 一级护理 □ 禁食、禁水 □ 记 24 小时出入量 □ 留置尿管、胃肠减压、记量 □ 尿管接袋记量 □ 抗菌药物 □ 心电监护 **临时医嘱：** □ 术后急查血常规、电解质 □ 按体重和出入量补充液体和电解质 □ 其他特殊医嘱
主要护理工作	□ 入院宣教：介绍责任护士、床位医师、病房环境、设施和设备 □ 入院护理评估 □ 静脉取血（明晨取血） □ 指导患儿到相关科室进行检查	□ 保留胃管、尿管 □ 术后密切观察患儿情况 □ 术后心理、生活护理 □ 疼痛护理 □ 留置管道护理及指导 □ 记录 24 小时出入量观察患儿生命体征和腹部体征
病情变异记录	□ 无　□ 有，原因： 1. 2.	□ 无　□ 有，原因： 1. 2.
护士签名		
医师签名		

时间		住院第 4 天 （术后 1 日）	住院第 5 天 （术后 2 日）
主要诊疗工作		□ 上级医师查房 □ 注意观察生命体征 □ 观察胃管、尿管及性状 □ 观察肠功能恢复情况 □ 观察切口情况 □ 评估辅助检查结果 □ 完成常规病历书写	□ 上级医师查房 □ 注意胃管、尿管及性状 □ 观察肠功能恢复情况 □ 观察切口情况 □ 完成常规病历书写
重点医嘱		**长期医嘱：** □ 外科术后常规护理 □ 一级或二级护理 □ 禁食、禁水 □ 记 24 小时出入量 □ 留置胃管、胃肠减压、胃管护理记量 □ 尿管接袋记量 □ 抗菌药物 □ 心电监护 **临时医嘱：** □ 按体重和出入量补充液体和电解质	**长期医嘱：** □ 外科术后常规护理 □ 二级护理 □ 禁食、禁水 □ 记 24 小时出入量 □ 留置胃管、胃肠减压、胃管护理记量 □ 尿管接袋记量 □ 抗菌药物 **临时医嘱：** □ 按体重和出入量补充液体和电解质
主要护理工作		□ 密切观察患儿病情变化 □ 观察胃肠功能恢复情况 □ 留置管道护理及指导 □ 生活、心理护理 □ 记录 24 小时出入量 □ 疼痛护理	□ 密切观察患儿病情变化 □ 观察胃肠功能恢复情况 □ 留置管道护理及指导 □ 生活、心理护理 □ 记录 24 小时出入量 □ 疼痛护理 □ 按医嘱拔除尿管
病情变异记录		□ 无　□ 有，原因： 1. 2.	□ 无　□ 有，原因： 1. 2.
护士签名			
医师签名			

时间	住院第6天 （术后3日）	住院第7~9天 （术后4~6日）	住院第10天 （术后7日，出院日）
主要诊疗工作	□ 上级医师查房 □ 完成常规病历书写 □ 注意病情变化、引流量 □ 确定有无手术并发症和手术切口感染 □ 注意观察体温、血压等	□ 上级医师查房 □ 完成常规病历书写 □ 注意病情变化，确定有无手术并发症和手术切口感染 □ 注意观察体温、血压等	□ 上级医师查房 □ 完成常规病历书写 □ 注意病情变化，确定有无手术并发症和手术切口感染 □ 术后7天拆线 □ 通知患儿家属出院 □ 交代出院后注意事项及术后随访事宜，预约复诊日期
重点医嘱	长期医嘱： □ 外科术后常规护理 □ 二级护理 □ 留置胃管、胃肠减压、胃管护理记量 □ 停尿管接袋记量 □ 抗菌药物 临时医嘱： □ 切口换药 □ 复查血常规、电解质 □ 拔除胃管（酌情） □ 拔除尿管	长期医嘱： □ 外科术后常规护理 □ 二级护理 □ 少量饮水过渡至半流质饮食 □ 停胃肠减压、胃管记量 □ 视情况停抗菌药物	出院医嘱： □ 出院带药 □ 定期随访
主要护理工作	□ 密切观察患儿病情变化 □ 生活、心理护理 □ 按医嘱拔除胃管、尿管	□ 观察患儿情况 □ 手术后生活护理	□ 观察患儿情况 □ 手术后生活护理 □ 对患儿家属进行出院准备指导和出院宣教 □ 帮助患儿家属办理出院手续
病情变异记录	□ 无　□ 有，原因： 1. 2.	□ 无　□ 有，原因： 1. 2.	□ 无　□ 有，原因： 1. 2.
护士签名			
医师签名			

第三十二章

先天性肛门直肠畸形（中低位）临床路径释义

一、先天性肛门直肠畸形（中低位）编码

1. 原编码：

疾病名称及编码：先天性肛门直肠畸形（中低位）不包括狭窄（ICD-10：Q42 不包括 Q42.-01）

手术操作名称及编码：经会阴（经骶）肛门成形术（ICD-9-CM-3：49.7901/49.7902）

2. 修改编码：

疾病名称及编码：肛门先天性闭锁，伴有瘘（ICD-10：Q42.202）

　　　　　　　　肛门先天性闭锁，不伴有瘘（ICD-10：Q42.302）

　　　　　　　　直肠先天性闭锁，伴有瘘（ICD-10：Q42.002）

　　　　　　　　直肠先天性闭锁，不伴有瘘（ICD-10：Q42.102）

手术操作名称及编码：经会阴肛门成形术（ICD-9-CM-3：49.7905）

　　　　　　　　　　经骶会阴肛门成形术（ICD-9-CM-3：49.7906）

二、临床路径检索方法

（Q42.002/Q42.102/Q42.202/Q42.302）伴（49.7905/49.7906）　　　出院科别：儿科

三、先天性肛门直肠畸形（中低位）临床路径标准住院流程

（一）适用对象

第一诊断为先天性肛门直肠畸形（中低位）不包括狭窄（ICD-10：Q42 不包括 Q42.-01）。

行经会阴（经骶）肛门成形术（ICD-9-CM-3：49.7901/49.7902）。

> **释义**
>
> ■ 本路径适用对象为临床诊断为先天性肛门直肠畸形（中低位）不包括肛门狭窄的患儿。
>
> ■ 治疗方法：本路径针对的是经会阴（经骶）肛门成形术。

（二）诊断依据

根据《临床诊疗指南·小儿外科学分册》（中华医学会编著，人民卫生出版社）、《临床技术操作规范·小儿外科学分册》（中华医学会编著，人民军医出版社）、《小儿外科学》（施诚仁等主编，第 4 版，人民卫生出版社，2009）。

1. 临床表现：出生后无胎粪排出或仅有少量胎粪从尿道、会阴部异常开口排出。

2. 体格检查：原正常肛门位置处无肛门存在。

3. 影像学检查：倒立侧位 X 线摄片提示直肠盲端位于耻骨中点与骶尾关节连线（PC 线）的远端。

> **释义**
>
> ■ 本病诊断容易，表现为生后未见正常肛门开口，存在或不存在会阴部、尿道的异常开口。难点在于判断直肠盲端位置。如果皮肤或尿道有瘘，多数为中低位。
>
> ■ 无瘘患儿需通过倒立侧位 X 线片判断盲端位置，确定手术方式。

（三）选择治疗方案的依据

根据《临床诊疗指南·小儿外科学分册》（中华医学会编著，人民卫生出版社）、《临床技术操作规范·小儿外科学分册》（中华医学会编著，人民军医出版社）、《小儿外科学》（施诚仁等主编，第 4 版，人民卫生出版社，2009）。

行经会阴（经骶）肛门成形术（ICD-9-CM-3：49.7901/49.7902）。

> **释义**
>
> ■ 尿道内有胎粪排出者，提示直肠盲端位置较高，多数需要后矢状入路手术。

（四）标准住院日为 10~16 天（经会阴手术 10 天，经骶手术 16 天）

> **释义**
>
> ■ 经骶尾部手术（包括后矢状入路手术）说明直肠盲端位置较高，手术操作复杂，术后恢复所需时间较经会阴手术时间延长。

（五）进入路径标准

1. 第一诊断必须符合 ICD-10：Q42 不包括 Q42.-01 先天性肛门直肠畸形（中低位）不包括狭窄疾病编码。

2. 当患儿合并其他疾病，但住院期间不需特殊处理，也不影响第一诊断的临床路径实施时，可以进入路径。

> **释义**
>
> ■ 第一诊断符合此诊断患儿即可进入本路径。但曾行手术治疗本病未愈、病史长、年龄较大患儿手术难度增大，术后恢复时间较长，可能会增加医疗费用，延长住院时间，出现并发症，不入本路径。
>
> ■ 经入院常规检查发现以往没有发现的疾病，而该疾病可能对患儿健康影响更为严重，或者该疾病可能影响手术实施、增加手术和麻醉风险、影响预后，则应优先考虑治疗该种疾病，暂不宜进入本路径。如低或极低出生体重患儿、呼吸窘迫综合征、重症感染、心功能不全、肝肾功能不全、凝血功能障碍等。
>
> ■ 若既往患有上述疾病，经合理治疗后达到稳定，抑或目前尚需要持续用药，经评估无手术及麻醉禁忌，则可进入本路径。但可能会增加医疗费用，延长住院时间。

（六）术前准备（术前评估）1~2 天

必需的检查项目：

1. 实验室检查：血常规、血型、尿常规、便常规、肝肾功能、电解质、凝血功能、感染性疾病筛查。

2. X 线胸片、骶尾部正侧位平片、心电图、超声心动图。

3. 腹部超声，必要时可行 CT 或 MRCP 检查。

> **释义**
>
> ■ 必查项目是确保手术治疗安全、有效开展的基础，在术前必须完成。相关人员应认真分析检查结果，以便及时发现异常情况并采取对应处置。
>
> ■ 因新生儿期患儿可合并其他脏器畸形，术前应尽量完善检查以除外合并畸形，减少不必要的手术风险。

（七）预防性抗菌药物选择与使用时机

1. 按照《抗菌药物临床应用指导原则》（卫医发〔2004〕285 号），并结合患儿病情决定选择。

2. 推荐药物治疗方案（使用《国家基本药物》的药物）。

■ 抗菌药物的使用主要参考国内权威药物使用指南。手术为 Ⅱ 类切口，需预防用抗菌药物，注意合理及适时应用。

（八）手术日为入院第 3 天

1. 麻醉方式：气管插管全身麻醉，或基础+骶管麻醉。

2. 术中抗菌药物用法：可选择第二代头孢菌素类（如头孢呋辛）+甲硝唑或第三代头孢菌素类（如头孢曲松）+甲硝唑静脉输入，切开皮肤前 30 分钟开始给药，手术延长到 3 小时以上或大量失血，补充 1 个剂量（用头孢曲松时无须追加剂量）。

3. 手术方式：低位肛门直肠畸形行经会阴肛门成形术，中位肛门直肠畸形行经骶会阴肛门成形术（首选后矢状入路会阴肛门成形术）。

4. 手术内置物：无。

5. 术中用药：维持生命体征药物及麻醉用药。

6. 输血：必要时。

> **释义**
>
> ■ 患儿入院后完善各项检查，证实无手术禁忌证后，可行手术治疗。本病可合并心脏、泌尿系统及脊柱畸形，术前需检查明确，防止无谓增加手术风险。本路径规定的手术均是在全身麻醉辅助下实施。一般不需输血，对营养不良患儿可根据具体病情输血或血制品。
>
> ■ 手术在完成各项检查后即可执行，如患儿明显腹胀，则无需全部完善后再行手术，只需完成必要检查即可。手术时间不拘泥于要求。

（九）术后住院恢复7~13天（经会阴手术7天，经骶手术13天）

1. 必须复查的检查项目：血常规、尿常规、肝肾功能、电解质。
2. 术后用药：抗菌治疗药物使用按照《抗菌药物临床应用指导原则》（卫医发〔2004〕285号）执行，用药时间一般不超过7天。

> **释义**
>
> ■ 术后需复查血常规、尿常规、肝肾功能、电解质，观察病情变化。
>
> ■ 根据患儿病情需要，检查内容不只限于路径中规定的必须复查项目，可根据需要增加，如血气分析、肝肾功能、血电解质分析等。必要时可增加同一项目的检查频次。
>
> ■ 术后抗菌药物使用无特殊情况不超过7天。

（十）出院标准

1. 一般情况良好，进食可，无腹胀，排便通畅。
2. 伤口愈合良好，无出血、感染、瘘等。
3. 无其他需要住院处理的并发症。

> **释义**
>
> ■ 患儿出院前不仅应完成必须复查的项目，且复查项目应无明显异常。若检查结果明显异常，主管医师应进行仔细分析并作出对应处置。

（十一）变异及原因分析

1. 围术期并发症等造成住院时间延长和费用增加。
2. 存在其他系统的先天畸形，不能耐受手术的患儿，转入相应的路径治疗。

> **释义**
>
> ■ 经会阴（经骶）肛门成形术可能出现的并发症有切口感染、切口裂开、延迟愈合等，会延长治疗时间、增加治疗费用。如感染严重，需行结肠造瘘术，患儿退出本路径。
>
> ■ 医师认可的变异原因主要指患儿入选路径后，医师在检查及治疗过程中发现患儿合并存在一些事前未预知的对本路径治疗可能产生影响的情况，需要终止执行路径或者是延长治疗时间、增加治疗费用。医师需在表单中明确说明。
>
> ■ 因患儿方面的主观原因导致执行路径出现变异，也需要医师在表单中予以说明。

四、先天性肛门直肠畸形（中低位）给药方案

外科手术预防用药基本原则：根据手术野有否污染或污染可能，决定是否预防用抗菌药物。

污染手术：由于胃肠道、尿路、胆道体液大量溢出或开放性创伤未经扩创等已造成手术野严重污染的手术。此类手术需预防用抗菌药物。本病为经消化道手术，术中可因大量粪便污染导致切口感染，需术前预防性应用抗菌药物。

外科预防用抗菌药物的选择及给药方法：抗菌药物的选择视预防目的而定。为预防术后切口感染，应针对金黄色葡萄球菌选用药物。预防手术部位感染或全身性感染，则需依据手术野污染或可能的污染菌种类选用，如结肠或直肠手术前应选用对大肠埃希菌和脆弱拟杆菌有效的抗菌药物。选用的抗菌药物必须是疗效肯定、安全、使用方便及价格相对较低的品种。本病可应用第二代头孢菌素加甲硝唑联合抗感染。

给药方法：在术前30分钟至2小时给药，或麻醉开始时给药，使手术切口暴露时局部组织中已达到足以杀灭手术过程中入侵切口细菌的药物浓度。接受清洁-污染手术者的手术时预防用药时间为24小时，必要时延长至48小时。污染手术可依据患儿情况酌量延长。建议不超过7天。

五、推荐表单

（一）医师表单

先天性肛门直肠畸形（中低位）临床路径医师表单

适用对象：第一诊断为肛门先天性闭锁（ICD-10：Q42.202，302）或直肠先天性闭锁（ICD-10：Q42.002，102）

行经会阴肛门成形术 或经骶会阴肛门成形术（ICD-9-CM-3：49.7905，7906）

患儿姓名：	性别：　　年龄：　　门诊号：	住院号：
住院日期：　　年　月　日	出院日期：　　年　月　日	标准住院日：10~16 天

时间	住院第 1~2 天 （术前准备日）	住院第 3 天 （手术日）
主要诊疗工作	□ 询问病史，体格检查，完成病历书写 □ 开检查、实验室检查单 □ 上级医师查房并确定 □ 有手术指征，确定手术方案 □ 疑难病例需要全科讨论 □ 改善一般情况，完善术前准备 □ 请相应科室会诊 □ 向患儿及家属交代围术期注意事项、签署各种医疗文书	□ 手术 □ 完成手术记录、麻醉记录和术后当天的病程记录 □ 上级医师查房 □ 开术后医嘱 □ 向患儿家属交代病情及术后注意事项 □ 确定有无麻醉、手术并发症
重点医嘱	**长期医嘱：** □ 二级护理 □ 禁食 **临时医嘱：** □ 血常规、血型、尿常规、便常规 □ 肝肾功能，凝血功能，电解质 □ 感染性疾病筛查 □ 心电图、超声心动 □ X 线胸片、骶尾部倒立正侧位片 □ 腹部超声 □ 胃肠减压（必要时）	**长期医嘱：** □ 一级护理 □ 禁食、禁水 □ 记 24 小时出入量 □ 留置胃管、胃肠减压、记量 □ 尿管接袋记量 □ 抗菌药物 □ 心电监护 □ 禁用肛表 □ 肛周护理 **临时医嘱：** □ 术后急查血常规、电解质 □ 按体重和出入量补充液体和电解质 □ 其他特殊医嘱
病情变异记录	□ 无　□ 有，原因： 1. 2.	□ 无　□ 有，原因： 1. 2.
医师签名		

时间	住院第 4 天 （术后 1 日）	住院第 5 天 （术后 2 日）
主要诊疗工作	□ 上级医师查房 □ 注意观察生命体征 □ 观察胃管、尿管及性状 □ 观察肠功能恢复情况 □ 观察切口情况 □ 评估辅助检查结果 □ 完成常规病历书写	□ 上级医师查房 □ 注意胃管、尿管及性状 □ 观察肠功能恢复情况 □ 观察切口情况 □ 完成常规病历书写
重点医嘱	**长期医嘱：** □ 一级护理 □ 禁食、禁水 □ 记 24 小时出入量 □ 留置胃管、胃肠减压、胃管护理记量 □ 尿管接袋记量 □ 抗菌药物 □ 禁用肛表 □ 肛周护理 □ 心电监护 **临时医嘱：** □ 切口换药 □ 按体重和出入量补充液体和电解质	**长期医嘱：** □ 一级护理 □ 禁食、禁水（经会阴手术者酌情可少量饮水） □ 记 24 小时出入量 □ 留置胃管、胃肠减压、胃管护理记量 □ 尿管接袋记量 □ 抗菌药物 □ 禁用肛表 □ 肛周护理 □ 心电监护 **临时医嘱：** □ 切口换药 □ 按体重和出入量补充液体和电解质
病情变异记录	□ 无 □ 有，原因： 1. 2.	□ 无 □ 有，原因： 1. 2.
医师签名		

时间	住院第6天 （术后3日）	住院第7~9天 （术后4~6日）	住院第10~12天 （术后7~9日，经会阴手术出院日）
主要诊疗工作	□ 上级医师查房 □ 完成常规病历书写 □ 注意病情变化、引流量 □ 确定有无手术并发症和手术切口感染 □ 注意观察体温、血压等 □ 根据引流情况明确是否拔除引流管	□ 上级医师查房 □ 完成常规病历书写 □ 注意病情变化，确定有无手术并发症和手术切口感染 □ 注意观察体温、血压等	□ 上级医师查房 □ 完成常规病历书写 □ 注意病情变化，确定有无手术并发症和手术切口感染 □ 注意观察体温、血压等 □ 通知患儿家属出院 □ 交代经会阴手术的患儿出院后注意事项及术后随访事宜（术后2周扩肛），预约复诊日期（指导患儿家属进行扩肛操作）
重点医嘱	长期医嘱： □ 一级或二级护理 □ 少量饮水（经会阴手术者酌情可母乳喂养） □ 停引流记量 □ 停尿管接袋记量 □ 停胃肠减压、胃管记量 □ 抗菌药物 □ 禁用肛表 □ 肛周护理 临时医嘱： □ 切口换药 □ 复查血常规、电解质 □ 拔除胃管、尿管（酌情）	长期医嘱： □ 二级护理 □ 母乳喂养 □ 抗菌药物（经会阴手术者视情况停抗菌药物） □ 禁用肛表 □ 肛周护理	长期医嘱： □ 二级护理 □ 母乳喂养 □ 抗菌药物（中位无肛视情况停抗菌药物） □ 禁用肛表 □ 肛周护理 临时医嘱： □ 低位无肛可出院 □ 定期复查，坚持扩肛
病情变异记录	□ 无 □ 有，原因： 1. 2.	□ 无 □ 有，原因： 1. 2.	□ 无 □ 有，原因： 1. 2.
医师签名			

时间	住院第 13~14 天 （术后 10~11 日）	住院第 15~16 天 （术后 12~13 日，经骶手术出院日）
主要诊疗工作	□ 上级医师查房 □ 完成常规病历书写 □ 注意病情变化，确定有无手术并发症和手术切口感染 □ 注意观察体温、血压等	□ 上级医师查房，确定有无手术并发症和手术切口感染 □ 完成常规病历书写，完成出院小结 □ 扩肛，并指导患儿家属进行扩肛操作 □ 通知患儿家属出院 □ 交代经骶手术的患儿出院后注意事项及术后随访事宜，预约复诊日期（如患儿于术后7~9 天出院，须在术后 2 周时复诊，开始扩肛）
重点医嘱	长期医嘱： □ 二级护理 □ 母乳喂养 □ 肛周护理	出院医嘱： □ 定期复查，坚持扩肛 □ 出院带药
病情变异记录	□ 无　□ 有，原因： 1. 2.	□ 无　□ 有，原因： 1. 2.
医师签名		

（二）护士表单

先天性肛门直肠畸形（中低位）临床路径护士表单

适用对象：第一诊断为肛门先天性闭锁（ICD-10：Q42.202，302）或直肠先天性闭锁（ICD-10：Q42.002，102）

行经会阴肛门成形术 或经骶会阴肛门成形术（ICD-9-CM-3：49.7905，7906）

患儿姓名：	性别：	年龄：	门诊号：	住院号：
住院日期： 年 月 日	出院日期： 年 月 日		标准住院日：10~16 天	

时间	住院第1~2天 （术前准备日）	住院第3天 （手术日）
主要护理工作	□ 入院宣教：介绍医护人员、病房环境、设施和设备 □ 入院护理评估 □ 护理计划 □ 术前指导 □ 术前准备：备皮、肠道准备等 □ 告知患儿家属术前流程及注意事项 □ 术前手术物品准备	□ 术前清洁肠道、保留胃管、尿管 □ 术后密切观察患儿情况 □ 术后心理、生活护理 □ 疼痛护理 □ 留置管道护理及指导 □ 记录24小时出入量观察患儿生命体征和腹部体征 □ 禁用肛表 □ 肛周护理
重点医嘱	长期医嘱： □ 二级护理 □ 禁食 临时医嘱： □ 血常规、血型、尿常规、便常规 □ 肝肾功能，凝血功能，电解质 □ 感染性疾病筛查 □ 心电图、超声心动 □ X线胸片、骶尾部倒立正侧位片 □ 腹部超声 □ 胃肠减压（必要时）	长期医嘱： □ 一级护理 □ 禁食、禁水 □ 记24小时出入量 □ 留置胃管、胃肠减压、记量 □ 尿管接袋记量 □ 抗菌药物 □ 心电监护 □ 禁用肛表 □ 肛周护理 临时医嘱： □ 术后急查血常规、电解质 □ 按体重和出入量补充液体和电解质 □ 其他特殊医嘱
病情变异记录	□ 无 □ 有，原因： 1. 2.	□ 无 □ 有，原因： 1. 2.
护士签名		

时间	住院第 4 天 （术后 1 日）	住院第 5 天 （术后 2 日）
主要护理工作	□ 体位：协助改变体位、取俯卧位 □ 密切观察患儿病情变化 □ 观察胃肠功能恢复情况 □ 留置管道护理及指导 □ 生活、心理护理 □ 记录 24 小时出入量 □ 疼痛护理指导 □ 营养支持护理 □ 禁用肛表 □ 肛周护理	□ 体位：协助改变体位、取俯卧位 □ 密切观察患儿病情变化 □ 观察胃肠功能恢复情况 □ 留置管道护理及指导 □ 生活、心理护理 □ 记录 24 小时出入量 □ 疼痛护理指导 □ 营养支持护理 □ 肛周护理
重点医嘱	长期医嘱： □ 一级护理 □ 禁食、禁水 □ 记 24 小时出入量 □ 留置胃管、胃肠减压、胃管护理记量 □ 尿管接袋记量 □ 抗菌药物 □ 禁用肛表 □ 肛周护理 □ 心电监护 临时医嘱： □ 切口换药 □ 按体重和出入量补充液体和电解质	长期医嘱： □ 一级护理 □ 禁食、禁水（经会阴手术者酌情可少量饮水） □ 记 24 小时出入量 □ 留置胃管、胃肠减压、胃管护理记量 □ 尿管接袋记量 □ 抗菌药物 □ 禁用肛表 □ 肛周护理 □ 心电监护 临时医嘱： □ 切口换药 □ 按体重和出入量补充液体和电解质
病情变异记录	□ 无　□ 有，原因： 1. 2.	□ 无　□ 有，原因： 1. 2.
护士签名		

时间	住院第6天 （术后3日）	住院第7~9天 （术后4~6日）	住院第10~12天 （术后7~9日，经会阴手术出院日）
主要护理工作	□ 活动：协助改变体位、取俯卧位 □ 密切观察患儿病情变化 □ 心理支持、饮食指导、协助生活护理 □ 按医嘱拔除胃管、尿管 □ 营养支持护理 □ 肛周护理	□ 观察患儿情况 □ 手术后生活护理 □ 禁用肛表 □ 肛周护理	□ 观察患儿情况 □ 手术后生活护理 □ 肛周护理 □ 指导并监督患儿术后活动 □ 对低位患儿家属进行出院准备指导和出院宣教 □ 帮助患儿家属办理出院手续
重点医嘱	长期医嘱： □ 一级或二级护理 □ 少量饮水（经会阴手术者酌情可母乳喂养） □ 停引流记量 □ 停尿管接袋记量 □ 停胃肠减压、胃管记量 □ 抗菌药物 □ 禁用肛表 □ 肛周护理 临时医嘱： □ 切口换药 □ 复查血常规、电解质 □ 拔除胃管、尿管（酌情）	长期医嘱： □ 二级护理 □ 母乳喂养 □ 抗菌药物（经会阴手术者视情况停抗菌药物） □ 禁用肛表 □ 肛周护理	长期医嘱： □ 二级护理 □ 母乳喂养 □ 抗菌药物（中位无肛视情况停抗菌药物） □ 禁用肛表 □ 肛周护理 临时医嘱： □ 低位无肛可出院 □ 定期复查，坚持扩肛
病情变异记录	□ 无　□ 有，原因： 1. 2.	□ 无　□ 有，原因： 1. 2.	□ 无　□ 有，原因： 1. 2.
护士签名			

时间	住院第 13~14 天 （术后 10~11 日）	住院第 15~16 天 （术后 12~13 日，经骶手术出院日）
主要 护理 工作	□ 观察患儿情况 □ 手术后生活护理 □ 肛周护理 □ 指导并监督患儿术后活动	□ 对中位患儿家属进行出院准备指导和出院宣教 □ 帮助患儿家属办理出院手续
重 点 医 嘱	长期医嘱： □ 二级护理 □ 母乳喂养 □ 肛周护理	出院医嘱： □ 定期复查，坚持扩肛 □ 出院带药
病情 变异 记录	□ 无　□ 有，原因： 1. 2.	□ 无　□ 有，原因： 1. 2.
护士 签名		

（三）患儿家属表单

先天性肛门直肠畸形（中低位）临床路径患儿家属表单

适用对象：第一诊断为肛门先天性闭锁（ICD-10：Q42.202，302）或直肠先天性闭锁（ICD-10：Q42.002，102）

行经会阴肛门成形术 或经骶会阴肛门成形术（ICD-9-CM-3：49.7905，7906）

患儿姓名：		性别：　　年龄：　　门诊号：		住院号：
住院日期：　　年　月　日		出院日期：　　年　月　日		标准住院日：10~16 天

时间	住院第 1~2 天	住院第 3 天	住院第 4~15 天	住院第 10~16 天
医患配合	□ 接受入院宣教 □ 接受入院护理评估 □ 接受病史询问 □ 进行体格检查 □ 交代既往用药情况 □ 进行相关体格检查 □ 医护人员交代病情，患儿家长签署手术麻醉知情同意书和输血知情同意书等	□ 患儿及家属与医师在手术前、后交流了解病情	□ 了解术后病情变化	□ 接受出院前康复宣教 □ 学习出院注意事项 □ 了解复查程序 □ 办理出院手续 □ 获取出院诊断书 □ 获取出院带药
重点诊疗及检查	**重点诊疗：** □ 一级护理 □ 术前准备 □ 重要检查： □ 术前常规实验室检查 □ 超声心动图、X 线胸片	**重点诊疗：** □ 手术	**重点诊疗：** □ 补液、抗感染治疗 □ 肛周护理	**重点诊疗：** □ 出院 □ 术后 2 周开始进行扩肛治疗 □ 定期复诊
病情变异记录	□ 无　□ 有，原因： 1. 2.	□ 无　□ 有，原因： 1. 2.	□ 无　□ 有，原因： 1. 2.	□ 无　□ 有，原因： 1. 2.

附：原表单（2010 年版）

先天性肛门直肠畸形（中低位）临床路径表单

适用对象：第一诊断为先天性肛门直肠畸形（中低位）不包括狭窄（ICD-10：Q42 不包括 Q42.-01）

行经会阴（经骶）肛门成形（ICD-9-CM-3：49.7901/49.7902）

患儿姓名：		性别：	年龄：	门诊号：	住院号：
住院日期：　　年　月　日		出院日期：　　年　月　日			标准住院日：10~16 天

时间	住院第 1~2 天（术前准备日）	住院第 3 天（手术日）
主要诊疗工作	□ 询问病史，体格检查，完成病历书写 □ 开检查、实验室检查单 □ 上级医师查房并确定 □ 有手术指征，确定手术方案 □ 疑难病例需要全科讨论 □ 改善一般情况，完善术前准备 □ 请相应科室会诊 □ 向患儿及家属交代围术期注意事项、签署各种医疗文书	□ 手术 □ 完成手术记录、麻醉记录和术后当天的病程记录 □ 上级医师查房 □ 开术后医嘱 □ 向患儿家属交代病情及术后注意事项 □ 确定有无麻醉、手术并发症
重点医嘱	**长期医嘱：** □ 二级护理 □ 禁食 **临时医嘱：** □ 血常规、血型、尿常规、便常规 □ 肝肾功能，凝血功能，电解质 □ 感染性疾病筛查 □ 心电图、超声心动 □ X 线胸片、骶尾部倒立正侧位片 □ 腹部超声 □ 胃肠减压（必要时）	**长期医嘱：** □ 一级护理 □ 禁食、禁水 □ 记 24 小时出入量 □ 留置胃管、胃肠减压、记量 □ 尿管接袋记量 □ 抗菌药物 □ 心电监护 □ 禁用肛表 □ 肛周护理 **临时医嘱：** □ 术后急查血常规、电解质 □ 按体重和出入量补充液体和电解质 □ 其他特殊医嘱
主要护理工作	□ 入院宣教：介绍医护人员、病房环境、设施和设备 □ 入院护理评估 □ 护理计划 □ 术前指导 □ 术前准备：备皮、肠道准备等 □ 告知患儿家属术前流程及注意事项 □ 术前手术物品准备	□ 术前清洁肠道、保留胃管、尿管 □ 术后密切观察患儿情况 □ 术后心理、生活护理 □ 疼痛护理 □ 留置管道护理及指导 □ 记录 24 小时出入量观察患儿生命体征和腹部体征 □ 禁用肛表 □ 肛周护理

时间	住院第 1~2 天 （术前准备日）	住院第 3 天 （手术日）
病情 变异 记录	□ 无 □ 有，原因： 1. 2.	□ 无 □ 有，原因： 1. 2.
护士 签名		
医师 签名		

时间	住院第 4 天 （术后 1 日）	住院第 5 天 （术后 2 日）
主要诊疗工作	□ 上级医师查房 □ 注意观察生命体征 □ 观察胃管、尿管及性状 □ 观察肠功能恢复情况 □ 观察切口情况 □ 评估辅助检查结果 □ 完成常规病历书写	□ 上级医师查房 □ 注意胃管、尿管及性状 □ 观察肠功能恢复情况 □ 观察切口情况 □ 完成常规病历书写
重点医嘱	**长期医嘱：** □ 一级护理 □ 禁食、禁水 □ 记 24 小时出入量 □ 留置胃管、胃肠减压、胃管护理记量 □ 尿管接袋记量 □ 抗菌药物 □ 禁用肛表 □ 肛周护理 □ 心电监护 **临时医嘱：** □ 切口换药 □ 按体重和出入量补充液体和电解质	**长期医嘱：** □ 一级护理 □ 禁食、禁水（经会阴手术者酌情可少量饮水） □ 记 24 小时出入量 □ 留置胃管、胃肠减压、胃管护理记量 □ 尿管接袋记量 □ 抗菌药物 □ 禁用肛表 □ 肛周护理 □ 心电监护 **临时医嘱：** □ 切口换药 □ 按体重和出入量补充液体和电解质
主要护理工作	□ 体位：协助改变体位、取俯卧位 □ 密切观察患儿病情变化 □ 观察胃肠功能恢复情况 □ 留置管道护理及指导 □ 生活、心理护理 □ 记录 24 小时出入量 □ 疼痛护理指导 □ 营养支持护理 □ 禁用肛表 □ 肛周护理	□ 体位：协助改变体位、取俯卧位 □ 密切观察患儿病情变化 □ 观察胃肠功能恢复情况 □ 留置管道护理及指导 □ 生活、心理护理 □ 记录 24 小时出入量 □ 疼痛护理指导 □ 营养支持护理 □ 肛周护理
病情变异记录	□ 无 □ 有，原因： 1. 2.	□ 无 □ 有，原因： 1. 2.
护士签名		
医师签名		

时间	住院第6天 （术后3日）	住院第7~9天 （术后4~6日）	住院第10~12天 （术后7~9日，经会阴手术出院日）
主要诊疗工作	□ 上级医师查房 □ 完成常规病历书写 □ 注意病情变化、引流量 □ 确定有无手术并发症和手术切口感染 □ 注意观察体温、血压等 □ 根据引流情况明确是否拔除引流管	□ 上级医师查房 □ 完成常规病历书写 □ 注意病情变化，确定有无手术并发症和手术切口感染 □ 注意观察体温、血压等	□ 上级医师查房 □ 完成常规病历书写 □ 注意病情变化，确定有无手术并发症和手术切口感染 □ 注意观察体温、血压等 □ 通知患儿家属出院 □ 交代经会阴手术的患儿出院后注意事项及术后随访事宜（术后2周扩肛），预约复诊日期（指导患儿家属进行扩肛操作）
重点医嘱	长期医嘱： □ 一级或二级护理 □ 少量饮水（经会阴手术者酌情可母乳喂养） □ 停引流记量 □ 停尿管接袋记量 □ 停胃肠减压、胃管记量 □ 抗菌药物 □ 禁用肛表 □ 肛周护理 临时医嘱： □ 切口换药 □ 复查血常规、电解质 □ 拔除胃管、尿管（酌情）	长期医嘱： □ 二级护理 □ 母乳喂养 □ 抗菌药物（经会阴手术者视情况停抗菌药物） □ 禁用肛表 □ 肛周护理	长期医嘱： □ 二级护理 □ 母乳喂养 □ 抗菌药物（中位无肛视情况停抗菌药物） □ 禁用肛表 □ 肛周护理 临时医嘱： □ 低位无肛可出院 □ 定期复查，坚持扩肛
主要护理工作	□ 活动：协助改变体位、取俯卧位 □ 密切观察患儿病情变化 □ 心理支持、饮食指导、协助生活护理 □ 按医嘱拔除胃管、尿管 □ 营养支持护理 □ 肛周护理	□ 观察患儿情况 □ 手术后生活护理 □ 禁用肛表 □ 肛周护理	□ 观察患儿情况 □ 手术后生活护理 □ 肛周护理 □ 指导并监督患儿术后活动 □ 对低位患儿家属进行出院准备指导和出院宣教 □ 帮助患儿家属办理出院手续
病情变异记录	□ 无　□ 有，原因： 1. 2.	□ 无　□ 有，原因： 1. 2.	□ 无　□ 有，原因： 1. 2.
护士签名			
医师签名			

时间	住院第 13~14 天 （术后 10~11 日）	住院第 15~16 天 （术后 12~13 日，经骶手术出院日）
主要诊疗工作	□ 上级医师查房 □ 完成常规病历书写 □ 注意病情变化，确定有无手术并发症和手术切口感染 □ 注意观察体温、血压等	□ 上级医师查房，确定有无手术并发症和手术切口感染 □ 完成常规病历书写，完成出院小结 □ 扩肛，并指导患儿家属进行扩肛操作 □ 通知患儿家属出院 □ 交代经骶手术的患儿出院后注意事项及术后随访事宜，预约复诊日期（如患儿于术后7~9 天出院，须在术后 2 周时复诊，开始扩肛）
重点医嘱	长期医嘱： □ 二级护理 □ 母乳喂养 □ 肛周护理	出院医嘱： □ 定期复查，坚持扩肛 □ 出院带药
主要护理工作	□ 观察患儿情况 □ 手术后生活护理 □ 肛周护理 □ 指导并监督患儿术后活动	□ 对中位患儿家属进行出院准备指导和出院宣教 □ 帮助患儿家属办理出院手续
病情变异记录	□ 无 □ 有，原因： 1. 2.	□ 无 □ 有，原因： 1. 2.
护士签名		
医师签名		

第三十三章

先天性肌性斜颈临床路径释义

一、先天性肌性斜颈编码

先天性肌性斜颈系一侧胸锁乳突肌挛缩所致的头颈部向患侧倾斜的一种先天性畸形。

疾病名称及编码：先天性肌性斜颈（ICD-10：Q68.001）

手术操作名称及编码：胸锁乳突肌切断松解术（ICD-9-CM-3：83.19）

二、临床路径检索方法

Q68.001 伴 83.19　　出院科别：儿科

三、先天性肌性斜颈临床路径标准住院流程

（一）适用对象

第一诊断为先天性肌性斜颈（ICD-10：Q68.001）。

行胸锁乳突肌切断松解术（ICD-9-CM-3：83.19）。

> 释义
>
> ■本路径适于单纯肌性斜颈患儿。

（二）诊断依据

根据《临床诊疗指南·小儿外科学分册》（中华医学会编著，人民卫生出版社，2005）、《临床技术操作规范·小儿外科学分册》（中华医学会编著，人民军医出版社，2005）、《小儿外科学》（施诚仁等主编，第4版，人民卫生出版社，2009）。

1. 临床表现：头颈歪斜、生后2周左右颈部包块。
2. 体格检查：头向患侧歪斜、下颌转向健侧、患侧胸锁乳突肌明显增粗挛缩或触及条索感。
3. 辅助检查：双侧胸锁乳突肌超声检查，颈椎X线摄片。
4. 其他专科检查：症状不典型时要排除眼源性和骨性疾病。

> 释义
>
> ■本路径的制定主要参考国内外权威参考书籍和治疗指南。
>
> ■先天性肌性斜颈生后2周左右颈部出现包块，头偏向患侧，同时可及增粗条索。随患儿年龄增长，3~6个月包块逐渐消退，成为质硬增粗条索。
>
> ■肌性斜颈可行颈部超声明确诊断。

（三）治疗方案的选择

根据《临床诊疗指南·小儿外科学分册》（中华医学会编著，人民卫生出版社，2005）、《临床技术操作规范·小儿外科学分册》（中华医学会编著，人民军医出版社，2005）、《小儿外

科学》（施诚仁等主编，第4版，人民卫生出版社，2009）。

行胸锁乳突肌切断松解术（ICD-9-CM-3：83.19）。

> **释义**
>
> ■ 先天性肌性斜颈半岁前采用手法按摩、牵拉治疗，1岁后可行胸锁乳突肌切断松解术，年龄较大患儿可行胸锁乳突肌上、下端切断松解术。

（四）标准住院日为 5~7 天

> **释义**
>
> ■ 先天性肌性斜颈入院次日行各项术前检查，第3天行胸锁乳突肌切断松解术，术后3天伤口换药，进行颈部功能锻炼，定做颈部支具，术后4~5天平稳出院。

（五）进入临床路径标准

1. 第一诊断必须符合 ICD-10：Q68.001 先天性肌性斜颈疾病编码。
2. 患儿>1 岁。
3. 当患儿合并其他疾病，但住院期间不需特殊处理，也不影响第一诊断的临床路径实施时，可以进入路径。

> **释义**
>
> ■ 先天性肌性斜颈1岁前采用保守治疗，1岁后采用手术治疗。
> ■ 对于其他原因所致斜颈及复发肌性斜颈，不列入本路径。

（六）术前准备（术前评估）2 天

1. 必需的检查项目：
（1）血常规、血型、尿常规。
（2）肝肾功能、凝血功能。
（3）感染性疾病筛查。
（4）心电图。
（5）X 线胸片。
2. 根据患儿情况可选择的检查项目：颈椎 X 线平片、颈部超声、CT。

> **释义**
>
> ■ 年龄较小的先天性肌性斜颈患儿，行术前常规检查。
> ■ 大年龄先天性肌性斜颈患儿，可行颈椎正侧位 X 线片、CT 了解颈椎情况。

（七）预防性抗菌药物选择与使用时机

1. 按照《抗菌药物临床应用指导原则》（卫医发〔2004〕285号）选择用药（推荐用药及剂量）。
2. 推荐药物治疗方案（使用《国家基本药物》的药物）。

> **释义**
>
> ■先天性肌性斜颈不适用抗菌药物治疗。

（八）手术日为入院第3天

1. 麻醉方式：全身麻醉。
2. 手术方式：胸锁乳突肌切断松解术。
3. 手术内置物：无。
4. 术中用药：无。
5. 输血：无。

> **释义**
>
> ■先天性肌性斜颈手术在全身麻醉插管下进行。

（九）术后住院恢复2~4天

1. 必须复查的检查项目：无。
2. 术后用药：无。

> **释义**
>
> ■手术后3天颈部伤口换药，颈部功能锻炼，严重者可行颈部牵引治疗。

（十）出院标准

1. 术后体温平稳，切口无渗出、出血、感染等表现。
2. 无术后并发症。

> **释义**
>
> ■手术后体温正常，颈部伤口生长好，掌握颈部功能锻炼方法。

（十一）变异及原因分析

1. 如术中出现血管或神经损伤、可能要输血，术后住院时间需要延长。
2. 存在其他原因所致斜颈。

释义

- 其他原因所致斜颈及复发性斜颈，不在本路径范围。

四、给药方案

肌性斜颈不需预防应用抗菌药物。术后可应用止血药物 1~2 天，术后可静点葡萄糖维持液或生理盐水补液 1~2 天。

五、推荐表单

（一）医师表单

先天性肌性斜颈临床路径医师表单

适用对象：第一诊断为先天性肌性斜颈（ICD-10：Q68.001）
行胸锁乳突肌切断松解术（ICD-9-CM-3：83.19）

患儿姓名：	性别：　　年龄：　　门诊号：	住院号：
住院日期：　　年　月　日	出院日期：　　年　月　日	标准住院日：5~7 天

时间	住院第 1 天	住院第 2 天	住院第 3 天 （手术日）
主要诊疗工作	□ 询问病史以及体格检查 □ 初步诊断和治疗方案 □ 住院医师完成住院志、首次病程、上级医师查房等病例书写 □ 完善术前检查	□ 上级医师查房，术前评估 □ 决定手术方案 □ 完成上级医师查房记录等 □ 向患儿家属交代围术期注意事项并签署手术知情同意书、输血同意书、自费用品同意书等 □ 麻醉医师看患儿并签署麻醉同意书等 □ 完成各项术前准备	□ 手术前做手术部位标记 □ 向患儿家属交代手术过程情况以及术后注意事项 □ 完成手术记录 □ 上级医师查房 □ 患儿一般状态，手术切口是否有渗血等
重点医嘱	长期医嘱： □ 二级护理 □ 一级护理 □ 普通饮食 临时医嘱： □ 血、尿常规 　凝血功能 □ 肝、肾功能 □ 感染性疾病筛查 □ 心电图 □ X 线胸片 □ 颈椎正侧位 X 线片（必要时）	长期医嘱： □ 二级护理 □ 一级护理 □ 普通饮食 临时医嘱： □ 手术医嘱，清洁皮肤等 □ 术晨补液 □ 术前麻醉科用药	长期医嘱： □ 一级护理 □ 普通饮食 □ 全身麻醉下行胸锁乳突肌切断松解术 临时医嘱： □ 静脉补液 □ 伤口沙袋加压 12 小时
病情变异记录	□ 无　□ 有，原因： 1. 2.	□ 无　□ 有，原因： 1. 2.	□ 无　□ 有，原因： 1. 2.
医师签名			

时间	住院第 4 天 （术后 1 日）	住院第 5 天 （术后 2 日）	住院第 6~7 天 （出院日）
主要诊疗工作	□ 上级医师查房 □ 完成常规病程记录 □ 观察患儿术后一般情况 □ 切口情况	□ 上级医师查房 □ 完成常规病程记录 □ 依据情况进行选择性换药	□ 上级医师查房，进行手术伤口评估，确定有无手术并发症和伤口愈合不良的情况，明确是否出院 □ 完成住院志、病案首页、出院小结等 □ 向家属交代复诊时间
重点医嘱	长期医嘱： □ 一级护理 □ 普通饮食 临时医嘱： □ 补液支持 □ 镇痛等对症处理	长期医嘱： □ 二级护理 □ 一级护理 □ 普通饮食 临时医嘱： □ 镇痛等对症治疗 □ 复查血常规（必要时）	长期医嘱： □ 二级护理 □ 一级护理 □ 普通饮食 出院医嘱： □ 根据伤口愈合情况，预约换药、拆线的时间 □ 随诊
病情变异记录	□ 无 □ 有，原因： 1. 2.	□ 无 □ 有，原因： 1. 2.	□ 无 □ 有，原因： 1. 2.
医师签名			

（二）护士表单

先天性肌性斜颈临床路径护士表单

适用对象：第一诊断为先天性肌性斜颈（ICD-10：Q68.001）

行胸锁乳突肌切断松解术（ICD-9-CM-3：83.19）

患儿姓名：	性别：　　年龄：　　门诊号：	住院号：
住院日期：　　年　月　日	出院日期：　　年　月　日	标准住院日：5~7 天

时间	住院第 1 天	住院第 2 天	住院第 3 天 （手术日）
健康宣教	**入院宣教：** □ 介绍责任护士、主管医师 □ 病房环境、设施和设备 □ 陪住规定、作息制度、送餐规定 □ 住院注意事项 **疾病相关知识介绍：** □ 饮食指导 □ 术前检查目的与注意事项 □ 术前感染的安全教育 □ 颈部功能锻炼指导	□ 术前备皮、禁食、禁水、静脉输液、用药目的 □ 进手术室前排便、排尿的重要性 □ 家长术前的心理疏导	□ 沙袋按压伤口的目的 □ 术后补液用药目的 **饮食指导：** □ 普通饮食
护理处置	□ 核对患儿，佩戴腕带 □ 建立入院病历 □ 卫生处置：剪指/趾甲、沐浴，更换病号服 □ 协助医师完成术前检查	□ 协助医师进一步完成各项术前检查	□ 进手术前再次清洁术野皮肤 □ 进手术前排空肠道、膀胱 □ 术前遵医嘱补液 □ 术后 6 小时全身麻醉护理
基础护理	**二级护理：** □ 晨晚间护理 □ 安全护理 □ 饮食护理	**二级护理：** □ 晨晚间护理 □ 安全护理 □ 饮食护理	**一级护理：** □ 晨晚间护理 □ 安全护理 □ 饮食护理 □ 大小便护理
专科护理	□ 护理查体 □ 日常生活能力评估 □ 完全独立 □ 需部分帮助 □ 完全依赖帮助 □ 坠床/跌倒评估，需要时填写防范表 □ 心理护理 □ 术前感染的预防 □ 需要时请家长陪住	□ 心理护理 □ 术前感染的预防 □ 颈部功能锻炼	□ 伤口护理：沙袋压迫伤口 12~24 小时 □ 疼痛护理 □ 体温发热的护理 □ 正确补液、用药 □ 心理护理

续　表

时间	住院第 1 天	住院第 2 天	住院第 3 天 （手术日）
重点 医嘱	□ 详见医嘱执行单	□ 详见医嘱执行单	□ 详见医嘱执行单
病情 变异 记录	□ 无　□ 有，原因： 1. 2.	□ 无　□ 有，原因： 1. 2.	□ 无　□ 有，原因： 1. 2.
护士 签名			

时间	住院第4天 （术后1日）	住院第5天 （术后2日）	住院第6~7天 （出院日）
健康宣教	□ 术后感染的预防 □ 安全教育 □ 颈部功能锻炼指导 □ 佩戴支具方法和要求 □ 头颈枕颌牵引的目的	□ 术后感染的预防 □ 安全教育 □ 颈部功能锻炼指导 □ 佩戴支具方法和要求 □ 头颈枕颌牵引的目的	□ 坚持颈部功能锻炼防止复发的重要性 □ 佩戴支具颈托3个月至半年 □ 复查的时间、地点，发生特殊情况的处理 □ 指导家长办理出院手续 □ 发放健康处方
护理处置	□ 根据医嘱完成治疗 □ 根据病情测量生命体征	□ 根据医嘱完成治疗 □ 根据病情测量生命体征	□ 办理出院手续 □ 完成护理病历
基础护理	一级护理： □ 晨晚间护理 □ 安全护理 □ 饮食护理 □ 大小便护理	二级护理： □ 晨晚间护理 □ 安全护理 □ 饮食护理 □ 大小便护理	二级护理： □ 晨间护理 □ 安全护理 □ 饮食护理 □ 大小便护理
专科护理	□ 疼痛护理 □ 体温发热的护理 □ 心理护理 □ 颈部功能锻炼 □ 正确佩戴支具 □ 头颈枕颌牵引	□ 疼痛护理 □ 体温发热的护理 □ 心理护理 □ 颈部功能锻炼 □ 正确佩戴支具 □ 头颈枕颌牵引	□ 心理护理 □ 颈部功能锻炼 □ 正确佩戴支具 □ 头颈枕颌牵引
重点医嘱	□ 详见医嘱执行单	□ 详见医嘱执行单	□ 详见医嘱执行单
病情变异记录	□ 无 □ 有，原因： 1. 2.	□ 无 □ 有，原因： 1. 2.	□ 无 □ 有，原因： 1. 2.
护士签名			

（三）患儿家属表单

先天性肌性斜颈临床路径患儿家属表单

适用对象：第一诊断为先天性肌性斜颈（ICD-10：Q68.001）
行胸锁乳突肌切断松解术（ICD-9-CM-3：83.19）

患儿姓名：	性别：　　年龄：　　门诊号：	住院号：
住院日期：　　年　月　日	出院日期：　　年　月　日	标准住院日：5~7 天

时间	住院第 1 天	住院第 2 天	住院第 3 天（手术日）
监测	□ 测量生命体征，体重	□ 测量生命体征 □ 与医护沟通	□ 清晨测量体温、脉搏、呼吸、血压 1 次
医患配合	□ 护士行入院护理评估（简单询问病史） □ 接受入院宣教 □ 医师询问现病史、既往病史、用药情况，收集资料 □ 收集资料	□ 配合完善术前相关检查 □ 术前宣教 □ 肌性斜颈知识 □ 术前用物准备	□ 术后宣教 □ 术后体位：麻醉未醒时平卧，清醒后护士协助翻身，颈部沙袋加压 □ 监护设备、吸氧 □ 配合护士定时监测生命体征、伤口敷料等 □ 告知医护术后不适主诉
重点诊疗及检查	重点诊疗： □ 二级护理 □ 既往用药	重点诊疗： 术前准备： □ 备皮剃发 □ 术前签字 重要检查： □ 抽血实验室检查 □ 心电图 □ X 线胸片	重点诊疗： □ 一级护理 □ 予以监测设备、吸氧 □ 用药：止血药、补液药物应用 □ 护士协助记录出入量
饮食活动	□ 术前普通饮食 □ 正常活动	□ 术前普通饮食 □ 术前 6~8 小时禁食、禁水 □ 正常活动	□ 根据病情术后 6 小时半流质饮食 □ 卧床休息，自主体位

时间	住院第 4 天 （术后 1 日）	住院第 5 天 （术后 2 日）	住院第 6~7 天 （出院日）
监测	□ 定时监测生命体征	□ 定时监测生命体征	□ 定时监测生命体征
医患配合	□ 医师巡视，了解病情 □ 注意探视及陪伴时间	□ 伤口保护 □ 医师巡视，了解病情 □ 医师讲解术后颈部功能锻炼方法及注意事项	□ 颈部伤口换药及注意事项 □ 颈部功能锻炼，严重者牵引治疗 出院宣教： □ 出院前康复宣教 □ 颈部支具佩戴方法及时间 □ 了解复查程序，办理门诊预约 □ 办理出院手续
重点诊疗及检查	重点诊疗： □ 一级护理 □ 静脉补液用药	重点诊疗： □ 一级护理	重点诊疗： □ 二级护理
饮食活动	□ 术后根据病情逐渐半流质饮食及普通饮食 □ 逐渐下床活动	□ 术后普通饮食 □ 正常活动	□ 术后普通饮食 □ 正常活动

附：原表单（2010年版）

先天性肌性斜颈临床路径表单

适用对象：第一诊断为先天性肌性斜颈（ICD-10：Q68.001）
行胸锁乳突肌切断松解术（ICD-9-CM-3：83.19）

患儿姓名：　　　　　性别：　　年龄：　　门诊号：　　　住院号：

住院日期：　年　月　日　　出院日期：　年　月　日　　标准住院日：5~7天

时间	住院第1天	住院第2天	住院第3天（手术日）
主要诊疗工作	□ 询问病史以及体格检查 □ 上级医师查房 □ 初步诊断和治疗方案 □ 住院医师完成住院志、首次病程、上级医师查房等病例书写 □ 完善术前检查	□ 上级医师查房，术前评估 □ 决定手术方案 □ 完成上级医师查房记录等 □ 向患儿家属交代围术期注意事项并签署手术知情同意书、输血同意书、自费用品同意书等 □ 麻醉医师探望患儿并签署麻醉同意书等 □ 完成各项术前准备	□ 手术 □ 向患儿家属交代手术过程情况以及术后注意事项 □ 完成手术记录 □ 上级医师查房 □ 患儿一般状态，手术切口是否有渗血等
重点医嘱	长期医嘱： □ 二级护理 □ 普通饮食 临时医嘱： □ 血、尿、便常规 □ 凝血功能 □ 肝、肾功能 □ 感染性疾病筛查 □ 颈椎正侧位X线片 □ 心电图	长期医嘱： □ 二级护理 □ 普通饮食 临时医嘱： □ 手术医嘱，清洁皮肤等 □ 术晨补液 □ 术前预防性抗菌药物 □ 术前麻醉科用药	长期医嘱： □ 一级护理 □ 普通饮食 □ 全身麻醉下行胸锁乳突肌切断松解术 □ 静脉抗菌药物 临时医嘱： □ 静脉补液
主要护理工作	□ 入院宣教，介绍医护人员、病房环境、设施和设备 □ 入院护理评估 □ 执行术前检查	□ 等待检查结果 □ 家属沟通 □ 做好术前准备 □ 提醒家属患儿术前禁食、禁水 □ 做好家属术前的心理护理	□ 监护患儿生命体征及呼吸情况 □ 术后护理 □ 术后应用抗菌药物及补液
病情变异记录	□ 无　□ 有，原因： 1. 2.	□ 无　□ 有，原因： 1. 2.	□ 无　□ 有，原因： 1. 2.
护士签名			
医师签名			

时间	住院第 4 天 （术后 1 日）	住院第 5 天 （术后 2 日）	住院第 6~7 天 （出院日）
主要诊疗工作	□ 上级医师查房 □ 完成常规病程记录 □ 观察患儿术后一般情况 □ 切口情况 □ 必要时术后应用支具或石膏固定	□ 上级医师查房 □ 完成常规病程记录 □ 依据情况进行选择性换药	□ 上级医师查房，进行手术以及伤口评估，确定有无手术并发症和伤口愈合不良的情况，明确是否出院 □ 完成住院志、病案首页、出院小结等 □ 向家属交代复诊时间
重点医嘱	长期医嘱： □ 二级护理 □ 普通饮食 临时医嘱： □ 镇痛等对症治疗	长期医嘱： □ 二级护理 □ 普通饮食 临时医嘱： □ 复查血常规 □ 镇痛等对症治疗	长期医嘱： □ 二级护理 □ 普通饮食 出院医嘱： □ 根据伤口愈合情况，预约换药拆线的时间 □ 随诊
主要护理工作	□ 监护患儿生命体征及呼吸情况 □ 术后护理 □ 支具或者石膏护理	□ 注意患儿一般情况 □ 术后护理 □ 支具或者石膏护理	□ 指导家属办理出院手续 □ 出院宣教
病情变异记录	□ 无　□ 有，原因： 1. 2.	□ 无　□ 有，原因： 1. 2.	□ 无　□ 有，原因： 1. 2.
护士签名			
医师签名			

第三十四章

先天性巨结肠临床路径释义

一、先天性巨结肠编码

疾病名称及编码：先天性巨结肠（ICD-10：Q43.1）

二、临床路径检索方法

Q43.1   出院科别：儿科

三、先天性巨结肠临床路径标准住院流程

（一）适用对象

第一诊断为先天性巨结肠（ICD-10：Q43.1）。

行手术治疗（ICD-9-CM-3：48.4101-48.4103）。

> **释义**
>
> ■ 本路径适用对象为临床诊断为先天性巨结肠的患儿。

（二）诊断依据

根据《临床诊疗指南·小儿外科学分册》（中华医学会编著，人民卫生出版社，2005）、《临床技术操作规范·小儿外科学分册》（中华医学会编著，人民军医出版社，2005）。

1. 出生后出现胎便排出延迟，即生后 24 小时未排胎便，48 小时内胎便未排净，便秘症状日益加重。

2. 钡灌肠显示有肠管狭窄、移行和扩张的表现。

3. 肛直肠测压无内括约肌松弛反射。

4. 直肠活检提示先天性巨结肠病理改变。

其中 1 为必备，2、3、4 具备 2 项可确诊。

> **释义**
>
> ■ 本路径的制定主要参考国内外权威参考书籍和诊疗指南。
>
> ■ 前述"出生后出现胎便排出延迟，便秘症状日益加重"为典型临床表现。便秘可引起肠炎，导致便秘与腹泻交替出现。
>
> ■ 钡灌肠为传统影像学检查方法，可显示肠管狭窄（痉挛）、移行和扩张段的程度及范围，对于本症的诊断、分型及手术方案的制订均具有重要意义，应作为必要的检查手段。
>
> ■ 肛管直肠测压为重要的辅助检查项目，本症患儿"无内括约肌松弛反射"。检查结果的可靠性受患儿年龄、仪器性能及操作手法的影响。

■直肠活检提示先天性巨结肠病理改变。直肠活检更多用于术中确定切除病变肠管部位及根治手术后进一步证实诊断。还可用于经钡灌肠及直肠测压检查仍不能确定诊断的非典型病例。

（三）治疗方案的选择

根据《小儿外科学》（施诚仁主编，第4版，人民卫生出版社，2009）。

1. 经肛门结肠拖出术。
2. 腹腔镜辅助或开腹经肛门结肠拖出术。

释义

■经肛门结肠拖出术：近年在国内广泛开展。本术式无须开腹，对腹腔脏器干扰小，术后肠功能恢复快，缩短了住院时间，排便功能与开腹手术相当，总体疗效满意。本术式可应用于短段型、常见型及部分长段型巨结肠。

■腹腔镜辅助或开腹经肛门结肠拖出术：长段型或全结肠型巨结肠常需要通过腹腔镜辅助或开腹处理肠系膜血管，以使肠管无张力拖出，保证吻合口的愈合。

（四）标准住院日为14~21天

若住院前已完成部分术前准备，住院日可适当缩短。

释义

■多数患儿住院14~21天。住院时间因病变类型、程度、术前准备时间和手术方式不同而有较大差异。

■传统开腹手术住院时间偏长，经肛门结肠拖出术及腹腔镜或开腹辅助经肛门结肠拖出术住院时间较短。

■如患儿术前即合并严重肠炎、电解质紊乱及营养不良，术后需要继续治疗则延长住院时间。

（五）进入临床路径标准

1. 第一诊断必须符合 ICD-10：Q43.1 先天性巨结肠疾病编码。
2. 符合短段型、普通型、长段型巨结肠诊断的病例，进入临床路径。
3. 当患儿同时具有其他疾病诊断，但在住院期间不需要特殊处理也不影响第一诊断的临床路径实施时，可以进入临床路径。

释义

■进入本路径患儿的第一诊断为先天性巨结肠。

■ 如诊断为本症，合并一定程度的肠炎、电解质紊乱、营养不良等，仍可进入路径，但可能会增加医疗费用，延长住院时间。

■ 若并发症使患儿全身情况恶化，甚至出现巨结肠危象，危险程度明显增加，治疗复杂，不进入本路径。

（六）术前准备7~14天

1. 必需的检查项目：

（1）实验室检查：血常规、尿常规、便常规+隐血+培养、血型、C反应蛋白、肝肾功能、电解质、血气分析、凝血功能、感染性疾病筛查（乙型肝炎、丙型肝炎、梅毒、艾滋病等）。

（2）心电图、X线胸片（正位）。

2. 根据患儿病情可选择超声心动图等。

3. 术前进行充分肠道准备。

4. 下消化道造影。

释义

■ 入院即行术前准备。

■ 血常规、尿常规和便常规是最基本的三大常规检查，每个进入路径的患儿均需完成。合并肠炎患儿可测定大便隐血及细菌培养。

■ 肝肾功能、电解质（血生化）及血气分析检查可以评价患儿电解质、酸碱平衡及营养状态。

■ 血型、凝血功能、感染性疾病筛查（乙型肝炎、丙型肝炎、梅毒、艾滋病等）为手术患儿常规检查项目。

■ 心电图、X线胸片对于麻醉管理的安全性具有重要意义，应作为常规检查。

■ 心电图检查发现异常者应进行超声心动检查，必要时请心内科会诊，进一步评价心功能、手术和麻醉耐受能力。

■ 下消化道造影可提示病变肠管的形态，判断痉挛段、移行段、扩张段的长度，在进行结肠灌洗治疗前后需各检查1次，提高诊断的准确性。

■ 可能合并严重细菌感染的患儿测定C反应蛋白，作为决定手术方式、选用抗菌药物的重要参考。

■ 本症术前肠道准备时间差异很大。患儿年龄小、肠管扩张轻、未合并肠炎，术前准备时间短；患儿年龄大、肠管扩张重或合并严重肠炎，则术前准备时间长。

■ 传统的术前肠道准备时间为7~14天。目前，由于患儿就诊时间前移和管理理念的进步，术前准备时间缩短，基础情况较好的患儿，可争取在入院1周内手术。

（七）预防性抗菌药物选择与使用时机

抗菌药物使用：按照《抗菌药物临床应用指导原则》（卫医发〔2004〕285号）执行，并结合患儿的病情决定抗菌药物的选择与使用时间。

释义

　　■ 基础情况较好的患儿除术前预防性静脉应用抗菌药物外，术后根据伤口、腹部及血常规检查情况继续应用 3~7 天。

（八）手术日为入院第 8~15 天

1. 麻醉方式：气管插管全身麻醉，可加骶管麻醉。
2. 手术方式：短段型及普通型巨结肠行经肛门结肠拖出术，长段型行腹腔镜辅助或开腹经肛门结肠拖出术。
3. 输血：视术中和术后情况而定。

释义

　　■ 前述"短段型及普通型巨结肠行经肛门结肠拖出术，长段型行腹腔镜辅助或开腹经肛门结肠拖出术"为术式选择的基本原则。可根据患儿的具体情况有所调整。年龄小，病变肠管短的患儿优先选择经肛门手术；年龄大，病变肠管长或肠系膜紧张的患儿经肛门手术困难时，应通过腹腔镜或开腹松解肠系膜，更为安全。

　　■ 除特殊情况，一般不需术中输血。

（九）术后住院恢复 6~8 天

1. 术后必须复查的检查项目：血常规、C 反应蛋白、血气分析、肝肾功能、电解质。
2. 术后用药：抗菌药物使用按照《抗菌药物临床应用指导原则》（卫医发〔2004〕285 号）执行。

释义

　　■ 一般情况下吻合口愈合、肠功能恢复正常时间需要 6~8 天。
　　■ 术后 3 天及出院前复查血常规。
　　■ 基础情况较差患儿术后复查 C 反应蛋白、血气分析、肝肾功能、电解质（血生化）。
　　■ 根据患儿情况及血常规、C 反应蛋白指标决定手术后应用抗菌药物的种类和时间。

（十）出院标准

1. 一般情况良好。
2. 便秘症状消失。
3. 伤口愈合良好，无出血、感染、瘘等。
4. 无其他需要住院处理的并发症。

释义

　　■ 出院时患儿应全身情况较好，体温大致正常，无严重腹胀，完全经口进食，便秘症状消失（可能大便次数增多）。
　　■ 出院前血常规基本正常。
　　■ 需要时术后复查 C 反应蛋白、血气分析、肝肾功能、电解质（血生化），无严重偏差。
　　■ 伤口无感染。

（十一）变异及原因分析

1. 经手术证实为特殊类型先天性巨结肠（全结肠型、超短段型等），手术困难，术后恢复慢，导致住院时间延长和费用增加。
2. 围术期并发症等造成住院时间延长和费用增加。

释义

　　■ 全结肠型巨结肠、巨结肠危象患儿及巨结肠类缘病等，病理状态复杂、病情危重、治疗方案的个体差异大、疗程长，不进入本路径。
　　■ 如治疗过程中出现肠道感染加重、消化道穿孔、吻合口瘘、腹腔及伤口感染等并发症，也将导致住院时间延长，费用增加。以上情况应由主管医师在临床路径表单中予以说明。
　　■ 因患儿方面的主观原因导致执行路径出现变异，也需要主管医师在临床路径表单中予以说明。

四、先天性巨结肠给药方案

先天性巨结肠术前无需应用药物，仅需肠道准备即可。
术前 30 分钟给予第二代或第三代头孢菌素+甲硝唑静脉给药。
术后可给予第二代或第三代头孢菌素+甲硝唑静脉给药防治感染，用药时长为 1 周左右。

五、推荐表单

（一）医师表单

先天性巨结肠临床路径医师表单

适用对象：第一诊断为先天性巨结肠（ICD-10：Q43.1）
行手术治疗（ICD-9-CM-3：48.4101-48.4103）

患儿姓名：		性别：　　年龄：　　门诊号：		住院号：
住院日期：　　年　月　日		出院日期：　　年　月　日		标准住院日：14~21 天

时间	住院第 1 天	住院第 2~7 天（肠道准备阶段，可延长至 14 天）	住院第 8 天（术前 3 日）	住院第 10 天（术前 1 日）
主要诊疗工作	□ 询问病史与体格检查 □ 上级医师查房与术前评估 □ 确定诊断、术前准备和手术日期 □ 与患儿家属沟通病情并予以指导	□ 上级医师查房与术前评估 □ 评估检查结果符合诊断和手术条件 □ 分析异常结果，处理后复查	□ 评估检查结果符合诊断和手术条件 □ 异常者分析处理后复查 □ 签署输血知情同意书	□ 上级医师查房与术前评估 □ 向患儿监护人交代病情，签署手术知情同意书 □ 麻醉科医师探望患儿并完成麻醉前书面评估 □ 完成手术准备
重点医嘱	**长期医嘱：** □ 小儿外科护理常规 □ 二级或一级护理 □ 无渣普通饮食（或奶） □ 巨结肠清洁灌肠qd×10 天（必要时） **临时医嘱：** □ 血常规、尿常规、便常规+隐血+培养 □ 肝肾功能、血气分析、C 反应蛋白、电解质、凝血功能 □ 感染性疾病筛查 □ 心电图、X 线胸片 □ 超声心动图（必要时） □ 告知清洁灌肠风险	**长期医嘱：** □ 小儿外科护理常规 □ 二级或一级护理 □ 无渣普通饮食（或奶） □ 巨结肠清洁灌肠 qd	**长期医嘱：** □ 小儿外科护理常规 □ 二级或一级护理 □ 无渣普通饮食（或奶） □ 巨结肠清洁灌肠 qd □ 抗菌药物 **临时医嘱：** □ 复查钡剂灌肠造影（必要时）	**临时医嘱：** □ 明晨禁食 □ 拟明日全身麻醉下行先天性巨结肠手术 □ 今晚、明晨洗肠净止 □ 备胃管、导尿管（必要时） □ 备血（必要时）
病情变异记录	□无　□有，原因： 1. 2.	□无　□有，原因： 1. 2.	□无　□有，原因： 1. 2.	□无　□有，原因： 1. 2.
医师签名				

时间	住院第 11 天 （手术日）	住院第 12 天 （术后 1 日）	住院第 13~14 天 （术后 2~4 日）
主要诊疗工作	□ 手术 □ 完成术后医嘱和检查 □ 上级医师查房 □ 向患儿家属交代手术中情况和术后注意事项 □ 确定有无手术和麻醉并发症 □ 麻醉科医师随访和书面评价	□ 上级医师查房 □ 仔细观察患儿腹部体征变化，腹腔引流情况 □ 对手术进行评估	□ 上级医师查房 □ 仔细观察患儿腹部体征变化，腹腔引流情况 □ 对手术进行评估仔细观察患儿腹部体征变化，腹腔引流情况（如有），肛门有无出血等，对手术进行评估 □ 确定有无手术并发症
重点医嘱	**长期医嘱：** □ 今日在全身麻醉下行先天性巨结肠手术 □ 小儿外科护理常规 □ 置监护病房（必要时） □ 一级护理 □ 禁食 □ 留置肛管（必要时） □ 持续心电监护 □ 胃肠减压接负压吸引，记量（必要时） □ 留置导尿，记量（必要时） □ 如有腹腔引流，接袋，记量 □ 肛周护理 □ 甲硝唑静脉滴注 □ 广谱抗菌药物 **临时医嘱：** □ 按体重和出入量补充液体和电解质 □ 必要时按需输血	**长期医嘱：** □ 小儿外科护理常规 □ 转入普通病房 □ 一级护理 □ 流质饮食（如可以） □ 甲硝唑静脉滴注 □ 广谱抗菌药物 □ 肛周护理 **如为经腹（腹腔镜或开放）手术，除上述外，则** □ 一级护理 □ 持续心电、血压、SaO_2监测 □ 胃肠减压接负压吸引，记量 □ 留置导尿，记量 □ 如有腹腔引流，接袋，记量 **临时医嘱：** □ 复查血常规、C反应蛋白、电解质、血气分析（必要时） □ 按体重和出入量补充液体和电解质	**长期医嘱：** □ 小儿外科护理常规 □ 一级或二级护理 □ 半流质饮食（去除胃肠减压后，如可以） □ 甲硝唑静脉滴注 □ 广谱抗菌药物 □ 肛周护理 □ 去除胃肠减压（如可以） □ 拔除导尿管 □ 拔除腹腔引流 **如为经腹（腹腔镜或开放）手术** □ 流质饮食 □ 转入普通病房 □ 一级或二级护理 **临时医嘱：** □ 复查血常规、C反应蛋白、电解质、血气分析、肝肾功能 □ 按体重和出入量补充液体和电解质
病情变异记录	□ 无 □ 有，原因： 1. 2.	□ 无 □ 有，原因： 1. 2.	□ 无 □ 有，原因： 1. 2.
医师签名			

时间	住院第 15 天 （术后 5 日）	住院第 16~19 天 （术后 6~9 日）	住院第 20 天 （出院日）
主要诊疗工作	□ 上级医师查房，确定有无手术并发症和手术切口感染	□ 上级医师查房，确定有无手术并发症和手术切口感染	□ 上级医师查房，确定有无手术并发症和手术切口感染 □ 指导家长术后 2 周返院，肛门指诊检查吻合口愈合情况，根据检查结果决定是否可以进行扩肛。 **如果患儿可以出院：** □ 通知患儿及其家属出院 □ 交代出院后注意事项及术后随访事宜，预约复诊日期及拆线日期
重点医嘱	**长期医嘱：** □ 小儿外科护理常规 □ 二级或一级护理 □ 普通饮食（或奶） □ 肛周护理	**长期医嘱：** □ 小儿外科护理常规 □ 二级或一级护理 □ 普通饮食（或奶） □ 肛周护理 **临时医嘱：** □ 拆线（如腹部有小切口缝线）	**长期医嘱：** □ 出院带药
病情变异记录	□ 无　□ 有，原因： 1. 2.	□ 无　□ 有，原因： 1. 2.	□ 无　□ 有，原因： 1. 2.
医师签名			

（二）护士表单

先天性巨结肠临床路径护士表单

适用对象：第一诊断为先天性巨结肠（ICD-10：Q43.1）

行手术治疗（ICD-9-CM-3：48.4101~48.4103）

患儿姓名：	性别： 年龄： 门诊号：	住院号：
住院日期： 年 月 日	出院日期： 年 月 日	标准住院日：14~21 天

时间	住院第 1 天	住院第 2~7 天 （肠道准备阶段， 可延长至 14 天）	住院第 8 天 （术前 3 日）	住院第 10 天 （术前 1 日）
主要护理工作	□ 入院宣教：介绍医护人员、病房环境、设施和设备 □ 入院护理评估 □ 动静脉取血（明晨取血） □ 指导患儿到相关科室完成辅助检查	□ 饮食护理 □ 灌肠护理 □ 观察腹部体征、大便性状 □ 保暖	□ 饮食护理 □ 灌肠护理 □ 观察腹部体征、大便性状 □ 保暖	□ 会阴部准备 □ 手术前沐浴、更衣 □ 手术前肠道准备 □ 手术前物品准备 □ 手术前心理护理 □ 明晨禁食、禁水
重点医嘱	**长期医嘱：** □ 小儿外科护理常规 □ 二级或一级护理 □ 无渣普通饮食（或奶） □ 巨结肠清洁灌肠qd×10 天（必要时） **临时医嘱：** □ 血常规、尿常规、便常规+隐血+培养 □ 肝肾功能、血气分析、C 反应蛋白、电解质、凝血功能 □ 感染性疾病筛查 □ 心电图、X 线胸片 □ 超声心动图（必要时） □ 告知清洁灌肠风险	**长期医嘱：** □ 小儿外科护理常规 □ 二级或一级护理 □ 无渣普通饮食（或奶） □ 巨结肠清洁灌肠 qd	**长期医嘱：** □ 小儿外科护理常规 □ 二级或一级护理 □ 无渣普通饮食（或奶） □ 巨结肠清洁灌肠 qd □ 抗菌药物 **临时医嘱：** □ 复查钡剂灌肠造影（必要时）	**临时医嘱：** □ 明晨禁食 □ 拟明日全身麻醉下行先天性巨结肠手术 □ 今晚、明晨洗肠净止 □ 备胃管、导尿管（必要时） □ 备血
病情变异记录	□ 无 □ 有，原因： 1. 2.	□ 无 □ 有，原因： 1. 2.	□ 无 □ 有，原因： 1. 2.	□ 无 □ 有，原因： 1. 2.
护士签名				

时间	住院第 11 天 （手术日）	住院第 12 天 （术后 1 日）	住院第 13~14 天 （术后 2~4 日）
主要护理工作	□ 观察患儿生命体征、腹部体征 □ 手术后心理与生活护理 □ 完成患儿疼痛程度评分 □ 会阴部护理、引流管护理 □ 禁用肛表	□ 观察患儿生命和腹部体征 □ 手术后心理与生活护理 □ 会阴部护理、引流管护理 □ 药物不良反应观察和护理 □ 禁用肛表	□ 观察患儿生命和腹部体征 □ 手术后心理与生活护理 □ 会阴部护理、引流管护理 □ 观察大便性状 □ 伤口护理
重点医嘱	长期医嘱： □ 今日在全身麻醉下行先天性巨结肠手术 □ 小儿外科护理常规 □ 置监护病房（必要时） □ 一级护理 □ 禁食 □ 留置肛管（必要时） □ 持续心电监护 □ 胃肠减压接负压吸引，记量（必要时） □ 留置导尿，记量 □ 如有腹腔引流，接袋，记量 □ 肛周护理 □ 甲硝唑静脉滴注 □ 广谱抗菌药物 临时医嘱： □ 按体重和出入量补充液体和电解质 □ 必要时按需输血	长期医嘱： □ 小儿外科护理常规 □ 转入普通病房 □ 一级护理 □ 流质饮食（如可以） □ 甲硝唑静脉滴注 □ 广谱抗菌药物 □ 肛周护理 如为经腹（腹腔镜或开放）手术，除上述外，则 □ 一级护理 □ 持续心电、血压、SaO_2 监测 □ 胃肠减压接负压吸引，记量 □ 留置导尿，记量 □ 如有腹腔引流，接袋，记量 临时医嘱： □ 复查血常规、C 反应蛋白、电解质、血气分析（必要时） □ 按体重和出入量补充液体和电解质	长期医嘱： □ 小儿外科护理常规 □ 一级或二级护理 □ 半流质饮食（去除胃肠减压后，如可以） □ 甲硝唑静脉滴注 □ 广谱抗菌药物 □ 肛周护理 □ 去除胃肠减压（如可以） □ 拔除导尿管 □ 拔除腹腔引流 如为经腹（腹腔镜或开放）手术 □ 流质饮食 □ 转入普通病房 □ 一级或二级护理 临时医嘱： □ 复查血常规、C 反应蛋白、电解质、血气分析、肝肾功能 □ 按体重和出入量补充液体和电解质
病情变异记录	□ 无　□ 有，原因： 1. 2.	□ 无　□ 有，原因： 1. 2.	□ 无　□ 有，原因： 1. 2.
护士签名			

时间	住院第 15 天 （术后 5 日）	住院第 16~19 天 （术后 6~9 日）	住院第 20 天 （出院日）
主要 护理 工作	□ 观察患儿情况 □ 手术后心理与生活护理 □ 会阴部护理 □ 饮食护理	□ 观察患儿情况 □ 手术后心理与生活护理 □ 会阴部护理 □ 指导并监督患儿术后活动	□ 对患儿家属进行出院准备 指导和出院宣教 □ 明确复查时间 □ 帮助患儿家属办理出院 手续
重 点 医 嘱	长期医嘱： □ 小儿外科护理常规 □ 二级或一级护理 □ 普通饮食（或奶） □ 肛周护理	长期医嘱： □ 小儿外科护理常规 □ 二级或一级护理 □ 普通饮食（或奶） □ 肛周护理 临时医嘱： □ 拆线（如腹部有小切口缝线）	长期医嘱： □ 出院带药
病情 变异 记录	□ 无　□ 有，原因： 1. 2.	□ 无　□ 有，原因： 1. 2.	□ 无　□ 有，原因： 1. 2.
护士 签名			

(三) 患儿家属表单

先天性巨结肠临床路径患儿家属表单

适用对象：第一诊断为先天性巨结肠 (ICD-10：Q43.1)

行手术治疗 (ICD-9-CM-3：48.4101-48.4103)

患儿姓名：		性别： 年龄： 门诊号：		住院号：
住院日期： 年 月 日		出院日期： 年 月 日		标准住院日：14~21 天

时间	住院第 1 天	住院第 2~7 天 (肠道准备阶段，可延长至 14 天)	住院第 8 天 (术前 3 日)	住院第 10 天 (术前 1 日)
患者配合	□ 接受入院宣教 □ 接受入院护理评估 □ 接受询问病史 □ 接受体格检查 □ 提供既往病史及用药情况 □ 配合相关检查 □ 配合观察病情并与医护人员交流 □ 签署自费用品协议	□ 配合记录 24 小时出入量 □ 配合完成巨结肠清洁灌肠 □ 配合其他相关诊疗工作 □ 配合观察病情并与医护人员交流	□ 配合记录 24 小时出入量 □ 配合完成巨结肠清洁灌肠 □ 配合其他相关诊疗工作 □ 配合观察病情并与医护人员交流 □ 签署输血知情同意书	□ 了解手术方案及围术期注意事项 □ 签署手术知情同意书，签署麻醉知情同意书 □ 接受术前宣教 □ 配合完成手术准备 □ 配合其他相关诊疗工作
重点诊疗及检查	□ 小儿外科护理常规 □ 二级或一级护理 □ 普通饮食 (或奶) □ 血常规、尿常规、便常规+隐血+培养 □ 肝肾功能、血气分析、C 反应蛋白、电解质、凝血功能 □ 感染性疾病筛查 □ 心电图、X 线胸片 □ 超声心动图 (必要时) □ 告知清洁灌肠风险 □ 巨结肠清洁灌肠qd×10 天 (必要时)	□ 小儿外科护理常规 □ 二级或一级护理 □ 无渣普通饮食 (或奶) □ 巨结肠清洁灌肠	□ 小儿外科护理常规 □ 二级或一级护理 □ 无渣普通饮食 (或奶) □ 巨结肠清洁灌肠 □ 抗菌药物 □ 复查钡剂灌肠造影 (必要时) □ 签署输血知情同意书	□ 向患儿监护人交代病情，签署手术知情同意书 □ 麻醉科医师探望患儿并完成麻醉前书面评估 □ 明晨禁食 □ 拟明日全身麻醉下行先天性巨结肠手术 □ 今晚、明晨洗肠净止 □ 备胃管、导尿管 (必要时) □ 会阴部准备 □ 手术前沐浴、更衣 □ 手术前肠道准备 □ 手术前物品准备 □ 手术前心理护理 □ 备血 (必要时)
病情变异记录	□无 □有，原因： 1. 2.	□无 □有，原因： 1. 2.	□无 □有，原因： 1. 2.	□无 □有，原因： 1. 2.

时间	住院第 11 天 （手术日）	住院第 12 天 （术后 1 日）	住院第 13~14 天 （术后 2~4 日）
患者配合	□ 接受术后康复指导 □ 配合禁食 □ 配合胃肠减压 □ 配合维护其他导管 □ 配合记录 24 小时出入量 □ 配合其他相关诊疗工作 □ 配合观察病情并与医护人员交流	□ 配合禁食 □ 配合胃肠减压 □ 配合维护其他导管 □ 配合记录 24 小时出入量 □ 配合其他相关诊疗工作 □ 配合观察病情并与医护人员交流	□ 配合禁食（必要时） □ 配合胃肠减压（必要时） □ 配合维护其他导管（必要时） □ 配合记录 24 小时出入量 □ 配合其他相关诊疗工作 □ 配合观察病情并与医护人员交流
重点诊疗及检查	□ 在全身麻醉下完成先天性巨结肠手术 □ 向患儿家属交代手术情况和术后注意事项 □ 小儿外科护理常规 □ 置监护病房（必要时） □ 一级护理 □ 禁食 □ 留置肛管（必要时） □ 持续心电监护 □ 胃肠减压接负压吸引，记量（必要时） □ 留置导尿，记量 □ 如有腹腔引流，接袋，记量 □ 肛周护理 □ 甲硝唑静脉滴注 □ 广谱抗菌药物 □ 按体重和出入量补充液体和电解质 □ 必要时按需输血 □ 观察患儿生命体征、腹部体征 □ 手术后心理与生活护理 □ 会阴部护理、引流管护理	□ 小儿外科护理常规 □ 转入普通病房 □ 一级护理 □ 流质饮食（如可能） □ 甲硝唑静脉滴注 □ 广谱抗菌药物 □ 肛周护理 **如为经腹（腹腔镜或开放）手术，除上述外，则** □ 一级护理 □ 持续心电、血压、SaO_2 监测 □ 胃肠减压接负压吸引，记量 □ 留置导尿，记量 □ 如有腹腔引流，接袋，记量 □ 复查血常规、C 反应蛋白、电解质、血气分析（必要时） □ 按体重和出入量补充液体和电解质 □ 观察患儿生命和腹部体征 □ 手术后心理与生活护理 □ 会阴部护理、引流管护理	□ 小儿外科护理常规 □ 一级或二级护理 □ 半流质饮食（如可能） □ 甲硝唑静脉滴注 □ 广谱抗菌药物 □ 肛周护理 □ 去除胃肠减压（如可以） □ 拔除导尿管 □ 拔除腹腔引流 **如为经腹（腹腔镜或开放）手术** □ 流质饮食（如可能） □ 转入普通病房 □ 一级或二级护理 □ 复查血常规、C 反应蛋白、电解质、血气分析、肝肾功能 □ 按体重和出入量补充液体和电解质 □ 观察患儿生命和腹部体征 □ 手术后心理与生活护理 □ 会阴部护理、引流管护理
病情变异记录	□ 无 □ 有，原因： 1. 2.	□ 无 □ 有，原因： 1. 2.	□ 无 □ 有，原因： 1. 2.

时间	住院第 15 天 （术后 5 日）	住院第 16~19 天 （术后 6~9 日）	住院第 20 天 （出院日）
患者配合	□ 配合记录 24 小时出入量 □ 配合其他相关诊疗工作 □ 配合观察病情并与医护人员交流	□ 配合记录 24 小时出入量 □ 配合其他相关诊疗工作 □ 配合观察病情并与医护人员交流	□ 配合相关诊疗工作 □ 接受出院前康复宣教 □ 了解出院注意事项 □ 了解复查程序 □ 办理出院手续 □ 获取出院诊断书 □ 获取出院带药
重点诊疗及检查	□ 小儿外科护理常规 □ 二级或一级护理 □ 普通饮食（或奶） □ 肛周护理 □ 手术后心理与生活护理 □ 会阴部护理	□ 小儿外科护理常规 □ 二级或一级护理 □ 普通饮食（或奶） □ 肛周护理 □ 手术后心理与生活护理 □ 会阴部护理 □ 拆线（需要时）	□ 上级医师查房，确定有无手术并发症和切口感染 □ 术后 2 周返院复查，肛指检查了解吻合口情况，并确定扩张器直径，指导患儿家属扩肛操作 □ 通知出院 □ 交代出院后注意事项及术后随访事宜，预约复诊日期及拆线日期 □ 出院带药 □ 出院宣教
病情变异记录	□ 无　□ 有，原因： 1. 2.	□ 无　□ 有，原因： 1. 2.	□ 无　□ 有，原因： 1. 2.

附：原表单（2009 年版）

先天性巨结肠临床路径表单

适用对象：第一诊断为先天性巨结肠（ICD-10：Q43.1）

行手术治疗（ICD-9-CM-3：48.4101-48.4103）

患儿姓名：   性别：   年龄：   门诊号：   住院号：

住院日期：   年 月 日   出院日期：   年 月 日   标准住院日：14~21 天

时间	住院第 1 天	住院第 2~7 天（肠道准备阶段，可延长至 14 天）	住院第 8 天（术前 3 日）	住院第 10 天（术前 1 日）
主要诊疗工作	□ 询问病史与体格检查 □ 上级医师查房与术前评估 □ 确定诊断、术前准备和手术日期 □ 与患儿家属沟通病情并予以指导	□ 上级医师查房与术前评估 □ 评估检查结果符合诊断和手术条件 □ 分析异常结果，处理后复查	□ 上级医师查房与术前评估 □ 评估检查结果符合诊断和手术条件 □ 异常者分析处理后复查 □ 签署输血知情同意书	□ 向患儿监护人交代病情，签署手术知情同意书 □ 麻醉科医师探望患儿并完成麻醉前书面评估 □ 完成手术准备
重点医嘱	**长期医嘱：** □ 小儿外科护理常规 □ 二级护理 □ 无渣普通饮食 □ 巨结肠清洁灌肠qd×10 天 **临时医嘱：** □ 血常规、尿常规、便常规+隐血+培养 □ 肝肾功能、血气分析、C反应蛋白、电解质、凝血功能 □ 感染性疾病筛查 □ 心电图、X线胸片 □ 超声心动图（必要时） □ 告知清洁灌肠风险	**长期医嘱：** □ 小儿外科护理常规 □ 二级护理 □ 无渣普通饮食 □ 巨结肠清洁灌肠 qd	**长期医嘱：** □ 小儿外科护理常规 □ 二级护理 □ 无渣普通饮食 □ 巨结肠清洁灌肠 qd □ 抗菌药物 **临时医嘱：** □ 复查钡剂灌肠造影（必要时）	**临时医嘱：** □ 明晨禁食 □ 拟明日全身麻醉下行先天性巨结肠手术 □ 今晚、明晨洗肠至干净为止 □ 备胃管、导尿管 □ 备血
主要护理工作	□ 入院宣教：介绍医护人员、病房环境、设施和设备 □ 入院护理评估 □ 动静脉取血（明晨取血） □ 指导患儿到相关科室完成辅助检查	□ 饮食护理 □ 灌肠护理 □ 观察腹部体征、大便性状 □ 保暖	□ 饮食护理 □ 灌肠护理 □ 观察腹部体征、大便性状 □ 保暖	□ 会阴部准备 □ 手术前沐浴、更衣 □ 手术前肠道准备 □ 手术前物品准备 □ 手术前心理护理 □ 明晨禁食、禁水

续　表

时间	住院第 1 天	住院第 2~7 天 （肠道准备阶段， 可延长至 14 天）	住院第 8 天 （术前 3 日）	住院第 10 天 （术前 1 日）
病情 变异 记录	□无　□有，原因： 1. 2.	□无　□有，原因： 1. 2.	□无　□有，原因： 1. 2.	□无　□有，原因： 1. 2.
护士 签名				
医师 签名				

时间	住院第 11 天 （手术日）	住院第 12 天 （术后 1 日）	住院第 13~14 天 （术后 2~4 日）
主要诊疗工作	□ 手术 □ 完成术后医嘱和检查 □ 上级医师查房 □ 向患儿家属交代手术中情况和术后注意事项 □ 确定有无手术和麻醉并发症 □ 麻醉科医师随访和书面评价	□ 上级医师查房 □ 仔细观察患儿腹部体征变化，腹腔引流情况 □ 对手术进行评估	□ 上级医师查房 □ 仔细观察患儿腹部体征变化，腹腔引流情况 □ 对手术进行评估仔细观察患儿腹部体征变化，腹腔引流情况（如有），肛门有无出血等，对手术进行评估 □ 确定有无手术并发症
重点医嘱	**长期医嘱：** □ 今日在全身麻醉下行先天性巨结肠手术 □ 小儿外科护理常规 □ 置监护病房（必要时） □ 一级护理 □ 禁食 □ 留置肛管（必要时） □ 持续心电监护 □ 胃肠减压接负压吸引，记量 □ 留置导尿，记量 □ 如有腹腔引流，接袋，记量 □ 肛周护理 □ 甲硝唑静脉滴注 □ 广谱抗菌药物 **临时医嘱：** □ 按体重和出入量补充液体和电解质 □ 必要时按需输血	**长期医嘱：** □ 小儿外科护理常规 □ 转入普通病房 □ 一级护理 □ 流质饮食 □ 甲硝唑静脉滴注 □ 广谱抗菌药物 □ 肛周护理 **如为经腹（腹腔镜或开放）手术，除上述外，则** □ 一级护理 □ 持续心电、血压、SaO₂监测 □ 胃肠减压接负压吸引，记量 □ 留置导尿，记量 □ 如有腹腔引流，接袋，记量 **临时医嘱：** □ 复查血常规、C 反应蛋白、电解质、血气分析（必要时） □ 按体重和出入量补充液体和电解质	**长期医嘱：** □ 小儿外科护理常规 □ 一级或二级护理 □ 半流质饮食 □ 甲硝唑静脉滴注 □ 广谱抗菌药物 □ 肛周护理 □ 去除胃肠减压 □ 拔除导尿管 □ 拔除腹腔引流 **如为经腹（腹腔镜或开放）手术** □ 流质饮食 □ 转入普通病房 □ 一级或二级护理 **临时医嘱：** □ 复查血常规、C 反应蛋白、电解质、血气分析、肝肾功能 □ 按体重和出入量补充液体和电解质
主要护理工作	□ 观察患儿生命体征、腹部体征 □ 手术后心理与生活护理 □ 完成患儿疼痛程度评分 □ 会阴部护理、引流管护理 □ 禁用肛表	□ 观察患儿生命和腹部体征 □ 手术后心理与生活护理 □ 会阴部护理、引流管护理 □ 药物不良反应观察和护理 □ 禁用肛表	□ 观察患儿生命和腹部体征 □ 手术后心理与生活护理 □ 会阴部护理、引流管护理 □ 观察大便性状 □ 伤口护理
病情变异记录	□ 无 □ 有，原因： 1. 2.	□ 无 □ 有，原因： 1. 2.	□ 无 □ 有，原因： 1. 2.
护士签名			
医师签名			

时间	时间住院第 15 天 （术后 5 日）	住院第 16~19 天 （术后 6~9 日）	住院第 20 天 （出院日）
主要诊疗工作	□ 上级医师查房，确定有无手术并发症和手术切口感染	□ 上级医师查房，确定有无手术并发症和手术切口感染	□ 上级医师查房，确定有无手术并发症和手术切口感染 □ 肛指检查了解吻合口情况，并确定扩张器直径，指导患儿家属进行扩肛操作 **如果该患儿可以出院：** □ 通知患儿及其家属出院 □ 交代出院后注意事项及术后随访事宜，预约复诊日期及拆线日期
重点医嘱	**长期医嘱：** □ 小儿外科护理常规 □ 二级护理 □ 普通饮食 □ 肛周护理	**长期医嘱：** □ 小儿外科护理常规 □ 二级护理 □ 普通饮食 □ 肛周护理 **临时医嘱：** □ 拆线（如腹部有小切口缝线）	**长期医嘱：** □ 出院带药
主要护理工作	□ 观察患儿情况 □ 手术后心理与生活护理 □ 会阴部护理 □ 饮食护理	□ 观察患儿情况 □ 手术后心理与生活护理 □ 会阴部护理 □ 指导并监督患儿术后活动	□ 对患儿家属进行出院准备指导和出院宣教 □ 对患儿家属进行扩肛指导 □ 帮助患儿家属办理出院手续
病情变异记录	□ 无　□ 有，原因： 1. 2.	□ 无　□ 有，原因： 1. 2.	□ 无　□ 有，原因： 1. 2.
护士签名			
医师签名			

第三十五章

先天性幽门肥厚性狭窄临床路径释义

一、先天性幽门肥厚性狭窄编码

疾病名称及编码：先天性幽门肥厚性狭窄（ICD-10：Q40.0）

二、临床路径检索方法

Q40.0   出院科别：儿科

三、先天性幽门肥厚性狭窄临床路径标准住院流程

（一）适用对象

第一诊断为先天性幽门肥厚性狭窄（ICD-10：Q40.0）。

行幽门环肌切开术或腹腔镜下幽门环肌切开术（ICD-9-CM-3：43.3）。

> **释义**
>
> ■ 本路径适用对象为临床诊断为先天性幽门肥厚性狭窄的患儿。
>
> ■ 治疗方法：本路径针对的是幽门环肌切开术或腹腔镜下幽门环肌切开术手术。

（二）诊断依据

根据《临床诊疗指南·小儿外科学分册》（中华医学会编著，人民卫生出版社）、《临床技术操作规范·小儿外科学分册》（中华医学会编著，人民军医出版社）。

1. 临床症状表现为：生后2~4周出现喷射性呕吐，不含胆汁；失水、营养不良。
2. 体征：右上腹肋缘下腹直肌外缘处橄榄形肿块。
3. B超检查：幽门环肌厚度≥4mm，幽门管长度≥15mm。
4. X线检查：吞稀钡造影特征表现：①胃扩张；②胃蠕动增强；③幽门管细长如鸟嘴状；
④胃排空延迟。

其中3、4可任选一项。

> **释义**
>
> ■ 本路径的制定主要参考国内外权威参考书籍和诊疗指南。
>
> ■ 生后2~4周出现的典型喷射样不含胆汁呕吐，呕吐可逐渐加重。呕吐加重时，可见咖啡色呕吐物。但有患儿可早至生后1周或迟至3~4周出现呕吐。随着呕吐加重，患儿可出现脱水、营养不良表现。查体可触及右上腹肋缘下腹直肌外缘处橄榄形肿块。本体征可见于100%患儿，需仔细查体，均可触及此包块。饱食后，还可见到胃型及蠕动波。

■ 本病主要辅助检查为上消化道造影及 B 超检查。B 超检查可见典型幽门肌层肥厚、幽门管延长表现即可确诊，特异度及灵敏度均较高。上消化道造影因存在射线损害的风险，已逐渐减少使用。

（三）治疗方案的选择

根据《临床诊疗指南·小儿外科学分册》（中华医学会编著，人民卫生出版社）、《临床技术操作规范·小儿外科学分册》（中华医学会编著，人民军医出版社）。
1. 幽门环肌切开术。
2. 腹腔镜下幽门环肌切开术。

释义

■ 本病治疗需行幽门环肌切开术。腹腔镜手术有着美观、术后恢复快的优点，目前已广泛普及，逐渐取代传统开腹手术。

（四）标准住院日为 4~7 天

释义

■ 本病多数合并水电解质平衡紊乱，术前应予以纠正。1~2 天后可行手术治疗。术后少数患儿仍会稍有呕吐，可因幽门水肿等原因导致，至 3~5 日后喂养正常后可出院。

（五）进入路径标准

1. 第一诊断必须符合 ICD-10：Q40.0 先天性幽门肥厚性狭窄疾病编码。
2. 当患儿同时具有其他疾病诊断，但在住院期间不需要特殊处理也不影响第一诊断的临床路径实施时，可以进入路径。

释义

■ 第一诊断符合此诊断患儿即可进入本路径。
■ 合并水电解质平衡紊乱、营养不良、呼吸道感染患儿亦可进入路径，但因手术准备时间较长，可能会增加医疗费用，延长住院时间。

（六）术前准备 1~2 天

1. 必需的检查项目：
（1）实验室检查：血常规、尿常规、肝肾功能、电解质、血气分析、凝血功能、感染性疾病筛查（乙型肝炎、丙型肝炎、梅毒、艾滋病等）。

（2）心电图、X 线胸片（正位）。

2. 根据病情可选择：

（1）超声心动图（心电图异常者）。

（2）C 反应蛋白等。

3. 注意补充水、电解质，维持内环境稳定。

> **释义**
>
> ■ 必查项目是确保手术治疗安全、有效开展的基础，在术前必须完成。相关人员应认真分析检查结果，以便及时发现异常情况并采取对应处置。可选检查在必查项目异常时，需除外合并疾病，减少不必要的手术风险。
>
> ■ 术前补充水、电解质溶液，需复查，结果基本正常后手术治疗。

（七）预防性抗菌药物选择与使用时机

抗菌药物使用：按照《抗菌药物临床应用指导原则》（卫医发〔2004〕285 号）执行，并结合患儿的病情决定抗菌药物的选择与使用时间。

> **释义**
>
> ■ 无合并并发症患儿无需使用静脉抗菌药物。入院时存在肺炎等合并症时，依据病情应用相应治疗。

（八）手术日为入院 1~2 天

1. 麻醉方式：全身麻醉或骶管麻醉（年龄<30 天者）。

2. 术中用药：麻醉常规用药。

3. 输血：视术中情况和患儿情况而定。

> **释义**
>
> ■ 基础情况好的患儿，入院后 1~2 天手术。
>
> ■ 本病一般无需输血。

（九）术后住院恢复 2~5 天

1. 必需检查的项目：电解质、血常规。

2. 术后用药：注意补充水、电解质，维持内环境稳定；必要时可选用第一代或第二代头孢菌素类抗菌药物，使用一般不超过 2 天。

> **释义**
>
> ■ 术前有严重水电解质失衡的患儿，术后注意复查。术后 3 天或出院前复查血常规，如出现发热、切口感染等情况，及时复查。

- ■ 一般无需使用抗菌药物，如出现感染合并症，可酌情使用。
- ■ 术后依据患儿经口进食的情况，2~5 天可出院。

（十）出院标准

1. 一般情况良好，进食可，没有或偶有呕吐。
2. 伤口愈合良好。
3. 没有需要住院处理的并发症。

> **释义**
>
> ■ 患儿纳奶好，基本无呕吐。伤口愈合良好，无感染征象。如合并肺炎等合并症，可至相应科室或门诊治疗。

（十一）变异及原因分析

1. 围术期并发症等造成住院日延长和费用增加。
2. 存在其他系统的先天畸形，不能耐受手术的患儿，转入相应的路径治疗。

> **释义**
>
> ■ 如患儿合并呼吸道感染及严重超出一般情况的水电解质紊乱，可能增加费用及延长住院时间，需在表单中说明。
> ■ 如合并影响手术的其他系统畸形，则退出本路径，亦需在表单中说明。

四、先天性幽门肥厚性狭窄给药方案

本病为 I 类切口，术前术后均无需使用抗菌药物。

如合并呼吸道感染，可依据病情使用抗菌药物治疗。

合并水电解质失衡使用相应液体进行补充。严禁使用碱性液。如存在营养不良情况，在经口进食之前或不足时，可适当给予静脉营养支持治疗。

五、推荐表单

(一) 医师表单

先天性幽门肥厚性狭窄临床路径医师表单

适用对象：第一诊断为先天性幽门肥厚性狭窄（ICD-10：Q40.0）
行幽门环肌切开术或腹腔镜下幽门环肌切开术（ICD-9-CM-3：43.3）

患儿姓名：		性别： 年龄： 门诊号：	住院号：
住院日期： 年 月 日		出院日期： 年 月 日	标准住院日：4~7 天

时间	住院第 1 天	住院第 1~2 天 （手术日）
主要 诊疗 工作	□ 询问病史与体格检查 □ 上级医师查房与手术前评估 □ 向患儿家长交代病情，患儿家长签署"手术麻醉知情同意书"和"输血知情同意书"	□ 手术 □ 术者完成手术记录 □ 上级医师查房 □ 向患儿家长交代病情
重 点 医 嘱	**长期医嘱：** □ 小儿外科护理常规 □ 一级护理 □ 禁食 □ 胃肠减压 **临时医嘱：** □ 血常规、尿常规 □ 肝肾功能、电解质、血气分析、凝血功能、感染性疾病筛查 □ 心电图、X 线胸片（正位）、超声心动（必要时） □ 抗菌药物（必要时） □ 纠正水、电解质紊乱	**长期医嘱：** □ 行幽门环肌切开术 □ 小儿外科护理常规 □ 一级护理 □ 胃肠减压 4~6 小时 □ 心电监护 □ 头罩吸氧 4 小时 □ 术后 6 小时糖水 15~30ml q3h p. o. □ 术后 12~24 小时婴奶 15~30ml q3h p. o. **临时医嘱：** □ 复查血常规、血气分析（必要时）、电解质（必要时）
病情 变异 记录	□ 无 □ 有，原因： 1. 2.	□ 无 □ 有，原因： 1. 2.
医师 签名		

时间	住院第 3 天	住院第 4~7 天 （出院日）
主要 诊疗 工作	□ 上级医师查房，对手术进行评估 □ 确定患儿是否可以出院 □ 通知家长明天出院 □ 向家长交代出院的注意事项，预约复诊及拆线 　日期	如果患儿可以出院： □ 完成出院小结 □ 如果患儿需继续住院： □ 上级医师查房，确定患儿情况
重点 医嘱	长期医嘱： □ 一级护理 □ 母乳或婴奶 60~90ml q3h	出院医嘱： □ 一级护理 □ 母乳或婴奶 60~90ml q3h
病情 变异 记录	□ 无　□ 有，原因： 1. 2.	□ 无　□ 有，原因： 1. 2.
医师 签名		

（二）护士表单

先天性幽门肥厚性狭窄临床路径护士表单

适用对象：第一诊断为先天性幽门肥厚性狭窄（ICD-10：Q40.0）

行幽门环肌切开术或腹腔镜下幽门环肌切开术（ICD-9-CM-3：43.3）

患儿姓名：	性别：　年龄：　门诊号：	住院号：
住院日期：　　年　月　日	出院日期：　　年　月　日	标准住院日：4~7 天

时间	住院第 1 天	住院第 1~2 天 （手术日）
重点医嘱	**长期医嘱：** □ 小儿外科护理常规 □ 一级护理 □ 禁食 □ 胃肠减压 **临时医嘱：** □ 血常规、尿常规 □ 肝肾功能、电解质、血气分析、凝血功能、感染性疾病筛查 □ 心电图、X 线胸片（正位）、超声心动（必要时） 　抗菌药物（必要时） □ 纠正水、电解质紊乱	**长期医嘱：** □ 行幽门环肌切开术 □ 小儿外科护理常规 □ 一级护理 □ 胃肠减压 4~6 小时 □ 心电监护 □ 头罩吸氧 4 小时 □ 术后 6 小时糖水 15~30ml q3h p.o. □ 术后 12~24 小时婴奶 15~30ml q3h p.o. **临时医嘱：** □ 复查血常规、血气分析（必要时）、电解质（必要时）
主要护理工作	□ 入院宣教：介绍病房环境、设施和设备 □ 入院护理评估 □ 护理计划	□ 观察患儿情况 □ 手术后生活护理 □ 夜间巡视
病情变异记录	□ 无　□ 有，原因： 1. 2.	□ 无　□ 有，原因： 1. 2.
护士签名		

时间	住院第 3 天	住院第 4~7 天 （出院日）
重点 医嘱	**长期医嘱：** □ 一级护理 □ 母乳或婴奶 60~90ml q3h	**出院医嘱：** □ 一级护理 □ 母乳或婴奶 60~90ml q3h
主 要 护 理 工 作	□ 观察患儿情况 □ 手术后生活护理 □ 观察患儿情况 □ 手术后生活护理 □ 夜间巡视	**如果患儿可以出院：** □ 帮助办理出院手续 □ 将出院小结交给家长 □ 如果患儿需继续住院： □ 观察患儿情况 □ 手术后生活护理 □ 夜间巡视
病情 变异 记录	□ 无　□ 有，原因： 1. 2.	□ 无　□ 有，原因： 1. 2.
护士 签名		

（三）患儿家属表单

先天性幽门肥厚性狭窄临床路径患儿家属表单

适用对象：第一诊断为先天性幽门肥厚性狭窄（ICD-10：Q40.0）

行幽门环肌切开术或腹腔镜下幽门环肌切开术（ICD-9-CM-3：43.3）

患儿姓名：		性别： 年龄： 门诊号：		住院号：
住院日期： 年 月 日		出院日期： 年 月 日		标准住院日：4~7 天

时间	住院第 1 天	住院第 1~2 天 （手术日）
医患 配合	□ 询问病史与体格检查 □ 上级医师查房与手术前评估 □ 向患儿家长交代病情，患儿家长签署"手术麻醉知情同意书"和"输血知情同意书"	□ 手术 □ 术者完成手术记录 □ 上级医师查房 □ 向患儿家长交代病情
重点 诊疗 及 检查	□ 小儿外科护理常规 □ 一级护理 □ 禁食 □ 胃肠减压 □ 血常规、尿常规 □ 肝肾功能、电解质、血气分析、凝血功能、感染性疾病筛查 □ 心电图、X 线胸片（正位）、超声心动图（必要时） □ 抗菌药物（必要时） □ 纠正水、电解质紊乱	□ 行幽门环肌切开术 □ 小儿外科护理常规 □ 一级护理 □ 胃肠减压 4~6 小时 □ 心电监护 □ 头罩吸氧 4 小时 □ 术后 6 小时糖水 15~30ml q3h p. o. □ 术后 12~24 小时婴奶 15~30ml q3h p. o. □ 复查血常规、血气分析（必要时）、电解质（必要时）
病情 变异 记录	□ 无 □ 有，原因： 1. 2.	□ 无 □ 有，原因： 1. 2.

时间	住院第 3 天	住院第 4~7 天 （出院日）
医 患 配 合	□ 上级医师查房，对手术进行评估 □ 确定患儿是否可以出院 □ 通知家长明天出院 □ 向家长交代出院的注意事项，预约复诊及拆线 　日期	如果患儿可以出院： □ 完成出院小结 □ 如果患儿需继续住院： □ 上级医师查房，确定患儿情况
重点 诊疗 及 检查	长期医嘱： □ 一级护理 □ 母乳或婴奶 60~90ml q3h	出院医嘱： □ 一级护理 □ 母乳或婴奶 60~90ml q3h
病情 变异 记录	□ 无　□ 有，原因： 1. 2.	□ 无　□ 有，原因： 1. 2.

附：原表单（2009 年版）

先天性幽门肥厚性狭窄临床路径表单

适用对象：第一诊断为先天性幽门肥厚性狭窄（ICD-10：Q40.0）

行幽门环肌切开术或腹腔镜下幽门环肌切开术（ICD-9-CM-3：43.3）

患儿姓名：　　　　　　性别：　　年龄：　　门诊号：　　　住院号：

住院日期：　　年　月　日　　出院日期：　　年　月　日　　标准住院日：4~7 天

时间	住院第 1 天	住院第 1~2 天 （手术日）
主要 诊疗 工作	□ 询问病史与体格检查 □ 上级医师查房与手术前评估 □ 向患儿家长交代病情，患儿家长签署手术麻醉 　知情同意书和输血知情同意书	□ 手术 □ 术者完成手术记录 □ 上级医师查房 □ 向患儿家长交代病情
重 点 医 嘱	**长期医嘱：** □ 小儿外科护理常规 □ 一级护理 □ 禁食 □ 胃肠减压 **临时医嘱：** □ 血常规、尿常规 □ 肝肾功能、电解质、血气分析、凝血功能、感 　染性疾病筛查 □ 心电图、X 线胸片（正位） □ 抗菌药物 □ 纠正水、电解质紊乱	**长期医嘱：** □ 行幽门环肌切开术 □ 小儿外科护理常规 □ 一级护理 □ 胃肠减压 4~6 小时 □ 心电监护 □ 头罩吸氧 4 小时 □ 术后 6 小时糖水 30ml q3h p. o. □ 术后 12 小时婴奶 30ml q3h p. o. **临时医嘱：** □ 复查血常规、血气分析、电解质
主要 护理 工作	□ 入院宣教：介绍病房环境、设施和设备 □ 入院护理评估 □ 护理计划	□ 观察患儿情况 □ 手术后生活护理 □ 夜间巡视
病情 变异 记录	□ 无　□ 有，原因： 1. 2.	□ 无　□ 有，原因： 1. 2.
护士 签名		
医师 签名		

时间	住院第 3 天	住院第 4~7 天 （出院日）
主要 诊疗 工作	□ 上级医师查房，对手术进行评估 □ 确定患儿是否可以出院 □ 通知家长明天出院 □ 向家长交代出院的注意事项，预约复诊及拆线 　　日期	如果患儿可以出院： □ 完成出院小结 如果患儿需继续住院： □ 上级医师查房，确定患儿情况
重点 医嘱	长期医嘱： □ 二级护理 □ 母乳或婴奶 60~90ml q3h	出院医嘱： □ 二级护理 □ 母乳或婴奶 60~90ml q3h
主 要 护 理 工 作	□ 观察患儿情况 □ 手术后生活护理 □ 观察患儿情况 □ 手术后生活护理 □ 夜间巡视	如果患儿可以出院： □ 帮助办理出院手续 □ 将出院小结交给家长 如果患儿需继续住院： □ 观察患儿情况 □ 手术后生活护理 □ 夜间巡视
病情 变异 记录	□ 无　□ 有，原因： 1. 2.	□ 无　□ 有，原因： 1. 2.
护士 签名		
医师 签名		

第三十六章

尿道下裂临床路径释义

一、尿道下裂编码

疾病名称及编码：尿道下裂（ICD-10：Q54）

二、临床路径检索方法

Q54　　出院科别：儿科

三、尿道下裂临床路径标准住院流程

（一）适用对象

第一诊断为尿道下裂（ICD-10：Q54）。

行阴茎伸直术和尿道成形术（ICD-9-CM-3：58.4501）。

> **释义**
>
> ■ 适用对象编码参见第一部分
>
> ■ 本路径适用对象为临床诊断为尿道下裂患儿。对于同时合并有隐睾或其他畸形需矫正的不进入本路径。

（二）诊断依据

根据《临床诊疗指南·小儿外科学分册》（中华医学会编著，人民卫生出版社）、《临床技术操作规范·小儿外科学分册》（中华医学会编著，人民军医出版社）。

典型的尿道下裂外观：尿道口位置异常、包皮分布于背侧、阴茎下弯。

> **释义**
>
> ■ 本路径的制定主要参考技术操作规范，诊疗指南和实用小儿泌尿外科学等权威著作。
>
> ■ 尿道下裂的诊断一望便知，典型的尿道下裂有三个特点：异位尿道口、阴茎下弯和包皮的异常分布。
>
> ■ 辅助检查：
>
> 1. 查体时应注意尿道外口的位置以及阴茎下弯的程度，这对于手术方法的选择有很大的影响。
>
> 2. 注意有无合并其他畸形，尿道下裂最常见的伴发畸形为腹股沟斜疝和隐睾，尿道下裂越重，伴发畸形率也越高。此外，重度尿道下裂常合并前列腺囊，一般需行排尿性膀胱尿道造影明确。

3. 对于重度尿道下裂，需要与性别畸形仔细鉴别诊断。常需要进行染色体检查，性腺的活检以及内分泌检查。

（三）治疗方案的选择

根据《临床诊疗指南·小儿外科学分册》（中华医学会编著，人民卫生出版社）、《临床技术操作规范·小儿外科学分册》（中华医学会编著，人民军医出版社）。

阴茎伸直术和尿道成形术。

> **释义**
>
> ■ 尿道下裂手术方法众多，按有无阴茎下弯将手术分为两类：
>
> 1. 无或轻度阴茎下弯：
>
> （1）阴茎头型，可采用尿道口前移阴茎头成形术（MAGPI），如有阴茎头下弯，也可在阴茎背侧作白膜紧缩。
>
> （2）冠状沟、阴茎体前型，尿道口基底翻转皮瓣法（Mathieu 术）。
>
> （3）阴茎体型，可采用加盖岛状包皮尿道成形术（On lay 术）。
>
> （4）尿道板卷管尿道成形术（Sondgrass 术）。
>
> 2. 合并阴茎下弯多选择 Duckett 术，带蒂岛状包皮瓣尿道成形术。
>
> 3. 对于重度尿道下裂治疗目前多有争论，可选择 Duckett+Duplay 术式一次手术，也可选择一期下弯矫正后二期修复尿道。近期有学者提出可行部分 Duckett 术式，即一期矫正下弯后采用 Duckett 术式修复部分尿道，二期手术难度大大降低。
>
> ■ 无论何种手术方法均应达到目前公认的治愈标准：
>
> 1. 阴茎下弯完全矫正。
>
> 2. 尿道口位于阴茎头正位。
>
> 3. 阴茎外观满意，与正常人一样站立排尿，成年后可进行正常的性生活。

（四）标准住院日为 7~14 天

> **释义**
>
> ■ 入院后需要 1~2 天术前准备，术后 10 天左右拔除导尿管，标准住院日为 10~14 天。
>
> ■ 近期有文献报道延长带管时间可减少尿道狭窄及尿道瘘的发生率，也可选择术后 7~10 天患儿带管出院，留置 4 周左右，门诊拔除导尿管。

（五）进入路径标准

1. 第一诊断必须符合 ICD-10：Q54 尿道下裂疾病编码。

2. 无需使用游离移植物的尿道下裂患儿，可以进入路径。

3. 已排除隐睾、性别畸形，可进行一期手术矫治的患儿，进入路径。

4. 当患儿同时具有其他疾病诊断，但在住院期间不需要特殊处理也不影响第一诊断的临床路径实施时，可以进入路径。

> **释义**
>
> ■ 进入本路径的患儿第一诊断为尿道下裂，合并其他疾病（如上呼吸道感染等）时可视情况进入本路径，但可能会增加医疗费用，延长住院时间。

（六）术前准备 1~2 天

1. 必需的检查项目：
（1）实验室检查：血常规、尿常规、肝肾功能、电解质、凝血功能、感染性疾病筛查。
（2）心电图、X 线胸片（正位）。
2. 根据病情选择的项目：
（1）C 反应蛋白。
（2）泌尿系统超声。
（3）超声心动图（心电图异常者）。

> **释义**
>
> ■ 必查项目是确保手术安全，术后顺利恢复的基础。所有检查均应在术前完成并进行认真核对，如有异常应及时复查或请相关专业医师进行会诊。
>
> ■ 患儿有呼吸道症状或近期有过发热、咳嗽等，应在彻底治愈的前提下再收入院治疗。
>
> ■ 心电图、超声心动或凝血功能异常者需复查或除外其他疾病，不宜进入本路径。
>
> ■ 泌尿系超声可以明确尿道下裂手术患儿是否合并其他畸形。

（七）预防性抗菌药物选择与使用时机

抗菌药物使用：按照《抗菌药物临床应用指导原则》（卫医发〔2004〕285 号）执行，并结合患儿的病情决定抗菌药物的选择与使用时间。

> **释义**
>
> ■ 尿道下裂手术属于Ⅱ类切口手术，由于存在手术操作复杂、手术时间长、创伤大等易感因素，且一旦感染可导致尿道瘘、伤口裂开等，因此可按规定适当预防性应用抗菌药物。一般应用第二代头孢菌素类抗菌药物，应用 3~5 天为宜。

（八）手术日为入院第 2~3 天

1. 麻醉方式：全身麻醉或椎管内麻醉。
2. 手术方式：阴茎伸直术和尿道成形术。
3. 术中用药：麻醉常规用药。

4. 输血：通常无需输血。

> **释义**
>
> ■ 本路径规定的阴茎伸直术和尿道成形术，应在全身麻醉或椎管内麻醉下实施，手术医师根据患儿具体情况以及对各种手术方法的熟练程度，选择适当的手术方式。
>
> ■ 尿道下裂手术方式众多，但首先要矫正的就是阴茎下弯，多数尿道下裂患儿可同时行尿道成形术，但对于重度尿道下裂尿道缺损较长时不强求一期手术，可根据医师对手术理解及手术技巧选择合适手术方式。

（九）术后住院恢复 5~11 天

1. 术后需要复查的项目：根据患儿病情决定。
2. 术后用药：抗菌药物使用按照《抗菌药物临床应用指导原则》（卫医发〔2004〕285 号）执行，并结合患儿的病情决定抗菌药物的选择与使用时间。

> **释义**
>
> ■ 术后可常规复查血常规，了解术后是否存在贫血，以及术后是否存在感染。
>
> ■ 尿道下裂手术属于Ⅱ类切口手术，由于存在手术操作复杂、手术时间长、创伤大等易感因素，且一旦感染可导致尿道瘘、伤口裂开等，因此可按规定适当预防性应用抗菌药物。一般应用第二代头孢菌素类抗菌药物，应用 3~5 天为宜。

（十）出院标准

1. 一般情况良好。
2. 没有需要住院处理的并发症。

> **释义**
>
> ■ 患儿出院前临床表现无异常，体温正常，血常规检查正常，如检查结果明显异常，主管医师应进行仔细分析，并作出相应处理。
>
> ■ 患儿排尿正常，伤口无红肿无渗出物，无尿道瘘，尿道狭窄等并发症。

（十一）变异及原因分析

1. 住院治疗期间，发现染色体异常，合并两性畸形患儿，进入其他路径。
2. 围术期并发症等造成住院日延长和费用增加。
3. 术后有尿道瘘等并发症，进入其他路径。

> **释义**
>
> ■ 变异是指入选临床路径的患儿未能按照路径流程完成医疗行为或未达到预期的医疗质量控制目标。包括以下情况：①治疗过程中发现合并其他异常，无法完成相应手术。②术后出现伤口感染、裂开、出血等并发症不能按照路径时间出院者。

③术后拔除导尿管后出现尿道狭窄或尿道瘘，考虑需要再次手术治疗者需退出本临床路径。

■ 因患儿方面的主观原因导致执行路径出现变异，需医师在表单中予以说明。

四、尿道下裂给药方案

【用药选择】

回肠浆肌层膀胱扩容术是Ⅱ类切口，一般预防性应用抗菌药物 7~10 天。可选择第二代头孢菌素类抗菌药物，如头孢孟多、头孢美唑等。

【药学提示】

头孢孟多甲酸酯钠临床应用发生的不良反应较少（约为 7.8%），肾脏毒性比第一代头孢菌素低。

1. 偶见药疹、药物热等过敏反应。

2. 少数患儿用药后可出现肝功能改变（血清丙氨酸氨基转移酶、血清天门冬氨酸氨基转移酶一过性升高）。

3. 少数患儿用药后出现可逆性肾损害（血清肌酐和血尿素氮升高）。

4. 肾功能减退者大剂量用药时，由于头孢孟多甲酸酯钠干扰维生素 K 在肝中的代谢，可导致低凝血酶原血症，偶可出现凝血功能障碍所致的出血倾向，凝血酶原时原时间和出血时间延长等。

5. 肌内或静脉用药时可致注射部位疼痛，严重者可致血栓性静脉炎。

五、推荐表单

(一) 医师表单

尿道下裂临床路径医师表单

适用对象：第一诊断为尿道下裂（ICD-10：Q54）

行阴茎直伸术和尿道下裂尿道成形术（ICD-9-CM-3：58.4501）

患儿姓名：	性别： 年龄： 门诊号：	住院号：
出院日期： 年 月 日	出院日期： 年 月 日	标准住院日：7~14 天

时间	住院第 1 天	住院第 2~3 天 （手术日）	住院第 3~4 天 （术后 1 天）
主要诊疗工作	□ 询问病史与体格检查 □ 完成病历书写 □ 常规相关检查 □ 上级医师查房与手术前评估 □ 向患儿监护人交代病情，签署手术知情同意书、手术麻醉知情同意书	□ 早晨再次术前评估 □ 手术（阴茎伸直+尿道成形术） □ 上级医师查房	□ 上级医师查房，对手术进行评估 □ 注意有无手术后并发症（龟头血供、血肿等）、导尿通畅情况
重点医嘱	**长期医嘱：** □ 小儿外科护理常规 □ 二级护理 □ 普通饮食 **临时医嘱：** □ 血常规、凝血功能、肝肾功能、感染性疾病筛查 □ 心电图、X 线胸片（正位） □ 术前禁食 □ 术前灌肠	**长期医嘱：** □ 今日行阴茎直伸术和尿道下裂尿道成形术 □ 小儿外科护理常规 □ 一级护理 □ 禁食 6 小时后半流质饮食 □ 导尿管护理 □ 留置导尿接无菌袋 □ 抗菌药物 □ 镇静剂（必要时） □ 膀胱舒张药物（必要时）	**长期医嘱：** □ 小儿外科护理常规 □ 二级护理 □ 普通饮食 □ 导尿管护理 □ 留置导尿接无菌袋 □ 抗菌药物
主要护理工作	□ 入院宣教：介绍病房环境、设施和设备、安全教育 □ 入院护理评估 □ 静脉采血 □ 指导患儿家长带患儿到相关科室进行心电图、X 线胸片等检查	□ 观察患儿情况 □ 手术后生活护理 □ 夜间巡视	□ 观察患儿情况 □ 手术后生活护理 □ 夜间巡视
病情变异记录	□ 无 □ 有，原因： 1. 2.	□ 无 □ 有，原因： 1. 2.	□ 无 □ 有，原因： 1. 2.
护士签名			
医师签名			

时间	住院第4或5天 （术后2日）	住院第5~7天 （术后3~4日）	住院第8~10天 （术后5~6日）	住院第10~14天 （出院日）
主要诊疗工作	□ 上级医师查房，对手术进行评估 □ 注意有无术后并发症、导尿通畅情况	□ 上级医师查房，对手术进行评估 □ 注意有无手术后并发症、导尿通畅情况	□ 注意有无术后并发症、导尿通畅情况 □ 拆除阴茎敷料，观察阴茎皮肤、阴囊情况（有无缺血、血肿、感染等）	□ 观察阴茎皮肤、阴囊情况（有无缺血、血肿、感染等） □ 向家长交代出院后注意事项，导尿管拔除日期（术后 10~12天），预约复诊日期 □ 完成出院小结
重点医嘱	长期医嘱： □ 二级护理 □ 普通饮食 □ 导尿管护理 □ 留置导尿接无菌袋 □ 抗菌药物 临时医嘱： □ 复查血常规、尿常规（必要时） □ 复查电解质（必要时）	长期医嘱： □ 二级护理 □ 普通饮食 □ 导尿管护理 □ 留置导尿接无菌袋 □ 抗菌药物	长期医嘱： □ 二级护理 □ 普通饮食 □ 导尿管护理 □ 留置导尿接无菌袋 □ 口服抗菌药物	出院医嘱 □ 导尿管护理 □ 留置导尿接无菌袋 □ 口服抗菌药物（拔除导尿管停用）
主要护理工作	□ 观察患儿情况 □ 手术后生活护理	□ 观察患儿情况 □ 手术后生活护理	□ 观察患儿情况 □ 手术后生活护理 □ 宣教、示范导尿管护理及注意事项	□ 指导家长办理出院手续等事项 □ 出院宣教
病情变异记录	□无 □有，原因： 1. 2.	□无 □有，原因： 1. 2.	□无 □有，原因： 1. 2.	□无 □有，原因： 1. 2.
护士签名				
医师签名				

（二）护士表单

尿道下裂临床路径护士表单

适用对象：第一诊断为尿道下裂（ICD-10：Q54）
行阴茎直伸术和尿道下裂尿道成形术（ICD-9-CM-3：58.4501）

患儿姓名：	性别：	年龄：	门诊号：	住院号：
出院日期：　年　月　日	出院日期：　年　月　日			标准住院日：7~14 天

日期	住院第 1 天	住院第 2~3 天 （手术日）	住院第 3~4 天 （术后 1 日）
健康宣教	□ 入院宣教 □ 介绍主管医师、护士 □ 介绍环境、设施 □ 介绍住院注意事项 □ 介绍探视和陪伴制度 □ 介绍贵重物品制度 □ 介绍检查内容	□ 尿道成形术术前宣教 □ 术前宣教，告知手术安排	□ 术后常规宣教 □ 防止坠床及伤口护理宣教 □ 导尿管护理宣教 □ 向家长交代病情
护理处置	□ 核对患儿，佩戴腕带 □ 建立入院护理病历 □ 协助患儿留取各种标本 □ 测量体重 □ 协助医师完成手术前的相关实验室检查	□ 测量生命体征 □ 肾盂成形术术前准备 □ 禁食、禁水 □ 与手术室护士及麻醉医师完成三方核对	□ 随时观察患儿情况 □ 手术后生活护理 □ 夜间巡视
基础护理	□ 二级护理 □ 晨晚间护理 □ 排泄管理 □ 患儿安全管理	□ 二级护理 □ 晨晚间护理 □ 排泄管理 □ 安全管理	□ 观察患儿情况 □ 手术后生活护理 □ 观察各引流管是否通畅及色量 □ 疼痛护理及镇痛泵使用（必要时）
专科护理	□ 护理查体 □ 病情观察 □ 需要时，填写坠床及压疮防范表 □ 需要时，请家属陪伴 □ 确定饮食种类 □ 心理护理	□ 随时观察患儿情况 □ 术前生活护理 □ 夜间巡视	□ 随时观察患儿情况 □ 术前生活护理 □ 夜间巡视
重点医嘱	□ 详见医嘱执行单	□ 详见医嘱执行单	□ 详见医嘱执行单
病情变异记录	□ 无　□ 有，原因： 1. 2.	□ 无　□ 有，原因： 1. 2.	□ 无　□ 有，原因： 1. 2.
护士签名			

日期	住院第 4~5 天 （术后 2 日）	住院第 5~7 天 （术后 3 日）	住院第 8~10 天 （术后 4~6 日）	住院第 10~14 天 （出院日）
健康宣教	□ 术后常规宣教 □ 防止坠床及伤口护理宣教 □ 引流管护理宣教 □ 向家长交代病情	□ 术后常规宣教 □ 防止坠床及伤口护理宣教 □ 引流管护理宣教 □ 向家长交代病情	□ 术后常规宣教 □ 防止坠床及伤口护理宣教 □ 引流管护理宣教 □ 向家长交代病情	□ 术后常规宣教 □ 出院注意事项，复查时间等
护理处置	□ 随时观察患儿情况 □ 手术后生活护理 □ 夜间巡视	□ 随时观察患儿情况 □ 手术后生活护理 □ 夜间巡视	□ 随时观察患儿情况 □ 手术后生活护理 □ 夜间巡视	□ 帮助办理出院手续 □ 交代注意事项
基础护理	□ 二级护理 □ 晨晚间护理 □ 排泄管理 □ 患儿安全管理	□ 二级护理 □ 晨晚间护理 □ 排泄管理 □ 患儿安全管理	□ 二级护理 □ 晨晚间护理 □ 排泄管理 □ 患儿安全管理	□ 二级护理 □ 晨晚间护理 □ 排泄管理 □ 患儿安全管理
专科护理	□ 随时观察患儿情况 □ 手术后生活护理 □ 夜间巡视	□ 随时观察患儿情况 □ 手术后生活护理 □ 夜间巡视	□ 随时观察患儿情况 □ 手术后生活护理 □ 夜间巡视	□ 帮助办理出院手续 □ 交代注意事项
重点医嘱	□ 详见医嘱执行单	□ 详见医嘱执行单	□ 详见医嘱执行单	□ 详见医嘱执行单
病情变异记录	□ 无　□ 有，原因： 1. 2.	□ 无　□ 有，原因： 1. 2.	□ 无　□ 有，原因： 1. 2.	□ 无　□ 有，原因： 1. 2.
护士签名				

（三）患儿家属表单

尿道下裂临床路径患儿家属表单

适用对象：第一诊断为尿道下裂（ICD-10：Q54）

行阴茎直伸术和尿道下裂尿道成形术（ICD-9-CM-3：58.4501）

患儿姓名：		性别：　　　年龄：　　门诊号：		住院号：
出院日期：　　年　月　日		出院日期：　　年　月　日		标准住院日：7~14 天

时间	住院第 1~3 天 （入院）	住院第 4 天 （术前）	住院第 5 天 （手术日）
医患配合	□ 配合询问病史、收集资料，务必详细告知既往史、用药史、过敏史 □ 配合对患儿进行体格检查	□ 配合完善手术前相关检查，如采血、留尿、心电图、X线胸片 □ 医师与患儿及家属介绍病情，尿道成形术术前谈话、家长需签字表示同意	□ 配合完善相关检查 □ 配合医师安排做好术前禁食、禁水
护患配合	□ 配合测量体温、脉搏、呼吸3 次，血压、体重 1 次 □ 配合完成入院护理评估（简单询问病史、过敏史、用药史） □ 接受入院宣教（环境介绍、病室规定、订餐制度、贵重物品保管等） □ 配合执行探视和陪伴制度 □ 有任何不适告知护士	□ 配合测量体温、脉搏、呼吸3 次，询问大便 1 次 □ 接受手术前宣教 □ 接受饮食宣教 □ 接受药物宣教	□ 配合测量体温、脉搏、呼吸 3 次，询问大便 1 次 □ 送往手术室前，协助完成核对，带齐影像资料及用药 □ 返回病房后，配合接受生命体征的测量，配合检查意识（全身麻醉者） □ 接受饮食宣教：手术前禁食、禁水 6 小时 □ 接受药物宣教 □ 有任何不适告知护士
饮食	□ 遵医嘱饮食	□ 遵医嘱饮食	□ 术后，根据医嘱 2 小时后试饮水，无恶心呕吐进少量流质饮食或者半流质饮食
排泄	□ 正常排尿便	□ 正常排尿便	□ 正常排尿便
活动	□ 正常活动	□ 正常活动	□ 正常活动

时间	住院第 6~13 天 （手术后）	住院第 14 天 （出院日）
医患 配合	□ 配合腹部伤口部查体 □ 配合完善术后检查，如采血等	□ 接受出院前指导 □ 知道复查程序 □ 获取出院诊断书
护 患 配 合	□ 配合定时测量生命体征、每日询问大便 □ 配合检查会阴部 □ 接受输液、服药等治疗 □ 接受进食、进水、排便等生活护理 □ 配合活动，预防皮肤压力伤 □ 注意活动安全，避免坠床或跌倒 □ 配合执行探视及陪伴	□ 接受出院宣教 □ 办理出院手续 □ 获取出院带药 □ 知道服药方法、作用、注意事项 □ 知道复印病历程序
饮食	□ 遵医嘱饮食	□ 遵医嘱饮食
排泄	□ 正常排尿便	□ 正常排尿便
活动	□ 正常适度活动，避免疲劳	□ 正常适度活动，避免疲劳

附：原表单（2009 年版）

尿道下裂临床路径表单

适用对象：第一诊断为尿道下裂（ICD-10：Q54）

行阴茎直伸术和尿道下裂尿道成形术（ICD-9-CM-3：58.4501）

患儿姓名：	性别： 年龄： 门诊号：	住院号：
出院日期： 年 月 日	出院日期： 年 月 日	标准住院日：7~14 天

时间	住院第 1 天	住院第 2~3 天（手术日）	住院第 3~4 天（术后 1 日）
主要诊疗工作	□ 询问病史与体格检查 □ 完成病历书写 □ 常规相关检查 □ 上级医师查房与手术前评估 □ 向患儿监护人交代病情，签署手术知情同意书、手术麻醉知情同意书	□ 早晨再次术前评估 □ 手术（阴茎伸直+尿道成形术） □ 上级医师查房	□ 上级医师查房，对手术进行评估 □ 注意有无手术后并发症（龟头血供、血肿等）、导尿通畅情况
重点医嘱	长期医嘱： □ 小儿外科护理常规 □ 二级护理 □ 普通饮食 临时医嘱： □ 血常规、凝血功能、肝肾功能、感染性疾病筛查 □ 心电图、X 线胸片（正位） □ 术前禁食 □ 术前灌肠	长期医嘱： □ 今日行阴茎直伸术和尿道下裂尿道成形术 □ 小儿外科护理常规 □ 一级护理 □ 禁食 6 小时后半流质饮食 □ 导尿管护理 □ 留置导尿接无菌袋 □ 抗菌药物 □ 镇静剂（必要时） □ 膀胱舒张药物（必要时）	长期医嘱： □ 小儿外科护理常规 □ 二级护理 □ 普通饮食 □ 导尿管护理 □ 留置导尿接无菌袋 □ 抗菌药物
主要护理工作	□ 入院宣教：介绍病房环境、设施和设备、安全教育 □ 入院护理评估 □ 静脉采血 □ 指导患儿家长带患儿到相关科室进行心电图、X 线胸片等检查	□ 观察患儿情况 □ 手术后生活护理 □ 夜间巡视	□ 观察患儿情况 □ 手术后生活护理 □ 夜间巡视
病情变异记录	□ 无 □ 有，原因： 1. 2.	□ 无 □ 有，原因： 1. 2.	□ 无 □ 有，原因： 1. 2.
护士签名			
医师签名			

时间	住院第4或5天 （术后2日）	住院第5~7天 （术后3~4日）	住院第8~10天 （术后5~6日）	住院第10~14天 （出院日）
主要诊疗工作	□ 上级医师查房，对手术进行评估 □ 注意有无术后并发症、导尿通畅情况	□ 上级医师查房，对手术进行评估 □ 注意有无手术后并发症、导尿通畅情况	□ 注意有无术后并发症、导尿通畅情况 □ 拆除阴茎敷料，观察阴茎皮肤、阴囊情况（有无缺血、血肿、感染等）	□ 观察阴茎皮肤、阴囊情况（有无缺血、血肿、感染等） □ 向家长交代出院后注意事项，导尿管拔除日期（术后 10 ~ 12 天），预约复诊日期 □ 完成出院小结
重点医嘱	长期医嘱： □ 二级护理 □ 普通饮食 □ 导尿管护理 □ 留置导尿接无菌袋 □ 抗菌药物 临时医嘱： □ 复查血常规、尿常规（必要时） □ 复查电解质（必要时）	长期医嘱： □ 二级护理 □ 普通饮食 □ 导尿管护理 □ 留置导尿接无菌袋 □ 抗菌药物	长期医嘱： □ 二级护理 □ 普通饮食 □ 导尿管护理 □ 留置导尿接无菌袋 □ 口服抗菌药物	出院医嘱： □ 导尿管护理 □ 留置导尿接无菌袋 □ 口服抗菌药物（拔除导尿管停用）
主要护理工作	□ 观察患儿情况 □ 手术后生活护理	□ 观察患儿情况 □ 手术后生活护理	□ 观察患儿情况 □ 手术后生活护理 宣教、示范导尿管护理及注意事项	□ 指导家长办理出院手续等事项 □ 出院宣教
病情变异记录	□ 无 □ 有，原因： 1. 2.	□ 无 □ 有，原因： 1. 2.	□ 无 □ 有，原因： 1. 2.	□ 无 □ 有，原因： 1. 2.
护士签名				
医师签名				

第三十七章

急性肠套叠临床路径释义

一、急性肠套叠编码

疾病名称及编码：急性肠套叠（ICD-10：K56.1）

二、临床路径检索方法

K56.1 出院科别：儿科

三、急性肠套叠临床路径标准住院流程

（一）适用对象

第一诊断为急性肠套叠（灌肠复位失败）（ICD-10：K56.1）。

行肠套叠手术复位（ICD-9-CM-3：46.80-46.82）。

> **释义**
>
> ■ 本路径适合用于第一诊断为急性肠套叠（灌肠复位失败），需行肠套叠手术复位的患儿。
>
> ■ 不适用于未行灌肠复位而直接手术的患儿。

（二）诊断依据

根据《临床诊疗指南·小儿外科学分册》（中华医学会编著，人民卫生出版社）、《临床技术操作规范·小儿外科学分册》（中华医学会编著，人民军医出版社）。

1. 病史：阵发性哭闹或伴有呕吐、果酱样便。

2. 体征：腹部包块。

3. 辅助检查：B超提示同心圆阴影；气灌肠见杯口状阴影。

具备2条以上可确诊。

> **释义**
>
> ■ 本路径的制定主要参考国内权威参考书籍及诊疗指南。
>
> ■ 典型的急性肠套叠临床表现为阵发性哭闹、呕吐、血便和腹部包块。
>
> ■ B超：横断面呈同心圆征或环靶征，纵断面呈套筒征或假肾征。
>
> ■ 诊断性气灌肠是诊断的金标准。

（三）治疗方案的选择

根据《临床诊疗指南·小儿外科学分册》（中华医学会编著，人民卫生出版社）、《临床技术操作规范·小儿外科学分册》（中华医学会编著，人民军医出版社）。

明确诊断急性肠套叠（灌肠复位失败）者，并征得患儿及家属的同意，可以行肠套叠手术复位或肠切除术（限于肠坏死，异常病变者）。

> **释义**
>
> ■ 典型的肠套叠多为末端回肠套入结肠中，在无禁忌证的情况下气灌肠是首选的治疗方法，成功率高达90%以上。只有在气灌肠失败的情况下才考虑手术治疗。
>
> ■ 手术方法为开腹将病变肠段提出腹腔外，手术者将套叠远端肠段用挤压手法使其整复。对于复位后肠壁血运破坏严重不能恢复的病例，可酌情行病变肠管切除再吻合。

（四）标准住院日为≤8天

> **释义**
>
> ■ 肠套叠手术复位/肠切除吻合术为急诊手术，术后恢复一般7~8天。总住院时间8天。

（五）进入路径标准

1. 第一诊断必须符合 ICD-10：K56.1 急性肠套叠（灌肠复位失败）疾病编码。
2. 当患儿同时具有其他疾病诊断，但在住院期间不需要特殊处理也不影响第一诊断的临床路径实施时，可以进入路径。

> **释义**
>
> ■ 出现术后并发症影响住院时间且明显增加住院费用的情况下不进入本路径。
>
> ■ 术中探查证实为继发性肠套叠的病例不进入本路径。

（六）术前准备2~4小时

1. 必需的检查项目：
（1）血常规、尿常规。
（2）肝肾功能、电解质、血气分析、血型、凝血功能、感染性疾病筛查（乙型肝炎、丙型肝炎、艾滋病、梅毒等）。
2. 根据患儿病情可选择检查项目：X线胸片、心电图等。
3. 必要时术前配血。
4. 补充水、电解质，维持内环境稳定。
5. 留置胃管并负压吸引。

> **释义**
>
> ■ 血常规、血型、凝血、生化、传染性疾病筛查为手术前常规检查。

- 急诊手术，如无特殊情况可不行 X 线胸片、心电图等检查。
- 对于术前感染中毒症状严重或预计手术过程中需切除大段坏死肠管的患儿，需术前备血、备血浆，同时积极纠正休克和水电解质紊乱。常用的晶体液包括生理盐水、葡萄糖氯化钠钾、醋酸钠林格注射液、等张碳酸氢钠，胶体液常用低分子右旋糖酐、新鲜冷冻血浆等。
- 肠套叠属肠梗阻范畴，需入院后给予胃肠减压。

（七）预防性抗菌药物选择与使用时机

按照《抗菌药物临床应用指导原则》（卫医发〔2004〕285 号）执行，并结合患儿病情合理使用抗菌药物。

释义

- 肠套叠手术复位或肠切除吻合术属于污染手术，根据肠道菌群特点应选用第三代头孢菌素及甲硝唑类抗菌药物。

（八）手术日为入院 0~1 天

1. 麻醉方式：静脉+气管插管全身麻醉。
2. 术中用药：维持生命体征药物及麻醉用药。
3. 手术方式：行肠套叠手术复位或肠切除术（限于肠坏死，异常病变者）。
4. 输血：必要时。

释义

- 肠套叠属外科急腹症，灌肠复位失败的患儿需急诊手术。
- 复位成功后应评估受累肠段是否存在血运障碍，对于可疑存在血运障碍的肠段可以温盐水湿敷 10~15 分钟，若不见明显好转则需行肠切除吻合术；此外需探查套叠头端肠管，除外继发因素；阑尾受累严重的情况下可将其切除。

（九）术后住院恢复 8 天

1. 必须复查的检查项目（根据当时病儿情况而定）：血常规、血气分析、电解质、肝肾功能。
2. 术后用药：抗菌治疗，按照《抗菌药物临床应用指导原则》（卫医发〔2004〕285 号）执行，根据患儿病情合理使用抗菌药物。

释义

- 应用第三代头孢菌素及甲硝唑类抗菌药物。

（十）出院标准

1. 一般情况良好。
2. 进食良好、无腹胀、大便正常。
3. 伤口愈合良好。

> **释义**
>
> ■ 从临床表现（体温、饮食情况、大小便情况）、查体（伤口情况、是否腹胀）、辅助检查（血常规、生化），判断患儿是否可以出院。

（十一）变异及原因分析

1. 患儿术前病情存在差异（如肠穿孔、肠坏死、酸中毒、休克、肠切除等），需要给予相应的诊疗，导致住院时间和费用产生差异。
2. 围术期并发症等造成住院时间延长和费用增加。

> **释义**
>
> ■ 对于术前患儿一般情况差，出现明显的休克、感染中毒症状、严重的酸中毒等情况，预计住院时间和治疗费用明显增加的情况需退出本路径。
> ■ 术后出现肠套叠复发、肠吻合口漏、粘连梗阻、切口裂开等严重并发症的情况，需退出路径。

四、急性肠套叠给药方案

进入本路径的患儿为灌肠失败需要手术复位，往往病史较长或套叠较紧，肠套叠鞘部长时间压迫套入部的肠管可造成局部肠壁缺血，引起肠壁黏膜屏障破坏甚至肠壁缺血坏死，肠道细菌可通过破坏的肠壁黏膜屏障移位入血，因此应预防性使用抗菌药物。具体使用方法为术前给予广谱第三代头孢菌素类抗菌药物联合甲硝唑，根据术中探查结果调整用药：肠壁血运条件好、无明显坏死灶的病例，术后可给予第二代头孢菌素联合或不联合使用甲硝唑类抗菌药物；对于肠壁血运障碍严重，不除外局部坏死的病例需给予第三代头孢菌素联合甲硝唑类抗菌药物。根据术后患儿体温、腹部体征、伤口愈合情况及血常规检查结果酌情停减抗菌药物。

五、推荐表单

（一）医师表单

急性肠套叠临床路径医师表单

适用对象：第一诊断为急性肠套叠（灌肠复位失败）（ICD-10：K56.1）

行肠套叠手术复位（ICD-9-CM-3：46.80-46.82）

患儿姓名：		性别：　　年龄：　　门诊号：	住院号：
住院日期：　　年　月　日		出院日期：　　年　月　日	标准住院日：≤8 天

时间	住院第 1 天（手术日）		住院第 2 天（术后 1 日）
	术　前	**术　后**	
主要诊疗工作	□ 询问病史与体格检查 □ 完成病历书写 □ 完成上级医师查房记录 □ 确定手术时间 □ 向患儿监护人交代病情，签署手术相关知情同意书	□ 完成术后记录 □ 完成手术记录 □ 完成术后医嘱 □ 向家属展示切除组织 □ 向家属交代交代手术情况	□ 检查患儿的全身情况及腹部情况 □ 检查伤口敷料情况 □ 评估辅助检查结果 □ 上级医师查房
重点医嘱	**长期医嘱：** □ 一级护理 □ 禁食、禁水 □ 胃肠减压 □ 抽胃液 □ 保留导尿（必要时） □ 心电监护（必要时） □ 吸氧（必要时） □ 会阴冲洗（必要时） **临时医嘱：** □ 血常规+血型、 □ 尿常规 □ 生化 □ 凝血 □ 传染病学检查（乙型肝炎、丙型肝炎、梅毒、艾滋） □ 输血前检查（必要时） □ 备血（必要时） □ 红细胞悬液（必要时） □ 新鲜冷冻血浆（必要时） □ X 线胸片、腹立位片（必要时） □ 心电图（必要时） □ 补液纠酸、抗菌药物应用 □ 抑酸药物应用 □ 导尿（必要时） □ 今日在全身麻醉下行肠套叠手术复位或肠切除术 □ 备皮	**长期医嘱：** □ 术后医嘱 □ 一级护理 □ 禁食、禁水 □ 胃肠减压 □ 抽胃液 □ 记 24 小时出入量（必要时） □ 心电监护 □ 吸氧 □ 保留导尿 □ 会阴冲洗（必要时） **临时医嘱：** □ 术后医嘱 □ 急诊生化（必要时） □ 补充水电解质 □ 纠正酸中毒（必要时） □ 红细胞悬液（必要时） □ 新鲜冰冻血浆（必要时） □ 抗菌药物 □ 抑酸 □ 止血药物（必要时） □ 病理检查 □ 腹腔液体培养+药敏试验（必要时）	**长期医嘱：** □ 一级护理 □ 心电监护 □ 禁食、禁水 □ 胃肠减压 □ 抽胃液 □ 记 24 小时出入量（必要时） □ 抗菌药物 □ 生理维持液 □ 静脉营养（必要时） □ 抑酸药物 □ 保心肌（必要时） □ 保肝（必要时） □ 保留导尿 □ 会阴冲洗（必要时） **临时医嘱：** □ 血常规（必要时） □ 补充液体及电解质 □ 输血（必要时） □ 纠酸（必要时） □ 止血药（必要时）

续　表

时间	住院第1天（手术日）		住院第2天（术后1日）
	术　前	术　后	
病情 变异 记录	□无　□有，原因： 1. 2.	□无　□有，原因： 1. 2.	□无　□有，原因： 1. 2.
医师 签名			

时间	住院第3天 （术后2日）	住院第4天 （术后3日）	住院第5~7天 （术后4~6日）	住院第8天 （出院日）
主要诊疗工作	□ 了解患儿的出入量 □ 检查患儿的一般情况及腹部情况 □ 检查伤口敷料 □ 评估实验室检查结果 □ 医师查房	□ 了解患儿的出入量 □ 检查患儿的一般情况及腹部情况 □ 检查伤口换敷料	□ 了解一般情况及腹部情况 □ 了解患儿的出入量 □ 检查伤口敷料	□ 检查患儿的一般情况及腹部情况 □ 了解患儿的出入量 □ 检查伤口换敷料 □ 完成出院小结 □ 交代家属注意事项
重点医嘱	**长期医嘱：** □ 一级护理 □ 心电监护 □ 禁食、禁水 □ 胃肠减压 □ 抽胃液 □ 记24小时出入量（必要时） □ 抗菌药物 □ 生理维持液 □ 静脉营养（必要时） □ 抑酸药物 □ 保心肌（必要时） □ 保肝（必要时） □ 保留导尿 □ 会阴冲洗（必要时） **临时医嘱：** □ 补充液体及电解质	**长期医嘱：** □ 一级护理 □ 停心电监护 □ 禁食 □ 停胃肠减压 □ 停抽胃液 □ 停记24小时出入量（必要时） □ 饮水 □ 抗菌药物 □ 生理维持液 □ 静脉营养（必要时） □ 抑酸药物 □ 保心肌（必要时） □ 保肝（必要时） □ 停保留导尿 □ 停会阴冲洗（必要时） □ 伤口理疗 □ 胃管自然引流（必要时） **临时医嘱：** □ 补充液体及电解质 □ 通便（必要时） □ 换药 □ 血常规	**长期医嘱：** □ 一级护理 □ 停禁食、禁水 □ 逐渐增加饮食 □ 抗菌药物（必要时） □ 生理维持液 □ 静脉营养减量 □ 停抑酸药物 □ 伤口理疗 **临时医嘱：** □ B超复查（必要时）	**临时医嘱：** □ 今日出院 □ 带药（必要时） □ 换药
病情变异记录	□ 无 □ 有，原因： 1. 2.	□ 无 □ 有，原因： 1. 2.	□ 无 □ 有，原因： 1. 2.	□ 无 □ 有，原因： 1. 2.
医师签名				

（二）护士表单

急性肠套叠临床路径护士表单

适用对象：第一诊断为急性肠套叠（灌肠复位失败）（ICD-10：K56.1）
行肠套叠手术复位（ICD-9-CM-3：46.80-46.82）

患儿姓名：	性别：	年龄：	门诊号：	住院号：
住院日期： 年 月 日	出院日期： 年 月 日			标准住院日：≤8 天

时间	住院第 1 天 （手术日）	住院第 2 天 （术后 1 日）
主要护理工作	□ 入院宣教：介绍责任护士、床位医师、病房环境、设施和设备 □ 入院护理评估 □ 静脉取血 □ 指导患儿到相关科室进行检查 □ 留置胃管	□ 保留胃管、尿管 □ 术后密切观察患儿情况 □ 术后心理、生活护理 □ 疼痛护理 □ 留置管道护理及指导 □ 记录 24 小时出入量观察患儿生命体征和腹部体征
病情变异记录	□ 无 □ 有，原因： 1. 2.	□ 无 □ 有，原因： 1. 2.
护士签名		

时间	住院第 3 天 （术后 2 日）	住院 4 天 （术后 3 日）
主 要 护 理 工 作	□ 密切观察患儿病情变化 □ 观察胃肠功能恢复情况 □ 留置管道护理及指导 □ 生活、心理护理 □ 记录 24 小时出入量 □ 疼痛护理	□ 密切观察患儿病情变化 □ 观察胃肠功能恢复情况 □ 留置管道护理及指导 □ 生活、心理护理 □ 记录 24 小时出入量 □ 疼痛护理 □ 按医嘱拔除尿管
病情 变异 记录	□ 无　□ 有，原因： 1. 2.	□ 无　□ 有，原因： 1. 2.
护士 签名		

时间	住院第 5~7 天 （术后 4~6 日）	住院第 8 天 （术后 7 日，出院日）
主要 护理 工作	□ 观察患儿情况 □ 手术后生活护理	□ 观察患儿情况 □ 手术后生活护理 □ 对患儿家属进行出院准备指导和出院宣教 □ 帮助患儿家属办理出院手续
病情 变异 记录	□无　□有，原因： 1. 2.	□无　□有，原因： 1. 2.
护士 签名		

（三）患儿家属表单

急性肠套叠临床路径患儿家属表单

适用对象：第一诊断为急性肠套叠（灌肠复位失败）（ICD-10：K56.1）

行肠套叠手术复位（ICD-9-CM-3：46.80-46.82）

患儿姓名：	性别：	年龄：	门诊号：	住院号：
住院日期： 年 月 日	出院日期： 年 月 日			标准住院日：≤8天

时间	住院第1天 （手术日）	住院第2天 （术后1日）
主要 医患 配合 工作	□ 接受入院宣教：明确责任护士、床位医师、病 　房环境、设施和设备 □ 接受护理评估 □ 配合静脉取血 □ 在医护指导下到相关科室进行检查 □ 保护胃管防止脱出 □ 签署医疗知情同意书（输血同意书、手术同意 　书、病情告知书、静脉营养同意书、麻醉同意 　书等）	□ 保护胃管、尿管防止脱出 □ 术后密切观察患儿一般情况 □ 医患沟通，了解患儿病情
病情 变异 记录	□无　□有，原因： 1. 2.	□无　□有，原因： 1. 2.
家长 签名		

时间	住院第 3~5 天	住院 6~7 天	住院第 8 天 （出院日）
主要 医患 配合 工作	□ 密切观察患儿病情变化 □ 保护静脉通路 □ 观察排气排便情况 □ 医患沟通，了解病情变化 □ 遵医嘱给予少量饮水并逐渐 　增加饮食 □ 注意保持伤口干洁	□ 密切观察患儿病情变化 □ 加强饮食护理 □ 保持伤口干洁 □ 观察排气排便情况 □ 医患沟通，了解病情变化	□ 接受出院前康复宣教 □ 学习出院注意事项 □ 了解复查程序 □ 办理出院手续 □ 获取出院诊断书 □ 获取出院带药
病情 变异 记录	□ 无　□ 有，原因： 1. 2.	□ 无　□ 有，原因： 1. 2.	□ 无　□ 有，原因： 1. 2.
家长 签名			

附：原表单（2009 年版）

急性肠套叠临床路径表单

适用对象：第一诊断为急性肠套叠（灌肠复位失败）（ICD-10：K56.1）

行肠套叠手术复位（ICD-9-CM-3：46.80-46.82）

患儿姓名：	性别：　　年龄：　　门诊号：	住院号：
住院日期：　　年　月　日	出院日期：　　年　月　日	标准住院日：≤8 天

时间	住院第 1 天（手术日）		住院第 2 天（术后 1 日）
	术　前	术　后	
主要诊疗工作	□ 询问病史与体格检查 □ 肛门指诊 □ 完成病历书写 □ 完成上级医师查房记录 □ 确定手术时间 □ 向患儿监护人交代病情，签署手术相关知情同意书	□ 完成术后记录 □ 完成手术记录 □ 完成术后医嘱 □ 向家属展示切除组织 □ 向家属交代交代手术情况	□ 检查患儿的全身情况及腹部情况 □ 检查伤口敷料情况 □ 评估辅助检查结果 □ 上级医师查房
重点医嘱	长期医嘱： □ 一级护理 □ 禁食 临时医嘱： □ 血常规、尿常规、便常规 □ 血型、肝肾功能、凝血功能、血气分析、血电解质、感染性疾病筛查 □ 输血前检查 □ 备血 □ X 线胸片、腹立位片（必要时） □ 心电图（必要时） □ 补液纠酸、抗菌药物应用（必要时） □ 胃肠减压 □ 留置导尿（必要时） □ 今日在全身麻醉下行肠套叠手术复位或肠切除术	长期医嘱： □ 必要时送 ICU □ 小儿外科护理常规 □ 一级护理 □ 心电监护 □ 禁食 □ 胃肠减压 □ 记 24 小时出入量 □ 抗菌药物 临时医嘱： □ 血常规 □ 血气分析 □ 电解质 □ 切除组织送病理 □ 腹腔液体培养 + 药敏试验（必要时）	长期医嘱： □ 小儿外科护理常规 □ 一级护理 □ 心电监护 □ 禁食 □ 胃肠减压 □ 记 24 小时出入量 □ 抗菌药物 □ 维持水、电解质平衡 □ 必要时静脉营养 临时医嘱： □ 血常规 □ 补充液体及电解质 □ 输血（必要时） □ 纠酸（必要时）
主要护理工作	□ 卫生护理 □ 观察患儿一般情况	□ 观察患儿一般情况 □ 观察记录引流物	□ 观察患儿一般情况 □ 观察记录引流物
病情变异记录	□ 无　□ 有，原因： 1. 2.	□ 无　□ 有，原因： 1. 2.	□ 无　□ 有，原因： 1. 2.
护士签名			
医师签名			

时间	住院第 3 天 （术后 2 日）	住院第 4 天 （术后 3 日）	住院第 5~7 天 （术后第 4-6 天）	住院第 8 天 （出院日）
主要诊疗工作	□ 了解患儿的出入量 □ 检查患儿的一般情况及腹部情况 □ 检查伤口敷料 □ 评估实验室检查结果 □ 医师查房	□ 了解患儿的出入量 □ 检查患儿的一般情况及腹部情况 □ 检查伤口换敷料	□ 了解一般情况及腹部情况 □ 了解患儿的出入量 □ 检查伤口敷料	□ 检查患儿的一般情况及腹部情况 □ 了解患儿的出入量 □ 检查伤口换敷料 □ 完成出院小结 □ 交代家属注意事项
重点医嘱	长期医嘱： □ 心电监护（必要时） □ 一级护理 □ 禁食 □ 胃肠减压 □ 记 24 小时出入量 □ 抗菌药物 □ 维持水、电解质平衡 □ 必要时静脉营养 临时医嘱： □ 血常规 □ 血气分析 □ 血电解质测定 □ 补充液体及电解质 □ 输血（必要时） □ 通便（必要时）	长期医嘱： □ 心电监护（必要时） □ 一或二级护理 □ 停禁食（无肠切除） □ 少量多次饮水（无肠切除） □ 停胃肠减压（无肠切除） □ 停导尿管 □ 停腹引（无肠切除） □ 停抗菌药物（无肠切除） □ 维持水、电解质平衡 □ 必要时静脉营养 临时医嘱： □ 补充液体及电解质 □ 通便（必要时）	长期医嘱： □ 二级护理 □ 流质或半流质饮食 □ 减少静脉营养支持 □ 减少输液支持 临时医嘱： □ 血常规（必要时） □ 转普通病房（无肠切除）	临时医嘱： □ 今日出院 □ 带药（必要时） □ 拆线或出院后门诊拆线
主要护理工作	□ 观察患儿一般情况 □ 观察补液速度 □ 观察记录引流物	□ 饮食护理 □ 观察患儿一般情况 □ 观察补液速度 □ 观察记录引流物	□ 观察患儿一般情况 □ 观察补液速度 □ 观察记录引流物	□ 观察患儿一般情况 □ 帮助患儿办理出院手续
病情变异记录	□ 无　□ 有，原因： 1. 2.	□ 无　□ 有，原因： 1. 2.	□ 无　□ 有，原因： 1. 2.	□ 无　□ 有，原因： 1. 2.
护士签名				
医师签名				

参考文献

[1] Constantine Mavroudis，Carl L. Backer. 著，刘锦纷，译. 小儿心脏外科学（第四版）北京：世界图书出版公司，2014.

[2] Prasad P. Godbole，著. 童强松，汤绍涛，译. 小儿泌尿外科腔镜手术学. 湖北：华中科技大学出版社，2013.

[3] 蔡威，孙宁，魏光辉. 小儿外科学. 第 5 版. 北京：人民卫生出版社，2014.

[4] 陈新谦，金有豫，汤光. 新编药物学. 第 17 版. 北京：人民卫生出版社，2011.

[5] 洪建国，陈强，陈志敏，等. 儿童常见呼吸道疾病雾化吸入治疗专家共识. 中国实用儿科杂志，2012，27（4）：265 -268.

[6] 抗菌药物临床应用指导原则（2015 年版），国卫办医发〔2015〕43 号.

[7] 匡罗均，宋秀全，曹金华，等. 临床用药须知. 北京：人民卫生出版社，2005.

[8] 雷霆. 小儿神经外科学. 北京：人民卫生出版社，2011.

[9] 蒙里尔，编. 张铁松，葛文彤，阮标，译. 小儿气道外科学：婴幼儿喉气管狭窄的处理. 北京：世界图书出版公司，2014.

[10] 明·K. 帕克，编. 桂永浩，刘芳，译. 实用小儿心脏病学（原书第 6 版）. 北京：科学出版社，2017.

[11] 施诚仁，等. 小儿外科学. 第 4 版. 北京：人民卫生出版社，2009.

[12] 孙宁，郑珊. 国家卫生和计划生育委员会住院医师规范化培训规划教材·小儿外科学. 北京：人民卫生出版社，2015.

[13] 汤绍涛，李龙，童强松. 小儿肛肠外科临床关键技术. 湖北：华中科技大学出版社，2014.

[14] 唐力行，张杰. 特殊类型的儿童气管异物 212 例诊治分析. 重庆医学. 2015.（02）：241-243.

[15] 王桂香，刘世琳，张亚梅. 儿童气管异物的诊疗要点. 临床耳鼻咽喉头颈外科杂志. 2013.（15）：812-814.

[16] 王世平，辛文琼，向波. 小儿外科护理手册. 北京：科学出版社，2014.

[17] 张金哲，潘少川，黄澄如. 实用小儿外科学（上下册）. 北京：人民卫生出版社，2013.

[18] 张金哲. 张金哲小儿外科学（上下册）. 北京：人民卫生出版社，2014.

[19] 张金哲. 中华小儿外科学. 河南：郑州大学出版社，2006.

[20] 张亚梅，张天宇. 实用小儿耳鼻咽喉科学. 北京：人民卫生出版社，2012.

[21] 中国抗癌协会小儿肿瘤专业委员会，中华医学会小儿外科学分会. 2015 儿童神经母细胞瘤诊疗专家共识. 中华小儿外科杂志，2015，36（1）：3-7.

[22] 中华医学会. 临床技术操作规范·小儿外科学分册. 北京：人民军医出版社，2005.

[23] 中华医学会. 临床诊疗指南·耳鼻咽喉科分册. 北京：人民卫生出版社，2010.

[24] 中华医学会. 临床诊疗指南·小儿外科学分册. 北京：人民卫生出版社，2005.

[25] 中华医学会小儿外科分会新生儿外科学组，小儿肝胆外科学组. 中国大陆地区胆道闭锁诊断与治疗（专家共识）. 中华小儿外科杂志，2013，34（9）：700-705.

附录 1

小儿气管（支气管）异物临床路径病案质量监控表单

小儿气管（支气管）异物临床路径

1. 进入临床路径标准

疾病诊断：气管异物/支气管异物（ICD-10：T170.400/T17.500）

手术操作：支气管镜检查术（ICD-9-CM3：33.23）

2. 病案质量监控表

监控项目 / 监控重点 / 住院时间		评估要点（分值）	监控内容	分数	减分理由	备注
住院病案首页		主要诊断名称及编码	气管异物/支气管异物（ICD-10：T17.400/T17.500）	5□ 4□ 3□ 1□ 0□		
		主要手术名称及编码	支气管镜检查术（ICD-9-CM3：33.23）	5□ 4□ 3□ 1□ 0□		
		其他诊断名称及编码	无遗漏，编码准确	5□ 4□ 3□ 1□ 0□		
		其他项目	内容完整、准确、无遗漏	5□ 4□ 3□ 1□ 0□		
住院第1天	入院记录	主诉	简明扼要的提炼主要症状和体征	5□ 4□ 3□ 1□ 0□		

续　表

监控项目 / 住院时间 / 监控重点		评估要点（分值）	监控内容		分数	减分理由	备注
住院第 1 天	入院记录	现病史	主要症状	是否记录本病最主要的症状，如：突发咳嗽、憋气、面色青紫、呼吸困难，并重点描述： 1. 起病诱因 2. 发作及加重的诱因 3. 发作的时间、性质、程度	5□ 4□ 3□ 1□ 0□		入院记录在病人入院 24 小时内完成
			病情演变过程	是否描述主要症状的演变过程：如咳嗽、呼吸困难的变化			
			其他伴随症状	是否记录伴随症状，如：胸痛、咯血、发热			
			院外诊疗过程	是否记录诊断、治疗情况，如： 1. 做过何种检查和处理、结果如何 2. 诊断和治疗经过。			
		既往史 个人史 家族史		是否按照病历书写规范记录，并重点记录与疾病相关内容： 1. 特殊预防接种史 2. 喂养情况、生长发育情况 3. 家族中有否类似症状或疾病			
		体格检查		是否按照病历书写规范记录，并记录重要体征，无遗漏如：支气管异物肺部听诊常有一侧呼吸音低，气管内活动异物可听到气管撞击声，张口呼吸可听到哮喘样喘鸣，肺部听诊双侧呼吸音粗，可闻及干湿啰音及喘鸣音。			
		辅助检查		是否记录辅助检查结果，如：胸片、胸部 CT	5□ 4□ 3□ 1□ 0□		
	首次病程记录	本病例特点		重点突出简明扼要，包括主要疾病特点及伴随疾病特点两方面 1. 年龄、特殊的生活习惯及嗜好 2. 主要症状、伴随症状和体征 3. 辅助检查结果	5□ 4□ 3□ 1□ 0□		病人入院 8 小时内完成

续 表

监控项目/住院时间/监控重点		评估要点（分值）	监控内容	分数	减分理由	备注
住院第1天	首次病程记录	初步诊断	第一诊断为：气管异物/支气管异物（ICD-10：T17.400/T17.500）	5□ 4□ 3□ 1□ 0□		病人入院8小时内完成
		诊断依据	根据《临床诊疗指南·耳鼻喉科分册》（中华医学会编著，人民卫生出版社） 1. 症状：误呛异物后咳嗽或突发咳嗽、慢性咳嗽治疗无好转，或突发气喘及呼吸困难，严重者可出现窒息、呼吸衰竭等表现 2. 体征：支气管异物肺部听诊常有一侧呼吸音低，气管内活动异物可听到气管撞击声，张口呼吸可听到哮喘样喘鸣，肺部听诊双侧呼吸音粗，可闻及干湿啰音及喘鸣音 3. 胸透可见一侧肺气肿、肺不张以及纵隔摆动等表现 4. 胸部CT可见主气管或支气管内异物影			
		鉴别诊断	是否根据病例特点与下列疾病鉴别： 1. 食管异物 2. 肺炎 3. 肺气肿			
		诊疗计划	1. 完成必需的检查项目： 2. 评估是否可以手术 3. 术前准备 4. 手术方案制定： （1）经直接喉镜异物取出术 （2）经支气管镜异物取出术 （3）经纤维支气管镜异物取出术 （4）必要时气管切开或胸外科开胸取异物 5. 对症治疗			
	病程记录	上级医师查房记录	是否记录、分析全面： 1. 补充病史和查体 2. 诊断、鉴别诊断分析 3. 治疗方案分析，提出诊疗意见 4. 手术前评估 5. 提示需要观察和注意的内容	5□ 4□ 3□ 1□ 0□		病人入院48小时内完成
		住院医师查房记录	是否记录、分析全面： 1. 主要症状、体征变化、病情变化 2. 具体治疗措施和术前准备 3. 记录上级医师查房意见的执行情况 4. 知情告知情况，患儿监护人意见			

续 表

监控项目 / 监控重点 / 住院时间		评估要点（分值）	监控内容	分数	减分理由	备注
住院第1~2天	病程记录	住院医师查房记录	是否记录： 1. 患者主要症状、体征的变化情况前查房情况记录 2. 手术准备情况 3. 麻醉科医师术前访视情况 4. 术前上级医师意见执行情况记录	5□ 4□ 3□ 1□ 0□		
		上级医师查房记录	是否记录、分析全面： 1. 根据病情变化和检查结果决定治疗方案 2. 明确手术指征，确定手术方案 3. 确定手术方式 4. 向患儿监护人交代病情 5. 必要时和手术室和麻醉师讨论手术方案	5□ 4□ 3□ 1□ 0□		
	手术知情同意书		是否记录： 1. 术前诊断 2. 手术名称 3. 术式选择及有可能改变的术式或替代治疗方案 4. 术中、术后并发症的发生及应对措施； 5. 手术风险 6. 患儿监护人签字，如为亲属或代理人要有授权书 7. 经治医师和术者签名并填写日期	5□ 4□ 3□ 1□ 0□		
	麻醉知情同意书		是否记录： 1. 一般项目 2. 术前诊断 3. 拟行手术方式 4. 麻醉方式选择 5. 麻醉中及麻醉后可能发生的并发症及应对措施 6. 患儿监护人签字，如为亲属或代理人要有授权书 7. 麻醉医师签字并注明日期时间	5□ 4□ 3□ 1□ 0□		

续 表

监控项目 / 监控重点 / 住院时间		评估要点（分值）	监控内容	分数	减分理由	备注
住院第1~2天	麻醉医师术前术后访视记录		术前方式访视是否记录： 1. 患者自然信息 2. 患者一般情况 3. 简要病史 4. 与麻醉相关的辅助检查结果 5. 拟行手术名称、拟行麻醉方法 6. 麻醉适应证 7. 麻醉风险及预防措施和麻醉中注意事项 8. 术前麻醉医嘱 术后访视是否记录： 1. 麻醉后访视记录于麻醉后24小时内完成（术后诊断、术中麻醉情况、术后不良反应/并发症、回病房/ICU后情况术后） 2. 麻醉医师签字并注明日期时间	5□ 4□ 3□ 1□ 0□		麻醉医师术前、术后应对接受手术的患儿进行常规访视并记录
	术前小结		是否记录： 1. 简要病情 2. 术前诊断及诊断依据 3. 拟行手术名称 4. 手术指征 5. 麻醉方式 6. 手术日期 7. 术前准备 8. 术中注意事项 9. 术后处置意见 10. 记录手术者术前查看患者的情况 11. 经治医师书写和术者签名确认。	5□ 4□ 3□ 1□ 0□		住院医师
	麻醉记录单		是否记录： 1. 术前疾病诊断和术中疾病诊断 2. 麻醉前用药及效果 3. 手术方式及日期 4. 麻醉方法 5. 麻醉开始及结束时间 6. 术中出血量、输血量、液体量、特殊用药 7. 麻醉中发生的并发症与意外 8. 麻醉恢复情况 9. 手术起止时间 10. 麻醉医师签字并填写日期	5□ 4□ 3□ 1□ 0□		麻醉医师

续　表

监控项目 监控重点 住院时间		评估要点（分值）	监控内容	分数	减分理由	备注
住院第1~2天	手术记录		是否记录： 1. 患儿姓名、性别、年龄 2. 术前及术中诊断 3. 手术名称和手术日期 4. 手术医师（术者、助手）名称 5. 护士名称（分别记录刷手及巡回护士） 6. 输血量、特殊成分输血要记录具体名称（记录应与麻醉单一致） 7. 手术经过（麻醉是否成功、患者手术体位、手术切口、术中探查所见病灶情况，术中出血量、手术结束前器械、纱布清点情况。术中意外情况的发生发展及处理情况，包括抢救情况。切除标本是否送病检） 8. 患者是否回病房、监护室或麻醉恢复室，各类手术应附有图示 9. 术者签名并记录日期	5□ 4□ 3□ 1□ 0□		术者术后24小时内由术者书写并签字
	手术安全核查记录		1. 有无手术核查记录单 2. 记录单填写是否完整 3. 麻醉前、手术开始前、患者离开手术室前手术医师、麻醉医师和手术护士三方核对并签字。	5□ 4□ 3□ 1□ 0□		
	术后首次病程记录		是否记录： 1. 手术时间 2. 简述手术过程 3. 麻醉方式 4. 术中诊断 5. 手术中患者情况 6. 术后处理措施和术后患者一般情况 7. 术后医嘱及注意事项	5□ 4□ 3□ 1□ 0□		术后8小时内由参加手术者书写

续　表

监控项目 / 监控重点 / 住院时间		评估要点（分值）	监控内容	分数	减分理由	备注
住院第3~4天（出院日）	病程记录	住院医师查房记录	1. 记录患儿目前一般情况，咳嗽、憋气、气喘、呼吸困难是否消失。如有切口还需记录切口愈合情况。 2. 记录向患儿家属交待出院后注意事项，预约复诊日期及拆线日期 3. 手术评估、病理结果、切口愈合等级 4. 目前的治疗情况，逐渐增加奶量至正常有无呕吐 5. 记录复查辅助检查结果及处置分析符合出院标准 6. 出院后的治疗方案 7. 对患儿家属进行出院准备指导和出院宣教	5□ 4□ 3□ 1□ 0□		
	出院记录	出院记录	是否记录： 1. 住院时情况及辅助检查结果 2. 住院期间治疗情况及出院前的检查结果 3. 出院后的治疗方案 4. 出院带药：名称、用量、服用方法 5. 出院后患者需要注意的事项 6. 出院1个月、3个月后门诊复诊	5□ 4□ 3□ 1□ 0□		
	特殊检查、特殊治疗同意书的医学文书		内容包括自然项目（另页书写时）、特殊检查、特殊治疗项目名称、目的、可能出现的并发症及风险，或替代治疗方案、患者或家属签署是否同意检查或治疗、患者签名、医师签名等。	5□ 4□ 3□ 1□ 0□		
	病危（重）通知书		自然项目（另页书写时）、目前诊断、病情危重情况，患方签名、医师签名并填写日期。	5□ 4□ 3□ 1□ 0□		
	医嘱	长期医嘱	住院第1天	1. 护理常规 2. 一级护理 3. 饮食 4. 肺部炎症重者全身抗感染对症治疗 5. 病情危重者下病危通知书	5□ 4□ 3□ 1□ 0□		

续 表

监控项目 / 监控重点 / 住院时间		评估要点（分值）	监控内容	分数	减分理由	备注
医嘱	长期医嘱	住院第 1~2 天（手术日）	1. 术后护理常规 2. 一级护理 3. 饮食 4. 必要时抗菌药物治疗 5. 对症治疗	5□ 4□ 3□ 1□ 0□		
		住院第 3~4 天（出院日）	1. 出院带药 2. 门诊随诊			
	临时医嘱	住院第 1 天	1. 血常规、血型 2. 凝血功能、心电图 3. 胸透（必要时） 4. 气管及支气管 CT 平扫+重建（必要时） 5. 请相关科室会诊 6. 拟行支气管镜检查术 7. 术前准备 8. 手术医嘱 9. 其他特殊医嘱			
		住院第 1~2 天（手术日）	1. 痰分泌物送培养+药敏 2. 酌情心电监护 3. 酌情吸氧 4. 酌情使用止咳、化痰、平喘药物 5. 其他特殊医嘱			
		住院第 3~4 天（出院日）	1. 出院带药 2. 门诊随诊			
一般书写规范		各项内容	完整、准确、清晰、各级签字清晰	5□ 4□ 3□ 1□ 0□		
变异情况			1. 对术后反复发热，并发支气管炎、肺炎，胸腔积液、气胸及呼吸衰竭等肺部并发症，可适当延长住院时间，并继续进行针对性检查和治疗。 2. 有影响手术的合并症，需进行相关诊断和治疗等。	5□ 4□ 3□ 1□ 0□		

附录 2

制定/修订《临床路径释义》的基本方法与程序

曾宪涛　蔡广研　陈香美　陈新石　葛立宏　高润霖　顾　晋　韩德民
贺大林　胡盛寿　黄晓军　霍　勇　李单青　林丽开　母义明　钱家鸣
任学群　申昆玲　石远凯　孙　琳　田　伟　王　杉　王行环　王宁利
王拥军　邢小平　徐英春　鱼　锋　张力伟　郑　捷　郎景和

中华人民共和国国家卫生和计划生育委员会采纳的临床路径（Clinical pathway）定义为针对某一疾病建立的一套标准化治疗模式与诊疗程序，以循证医学证据和指南为指导来促进治疗和疾病管理的方法，最终起到规范医疗行为，减少变异，降低成本，提高质量的作用。世界卫生组织（WHO）指出临床路径也应当是在循证医学方法指导下研发制定，其基本思路是结合诊疗实践的需求，提出关键问题，寻找每个关键问题的证据并给予评价，结合卫生经济学因素等，进行证据的整合，诊疗方案中的关键证据，通过专家委员会集体讨论，形成共识。可以看出，遵循循证医学是制定/修订临床路径的关键途径。

临床路径在我国已推行多年，但收效不甚理想。当前，在我国推广临床路径仍有一定难度，主要是因为缺少系统的方法论指导和医护人员循证医学理念薄弱[1]。此外，我国实施临床路径的医院数量少，地域分布不平衡，进入临床路径的病种数量相对较少，病种较单一；临床路径实施的持续时间较短[2]，各学科的临床路径实施情况也参差不齐。英国国家与卫生保健研究所（NICE）制定临床路径的循证方法学中明确指出要定期检索证据以确定是否有必要进行更新，要根据惯例流程和方法对临床路径进行更新。我国三级综合医院评审标准实施细则（2013 年版）中亦指出"根据卫生部《临床技术操作规范》《临床诊疗指南》《临床

路径管理指导原则（试行）》和卫生部各病种临床路径，遵循循证医学原则，结合本院实际筛选病种，制定本院临床路径实施方案"。我国医疗资源、医疗领域人才分布不均衡[3]，并且临床路径存在修订不及时和篇幅限制的问题，因此依照国家卫生和计划生育委员会颁发的临床路径为蓝本，采用循证医学的思路与方法，进行临床路径的释义能够为有效推广普及临床路径、适时优化临床路径起到至关重要的作用。

基于上述实际情况，为规范《临床路径释义》制定/修订的基本方法与程序，本团队使用循证医学[4]的思路与方法，参考循证临床实践的制定/修订的方法[5]制定本共识。

一、总则

1. 使用对象：本《制定/修订<临床路径释义>的基本方法与程序》适用于临床路径释义制定/修订的领导者、临床路径的管理参加者、评审者、所有关注临床路径制定/修订者，以及实际制定临床路径实施方案的人员。

2. 临床路径释义的定义：临床路径释义应是以国家卫生和计划生育委员会颁发的临床路径为蓝本，克服其篇幅有限和不能及时更新的不足，结合最新的循证医学证据和更新的临床实践指南，对临床路径进行解读；同时在此基础上，制定出独立的医师表单、护士表单、患者表单、临床药师表单，从而达到推广和不

断优化临床路径的目的。

3. 制定/修订必须采用的方法：制定/修订临床路径释义必须使用循证医学的原理及方法，更要结合我国的国情，注重应用我国本土的医学资料，整个过程避免偏倚，符合便于临床使用的需求。所有进入临床路径释义的内容均应基于对现有证据通过循证评价形成的证据以及对各种可选的干预方式进行利弊评价之后提出的最优指导意见。

4. 最终形成释义的要求：通过提供明晰的制定/修订程序，保证制定/修订临床路径释义的流程化、标准化，保证所有发布释义的规范性、时效性、可信性、可用性和可及性。

5. 临床路径释义的管理：所有临床路径的释义工作均由卫生和计划生育委员会相关部门统一管理，并委托相关学会、出版社进行制定/修订，涉及申报、备案、撰写、表决、发布、试用反馈、实施后评价等环节。

二、制定/修订的程序及方法

1. 启动与规划：临床路径释义制定/修订前应得到国家相关管理部门的授权。被授权单位应对已有资源进行评估，并明确制定/修订的目的、资金来源、使用者、受益者及时间安排等问题。应组建统一的指导委员会，并按照学科领域组建制定/修订指导专家委员会，确定首席专家及所属学科领域各病种的组长、编写秘书等。

2. 组建编写工作组：指导委员会应由国家相关管理部门的领导、临床路径所涉及的各个学科领域的专家、医学相关行业学会的领导、卫生经济学领域专家、循证医学领域专家、期刊编辑与传播领域专家、出版社领导、病案管理专家、信息部门专家、医院管理者等构成。按照学科组建编写工作小组，编写小组由首席专家、组长、编写秘书等人员组成，首席专家应由该学科领域具有权威性与号召力的专家担任，负责总体的设计和指导，并具体领导工作的开展。应为首席专家配备 1~2 名编写秘书，负责整个制定/修订过程的联络工作。按照领域疾病具体病种来遴选组长，再由组长遴选参与制定/修订的专家及秘书。例如，以消化系统疾病的临床路径释义为例，选定首席专家及编写秘书后，再分别确定肝硬化腹水临

床路径释义、胆总管结石临床路径释义、胃十二指肠临床路径释义等的组长及组员。建议组员尽量是由具有丰富临床经验的年富力强的且具有较高编写水平及写作经验的一线临床专家组成。

3. 召开专题培训：制定/修订工作小组成立后，在开展释义制定/修订工作前，就流程及管理原则、意见征询反馈的流程、发布的注意事项、推广和实施后结局（效果）评价等方面，对工作小组全体成员进行专题培训。

4. 确定需要进行释义的位点：针对国家正式发布的临床路径，由各个专家组根据各级医疗机构的理解情况、需要进一步解释的知识点、当前相关临床研究及临床实践指南的进展进行讨论，确定需要进行释义的位点。

5. 证据的检索与重组：对于固定的知识点，如补充解释诊断的内容可以直接按照教科书、指南进行释义。诊断依据、治疗方案等内容，则需要检索行业指南、循证医学证据进行释义。与循证临床实践指南[5]类似，其证据检索是一个"从高到低"的逐级检索的过程。即从方法学质量高的证据向方法学质量低的证据的逐级检索。首先检索临床实践指南、系统评价/Meta 分析、卫生技术评估、卫生经济学研究。如果有指南、系统评价/Meta 分析则直接作为释义的证据。如果没有，则进一步检索是否有相关的随机对照试验（RCT），再通过RCT 系统评价/Meta 分析的方法形成证据体作为证据。除临床大数据研究或因客观原因不能设计为 RCT 和诊断准确性试验外，不建议选择非随机对照试验作为释义的证据。

6. 证据的评价：若有质量较高、权威性较好的临床实践指南，则直接使用指南的内容；指南未涵盖的使用系统评价/Meta 分析、卫生技术评估及药物经济学研究证据作为补充。若无指南或指南未更新，则主要使用系统评价/Meta 分析、卫生技术评估及药物经济学研究作为证据。此处需注意系统评价/Meta 分析、卫生技术评估是否需要更新或重新制作，以及有无临床大数据研究的结果。需要采用AGREE Ⅱ工具[5]对临床实践指南的方法学质量进行评估，使用 AMSTAR 工具或 ROBIS 工具评价系统评价/Meta 分析的方法学质量[6-7]，使用 Cochrane 风险偏倚评估工具评价 RCT 的

方法学质量[7]，采用 QUADAS-2 工具评价诊断准确性试验的方法学质量[8]，采用 NICE 清单、SIGN 清单或 CASP 清单评价药物经济学研究的方法学质量[9]。

证据质量等级及推荐级别建议采用 GRADE 方法学体系或牛津大学循证医学中心（Oxford Centre for Evidence - Based Medicine，OCEBM）制定推出的证据评价和推荐强度体系[5]进行评价，亦可由临床路径释义编写工作组依据 OCEBM 标准结合实际情况进行修订并采用修订的标准。为确保整体工作的一致性和完整性，对于质量较高、权威性较好的临床实践指南，若其采用的证据质量等级及推荐级别与释义工作组相同，则直接使用；若不同，则重新进行评价。应优先选用基于我国人群的研究作为证据；若非基于我国人群的研究，在进行证据评价和推荐分级时，应由编写专家组定适用性评价的标准，并依此进行证据的适用性评价。

7. 利益冲突说明：WHO 对利益冲突的定义为："任何可能或被认为会影响到专家提供给 WHO 建议的客观性和独立性的利益，会潜在地破坏或对 WHO 工作起负面作用的情况。"因此，其就是可能被认为会影响专家履行职责的任何利益。

因此，参考国际经验并结合国内情况，所有参与制定/修订的专家都必须声明与《临床路径释义》有关的利益关系。对利益冲突的声明，需要做到编写工作组全体成员被要求公开主要经济利益冲突（如收受资金以与相关产业协商）和主要学术利益冲突（如与推荐意见密切相关的原始资料的发表）。主要经济利益冲突的操作定义包括咨询服务、顾问委员会成员以及类似产业。主要学术利益冲突的操作定义包括与推荐意见直接相关的原始研究和同行评议基金的来源（政府、非营利组织）。工作小组的负责人应无重大的利益冲突。《临床路径释义》制定/修订过程中认为应对一些重大的冲突进行管理，相关措施包括对相关人员要求更为频繁的对公开信息进行更新，并且取消与冲突有关的各项活动。有重大利益冲突的相关人员，将不参与就推荐意见方向或强度进行制定的终审会议，亦不对存在利益冲突的推荐意见进行投票，但可参与讨论并就证据的解释提供他们的意见。

8. 研发相关表单：因临床路径表单主要针对医师，而整个临床路径的活动是由医师、护师、患者、药师和检验医师共同完成的。因此，需要由医师、护师和方法学家共同制定/修订医师表单、护士表单和患者表单，由医师、药师和方法学家共同制定/修订临床药师表单。

9. 形成初稿：在上述基础上，按照具体疾病的情况形成初稿，再汇总全部初稿形成总稿。初稿汇总后，进行相互审阅，并按照审阅意见进行修改。

10. 发布/出版：修改完成，形成最终的文稿，通过网站进行分享，或集结成专著出版发行。

11. 更新：修订《临床路径释义》可借鉴医院管理的 PDSA 循环原理［计划（plan），实施（do），学习（study）和处置（action）］对证据进行不断的评估和修订。因此，发布/出版后，各个编写小组应关注研究进展、读者反馈信息，适时的进行《临床路径释义》的更新。更新/修订包括对知识点的增删、框架的调改等。

三、编制说明

在制/修订临床路径释义的同时，应起草《编制说明》，其内容应包括工作简况和制定/修订原则两大部分。

1. 工作简况：包括任务来源、经费来源、协作单位、主要工作过程、主要起草人及其所做工作等。

2. 制定/修订原则：包括以下内容：（1）文献检索策略、信息资源、检索内容及检索结果；（2）文献纳入、排除标准，论文质量评价表；（3）专家共识会议法的实施过程；（4）初稿征求意见的处理过程和依据：通过信函形式、发布平台、专家会议进行意见征询；（5）制/修订小组应认真研究反馈意见，完成意见汇总，并对征询意见稿进行修改、完善，形成终稿；（6）上一版临床路径释义发布后试行的结果：对改变临床实践及临床路径执行的情况，患者层次、实施者层次和组织者层次的评价，以及药物经济学评价等。

参考文献

[1] 于秋红, 白水平, 栾玉杰, 等. 我国临床路径相关研究的文献回顾 [J]. 护理学杂志, 2010, 25 (12): 85-87. DOI: 10.3870/hlxzz.2010.12.085.

[2] 陶红兵, 刘鹏珍, 梁婧, 等. 实施临床路径的医院概况及其成因分析 [J]. 中国医院管理, 2010, 30 (2): 28-30. DOI: 10.3969/j.issn.1001-5329.2010.02.013.

[3] 彭明强. 临床路径的国内外研究进展 [J]. 中国循证医学杂志, 2012, 12 (6): 626-630. DOI: 10.3969/j.issn.1672-2531.2010.06.003.

[4] 曾宪涛. 再谈循证医学 [J]. 武警医学, 2016, 27 (7): 649-654. DOI: 10.3969/j.issn.1004-3594.2016.07.001.

[5] 王行环. 循证临床实践指南的研发与评价 [M]. 北京: 中国协和医科大学出版社, 2016: 1-188.

[6] Whiting P, Savović J, Higgins JP, et al. ROBIS: A new tool to assess risk of bias in systematic reviews was developed [J]. J Clin Epidemiol, 2016, 69: 225-234. DOI: 10.1016/j.jclinepi.2015.06.005.

[7] 曾宪涛, 任学群. 应用 STATA 做 Meta 分析 [M]. 北京: 中国协和医科大学出版社, 2017: 17-24.

[8] 邬兰, 张永, 曾宪涛. QUADAS-2 在诊断准确性研究的质量评价工具中的应用 [J]. 湖北医药学院学报, 2013, 32 (3): 201-208. DOI: 10.10.7543/J.ISSN.1006-9674.2013.03.004.

[9] 桂裕亮, 韩晟, 曾宪涛, 等. 卫生经济学评价研究方法学治疗评价工具简介 [J]. 河南大学学报 (医学版), 2017, 36 (2): 129-132. DOI: 10.15991/j.cnki.41-1361/r.2017.02.010.

DOI: 10.3760/cma.j.issn.0376-2491.2017.40.004

基金项目: 国家重点研发计划专项基金 (2016YFC0106300)

作者单位: 430071 武汉大学中南医院泌尿外科循证与转化医学中心 (曾宪涛、王行环); 解放军总医院肾内科 (蔡广研、陈香美), 内分泌科 (母义明); 《中华医学杂志》编辑部 (陈新石); 北京大学口腔医学院 (葛立宏); 中国医学科学院阜外医院 (高润霖、胡盛寿); 北京大学首钢医院 (顾晋); 首都医科大学附属北京同仁医院耳鼻咽喉头颈外科 (韩德民), 眼科中心 (王宁利); 西安交通大学第一附属医院泌尿外科 (贺大林); 北京大学人民医院血液科 (黄晓军), 胃肠外科 (王杉); 北京大学第一医院心血管内科 (霍勇); 中国医学科学院北京协和医院胸外科 (李单青), 消化内科 (钱家鸣), 内分泌科 (邢小平), 检验科 (徐英春), 妇产科 (郎景和); 中国协和医科大学出版社临床规范诊疗编辑部 (林丽开); 河南大学淮河医院普通外科 (任学群); 首都医科大学附属北京儿童医院 (申昆玲、孙琳); 中国医学科学院肿瘤医院 (石远凯); 北京积水潭医院脊柱外科 (田伟、鱼锋); 首都医科大学附属北京天坛医院 (王拥军、张力伟); 上海交通大学医学院附属瑞金医院皮肤科 (郑捷)

通信作者: 郎景和, Email: langjh@hotmil.com